"十四五"时期国家重点出版物出版专项规划项目
湖北省公益学术著作出版专项资金资助项目

神经外科亚专科学丛书

名誉主编　赵继宗
总　主　编　赵洪洋　王　硕　毛　颖

脑血管病

NAOXUEGUANBING

主　编　◆　刘建民　康德智
副主编　◆　赵沃华

华中科技大学出版社
http://press.hust.edu.cn
中国·武汉

内 容 简 介

本书是"神经外科亚专科学丛书"之一。

本书共九章,主要包括脑血管解剖、脑血管病影像学、脑血管外科概述、脑血管介入概述、颅内动脉瘤、脑血管畸形、闭塞性脑血管病、自发性脑出血、脊髓血管疾病等内容。

本书适合作为神经外科医生临床学习的参考书,尤其适用于参加神经外科、神经内科住院医师规范化培训的医生,也适合神经内科、神经外科及神经介入专科医师规范化培训的年轻医生作为教材使用。

图书在版编目(CIP)数据

脑血管病/刘建民,康德智主编. —武汉:华中科技大学出版社,2023.6
(神经外科亚专科学丛书)
ISBN 978-7-5680-9540-2

Ⅰ.①脑⋯ Ⅱ.①刘⋯ ②康⋯ Ⅲ.①脑血管疾病-神经外科手术 Ⅳ.①R743.05

中国国家版本馆 CIP 数据核字(2023)第 109043 号

脑血管病
Naoxueguanbing

刘建民　康德智　主编

总 策 划:车　巍
策划编辑:车　巍
责任编辑:余　琼　毛晶晶
封面设计:原色设计
责任校对:王亚钦
责任监印:周治超
出版发行:华中科技大学出版社(中国·武汉)　　电话:(027)81321913
　　　　　武汉市东湖新技术开发区华工科技园　　邮编:430223
录　　排:华中科技大学惠友文印中心
印　　刷:湖北新华印务有限公司
开　　本:889mm×1194mm　1/16
印　　张:26
字　　数:798千字
版　　次:2023年6月第1版第1次印刷
定　　价:268.00元

丛书编委会

丛书序

神经外科发展至今，随着科学技术的进步，人们对中枢神经系统疾病的治疗效果和减少并发症发生的要求越来越高，精准化和精细化治疗是满足这一要求的必经之路。神经外科亚专科学的建立和发展正是顺应了这一要求，采用了精准化和精细化的组织形式，以利于对精准化和精细化治疗研究的不断深入进行。

在这一大背景下，我们组织了全国神经外科亚专科学的领军人物，分别主编"神经外科亚专科学丛书"的十一个分册。本丛书介绍了相关亚专科学的理论知识和临床实践经验，除了强调规范化的传统治疗外，重点阐述了近年来在神经外科亚专科学领域出现的新技术、新业务，并指导性地提出了这些新技术、新业务的应用要点和注意事项。本丛书是神经外科医生、护士和相关领域工作人员临床诊疗必备的重要参考书。术业专精，才能术业精进，博而不精已不能满足当前科学技术迅速发展的需求，我们需要培养在神经外科亚专科学领域深入钻研、熟练掌握先进设备操作技术等的专家。将时间和精力集中于焦点，突破的机会就会大大增加，这也是早出人才、快出人才的路径，同时可为患者带来先进的治疗手段和更好的治疗效果。

我国的神经外科事业在一代又一代奋斗者的努力下，已跻身世界先进行列。这套"神经外科亚专科学丛书"反映了当今中国神经外科的亚专科学水平。本丛书为"十四五"时期国家重点出版物出版专项规划项目、湖北省公益学术著作出版专项资金资助项目。本丛书的出版必将极大地推动我国神经外科学及其亚专科学的发展进步，为神经外科从业人员带来一部系统的集神经外科学及其亚专科学之大全的鸿篇巨制。

华中科技大学同济医学院附属协和医院原神经外科主任
湖北省医学会神经外科分会原主任委员
湖北省医师协会神经外科医师分会原主任委员
二级教授，博士研究生导师

首都医科大学神经外科学院副院长
中华医学会神经外科学分会主任委员
教授，博士研究生导师

复旦大学附属华山医院院长
中华医学会神经外科学分会候任主任委员
教授，博士研究生导师

2023年5月

前　言

　　脑血管病神经外科是现代神经外科的重要组成部分,主要包括非创伤性脑出血、颅内动脉瘤、脑血管畸形、烟雾病、颈动脉狭窄或闭塞、颅内动脉狭窄或急慢性闭塞等。脑血管病神经外科的主要治疗手段包括脑血管外科手术和脑血管介入治疗等。得益于脑血管解剖学知识的进步,CT、MRI 及 DSA 的普及,显微神经外科理念的发展,血管内治疗材料和技术的进步,手术辅助设备及理念的更新,脑血管病神经外科跨入快速发展轨道。微创理念的不断深入、复合诊疗模式的拓展和精准治疗理念贯穿于脑血管病神经外科的发展,使脑血管病神经外科成为神经外科中发展最迅速的亚专科。

　　《脑血管病》是"神经外科亚专科学丛书"分册之一。本书的第一章和第二章是脑血管解剖和脑血管病影像学等临床基础内容,第三章和第四章分别是脑血管外科和脑血管介入的概述,第五章至第八章分别介绍了神经外科的常见病种,即颅内动脉瘤、脑血管畸形、闭塞性脑血管病和自发性脑出血的脑血管外科手术和脑血管介入治疗方法,第九章简要介绍了脊髓血管疾病。本书在内容上同时涵盖了脑血管外科和脑血管介入两个方面的内容,不偏颇于特定的治疗方法,而是二者兼而有之;在疾病的治疗方面,并不追求大而全,而是强调具体的外科和介入操作。

　　在本书编写过程中,我们得到了丛书总主编和顾问们的倾心指导,得到了全国多家知名医院脑血管病外科和介入专家的鼎力相助,得到了华中科技大学出版社的大力支持与指导。在此向所有给予我们帮助和支持的朋友表示由衷的感谢。

　　在本书编写过程中,由于时间紧,编委们写作风格各异,内容上可能存在疏漏或不足之处,恳请各位读者提出宝贵的意见和建议,以便再版时修正完善。

刘建民　康德智

目　录

第一章 脑血管解剖

第一节 脑动脉解剖

一、主动脉弓解剖

（一）主动脉弓分支

在"正常"主动脉弓（aortic arch）类型上，从右向左依次有头臂干（brachiocephalic trunk）、左侧颈总动脉（common carotid artery）和左侧锁骨下动脉（subclavian artery）发自主动脉弓外侧缘（图1-1）。头臂干又称为头臂动脉（brachiocephalic artery）或无名动脉（innominate artery），发出右侧颈总动脉和右侧锁骨下动脉。这种"正常"主动脉弓是最常见的分支类型，约占74.4%（图1-1(a)）。

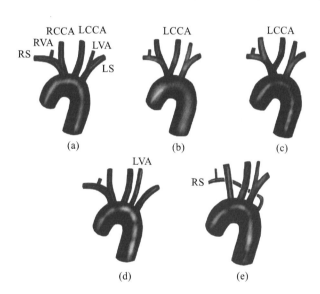

图1-1　主动脉弓及大血管分支类型和变异

(a)"正常"主动脉弓；(b)左侧颈总动脉和头臂干共干发出；(c)左侧颈总动脉发自头臂干；(d)左侧椎动脉发自主动脉弓；(e)迷行右侧锁骨下动脉。RCCA，右侧颈总动脉；RS，右侧锁骨下动脉；RVA，右侧椎动脉；LCCA，左侧颈总动脉；LS，左侧锁骨下动脉；LVA，左侧椎动脉

（二）主动脉弓变异

1. "牛型"主动脉弓　第二常见的类型是，左侧颈总动脉和头臂干共干发出（图1-1(b)）。另外，左侧颈总动脉也可以直接发自头臂干（图1-1(c)）。这两种情况都称为"牛型"主动脉弓，约占21.1%。

2. 左侧椎动脉发自主动脉弓　约占3.7%（图1-1(d)）。

3. 迷行右侧锁骨下动脉　右侧锁骨下动脉不发自头臂干，而是直接发自主动脉弓，约占0.8%（图1-1(e)）。

（三）主动脉弓分型

主动脉弓和其上的大血管随着年龄增长、动脉粥样硬化等而逐渐变迂曲、拉长。主动脉弓可分为3

型,用以评判弓上大血管超选择性血管造影的难易程度(图 1-2)。

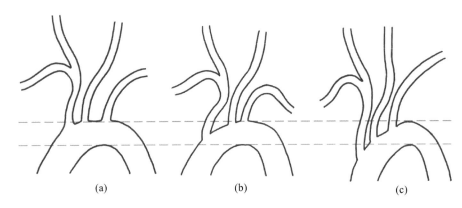

图 1-2 主动脉弓分型示意图

(a)Ⅰ型;(b)Ⅱ型;(c)Ⅲ型

二、颈总动脉解剖

颈总动脉(common carotid artery)走行于颈动脉鞘内,与颈内静脉和迷走神经伴行。右侧颈总动脉发自头臂干,左侧颈总动脉直接发自主动脉弓。右侧颈总动脉略短于左侧颈总动脉。颈总动脉分为颈内动脉和颈外动脉,分叉处典型者位于 C3 或 C4 椎体水平,也可低至 T2 椎体水平,高至 C2 椎体水平。颈总动脉一般没有分支,也可能有甲状腺上动脉、咽升动脉或枕动脉发出。

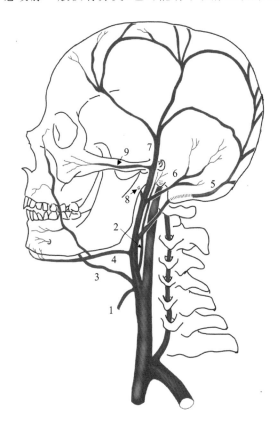

图 1-3 颈外动脉及其主要分支侧位示意图

1.甲状腺上动脉;2.咽升动脉;3.舌动脉;4.面动脉;5.枕动脉;6.耳后动脉;7.颞浅动脉;8.上颌内动脉(已切断);9.面横动脉(颞浅动脉分支)

三、颈外动脉解剖

(一)颈外动脉解剖概述

1. 颈外动脉大致走行 颈外动脉(external carotid artery)约在 C3 或 C4 椎体水平发自颈总动脉分叉,发出后颈外动脉先走行在颈内动脉前内侧,再向外后方走行,位于颈内动脉前外侧。颈外动脉在下颌颈后方的腮腺内,分为上颌内动脉(internal maxillary artery)和颞浅动脉(superficial temporal artery)两个终末分支。

2. 颈外动脉主要分支 从颈外动脉发出的动脉分支主要有 8 支(图 1-3)。从近端至远端分别为:①甲状腺上动脉(superior thyroid artery);②咽升动脉(ascending pharyngeal artery);③舌动脉(lingual artery);④面动脉(facial artery);⑤枕动脉(occipital artery);⑥耳后动脉(posterior auricular artery);⑦颞浅动脉;⑧上颌内动脉。

3. 颈外动脉供血范围 颈外动脉主要供应头、面、颈部软组织和骨。硬脑膜血供主要来自颈外动脉,并且与来自眼动脉、颈内动脉和椎动脉的脑膜支达到动态平衡。颈外动脉也是颅神经血供的主要来源。颈外动脉也参与脑膜瘤和硬脑膜动静脉瘘的供血。

由于胚胎和种系的发展,颈外动脉与颅内动脉之间有一些共同的吻合通路。经颈外动脉栓塞可能引起颅内的动脉栓塞或者颅神经损伤。这些吻合通路往往经神经孔与颅神经伴行。这些吻合通路称为颅内外动脉

"危险吻合"。危险吻合也有一些积极的意义。如颈动脉主干闭塞时，这些危险吻合能作为颅内供血的代偿通路。

4. 颈外动脉变异 颈外动脉分支的起源和走行可能会有比较大的变异。甲状腺上动脉、舌动脉、面动脉发自颈外动脉的前表面，主要向前或前上方走行。枕动脉和耳后动脉发自颈外动脉的后表面，主要向后上方走行。咽升动脉发自颈外动脉的内侧面。

（二）甲状腺上动脉解剖

1. 甲状腺上动脉发出和走行 甲状腺上动脉是颈外动脉的第一个分支，在舌骨大角水平以下，起自颈外动脉的前表面，到达甲状腺上部。

2. 甲状腺上动脉分支 甲状腺上动脉的主要分支包括：

（1）舌骨下动脉（infrahyoid artery）：小的分支，供应舌骨下肌。

（2）喉上动脉（superior laryngeal artery）：与喉上神经内支伴行，供应喉上部组织。

（3）胸锁乳突肌动脉（sternocleidomastoid artery）：供应胸锁乳突肌中部。

（4）环甲动脉（cricothyroid artery）：供应环甲肌。

3. 甲状腺上动脉供血范围 甲状腺上动脉主要供应甲状腺和邻近的皮肤、咽喉部分软组织。甲状腺上动脉常与对侧同名动脉，以及甲状腺下动脉形成吻合。

4. 甲状腺上动脉变异 甲状腺上动脉可发自颈外动脉和颈总动脉，也可以和舌动脉共干发出，罕见发自颈内动脉。

（三）咽升动脉解剖

1. 咽升动脉发出和走行 咽升动脉通常是颈外动脉发出的第一个分支，通常发自颈外动脉的内侧壁后壁，沿着咽的后外侧壁向上走行。其主干走行于颈内动脉的腹侧和颈外动脉的背侧，舌咽神经和颈上神经节的外侧。

2. 咽升动脉分支 咽升动脉以单一主干走行一段后，通常先分为前、后两干，前方的称为咽干，后方的称为神经脑膜干（图1-4）。

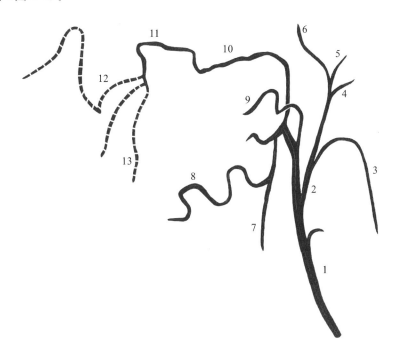

图 1-4 咽升动脉分支示意图

1.咽升动脉；2.神经脑膜干；3.齿状弓支；4.舌下神经管支；5.颈静脉孔支；6.斜坡支；7.下咽支；8.中咽支；9.咽鼓管支；10.上咽支；11.腭鞘动脉（上颌内动脉分支）；12.蝶腭动脉（上颌内动脉分支）；13.腭降动脉（上颌内动脉分支）

咽干主要发出上咽支(superior pharyngeal branch)、中咽支(middle pharyngeal branch)和下咽支(inferior pharyngeal branch),供应口咽和鼻咽的肌肉和黏膜。咽干靠近上咽支处发出咽鼓管支(eustachian tube branch),供应咽鼓管。在上咽支的顶部,通常有一支颈动脉管支(carotid canal branch 或称 carotid ramus),经颈动脉管入颅与颈内动脉的分支吻合。

神经脑膜干的终末主要分为舌下神经管支、颈静脉孔支和斜坡支(clival branch),前两者分别通过舌下神经管和颈静脉孔入颅,供应颅后窝硬脑膜和周围的颅神经。神经脑膜干在入颅之前,发出肌脊动脉(musculospinal artery)、椎前支(prevertebral branch)至颈椎间隙,发出动脉顶弓支至齿状突动脉顶弓,均与椎动脉的分支有吻合。

在前方的咽干和后方的神经脑膜干之间,常发出一支小的向上的分支,称为鼓室下动脉(inferior tympanic artery),与供应鼓室的其他动脉分支有吻合。

3. 咽升动脉供血范围 咽升动脉供应上鼻咽区,包括咽鼓管和相关的肌肉。咽升动脉参与很多危险吻合,包括通过颈内动脉海绵窦段发出的脑膜垂体干和下外侧干与颈内动脉海绵窦段的危险吻合,通过翼管动脉与颈内动脉岩段的危险吻合等。

4. 咽升动脉变异

(1)咽升动脉发自颈内动脉:在所有的变异中最多见。Hayashi 等于 2005 年在尸体解剖中发现,约 2% 的咽升动脉发自颈内动脉。

(2)咽升动脉与枕动脉共干或咽升动脉发自枕动脉。

(3)咽升动脉与其他颈外动脉分支共干,如咽升动脉与舌动脉和面动脉共干等。

(四)舌动脉解剖

1. 舌动脉走行 舌动脉是舌和口腔底部的主要供血动脉。舌动脉是颈外动脉分支,在甲状腺上动脉和面动脉之间发自颈外动脉的前内侧壁,位置在舌骨大角的尖端。舌动脉发出后,先向内侧向上走行,再迂曲向前下,最后水平走行进入舌深部肌肉。

2. 舌动脉分支 舌动脉走行中主要的分支如下。

(1)舌背动脉(dorsal lingual artery):常是 2~3 支小的血管,在舌后部向上走行至舌背部,与对侧同名动脉吻合,供应舌背部、腭扁桃体、软腭和会咽等。

(2)舌下动脉(sublingual artery):发出后向下方走行,供应舌下腺和舌下部肌肉和黏膜。舌下动脉除与对侧同名动脉吻合外,还发出分支与面动脉的颏下支吻合。

(3)舌深动脉(deep lingual artery):舌动脉的终末分支,供应舌部前端的肌肉和黏膜。

3. 舌动脉供血范围 舌动脉供应舌和口腔底部。舌动脉与对侧同名动脉和同侧面动脉有吻合。注意供应舌尖部的动脉是终末动脉,该动脉栓塞或梗死可能造成舌尖部缺血坏死。

4. 舌动脉变异

(1)面动脉和舌动脉共干发出。

(2)面动脉和舌动脉共干,再与甲状腺上动脉共干;或者面动脉、舌动脉和甲状腺上动脉三者共干发出。

(3)罕见舌动脉发自颈总动脉。

(五)面动脉解剖

1. 面动脉走行 面动脉(facial artery)是面部主要供血动脉。面动脉自颈外动脉发出后,在颈部走行一段,绕过下颌骨下方,再在面部走行。

面动脉在舌动脉起始部远端,舌骨上方发自颈外动脉并向前上方走行。在下颌骨支内侧,面动脉弓形向上,在下颌下腺的后表面成沟。面动脉再向下弯曲,在下颌下腺的外侧沟,下颌下腺和翼内肌之间,上升至下颌骨的下表面。到达下颌骨的下表面后,面动脉弯曲向上,绕过下颌骨下缘,在咬肌前方,到达面部。在面部面动脉位于脸颊皮肤和脂肪的深面,颊肌和提口角肌的表面,再在提上唇肌表面或通过其上走行,然后沿鼻外侧向眼内眦方向迂曲走行。

2. 面动脉分支 面动脉在颈部的分支主要有腭升动脉(ascending palatine artery)、扁桃体支(tonsillar branch)、颏下动脉(submental artery)和腺支(glandular branch)。面动脉在面部的分支包括前咬肌支、下唇动脉(inferior labial artery)、上唇动脉(superior labial artery)、鼻外侧支(lateral nasal branch)等。远端分支称为内眦动脉(angular artery)。

(1) 腭升动脉:发自面动脉起始部附近,沿着颈部肌肉间隙,到达咽部侧方,再继续向上走向颅底。

(2) 扁桃体支:腭扁桃体的主要供血动脉,自面动脉发出后向上走行,进入扁桃体的下极,分布于扁桃体和舌后部的肌肉

(3) 颏下动脉:面动脉最大的颈部分支,在下颌骨下方发自面动脉。颏下动脉供应表面的皮肤和肌肉,与舌动脉的舌下支、牙槽下动脉的下颌舌骨支有吻合。

(4) 腺支:面动脉腺支发出 3~4 支分支,主要向下走行,供应下颌下腺和邻近的淋巴结、肌肉和皮肤。

(5) 前咬肌支:面动脉的咬肌支称为面动脉前咬肌支,细小,不恒定。前咬肌支沿咬肌前缘向上走行,供应周围组织。

(6) 下唇动脉:下唇动脉在口角附近发出,在降口角肌下方向上和向前走行,然后穿过口轮匝肌,在下唇边缘迂曲走行。供应下唇腺体、黏膜和肌肉,与对侧同名动脉和牙槽下动脉的颊动脉吻合。

(7) 上唇动脉:上唇动脉比下唇动脉稍粗,走行更加迂曲。沿上唇边缘走行,与对侧同名动脉吻合,供应上唇。上唇动脉发出鼻翼支和鼻中隔支,后者到达鼻中隔的前下方。

(8) 鼻外侧支:在鼻的外侧发出,供应鼻背和鼻翼,与对侧同名动脉吻合。面动脉在鼻外侧支发出之前,有时也发出一支细小的鼻翼下支,到达鼻翼。

(9) 内眦动脉:内眦动脉是面动脉的终末分支,到达眶周,与眼眶周围的其他动脉之间有吻合。

3. 面动脉供血范围 面动脉主要供应面部浅表软组织、咬肌、腮腺、上腭、腭扁桃体、口腔底部和部分颊部黏膜。与其他面部供血动脉有吻合,如上颌内动脉、面横动脉和眼动脉远端分支。

4. 面动脉变异

(1) 面动脉和舌动脉共干:常见的变异,这个从颈外动脉发出的共同的干称为舌面干(linguofacial trunk)。

(2) 面动脉、舌动脉和甲状腺上动脉共干。

(六) 枕动脉解剖

1. 枕动脉发出和走行 枕动脉是颈外动脉朝向后方最大的一个分支,通常发自面动脉的近端。在起源处,枕动脉沿二腹肌后腹的内侧缘,向后上方走行,到达颅底的枕动脉沟,后者位于茎突的后方和乳突内侧数毫米处。在枕动脉沟处,枕动脉向后内侧走行,到达枕外隆凸后,向上有 1~2 支终末支,发出多个小分支供应枕部的肌肉和头皮。远端分支与对侧枕动脉、耳后动脉和颞浅动脉等有较多的吻合。

枕动脉可分为三段。

第一段(颈升段):位于枕动脉发出处至乳突的枕动脉沟之间,又称二腹肌段。

第二段(水平段):位于枕动脉沟与上项线之间,又称枕下段或颈枕段。

第三段(枕升段):位于上项线之后,又称枕段或帽状腱膜下段。

2. 枕动脉分支

(1) 肌支:枕动脉走行于颈部肌肉之间,供应邻近的肌肉,终末支供应枕肌。在枕动脉第一段,主要发出肌肉分支至胸锁乳突肌、二腹肌、头最长肌等。在枕动脉第二段,有两支主要的下行的动脉分支,供应相应区域的肌肉,这两支动脉分别称为浅降支和深降支。在枕动脉第三段,发出 15~30 个小分支供应枕肌。

(2) 脑膜支:

①茎乳动脉(stylomastoid artery):发出位置多变,可直接发自颈外动脉,可发自耳后动脉,也可以发自枕动脉第一段。该动脉发出后向上走行,穿过茎乳孔,供应颅后窝的硬脑膜。茎乳动脉与面神经伴行,

并对面神经供血。茎乳动脉也发出分支,供应鼓室及邻近区域。

②乳突动脉(mastoid artery):发自枕动脉第二段,向上走行,经乳突底部细小的导静脉孔隙入颅,到达乙状窦后缘附近,供应附近的硬脑膜。乳突动脉在进入乳突孔之前,也发出小的皮下支和颅骨支。

③小脑镰动脉:可发自椎动脉或枕动脉,甚至发自小脑后下动脉。

④颈静脉孔动脉:直接发出分支经静脉孔入颅,供应周围的颅神经,以及后颅窝的硬脑膜。

(3)神经支:枕动脉及其分支供应邻近颅神经,以及 C1 和 C2 水平的脊神经。

(4)头皮支:枕动脉主要供应后枕部的头皮。

3. 枕动脉供血范围 枕动脉主要供应后枕部皮肤,枕骨、乳突和颞骨,后枕部和颈部肌肉,硬脑膜,面神经、舌咽神经和部分脊神经等。

枕动脉通过肌支和硬脑膜支,与椎动脉分支有吻合。通过脑膜支与脑膜中动脉有吻合。通过至鼓室的供血动脉,与来自咽升动脉、上颌动脉和脑膜中动脉等的鼓室支有吻合。枕动脉与对侧同名动脉之间也有吻合。

4. 枕动脉变异

(1)枕动脉与颈外动脉其他分支共干发出。包括枕动脉与咽升动脉共干发出,枕动脉与甲状腺下动脉共干发出等。

(2)枕动脉发自颈内动脉。

(3)枕动脉发自椎动脉。

枕动脉发自椎动脉的第一颈椎(C1)或第二颈椎(C2)分支,罕见发自颈部动脉(常与咽升动脉一起)或发自第三颈椎(C3)的椎动脉分支。

(七)耳后动脉解剖

1. 耳后动脉发出和走行 耳后动脉是发自颈外动脉末端,枕动脉以远,走向后方的一支细小的动脉。

2. 耳后动脉分支 耳后动脉主要发出供应耳廓和枕部皮肤的分支,茎乳动脉也可能发自耳后动脉。

3. 耳后动脉供血范围 耳后动脉主要供应耳廓后方大部分区域和枕部皮肤,也发出茎乳动脉供应中耳和面神经。

耳后动脉与颞浅动脉的分支耳前动脉在耳廓处形成吻合,共同参与耳廓的供血。

4. 耳后动脉变异 耳后动脉和枕动脉共干发出。

(八)颞浅动脉解剖

1. 颞浅动脉发出和走行 颞浅动脉和上颌内动脉是颈外动脉的终末分支,而颞浅动脉是其中较细的一支。在下颌颈水平,于腮腺实质内发出。

颞浅动脉走行至颧弓处,开始向表面走行,绕过颧弓至颧弓上方,在脑血管造影时呈典型的"C"形弯曲。这是鉴别颞浅动脉的要点。

最典型和最常见的颞浅动脉分叉位于颧弓上方。分叉处多位于颧弓上方 2~3 cm 处。分叉也可以位于颧弓处或者位于颧弓下方。

2. 颞浅动脉分支 颞浅动脉主要的分支包括耳前动脉、面横动脉、颧眶动脉、颞中动脉,以及额干和顶干。

3. 颞浅动脉供血范围 颞浅动脉是头皮的主要供血动脉,与枕动脉和耳后动脉之间的血流有动态平衡。

4. 颞浅动脉变异 颞浅动脉主要分支的大小和供血范围变异很大。

(九)上颌内动脉解剖

1. 上颌内动脉发出和走行 上颌内动脉是颈外动脉的终末分支之一。它起源于下颌颈水平,于腮腺实质内发出。上颌内动脉在蝶下颌韧带和下颌支之间的间隙向前走行,位于翼外肌的浅面或者深面,向前到达翼腭窝。

上颌内动脉分为三段,分别是第一段(下颌段,mandibular segment)、第二段(翼肌段,pterygoid segment)和第三段(翼腭段,pterygopalatine segment)。

2. 上颌内动脉分支　上颌内动脉第一段的主要分支包括(图 1-5(a)):耳深动脉(deep auricular artery)、鼓室前动脉(anterior tympanic artery)、脑膜中动脉(middle meningeal artery)、脑膜副动脉(accessory meningeal artery)、下牙槽动脉(inferior alveolar artery)。

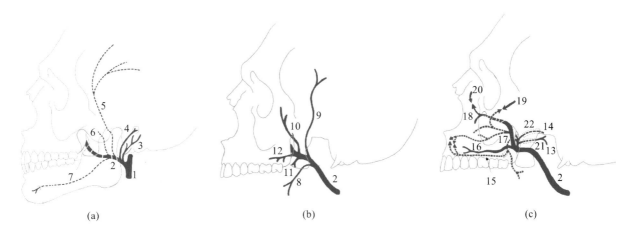

图 1-5　上颌内动脉各段分支模式图(侧位观)

(a)下颌段;(b)翼肌段;(c)翼腭段,显示了部分主要的侧支吻合。1.颈外动脉;2.上颌内动脉;3.耳深动脉;4.鼓室前动脉;5.脑膜中动脉;6.脑膜副动脉;7.下牙槽动脉;8.咬肌动脉;9.颞后深动脉;10.颞前深动脉;11.翼肌动脉;12.颊动脉;13.腭鞘动脉;14.翼管动脉;15.腭大动脉;16.上牙槽后动脉;17.蝶腭动脉;18.眶下动脉;19.筛动脉(眼动脉分支);20.内眦动脉(面动脉分支);21.腭鞘管;22.翼管

上颌内动脉第二段的主要分支包括(图 1-5(b)):颞深动脉(deep temporal artery)、咬肌动脉(masseteric artery)、颊动脉(buccal artery)、翼肌动脉等。

上颌内动脉第三段的主要分支包括(图 1-5(c)):上牙槽后动脉(posterior superior alveolar artery)、眶下动脉(infraorbital artery)、翼管动脉(artery of pterygoid artery)、腭大动脉(greater palatine artery)和蝶腭动脉(sphenopalatine artery)等。

1)耳深动脉　这是很小的分支,发自上颌内动脉近端,供应外耳道、骨膜和颞下颌关节。

2)鼓室前动脉　小分支,发自上颌内动脉近端,供应鼓室,与供应鼓室的其他动脉分支,如茎乳动脉、上颌内动脉的翼鞘动脉、颈内动脉岩段发出的颈鼓室动脉等有吻合。

3)脑膜中动脉

(1)脑膜中动脉发出和走行:脑膜中动脉是上颌内动脉最大的分支,直接发自上颌内动脉的第一段(下颌段),正好位于下颌骨髁突(condylar process)的内侧方。

脑膜中动脉在蝶下颌韧带(sphenomandibular ligament)和翼外肌之间向上走行,经过耳颞神经(auriculotemporal nerve)的两个神经根之间,通过棘孔(foramen spinosum)离开颞下窝,进入颅内。

(2)脑膜中动脉分支:

①三叉神经节动脉:在颅外近棘孔处发自脑膜中动脉颅外段,走向棘孔前内侧的卵圆孔(foramen ovale),供应卵圆孔处的三叉神经节。

②岩支(petrous branch):脑膜中动脉在穿出棘孔入颅时,立即发出短的分支,分为外侧的岩支和内侧的到达三叉神经节的海绵窦支。岩支与岩大神经一起走行,穿过面神经管裂孔,供应面神经和鼓室壁。

③海绵窦支(branch of cavernous sinus):海绵窦支发出分支到三叉神经节,与颈内动脉的下外侧干吻合。

④岩鳞支(petrosquamous branch):脑膜中动脉的后干在颅底和凸面分界处发出岩鳞支,供应岩骨嵴的小脑幕,窦汇处和乙状窦、横窦和岩上窦的交界区的硬脑膜,以及延伸到颅后窝的硬脑膜。

⑤前支:往往是较大的一个分支,经蝶骨大翼至顶骨的脑膜中动脉沟,在此处分为数个分支。在蝶骨大翼的前上角和顶骨的蝶骨角之间,前支和蝶顶窦可被骨性结构包绕,长度从 1～30 mm 不等。

⑥后支:分布于顶枕部硬脑膜。

(3)脑膜中动脉供血范围:主要供应脑膜中动脉前部和中部大脑凸面的硬脑膜,也供应颅底部分颅神经。脑膜中动脉与颈内动脉发出的颈鼓室动脉、脑膜垂体干、下外侧干、眼动脉等有吻合。

(4)脑膜中动脉变异:

①脑膜中动脉发自颈内动脉。

②脑膜中动脉发自基底动脉。

4)脑膜副动脉

(1)脑膜副动脉发出和走行:脑膜副动脉一半来自上颌内动脉,一半起源于脑膜中动脉。当脑膜副动脉起源于上颌内动脉时,60％位于上颌内动脉的下颌段,与脑膜中动脉的起点很近,40％发自上颌内动脉的翼肌段。

(2)脑膜副动脉分支:脑膜副动脉自下颌内动脉或脑膜中动脉发出后,走行于翼内肌和翼外肌之间的筋膜,在颅底分为终末分支。

简单来说,颅底的终末分支分为三支,即升支(ascending rami)、降支(descending rami)和回返支(recurrent rami)。

升支分为三支,包括外侧区升支(the lateral territory ascending ramus)、内侧区升支(the medial territory ascending ramus)和颅内升支(the intracranial ascending ramus)。

降支分为两支,即翼内侧神经动脉支和前降支。翼内侧神经动脉支在腭帆张肌(tensor veli palatini)和翼内肌之间向下走行。前降支供应软腭的上表面。

(3)脑膜副动脉供血范围:大部分脑膜副动脉供应颅外结构,包括翼外肌和翼内肌、蝶骨翼板和蝶骨大翼、下颌神经和耳神经节等。颅内部分供应范围很小,供应颅底小部分硬脑膜。

(4)脑膜副动脉变异:脑膜副动脉可发自上颌内动脉,也可发自脑膜中动脉。

5)下牙槽动脉   发自上颌内动脉第一段,进入下颌孔,沿下颌管走行,供应下颌骨、下颌牙、牙槽下神经和颊部软组织。

6)颞中深动脉   发自上颌内动脉第二段,向上直行,供应颞肌。

7)翼肌动脉   发自上颌内动脉第二段,很细,供应翼肌。

8)咬肌动脉   很细,向下走行,供应咬肌。

9)颊动脉   向下走行,与面动脉的颊支吻合,供应颊部软组织,包括皮肤和黏膜。

10)颞前深动脉   发自上颌内动脉第二段,向上直行,供应颞肌,与眼动脉发出的泪腺动脉有吻合。

11)上牙槽后动脉   发自上颌内动脉第三段,在上颌骨后方,发出分支供应上颌骨后部的骨质、牙齿等。

12)眶下动脉

(1)眶下动脉发出和走行:眶下动脉发自上颌内动脉翼腭段(第三段),向前经眶下裂入眶,走行于眶底的眶下沟和眶下管内,出眶下孔至面部,供应下睑、颊部、外鼻侧面和上唇等。

(2)眶下动脉分支:

①发出牙槽动脉,主要是上牙槽前动脉(anterior superior alveolar artery)。

②在眶内发出分支供应眶壁。

③在眶下沟和眶下管内发出分支供应与之伴行的眶下神经。

④出眶下孔后的终末分支包括向内侧的鼻支和眼角支,向外侧的颧支,和向下方的牙槽支。

(3)眶下动脉供血范围:眶下动脉供应邻近的眶下神经、邻近上颌窦的骨质和黏膜、下眼睑和颊部的软组织等。

眶下动脉主要的吻合包括：

①眶下动脉发出的上牙槽前动脉，主要与牙槽前动脉和上牙槽后动脉吻合。

②离开眶下管后，眶下动脉发出眼睑支和鼻眶支（naso-orbital branch），与眼动脉的终末支吻合。

③眶下动脉的面部分支与面动脉和面横动脉吻合。

（4）眶下动脉变异：

①眶下动脉的大小与面动脉大小成比例。

②眶下动脉可与上牙槽后动脉共干发出。

13）翼鞘动脉　细小，向后走行，与脑膜副动脉和咽升动脉分支吻合，也可能与颈内动脉岩段分支吻合。

14）翼管动脉　也称 Vidian 动脉，进入翼管，与颈内动脉岩段发出的上颌动脉（有的也称为翼管动脉）吻合。

15）圆孔动脉　细小分支，向后走行，通过圆孔，供应上颌神经和邻近颅底，与颈内动脉海绵窦段发出的下外侧干的前外侧支吻合。

16）腭大动脉　也称腭降动脉，发出后向下走行在腭大管内，再转向前方水平走行至上颌牙内侧，供应腭部。

17）蝶腭动脉

（1）蝶腭动脉发出和走行：上颌内动脉的终末分支，通过蝶腭孔（sphenopalatine foramen）由翼腭窝至鼻腔。

（2）蝶腭动脉分支：蝶腭动脉经蝶腭孔进入鼻腔后，主要分为两个分支：

①鼻中隔支（nasal septal branch）：小的分支，先向内直行，再向头端向右弯曲，再向内侧向右弯曲，到达鼻中隔。

②鼻甲支：又称外侧鼻支（lateral nasal branch）和后外侧鼻支（posterior lateral nasal branch），向下走行，供应鼻腔黏膜。

（3）蝶腭动脉供血范围：蝶腭动脉是鼻腔主要的供血动脉。与鼻腔其他供血动脉，如眼动脉的泪腺动脉发出的筛前动脉和筛后动脉等有吻合。

3. 上颌内动脉供血范围　上颌内动脉供应中下部面部，鼻腔、口腔的肌肉、黏膜和骨质，第Ⅲ至Ⅶ对颅神经，以及大部分硬脑膜。

上颌内动脉与颈内动脉发出的脑膜垂体干、下外侧干、眼动脉之间有广泛的吻合。

4. 上颌内动脉变异　根据上颌内动脉的走行，特别是上颌内动脉的第二段（翼肌段）与翼外肌的关系，将上颌内动脉的走行分为浅部型（superficial type）和深部型（deep type）。

浅部型被认为是上颌内动脉走行于翼外肌的外侧（实际上是位于翼外肌下头的外侧，也就是说上颌内动脉向上走行于翼外肌上头的深面），而深部型被认为是上颌内动脉走行于翼外肌的内侧。

在浅部型中，脑膜中动脉和脑膜副动脉共干，而下牙槽动脉和颞深动脉分别从上颌内动脉发出。在深部型中，下牙槽动脉和颞深动脉共干，而脑膜中动脉和脑膜副动脉分别从上颌内动脉发出。

四、颈内动脉解剖

（一）颈内动脉发出和走行

位于颈部的颈内动脉从颈总动脉分叉向颅底走行。通过颅底岩骨颈动脉管，在破裂孔内向上走行，离开岩骨。颈内动脉在一个标志性结构岩舌韧带（petrolingual ligament）的下方穿过，进入海绵窦。在海绵窦内，颈内动脉呈"S"形弯曲。经过一个向前的弯曲后，颈内动脉离开海绵窦，通过海绵窦顶部近端硬膜环（proximal dural ring）。此时，出海绵窦的颈内动脉有一小段走行于硬脑膜内，蛛网膜下腔之外。颈内动脉再通过远端硬膜环（distal dural ring），进入蛛网膜下腔。相继发出眼动脉、垂体上动脉、后交通动脉和脉络膜前动脉。最后，颈内动脉分为大脑中动脉和大脑前动脉。

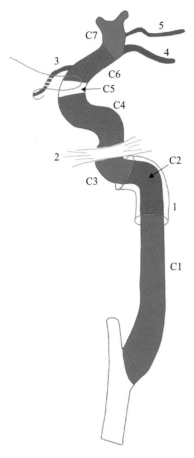

图 1-6　颈内动脉分段侧位示意图

C1,颈段;C2,岩段;C3,破裂孔段;C4,海绵窦段;
C5,床突段;C6,眼段;C7,交通段。1.颈动脉管;
2.岩舌韧带;3.眼动脉;4.后交通动脉;5.脉络膜
前动脉

（二）颈内动脉分段

颈内动脉的分段方法很多,目前常用的分段方法是Bouthillier 分段法,将颈内动脉全长按照从近端到远端的顺序分为七段,即颈段、岩段、破裂孔段、海绵窦段、床突段、眼段和交通段(图 1-6)。

（1）C1 段:颈段(cervical segment)。

（2）C2 段:岩段(petrous segment)。

（3）C3 段:破裂孔段(lacerum segment)。

（4）C4 段:海绵窦段(cavernous segment)。

（5）C5 段:床突段(clinoid segment)。

（6）C6 段:眼段(ophthalmic segment)。

（7）C7 段:交通段(communicating segment)。

（三）颈内动脉颈段（C1 段）

颈内动脉颈段从颈总动脉发出后,在颈动脉鞘内继续向上走行,直达颅底的颈动脉管入颅。

颈内动脉颈段一般没有分支。

（四）颈内动脉岩段（C2 段）

1. 颈内动脉岩段发出和走行　颈内动脉岩段是颈内动脉走行在颈动脉管内的一段。颈内动脉岩段起始于颈内动脉从颅底进入颈动脉管处,在颈动脉管内先向上,再弯曲向前内,出颈动脉管内口处为止。

颈动脉管(carotid canal)位于颞骨岩部内,是颈内动脉经颅底进入颅内的通道。颈动脉管开始于颞骨颅底的下表面的颈动脉管外口(也称为颈动脉孔(carotid foramen)),在颞骨内先向上走行,再弯曲向内上走行。颈动脉管的颅内出口邻近破裂孔。颈动脉管内除了走行的颈内动脉外,还有静脉丛和环绕颈内动脉的交感神经。

2. 颈内动脉岩段分支　颈内动脉岩段和破裂孔段的分支不多,相对较细小,大多数在脑血管造影上不可见。主要的分支有颈鼓室动脉、下颌动脉和骨膜支。

（1）颈鼓室动脉:发自颈内动脉岩段的后膝,向前外侧进入鼓室,供应鼓室结构,特别是面神经鼓室段,与其他供应鼓室的动脉分支等有吻合。

（2）下颌动脉(mandibular artery):也称翼管动脉,从颈内动脉岩段水平段发出后,走行不恒定,部分向前外侧走向翼管,与上颌内动脉翼腭段发出的翼管动脉吻合。在颈内动脉近端闭塞时,经上颌内动脉翼管动脉,可代偿性向颈内动脉供血,可显示颈内动脉岩段。

（3）骨膜支:不恒定,纤细,走行很短,发出后,主要进入颈动脉管的骨膜。

（五）颈内动脉破裂孔段（C3 段）

颈内动脉破裂孔段起始于颈内动脉出颈动脉管外口处,在破裂孔上部弯曲向上,穿过硬脑膜进入海绵窦,延续为颈内动脉海绵窦段。颈内动脉破裂孔段和颈内动脉海绵窦段的分界标志是岩舌韧带。

（六）颈内动脉海绵窦段（C4 段）

1. 颈内动脉海绵窦段走行　颈内动脉海绵窦段起始于岩舌韧带的上表面,是颈内动脉破裂孔段的延续。该段被疏松组织、脂肪、静脉丛和节后交感神经所包绕。颈内动脉海绵窦段终止于近端硬膜环,远端为颈内动脉床突段。近端硬膜环是由前床突下表面的骨膜形成的,不完全包绕颈内动脉。

Inoue 和 Rhoton 等将颈内动脉海绵窦段按照走行分为后上升段、后膝、水平段、前膝和前上升段。这种分段方法是概念上的,并没有明确的界限。

2. 颈内动脉海绵窦段分支

（1）脑膜垂体干(meningohypophyseal trunk):典型者发自颈内动脉海绵窦段后膝外侧缘,主要有三个分支(图1-7)。

①小脑幕动脉(tentorial artery),又称为 Bernasconi-Cassinari 动脉。

②垂体下动脉(inferior hypophyseal artery)。

③脑膜背侧动脉(dorsal meningeal artery)。

（2）下外侧干(inferolateral trunk):又称海绵窦下动脉(artery of the inferior cavernous sinus),典型者发自颈内动脉海绵窦段水平段外侧面(图1-7)。

（3）McConnell 垂体囊动脉(McConnell pituitary capsular artery):发自颈内动脉海绵窦段下外侧干起点以远的内侧面,走向垂体囊,以及蝶鞍前壁和鞍底的硬脑膜。常缺失,只在25%的病例中发现。一些分支在内侧走行于鞍底的硬脑膜和垂体前叶,与下外侧干的分支吻合。

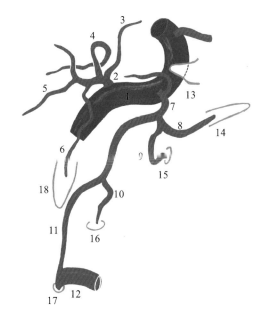

图1-7 颈内动脉海绵窦段分支示意图

1.颈内动脉海绵窦段;2.脑膜垂体干;3.垂体下动脉;4.小脑幕动脉;5.脑膜背侧动脉;6.破裂孔回返动脉;7.下外侧干;8.前内侧支;9.前外侧支;10.后外侧支;11.后内侧支;12.脑膜中动脉(上颌内动脉分支);13.前床突;14.眶上裂;15.圆孔;16.卵圆孔;17.棘孔;18.破裂孔

（4）永存三叉动脉(persistent trigeminal artery):胚胎期原始三叉动脉发自基底动脉,在小脑前上动脉和小脑前下动脉之间,与三叉神经伴行,一起穿过海绵窦,与颈内动脉海绵窦段的后垂直段连接。部分原始三叉动脉在胎儿期和成人中残留,为永存三叉动脉。

（5）眼动脉:少数眼动脉发自颈内动脉海绵窦段。

（七）颈内动脉床突段(C5 段)

颈内动脉床突段起自位于近端硬膜环和远端硬膜环之间的一段颈内动脉主干。

颈内动脉床突段很短,斜行,外侧是前床突,内侧是颈动脉沟。前床突和颈动脉沟的硬脑膜覆盖其大部。在后上方,颈内动脉床突段被与海绵窦顶壁延续的硬脑膜覆盖。

（八）颈内动脉眼段(C6 段)

1. 颈内动脉眼段走行 颈内动脉眼段走行在颈内动脉床突段远端,先向前,再向后绕行,终止于后交通动脉发出处。

2. 颈内动脉眼段分支

1）眼动脉

（1）眼动脉发出和走行:眼动脉在前床突的内侧发自颈内动脉从海绵窦穿入硬脑膜下时。在视神经下方,经视神经管入眶腔。向前走行一段距离后,在视神经上方(多数)或视神经下方(少数)转向内侧。眼动脉主干紧邻眼眶内侧壁,在上斜肌和外直肌之间走行,最后在上睑的内侧端分为滑车上动脉和鼻背动脉。

眼动脉按照其走行的位置分为三段,分别为颅内段(intracranial segment)、管内段(intracanalicular segment)和眶内段(intraorbital segment)。眶内段又按照走行的不同,分为第一段(first part)、第二段(second part)和第三段(third part)。

（2）眼动脉分支:将眼动脉眶内段分支按照供血结构和功能分为以下四组(图1-8):

①眼球组(ocular group):

a. 视网膜中央动脉(central retinal artery)。

b. 睫状动脉(ciliary artery)。

②眼眶组（orbit group）：

a. 泪腺动脉（lacrimal artery）。

b. 肌支（muscular branche）。

③眼眶外组（extraorbital group）：

a. 眶上动脉（supraorbital artery）。

b. 筛前动脉（anterior ethmoidal artery）。

c. 筛后动脉（posterior ethmoidal artery）。

d. 睑内侧动脉（medial palpebral artery）。

e. 鼻背动脉（dorsal nasal artery）。

f. 滑车上动脉（supratrochlear artery）。

④硬脑膜组（dural group）：

a. 浅回返眼动脉（superficial recurrent ophthalmic artery）。

b. 深回返眼动脉（deep recurrent ophthalmic artery）。

c. 筛前动脉、筛后动脉和泪腺动脉也向硬脑膜供血。

（3）眼动脉供血范围：眼动脉主要供应眶内的结构，如视觉器官，以及骨膜、肌肉、神经等，还供应前颅窝底的硬脑膜、部分鼻腔结构等。

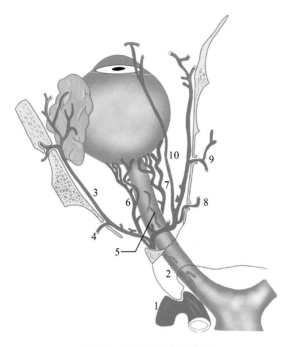

图 1-8　眼动脉分支示意图

1.颈内动脉；2.眼动脉；3.泪腺动脉；4.脑膜泪腺动脉；5.视网膜中央动脉；6.外侧睫状动脉；7.内侧睫状动脉；8.筛后动脉；9.筛前动脉；10.眶上动脉

（4）眼动脉变异：

①眼动脉发自颈内动脉海绵窦段。

②眼动脉发自脑膜中动脉。

2）垂体上动脉　发自颈内动脉眼段，向内侧走行，供应垂体上部。

（九）颈内动脉交通段（C7 段）

1. 颈内动脉交通段走行　颈内动脉交通段起始于后交通动脉起点处近端，终止于颈内动脉分叉部。两支主要的动脉分支后交通动脉和脉络膜前动脉，发自此段。

2. 颈内动脉交通段分支

1）后交通动脉

（1）后交通动脉发出和走行：后交通动脉发自颈内动脉，朝向后内侧，向后加入大脑后动脉。后交通动脉发自颈内动脉后内侧面（占 44%）、后面（占 30%）、后外侧面（占 22%）、内侧面（占 4%）。后交通动脉直径平均 1.4 mm（范围 0.4~4.0 mm），长度平均 12 mm（范围 5.0~18.0 mm）。

（2）后交通动脉分支：大约有 8 支（范围为 4~14 支）穿通动脉发自后交通动脉，大部分发自上面或外侧面，向上走行，穿过灰结节（tuber cinereum）和第三脑室底乳头体前部、后穿质和脚间窝、视束、垂体柄和视交叉，到达丘脑、下丘脑、底丘脑和内囊。

乳头体前动脉是发自后交通动脉最大的分支。乳头体前动脉进入第三脑室的部位在乳头体之前或者乳头体和视束之间。通常有 2~3 支穿支在乳头体前方区域，最大的一支称为乳头体前动脉。乳头体前动脉也是丘脑前穿通动脉。供应丘脑后部、丘脑前部、内囊后肢和底丘脑。

后交通动脉分支损伤主要见于垂体和脑血管手术后。若累及视束，则引起视野缺损；若累及下丘脑，则引起高热、应激性溃疡；若累及下丘脑和垂体柄，则引起尿崩症和垂体功能低下；若累及丘脑，则引起感觉障碍；若累及大脑脚，则引起肢体无力；若累及丘脑核团，则引起运动障碍等。

（3）后交通动脉变异：

①胚胎型大脑后动脉：在胚胎期，大脑后动脉是后交通动脉的延续，但是在成人期，大脑后动脉被基

底动脉接管。如果在成人期，大脑后动脉依然由后交通动脉供血，则称为"胚胎型大脑后动脉"。此时大脑后动脉 P2 段管径与后交通动脉管径相当，而大脑后动脉 P1 段发育不良。见于 22% 大脑半球。

②壶腹：后交通动脉自颈内动脉交通段发出处的连接点，一般有轻度扩张，但通常不超过 1 mm。后交通动脉起始部的扩张，称为壶腹或壶腹样扩大，见于 10% 的大脑半球。这样的扩张也可能发展为动脉瘤。

在脑血管造影上，诊断壶腹一般有 4 个条件：a. 膨大末端有后交通动脉发出；b. 直径不超过 3 mm；c. 呈三角形或圆形；d. 没有动脉瘤样瘤颈。

③后交通动脉发育不良：占 34%。

④后交通动脉缺如：罕见。

⑤后交通动脉开窗。

2）脉络膜前动脉

（1）脉络膜前动脉发出和走行：脉络膜前动脉发自颈内动脉的下外侧壁，距后交通动脉起始点约 3.2 mm，距颈内动脉分叉约 5.2 mm。在脉络膜前动脉起始部，平均直径约 0.9 mm。

（2）脉络膜前动脉分段：根据脉络膜前动脉的走行，脉络膜前动脉可分为两段。

①脑池段（cisternal segment）：脉络膜前动脉起始段走行在颈内动脉后内侧。脉络膜前动脉起始点位于视束外侧。在视束下方或者沿着其内侧缘到达大脑脚外侧边缘。在外侧膝状体的前缘，脉络膜前动脉再次从视束的内侧至视束的外侧，向后外侧走行，通过脚池，位于大脑脚和颞叶钩回之间，到达钩回上内侧，在此处经过脉络裂，进入颞角脉络丛。

②脑室内段（intraventricular segment）：又称脉络丛段。走行在脑室内，沿着脉络丛的内侧缘，与大脑后动脉发出的脉络膜后外侧动脉关系密切。在有些病例，脉络膜前动脉走行在脉络丛内侧缘的背侧，到达室间孔（Monro 孔）。

（3）脉络膜前动脉分支：常有 9 支（范围为 4～18 支）。发自脑池段的分支至视束、颞叶钩回、大脑脚、颞角、外侧膝状体、海马、齿状核和穹隆，以及前穿质。这些分支常供应视束、外侧膝状体、内囊后肢后三分之二、苍白球大部、视放射的起始部和大脑脚中三分之一。少见情况下供应部分尾状核头部、梨状皮质、钩回、杏仁核后内侧部、黑质、红核、底丘脑核团和丘脑腹外侧核浅部。

（4）脉络膜前动脉供血范围：脉络膜前动脉发出分支至视束、大脑脚、外侧膝状体、颞叶钩回和颞叶等，供血范围包括视辐射、苍白球、中脑、丘脑和内囊后肢。

脉络膜前动脉、后交通动脉、大脑后动脉和大脑中动脉的血流灌注区域之间有动态平衡。因此，脉络膜前动脉损伤后的症状，常常并不恒定和不可预测。一般而言，脉络膜前动脉的闭塞会引起对侧偏瘫、偏身感觉障碍、偏盲、记忆减退和嗜睡等。

（5）脉络膜前动脉变异：

①脉络膜前动脉发自大脑中动脉或大脑后动脉。

②脉络膜前动脉发自后交通动脉近端。

③大多数脉络膜前动脉是以单干发自颈内动脉交通段，但也可呈 2 支或 3 支。

（十）颈内动脉变异

（1）颈内动脉不发育。

（2）颈内动脉发育不良。

五、大脑前动脉解剖

（一）大脑前动脉发出和走行

大脑前动脉（anterior cerebral artery，ACA）在外侧裂的内侧端、视交叉外侧和前穿质下方发自颈内动脉分叉部，在视神经和视交叉上方向前内侧走行。在前纵裂入口处，与对侧大脑前动脉以前交通动脉（anterior communicating artery，AComA）相连接。再继续在终板前方，在大脑半球之间的前纵裂向上，在胼胝体上方环绕胼胝体向后走行。

（二）大脑前动脉分段

大脑前动脉由前交通动脉处分为两个部分，分别为近端（proximal part）和远端（distal part）。近端又称交叉前部或 A1 段；远端又称交叉后部，分为 A2、A3、A4 和 A5 段。

1. A1 段 也称水平段，自大脑前动脉起点至与前交通动脉连接处。A1 段长度平均为 12.7 mm（范围为 7.2～18 mm），管径平均为 2.6 mm（范围为 0.9～4.0 mm）。

2. A2 段 也称胼胝体下段，自前交通动脉连接处，走行在终板前方，终止于胼胝体嘴和膝部连接处。

3. A3 段 也称胼胝体前段，在胼胝体前方，围绕胼胝体膝部走行，终止于膝部上方向后方转折处。

4. A4 段 也称胼胝体上段，走行在胼胝体上方，在冠状缝前的部分。

5. A5 段 也称胼胝体后段，走行在胼胝体上方，在冠状缝后的部分。

（三）大脑前动脉分支

1. 穿支 主要发自 A1 段，分为向上和向下的穿支。向上的穿支称为内侧豆纹动脉，向上后方走行，进入前穿质，供应丘脑前部、透明隔、前连合、穹隆和纹状体。向下的穿支供应视交叉和视神经。

2. Heubner 回返动脉 最早由 Heubner 于 1874 年描述。Heubner 回返动脉主要发自大脑前动脉 A2 段（78%），也可发自 A1 段（14%）或前交通动脉连接处（8%）。发出后返回走行，朝向大脑前动脉的起始点方向，经过颈内动脉分叉和大脑中动脉 M1 段，在外侧裂内侧部内走行，最后进入前穿质。Heubner 回返动脉进入前穿质之前，行程长而迂曲，有时在直回和额叶眶面处成襻。

Heubner 回返动脉是发自 A1 段或 A2 段近 0.5 mm 内最大的分支。在一侧可缺如，也可分为数支。在 Rhoton 等的研究中，单一回返动脉占 28%，两支占 48%，三支或四支占 24%。

回返动脉供应尾状核前部，壳核前三分之一，苍白球外层前部，内囊前肢前下部，以及钩束，极少数情况下，供应丘脑前部。

回返动脉闭塞可能引起偏瘫，主要影响面部和上肢。优势半球侧回返动脉损伤可引起失语。

3. 胼周动脉 胼周动脉是在前交通动脉连接处远端，围绕或邻近胼胝体的动脉。有些学者将邻近胼胝体膝部的分叉处的两根动脉分别定义为胼周动脉和胼缘动脉，也有的将前交通动脉远端的部分都称为胼周动脉。

4. 胼缘动脉 胼缘动脉的走行和胼周动脉基本平行，走行在扣带回上方，在扣带沟内或邻近扣带沟。胼缘动脉的起始处包括从前交通动脉远端至胼胝体膝部水平的所有区域，最常见的起点位于 A3 段，但也可能发自 A2 段和 A4 段。胼缘动脉分支在大脑半球内侧面上升约 2 cm 后至大脑半球外侧。运动前区、运动区和感觉区都是其供血范围。

5. 皮质分支 大脑前动脉皮质分支供应自额极至顶叶大脑半球内侧面的皮质和白质，大脑半球底面包括额叶眶回、直回、嗅球和嗅束，以及大脑半球外侧面额上回，中央前回、中央回和中央后回最上部。

大脑前动脉皮质动脉根据供血范围分为 8 支（图 1-9），分别是眶额动脉、额极动脉、额内侧动脉（包括前额内侧动脉、中额内侧动脉和后额内侧动脉）、旁中央动脉和顶动脉（包括顶上动脉和顶下动脉）。

（1）眶额动脉（orbitofrontal artery）：在几乎所有大脑半球都存在，通常发自 A2 段，少部分发自 A1 段，也可以与额极动脉共干发出。发出后向前下至前颅窝底，供应直回、嗅球和嗅束，以及额叶眶面内侧。

（2）额极动脉（frontopolar artery）：90% 发自 A2 段，10% 发自胼缘动脉。发出后，沿着大脑半球内侧面向前朝着额极方向走行，越过额下回，供应额极内侧面和外侧面。

（3）额内侧动脉（internal frontal artery）：额内侧动脉供应额上回的内侧面和外侧面，向后可至中央旁小叶。额内侧动脉发自 A3 段、A4 段或胼缘动脉。前额内侧动脉至额上回前部，中额内侧动脉至额上回中部，后额内侧动脉供应额上回后部和部分扣带回，最远可达旁中央小叶。

（4）旁中央动脉（paracentral artery）：通常发自 A4 段或胼缘动脉，走行至中央旁小叶上部，供应运动前区、运动区和感觉区。

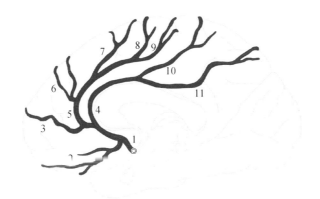

图 1-9　大脑前动脉远端分支示意图

1.大脑前动脉;2.眶额动脉;3.额极动脉;4.胼周动脉;5.胼缘动脉;6.前额内侧动脉;7.中额内侧动脉;8.后额内侧动脉;9.旁中央动脉;10.顶上动脉;11.顶下动脉

（5）顶动脉（parietal artery）：发自 A4、A5 段或胼缘动脉，供应中央旁小叶后方区域。

（四）前交通动脉

前交通动脉位于双侧大脑前动脉之间，连接双侧大脑前动脉。在"正常"类型，前交通动脉的管径比大脑前动脉 A1 段管径小 1 mm。前交通动脉管径也与双侧大脑前动脉 A1 段的管径差有关。如果管径差小于 0.5 mm，前交通动脉的平均管径为 1.2 mm；如果管径差大于 0.5 mm，前交通动脉的平均管径为 2.5 mm。

前交通动脉主要是单干存在（占 60%），也可以有双干（30%）或三干（10%）。

从前交通动脉上也可发出穿支，与从 A1 段发出的穿支伴行。

（五）大脑前动脉变异

1. 大脑前动脉异常起源

（1）视交叉下方大脑前动脉：大脑前动脉 A1 段走行在视神经下方或穿过视神经。常合并动脉瘤。

（2）副大脑前动脉：除正常发出的 A1 段外，另一支大脑前动脉发自颈内动脉，走行在视神经下方，最后发出眶额动脉和额极动脉。

2. A1 段发育不良或不发育　A1 段发育不良一般是指 A1 段管径小于 1.5 mm，发生于 10% 大脑半球。A1 段不发育发生率为 1%～2%。

3. 大脑前动脉开窗　罕见，可能合并动脉瘤。

4. 奇大脑前动脉　单支 A2 段发自双侧大脑前动脉 A1 段的连接处，发生率低于 1%。在奇大脑前动脉的病例中，有 41% 可能发生远端动脉瘤。

六、大脑中动脉解剖

（一）大脑中动脉发出和走行

大脑中动脉（middle cerebral artery，MCA）是颈内动脉两支终末支中较粗的一支。大脑中动脉起始点的直径为 3.9 mm，大约是大脑前动脉的两倍。大脑中动脉的起始点位于外侧裂的内侧末端、视交叉外侧和前穿质下方，在前穿质下方向外侧走行，在蝶骨嵴后方 1 cm 与之平行走行。在外侧裂内分叉，并突然转向后上方，形成弯曲称为膝部，到达岛叶表面。在岛叶周围，大脑中动脉发出分支至额叶、颞叶和顶叶的岛盖部。大脑中动脉分支环绕岛盖，到达皮质表面，供应大脑半球的外侧面大部和底面部分区域。

（二）大脑中动脉分段

按照大脑中动脉的走行，一般将大脑中动脉分为四段，即大脑中动脉 M1 段、M2 段、M3 段和 M4 段

（图 1-10）。

1. 大脑中动脉 M1 段　又称蝶骨段（sphenoidal segment），为从大脑中动脉起始处至大脑中动脉弯向上方的膝部。M1 段又以大脑中动脉分叉部为界，分为交叉前部（prebifurcation part）和交叉后部（postbifurcation part）。

2. 大脑中动脉 M2 段　又称脑岛段（insular segment），包括岛叶上方并供应岛叶的动脉干。M2 段起自膝部，大脑中动脉干在岛阈（limen insulae）表面走行，终止于脑岛的岛环状沟。

3. 大脑中动脉 M3 段　又称岛盖段（opercular segment），起始于脑岛的岛环沟状，终止于外侧裂表面。发自 M3 段的分支在岛盖表面走行，到达外侧裂浅部。

4. 大脑中动脉 M4 段　又称皮质段（cortical segment），包括至大脑半球外侧表面的分支。开始于外侧裂的浅部，向大脑半球表面延伸。

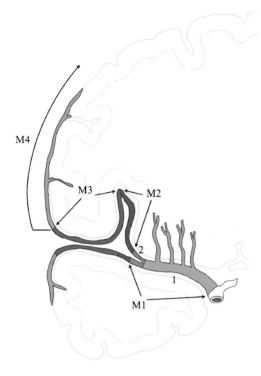

图 1-10　大脑中动脉分段示意图
其中 M1 段分为：1.交叉前部；2.交叉后部

（三）大脑中动脉分支

1. 豆纹动脉　大脑中动脉在前穿质下方走行时，发出一系列深部穿支进入前穿质，称为豆纹动脉（lenticulostriate artery）。每侧大脑半球大约有 10 支（范围为 1～21 支）豆纹动脉。豆纹动脉平均管径为 0.47 mm（范围为 0.08～1.4 mm）。

豆纹动脉主要发自大脑中动脉分叉前的主干，但也可以发自分叉部、M2 段或皮质分支。豆纹动脉可分为内侧、中间和外侧豆纹动脉三组。内侧豆纹动脉最恒定，由 1～5 个分支组成，走行较直。中间豆纹动脉进入前穿质的位置在内侧组和外侧组之间，至少有一支大的主干，分为多个小的穿支进入前穿质。外侧豆纹动脉见于所有大脑半球，主要从 M1 段外侧发出，呈"S"形走行，进入前穿质的后外侧部。

外侧和中间豆纹动脉，经过壳核，弓向内侧，向后供应几乎所有从前至后全长的内囊上部、尾状核体部和头部。内侧豆纹动脉供应的区域位于外侧和中间豆纹动脉供血区的内下方，包括苍白球的外侧部、内囊前肢的上部、尾状核头前上部。

2. 皮质分支　大脑中动脉皮质供血区范围广泛，包括大脑半球外侧面大部、所有的岛叶和岛盖表面、额叶眶面的外侧部、颞极、颞叶下表面的外侧部。按照其供血区域，对大脑中动脉的皮质动脉进行相应命名，共有 12 支主要的皮质动脉（图 1-11）。

（1）眶额动脉：发自 M1 或 M2 段，供应额叶眶面。

（2）额前动脉：供应额下回和大部分额中回的额极部。

（3）中央前沟动脉：走行在中央前沟内，供应额下回和中央前回下部。

（4）中央沟动脉：走行在中央沟内，供应中央前回上部和中央后回下部。

（5）顶前动脉：走行在中央后沟内，供应中央后回上部、中央沟上部、顶下小叶前部和顶上小叶前下部。

（6）顶后动脉：供应顶上小叶和顶下小叶后部，包括缘上回。

（7）角回动脉：大脑中动脉最大和终末分支，供应颞上回后部、部分缘上回和角回和枕外侧回上部。

（8）颞枕动脉：供应颞上回、颞中回和颞下回后部，以及枕外侧回下部。

（9）颞后动脉：供应颞上回中后部、颞中回后部和颞下回后部。

（10）颞中动脉：供应颞叶中部。

（11）颞前动脉：供应颞叶前部。

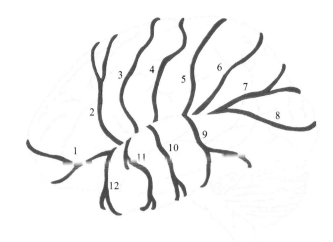

图 1-11　大脑中动脉远端分支示意图

1. 眶额动脉；2. 额前动脉；3. 中央前沟动脉；4. 中央沟动脉；5. 顶前动脉；6. 顶后动脉；7. 角回动脉；8. 颞枕动脉；

9. 颞后动脉；10. 颞中动脉；11. 颞前动脉；12. 颞极动脉

（12）颞极动脉：供应颞极部。

在分叉前主干上发出的皮质动脉称为早期分支（early branch），供应额叶或颞叶。10％半球发出早期分支供应额叶，主要是眶额区和额前区；50％半球发出分支供应颞叶，主要是颞极区和颞前区。

（四）大脑中动脉分叉

大脑中动脉在外侧裂内走行一段距离后发生分叉。分叉类型包括两分叉（分为上干和下干）、三分叉（分为上干、中间干和下干）和多分叉（分为四个或以上）。在 Rhoton 等的研究中，78％为双分叉，12％为三分叉，10％为多分叉。大脑中动脉远端分支也有一系列分叉。

（五）大脑中动脉变异

大脑中动脉变异主要发生于 M1 段，主要有以下几种。

1. 大脑中动脉双干　从颈内动脉上发出两支大脑中动脉，发生率约为 0.17％。

2. 副大脑中动脉　除了从分叉部发出一支大脑中动脉外，还从大脑前动脉 A1 段或大脑前动脉 A1/A2 段交界处发出另一支大脑中动脉，称为副大脑中动脉，发生率约为 0.03％。

3. 大脑中动脉不发育　罕见。

4. 大脑中动脉开窗畸形　发生率约为 0.15％。

七、椎动脉解剖

（一）椎动脉发出和走行

椎动脉（vertebral artery，VA）是锁骨下动脉第一段向上方发出的最大的分支，起始点位于前斜角肌内侧。椎动脉向上走行，进入第六颈椎（C6）横突孔，并陆续经过上六个颈椎的横突孔向上走行。离开寰椎横突孔后转向后内侧至寰椎后弓，穿过深部的寰枕膜，经枕骨大孔入颅。在延髓外侧池和延髓前池继续向上走行。在桥脑延髓交界处附近，双侧椎动脉在中线处汇合成基底动脉。

（二）椎动脉分段

椎动脉按照其走行，分为四段，分别为 V1 段至 V4 段（图 1-12）。

1. 椎动脉 V1 段　又称骨外段（extraosseous segment），从起始点至 C6 横突孔。V1 段发自锁骨下动脉的后上壁，朝向后上方走行。V1 段向后经过前斜角肌，进入 C6 横突孔。供应星状神经节。

2. 椎动脉 V2 段　又称横突孔段（transverse foramen segment），从 C6 横突孔至 C1 横突孔。V2 段进入 C6 横突孔后，上行至穿过寰椎横突孔，向上走行。

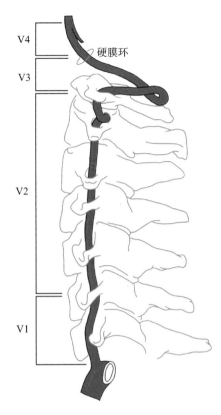

图 1-12　椎动脉分段示意图

3. 椎动脉 V3 段　又称椎管外段(extraspinal segment),从 C1 横突孔至穿入硬脑膜处。在头部外直肌的内侧离开横突孔,水平向内走行于 C1 后弓的上方,寰枕膜后部的下方,再转向前上,穿过硬脑膜。

4. 椎动脉 V4 段　又称硬膜内段(intradural segment),在硬脑膜内走行部分。穿过硬脑膜至双侧椎动脉连接处。穿硬脑膜的部位硬脑膜增厚,围绕椎动脉形成纤维环。V4 段长度平均为 22 mm。双侧 V4 段在桥脑延髓交界处连接。

（三）椎动脉分支

V2 段主要发出供应颈段脊髓的节段动脉。远端 V2 段发出脑膜前动脉。V3 段发出脑膜后动脉。V4 段发出内侧分支(包括脊髓前动脉和盲孔支)和外侧分支(主要是小脑后下动脉)。

1. 根髓动脉　从椎动脉 V2 段发出颈段脊髓节段性供血动脉,称为根髓动脉,从 C1 至 C5 水平发自椎动脉,数目和起源不一。供应脊髓,以及椎骨和骨膜。

在 C4 至 C6 水平发出的根髓动脉,又称为颈膨大动脉,与脊髓前动脉吻合,供应脊髓中央区域。颈膨大动脉也可发自甲状颈干。

2. 肌支　发自椎动脉 V2 段或 V3 段,供应颈部肌肉。

3. 脑膜前动脉　发自椎动脉远端 V2 段,供应枕骨大孔周围硬脑膜,并且延伸至斜坡。通过齿状动脉弓和咽升动脉硬膜支与咽升动脉吻合,通过脑膜垂体干与颈内动脉吻合。

4. 脑膜后动脉　主要发自椎动脉 V3 段的后内侧面,发出点距椎动脉穿入硬脑膜处近端 7~11 mm。再进入硬脑膜之前走行迂曲,进入硬脑膜后走行较直,在枕骨内表面向后走行,供应局部硬脑膜。

5. 小脑后下动脉(posterior inferior cerebellar artery,PICA)

1) 小脑后下动脉发出和走行　小脑后下动脉是小脑动脉中最粗大和最复杂的分支。发自椎动脉的位置位于橄榄下缘水平,在椎基底汇合处近端 16~17 mm;在发出处管径为 1.3~1.5 mm。小脑后下动脉发出后,环绕延髓向后走行。在延髓的前外侧缘,在舌下神经旁或在其神经丝之间穿行;在延髓的后外侧缘,在舌咽神经、迷走神经和副神经的嘴侧或神经丝之间穿行。穿过后组颅神经后,围绕小脑扁桃体走行,进入小脑延髓裂,向后达到第四脑室顶的下部。离开小脑延髓裂后,小脑后下动脉分支分布到蚓部和小脑枕下面半球。

2) 小脑后下动脉分段(图 1-13)

(1) 延髓前段(anterior medullary segment):位于延髓前方,从起点至延髓前外侧面的一段。在下橄榄的最突出处连线,标志延髓的前面和外侧面处分界。从延髓前方的起点,小脑后下动脉通过向后绕行舌下神经根或在其中穿行,有时候在绕行舌下神经根之前向上、下、外、内侧成袢。

(2) 延髓外侧段(lateral medullary segment):从延髓的前外侧橄榄的最突出处至舌咽神经、迷走神经和副神经发出处。在越过后组颅神经之前,也可以向上、下、外、内侧成袢。

(3) 延髓后段(posterior medullary segment):也称为扁桃体延髓段(tonsil medullary segment)。小脑后下动脉向后越过后组颅神经,向内侧走行在小脑扁桃体下缘和延髓之间,再沿扁桃体内侧面向嘴侧走行,终止于小脑扁桃体内侧面中份。此段近端通常走行于外侧隐窝附近,再向后到达扁桃体下极。

在小脑扁桃体下部的袢,称为尾侧袢(caudal loop)或扁桃体下袢,与扁桃体尾侧极的轮廓一致,也可能不成袢,直接走行在扁桃体尾侧极的上方或下方。在部分情况下,尾侧袢可向下低至扁桃体尾侧边缘下方,甚至低至枕骨大孔水平。

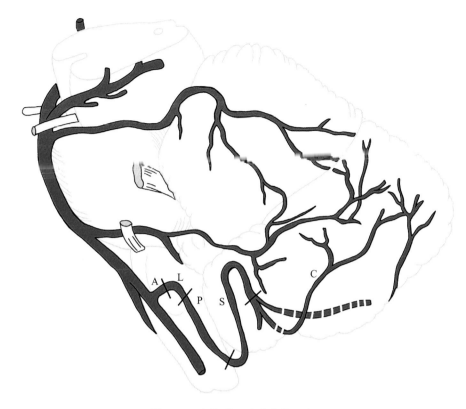

图 1-13　小脑后下动脉分段示意图

A,延髓前段;L,延髓外侧段;P,延髓后段;S,扁桃体上段;C,皮质段

(4)扁桃体上段(supratonsillar segment):也称为膜帆扁桃体段。开始于小脑后下动脉沿扁桃体内侧面上升至第四脑室顶的中部,终止于穿过蚓部、扁桃体和小脑半球之间的裂隙到达枕下面处。

在大多数小脑半球,此段形成向尾侧的弯曲,称为颅侧袢(cranial loop)。此袢位于下方小脑半球和上方的脉络组织和后髓帆之间的顶的尾侧。颅侧袢的尖部常在下髓帆中央部上方,但其具体位置为从上方至下缘,自内侧至下髓帆外侧。颅侧袢的尖部在大多数情况下位于第四脑室顶水平下方,但也可以延伸至第四脑室顶水平。此段发出分支供应第四脑室脉络组织和脉络丛。

(5)皮质段(cortical segment):此段起始于小脑后下动脉主干或分支离开内侧蚓部及外侧扁桃体和小脑半球之间的脑沟,包括终末皮质分支。小脑后下动脉分叉常在此段起点附近。皮质分支从小脑扁桃体上缘和外侧缘放射状分布至小脑蚓部和小脑半球。

3)小脑后下动脉分叉　大多数小脑后下动脉分叉为小的内侧干和粗的外侧干,在分叉之前称为主干。内侧干供应小脑蚓部和邻近的小脑半球,外侧干供应大部分小脑半球和枕下面的扁桃体部。没有分叉的小脑后下动脉通常细小,仅供应小脑扁桃体和邻近小脑蚓部和半球的小部分区域。

分叉部常位于小脑后下动脉绕过小脑扁桃体时脑干的后方。最常见的分叉位置是膜帆扁桃体裂内,此处小脑后下动脉环绕扁桃体嘴侧走行。内侧干常在蚓半球裂内上行,到达小脑半球表面。如果分叉位于扁桃体更近端的位置,内侧干常沿内侧扁桃体面上行,经过膜帆半球裂,而外侧干向后走行在邻近分叉部扁桃体面上方,到达半球表面。如果分叉部位于小脑扁桃体的外侧缘近端,内侧干通常围绕扁桃体内侧面走行,到达蚓半球裂,而外侧干直接走行至半球表面。

内侧干终止于蚓部下部及扁桃体和半球相邻部分的分支。外侧干分出大的半球干,发出大量分支至半球,还发出小的扁桃体分支供应小脑扁桃体的后、下面。外侧干分出扁桃体支和半球支的位置可为相对于扁桃体不同的位置,最常见于邻近扁桃体内侧面的后缘。经过扁桃体延髓裂的动脉干发出分支至延髓,经过膜帆扁桃体裂的动脉干发出升支至齿状核。

4)小脑后下动脉分支　小脑后下动脉发出至延髓的穿支,供应脉络组织和脉络丛的脉络膜动脉,以及皮质动脉。皮质动脉包括蚓部中央动脉、蚓部旁中央动脉、扁桃体动脉、内侧半球动脉、中间半球动脉和外侧半球动脉等。在扁桃体上极上行的皮质动脉发出分支向上供应齿状核。

5）小脑后下动脉供血范围　小脑后下动脉供应的区域包括延髓下部和第四脑室下部，小脑扁桃体，蚓部，小脑半球下外侧。

小脑后下动脉的皮质支和脉络丛支，与小脑前下动脉和小脑上动脉之间有大量吻合。小脑后下动脉闭塞引起的延髓外侧区域梗死，称延髓背外侧综合征，也称瓦伦贝格（Wallenberg）综合征。延髓背外侧综合征的主要临床表现包括：

（1）累及前庭神经核，引起眩晕、恶心、呕吐和眼震。

（2）累及疑核及舌咽、迷走神经，引起病灶侧软腭、咽喉肌瘫痪，表现为吞咽困难、构音障碍、同侧软腭低垂及咽反射消失。

（3）累及绳状体，引起病灶侧共济失调。

（4）累及交感神经下行纤维，引起霍纳（Horner）综合征。

（5）累及三叉神经脊束及脊束核，引起交叉性偏身感觉障碍，即同侧面部痛、温觉缺失；累及脊髓丘脑侧束，引起对侧偏身痛、温觉减退或丧失。

6）小脑后下动脉变异

（1）异常起源：小脑后下动脉可发自椎动脉 V2 和 V3 段，也可发自颈内动脉、脑膜后动脉、舌下动脉、寰前动脉等。

（2）小脑后下动脉发育不良。

（3）小脑后下动脉缺如。

（4）小脑后下动脉和小脑前下动脉共干。

6. 脊髓前动脉（anterior spinal artery）　脊髓前动脉是 V4 段发出的朝向内侧的分支，发出后向下走行。脊髓前动脉的起始点位于椎基底动脉汇合处近端 6.5～8.5 mm，管径 0.7～0.8 mm。少数病例脊髓前动脉可缺如。部分病例在延髓前表面，可见连接双侧脊髓前动脉的交通动脉，称为脊髓前交通动脉（anterior spinal communicating artery，ASCoA）。从脊髓前动脉上发出大量小穿支，穿过锥体表面，一些延伸至延髓外侧部内侧（大部分至橄榄）。

7. 盲孔动脉（artery of foramen caecum）　延髓前正中裂向上延伸至桥脑下方，该处有三角形的区域，有小动脉进入延髓，此处称为盲孔（foramen caecum）。盲孔动脉也是 V4 段发出的内侧分支，发出点位于脊髓前动脉起始点远端，距椎基底动脉汇合处 5.7～6.0 mm，外径约 0.3 mm，发出后向上方走行，进入盲孔。盲孔动脉也可发自脊髓前动脉或脊髓前交通动脉。盲孔动脉通常为 1～2 支，在进入盲孔之前分为 2～3 个小分支。这些小分支也供应锥体上部。

8. 穿支　从 V4 段发出小的穿通动脉，平均每个大脑半球有 4.2 支（范围为 2～5 支）。这些穿通动脉管径约 0.4 mm，长度约 13 mm。大多数分支在橄榄下缘处分为 2 个或多个小分支，一些分支走向小脑小脚和小脑半球延髓面。这些分支与来自小脑后下动脉、小脑前下动脉和基底动脉的分支有广泛吻合。

（四）椎动脉变异

（1）椎动脉异常起源：椎动脉除大部分发自锁骨下动脉之外，最常见的异常起源是直接发自主动脉弓，其他还可以起自甲状颈干、头臂干、颈总动脉或颈外动脉。椎动脉也可以有双起源，即同时起自锁骨下动脉或主动脉弓。

（2）椎动脉穿入横突孔的位置：大部分椎动脉穿入 C6 的横突孔，但约 10% 病例也可进入 C7、C5、C4、C3，甚至 C2 的横突孔。

（3）椎动脉双干或开窗。

（4）椎动脉发育不良。

八、基底动脉解剖

(一)基底动脉发出和走行

基底动脉起始于桥脑延髓交界处,在桥脑前方走行,终止于桥脑中脑交界处。

基底动脉平均长度 32.0 mm(范围为 15~40 mm)。基底动脉管径基本恒定,只是分叉部变宽,在 16%病例分叉部呈眼镜蛇样改变。在小脑上动脉下方平均管径为 4.1 mm,在小脑上动脉之间的平均管径为 4.5 mm。

(二)基底动脉分支

1. 小脑前下动脉

1)小脑前下动脉发出和走行　小脑前下动脉(anterior inferior cerebellar artery,AICA)是三支小脑动脉中最小的一支。小脑前下动脉在椎基底动脉汇合处远端平均 9.6 mm 处发自基底动脉,起始处多在基底动脉的下二分之一。围绕桥脑,向后、下、外侧走行,进入桥小脑角,出小脑桥脑裂,终止于小脑半球前外侧面发出的皮质分支。小脑前下动脉在桥脑前方,与外展神经关系密切;在桥小脑角,与面神经和前庭蜗神经关系密切。

2)小脑前下动脉分段　根据小脑前下动脉的走行位置,将小脑前下动脉分为 4 段。

(1)桥脑前段(anterior pontine segment):开始于小脑前下动脉发自基底动脉的起始点,终止于桥脑前外侧缘。此段与外展神经根关系密切。

(2)桥脑外侧段(lateral pontine segment):自桥脑前外侧边缘,在桥小脑角,走行在面神经和前庭蜗神经附近或在其间穿行,与内听道、外侧隐窝和自 Luschka 孔突入的脉络丛有关。在内听道附近或内听道内发出神经相关分支,与面神经和前庭蜗神经关系密切。

(3)绒球中脚段:经绒球,沿小脑中脚走行在小脑桥脑裂内。

(4)皮质段(cortical segment):出小脑桥脑裂后,皮质分支供应小脑岩骨面。

由于小脑前下动脉与面神经和前庭蜗神经关系非常密切,也有人根据小脑前下动脉与内听道内口,即内耳门的关系,将小脑前下动脉分为 3 段。

此段根据与内耳门的关系,又分为三个部分。

①内听道前段:从基底动脉起始处,至内听道附近。

②内听道段:与内听道相关,部分成袢突入内耳门内。

③内听道后段:位于内听道段以远的部分。

3)小脑前下动脉分叉　典型小脑前下动脉在桥小脑角处分为颅侧干和尾侧干。颅侧干越过面神经和前庭蜗神经后,在绒球上方向外侧走行,至小脑中脚和小脑半球岩骨面的上部。尾侧干供应小脑半球前外侧面的下部。

4)小脑前下动脉分支

(1)脑干穿支:发自内听道前段和内听道段。

(2)迷路动脉(labyrinthine artery):又称内听道动脉(internal auditory artery)。45%发自小脑后下动脉,可发自内听道前段或内听道段,也可发自内听道后段的外侧分支。内听道动脉与面神经和前庭蜗神经伴行,进入内听道,分布至内耳。

(3)弓下动脉(subarcuate artery):在内听道内侧发自小脑前下动脉,穿过覆盖颞骨后表面弓下窝的硬脑膜,供应半规管区的骨质。

(4)小脑皮质分支:主要供应小脑岩骨面。

5)小脑前下动脉供血范围　小脑前下动脉主要供应前脑、小脑中脚和小脑岩骨面,也发出分支至中耳、邻近的颅神经,如面神经和前庭蜗神经等。

小脑前下动脉的供血范围与小脑上动脉和小脑后下动脉之间有交叉。这三支动脉分支之间有较多的吻合。如小脑前下动脉发育不良或梗死,其供血范围可能被其他两支小脑动脉所取代。

6）小脑前下动脉变异

（1）小脑前下动脉双干或三干：小脑前下动脉多数以单干（72％）发自基底动脉，也可以呈双干（26％）或三干（2％）。

（2）小脑前下动脉发自颈内动脉：罕见。

2．小脑上动脉

1）小脑上动脉发出和走行　小脑上动脉（superior cerebellar artery，SCA）是最恒定的小脑动脉，正好在基底动脉分叉部之前发自基底动脉。小脑上动脉围绕脑干，在动眼神经和滑车神经的下方、三叉神经上方，向后外侧进入小脑中脑裂，走行迂曲，发出分支进入小脑白质深部和齿状核。离开小脑中脑裂后，其分支再次位于小脑幕缘内侧，皮质分支走行在小脑幕下方，供应小脑枕下面。

2）小脑上动脉分段　小脑上动脉按照其走行位置，分为4段。

（1）桥脑中脑前段（anterior pontomesencephalic segment）：又称桥脑前段（anterior pontine segment），自小脑上动脉发出处至脑干前外侧边缘。

（2）桥脑中脑外侧段（lateral pontomesencephalic segment）：又称环池段，从脑干前外侧缘，至小脑中脑裂前缘。基底静脉和大脑后动脉在小脑上动脉上方，与小脑上动脉平行走行。滑车神经经过此段中份。

（3）小脑中脑段（cerebellomesencephalic segment）：又称四叠体池段，位于小脑中脑裂内。

（4）皮质段（cortical segment）：包括至小脑蚓部和小脑半球小脑幕面皮质表面的分支。

3）小脑上动脉分叉　所有以单干发出的小脑上动脉，分叉为头侧干和尾侧干。分叉部通常距起始点平均19 mm（范围为0.6～34.0 mm），大部分邻近动脉走行在脑干外侧最尾侧处。头侧干继续环绕脑干，发出直接或环形穿支，发出分支至下丘，供应小脑蚓部的上表面和小脑半球的旁正中部分。尾侧干供应小脑半球的上外侧面、小脑上脚、齿状核和桥脑臂部分。

4）小脑上动脉分支

（1）穿通动脉：从小脑上动脉及其头侧干和尾侧干均发出穿通动脉，至小脑上脚和小脑中脚连接部、下丘、大脑脚和脚间窝等处。穿通动脉可以是直行直接进入脑干，也可呈环形，绕脑干走行一段距离后再进入脑干。

（2）皮质分支：小脑上动脉皮质分支主要是出小脑中脑裂后，在小脑幕下方走行，分布于小脑幕面。

（3）边缘动脉：一半的近端小脑上动脉主干发出边缘动脉，不进入小脑中脑裂，至邻近小脑幕面的小脑岩骨面。其供血范围与小脑前下动脉供应岩骨面的大小呈负相关。

5）小脑上动脉供血范围　小脑上动脉主要供应桥脑臂、下丘、小脑蚓部上表面、小脑半球旁正中和上外侧面、小脑上脚、齿状核等部位。

小脑上动脉的梗死不常见，但小脑、齿状核、小脑脚，以及腹侧桥脑顶盖长感觉通路的梗死可引起典型临床症状。症状开始时表现为呕吐、突发眩晕，不能站立或行走。梗死引起小脑功能症状、同侧意向性震颤、Horner征、对侧痛温觉丧失、眼球震颤和对侧听力下降等。

6）小脑上动脉变异

（1）小脑上动脉双干：在Rhoton等的研究中，50例小脑上动脉，43例为单干，7例为双干。只有1例为双侧双干。三干罕见。

（2）小脑上动脉发自大脑后动脉：罕见，但有报道。

（3）小脑上动脉缺如：罕见。

3．大脑后动脉

1）大脑后动脉发出和走行　大脑后动脉（posterior cerebral artery，PCA）发自基底动脉分叉部，走行在脚池和环池内，向后环绕中脑外侧，出距状裂后，分布至后枕部大脑皮质。

2）大脑后动脉分段　大脑后动脉按照其走行位置分为4段，见图1-14。

（1）P1段：又称交通前段（precommunicating segment），从大脑后动脉起始处至与后交通动脉连接处。

（2）P2 段：走行在脚池（crural cistern）和环池（ambient cistern）内，终止于中脑后外侧边缘。

P2 段又分为 P2A 和 P2P 两个部分。至 P2 段前、后两个部分的手术入路不同，此分类也有助于分辨 P2 段分支的起源。

①P2A 部：又称为脚池段（crural segment）或大脑脚段（peduncular segment），走行在脚池内，环绕大脑脚。

②P2P 部：又称为环池段（ambient segment）或中脑外侧段（lateral mesencephalic segment），走行在环池内，中脑后外侧。

（3）P3 段：又称四叠体池段，从中脑后外侧缘从环池进入四叠体池外部处开始，终止于距状裂前缘。

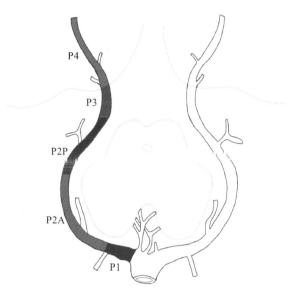

图 1-14　大脑后动脉分段示意图

（4）P4 段：又称皮质段（cortical segment），在距状沟向后分布至大脑皮质。

3）大脑后动脉分支　大脑后动脉发出三种类型的分支。

（1）中央分支：包括直接穿支和环形穿支，含丘脑穿通动脉、大脑脚穿通动脉和丘脑膝状体动脉，分布至间脑和中脑。

①丘脑穿通动脉：丘脑穿通动脉发自 P1 段，在后穿质和脚间窝内侧部进入大脑，位于脚间窝上部乳头体后方。

②大脑脚穿通动脉：大脑脚穿通动脉，常为 2～3 支，也可达 6 支，发自 P2 段，直接进入大脑脚。供应皮质脊髓束、皮质核术，以及黑质、红核和被盖其他结构，也可发出分支至动眼神经。

③旋支：旋支发自 P1 段或 P2 段，与大脑后动脉平行或在其内侧，环绕中脑。旋支分为长旋支组和短旋支组。短旋支仅到达膝状体，长旋支可达上、下丘。

（2）脑室分支：脉络膜后动脉是大脑后动脉的分支，进入侧脑室和第三脑室，供应脉络丛和脑室壁，根据来源和供血区域，分为内侧组和外侧组，即脉络膜后内侧动脉和脉络膜后外侧动脉。

①脉络膜后内侧动脉：脉络膜后内侧动脉常发自近端大脑后动脉的后内侧面，在大脑后动脉主干内侧环绕脑干，在松果体外侧向前走行，在丘脑之间进入第三脑室顶壁，最后穿过脉络膜裂和室间孔，进入侧脑室脉络丛。脉络膜后内侧动脉在走行中发出分支至大脑脚、中脑被盖、膝状体（外侧或内侧膝状体，但主要是内侧膝状体）、上下丘、丘脑枕、松果体和内侧丘脑。

②脉络膜后外侧动脉：脉络膜后外侧动脉发自大脑后动脉或其分支，向外侧经过脉络膜裂，供应侧脑室脉络丛。脉络膜后外侧动脉有 1～9 支（平均 4 支）。常直接发自 P2P 部，也可发自 P2A 部或 P3 段，或大脑后动脉分支。最大的脉络膜后外侧动脉常直接发自环池内 P2P 部，向外侧经过脉络膜裂，至颞角脉络丛或房部脉络丛球部，在脉络丛处与来自脉络膜前动脉和脉络膜后内侧动脉的分支吻合。脉络膜后外侧动脉也发出分支至大脑脚、后连合、部分穹隆脚和穹隆体部、外侧膝状体、丘脑枕、丘脑背内侧核和尾状核体部。

（3）大脑分支：至大脑皮质、胼胝体压部。

大脑分支包括颞下动脉（海马动脉，颞前、中、后动脉和颞总动脉），以及顶枕动脉、距状动脉和压部动脉。

①颞下动脉：

a. 海马动脉：发自脚池或环池，是大脑后动脉第一个皮质分支。供应钩回、海马旁回前部、海马结构和齿状回。小分支可至颞叶外侧面，向前至颞极。如果第一个皮质分支供应颞下回大部分和海马回，该分支被认为是颞前动脉。

海马动脉供应颞叶内侧区域,双侧海马动脉闭塞引起严重记忆丧失,类似于科尔萨科夫(Korsakoff)综合征。

b. 颞前动脉:常是大脑后动脉第二个分支。如果没有海马动脉就是第一个分支。常发自环池近端,供应颞叶前下面,偶尔可达颞极部分和外侧大脑表面的颞中沟和颞中回。

c. 颞中动脉:发自脚池和环池,供应颞叶下表面。颞中动脉是最小分支,常缺如。

d. 颞后动脉:存在于大多数半球,发自大脑后动脉下表面或外侧面,最常见发自环池,偶尔发自脚池或四叠体池,斜行向后外侧至枕极,供应颞叶下面和枕叶下面,包括枕极和舌回。除有所有颞叶分支的颞总动脉外,颞后动脉是颞下动脉中最粗的分支。颞后动脉闭塞表现常包括轻微和一过性失语、一过性记忆缺失伴同侧偏盲,但不伴有偏瘫、感觉缺失和对颜色的命名障碍。

e. 颞总动脉:见于少于20%半球,发自脚池或环池,作为单一主干,发出颞叶下面和枕叶下面的大多数动脉分支。

②顶枕动脉:大脑后动脉两大终末分支之一,在几乎所有半球均存在。作为单一分支,走行在顶枕裂内,供应矢状窦旁后部、楔叶、楔前叶、枕外侧回,罕见至中央前回和顶上小叶。顶枕动脉发自环池或四叠体池内。如果发出点靠近端,在向后走行于海马裂中时,更可能发出大的分支至中脑、丘脑、丘脑枕和外侧膝状体。近端起源的顶枕动脉还发出分支,经脉络膜裂,至侧脑室脉络丛。

③距状动脉:也是大脑后动脉终末分支,在所有半球均存在。走行在距状裂中,到达枕极,有分支至舌回和下楔叶。距状动脉常直接发自环池或四叠体池的大脑后动脉,但偶尔是顶枕动脉分支。

④压部动脉:大脑后动脉及其分支均可发出分支至胼胝体压部。压部动脉可发自顶枕动脉、距状动脉、脉络膜后内侧动脉、颞后动脉和脉络膜后外侧动脉等。距状动脉在压部后端前方数厘米与胼周动脉分支吻合。通过胼周动脉逆行显影压部动脉说明压部动脉起点以近处的大脑后动脉闭塞。优势半球枕极梗死(引起偏盲),加上压部动脉供血的胼胝体压部梗死可中断枕极和对侧角回之间的纤维联系,导致失读而无失写的综合征。

4) 大脑后动脉变异

①P1段缺如。

②P1段发育不良。

4. 基底动脉穿支　基底动脉最上几厘米的后壁和外侧壁是穿通动脉最常发出的部位。平均有8支(范围为3~18支),直径为0.1~0.5 mm,发自最上部1 cm之内。基底动脉穿支与其他发自P1段、后交通动脉的穿支一起,到达脚间窝、后穿支、大脑脚、乳头体后部等部位。

（三）基底动脉变异

1. 基底动脉发育不良　常伴有永存三叉动脉、永存舌下动脉等变异。

2. 基底动脉开窗　罕见,与动脉瘤形成有关。

九、Willis 环

Willis 环,又称大脑动脉环,是围绕在颅底的环形结构,由双侧大脑前动脉 A1 段、前交通动脉、双侧颈内动脉眼段、双侧大脑后动脉 P1 段所环绕而成,是颅底重要的动脉循环通路。

（一）Willis 环的定义和组成

Willis 环最早由著名解剖学家 Thomas Willis 于 1664 年描述。Willis 环是环绕垂体漏斗部的相互联系的动脉环,是双侧颈内动脉系统之间,以及颈内动脉与椎基底动脉之间连接形成的动脉通路,也是单支主要脑动脉闭塞后脑血流重要的代偿通路。

Willis 环不是圆形,而是呈多边形。完整 Willis 环由 10 个部分组成。

（1）双侧颈内动脉交通段。

（2）双侧大脑前动脉 A1 段。

（3）前交通动脉。

（4）双侧后交通动脉。

（5）双侧大脑后动脉 P1 段。

（6）基底动脉分叉部。

（二）Willis 环变异

典型 Willis 环是指所有的动脉环组成部分的血管均存在,起源、走行和管径正常。不典型 Willis 环指没有满足上述条件,包括动脉呈双干或三干发出。

Riggs 等在 994 例标本中发现,典型 Willis 环占 19.3%,不典型 Willis 环占 80.7%。Willis 环的形态具体总结为以下情况。

1. 典型 占 19.5%。

2. 不典型 占 80.5%。

（1）所有节段都发育不良,占 5.4%。

（2）前、后交通动脉发育不良,占 41.6%。

①仅一侧前交通动脉发育不良,占 9.2%。

②仅一侧后交通动脉发育不良,占 8.9%。

③双侧后交通动脉发育不良,占 12.7%。

④一侧前交通动脉和一侧后交通动脉发育不良,占 4.1%。

⑤一侧前交通动脉和双侧后交通动脉发育不良,占 6.7%。

（3）P1 段发育不良,占 17.6%。

①一侧 P1 段发育不良,占 4.7%。

②一侧 P1 段伴对侧后交通动脉发育不良,占 2.6%。

③双侧 P1 段发育不良,占 3.3%。

④一侧 P1 段伴前交通动脉发育不良,占 3.5%。

⑤一侧 P1 段、对侧后交通动脉伴前交通动脉发育不良,占 1.7%。

⑥双侧 P1 段伴前交通动脉发育不良,占 1.8%。

（4）A1 段发育不良,占 11.9%。

①一侧 A1 段发育不良,占 3.8%。

②一侧 A1 段伴同侧后交通动脉发育不良,占 1.6%。

③一侧 A1 段伴双侧后交通动脉发育不良,占 5.8%。

④ 一侧 A1 段伴对侧后交通动脉发育不良,占 0.7%。

（5）A1 段和 P1 段发育不良,约占 4%。

①一侧 A1 段和同侧 P1 段发育不良,占 2%。

②一侧 A1 段、同侧 P1 段和对侧后交通动脉发育不良,占 1%。

③一侧 A1 段和双侧 P1 段发育不良,占 0.5%。

④一侧 A1 段和对侧 P1 段发育不良,占不到 0.5%。

⑤一侧 A1 段、对侧 P1 段和同侧后交通动脉发育不良,占不到 0.5%。

Willis 环不对称引起明显的血流不对称,是发生颅内动脉和脑梗死的重要影响因素。

参 考 文 献

[1] Abd el-Bary T H,Dujovny M,Ausman J I. Microsurgical anatomy of the atlantal part of the vertebral artery[J]. Surg Neurol,1995,44(4):392-401.

[2] Akar Z C,Dujovny M,Slavin K V,et al. Microsurgical anatomy of the intracranial part of the vertebral artery[J]. Neurol Res,1994,16(3):171-180.

［3］　Celikyay Z R,Koner A E,Celikyay F,et al. Frequency and imaging findings of variations in human aortic arch anatomy based on multidetector computed tomography data[J]. Clin Imaging,2013,37(6):1011-1019.

［4］　Fauzi A A,Aji Y K,Gunawan R,et al. Neuroangiography patterns and anomalies of middle cerebral artery:a systematic review[J]. Surg Neurol Int,2021,12:235.

［5］　Fox J L,Baiz T C,Jakoby R K. Differentiation of aneurism from infundibulum of the posterior communicating artery[J]. J Neurosurg,1964,21:135-138.

［6］　Gibo H,Carver C C,Rhoton A L Jr,et al. Microsurgical anatomy of the middle cerebral artery[J]. J Neurosurg,1981,54(2):151-169.

［7］　Gibo H,Lenkey C,Rhoton A L Jr. Microsurgical anatomy of the supraclinoid portion of the internal carotid artery[J]. J Neurosurg,1981,55(4):560-574.

［8］　Hayreh S S,Dass R. The ophthalmic artery:Ⅱ. Intra-orbital course[J]. Br J Ophthalmol,1962,46(3):165-185.

［9］　Hussein S,Renella R R,Dietz H. Microsurgical anatomy of the anterior choroidal artery[J]. Acta Neurochir(Wien),1988,92(1-4):19-28.

［10］　Inoue T,Rhoton A L Jr,Theele D,et al. Surgical approaches to the cavernous sinus:a microsurgical study[J]. Neurosurgery,1990,26(6):903-932.

［11］　Marinkovic S,Gibo H,Milisavljevic M,et al. Anatomic and clinical correlations of the lenticulostriate arteries[J]. Clin Anat,2001,14(3):190-195.

［12］　Pedroza A,Dujovny M,Artero J C,et al. Microanatomy of the posterior communicating artery[J]. Neurosurgery,1987,20(2):228-235.

［13］　Perlmutter D,Rhoton A L Jr. Microsurgical anatomy of the anterior cerebral anterior communicating recurrent artery complex[J]. J Neurosurg,1976,45(3):259-272.

［14］　Quisling R G,Rhoton A L Jr. Intrapetrous carotid artery branches:radioanatomic analysis[J]. Radiology,1979,131(1):133-136.

［15］　Rhoton A L Jr. The cerebellar arteries[J]. Neurosurgery,2000,47(3 Suppl):S29-S68.

［16］　Rhoton A L Jr. The supratentorial arteries[J]. Neurosurgery,2002,51(4 Suppl):S53-S120.

［17］　Saeki N,Rhoton A L Jr. Microsurgical anatomy of the upper basilar artery and the posterior circle of Willis[J]. J Neurosurg,1977,46(5):563-578.

（赵沃华）

第二节　脑静脉解剖

一、脑静脉的解剖特点

脑静脉由大脑静脉、硬脑膜窦、导血管、颅后窝和小脑静脉组成(图1-15)。与其他部位的静脉相比具有以下特点。

（1）不与脑动脉伴行。

（2）深、浅静脉均汇入静脉窦。

（3）静脉窦是由两层坚韧的硬脑膜围成的管道。它是脑静脉回流的唯一通道,也是脑脊液回流的必经之路。

（4）脑静脉管壁较薄,管腔较大,缺乏肌肉和弹力纤维,并且没有静脉瓣。

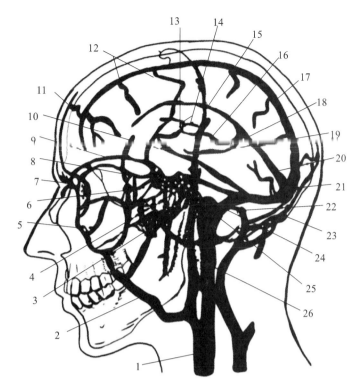

图 1-15 颅内外静脉回流

1.下颈内静脉；2.面静脉；3.翼点；4.卵圆孔静脉丛；5.眶下静脉；6.海绵窦；7.角静脉；8.蝶顶窦；9.眶上静脉；10.Labbé 静脉（下吻合静脉）；11.导静脉；12.大脑上静脉；13.室间孔；14.丘纹静脉；15.下矢状窦；16.大脑内静脉；17.上矢状窦；18.Galen 静脉（大脑大静脉）；19.Rosenthal 基底静脉；20.直窦；21.窦汇；22.乳突导静脉；23.枕静脉；24.乙状窦；25.上颈内静脉；26.下颌后静脉

二、幕上静脉系统

（一）硬脑膜窦

硬脑膜窦是皮质静脉引流的去处，它包括上、下矢状窦，直窦、横窦、窦汇、海绵窦、蝶顶窦（可能变异为蝶基窦或蝶岩窦）；这些静脉窦构成浅表皮质静脉系统的终端，它们是脑内的血液引流到颈内静脉的通道，位于两层硬脑膜之间，管腔内没有瓣膜，覆盖有血管内皮细胞，并有一些不规则的小梁（图 1-16、图1-17）。

1. 上矢状窦（superior sagittal sinus） 上矢状窦位于中线，起始于额窦的后部，沿着颅骨内侧面的浅沟向后行走的过程中逐渐增大，它可能通过盲孔与鼻腔的静脉相交通，终止于窦汇；然后分成左侧及右侧横窦。大脑镰的外缘附着于上矢状窦的下面，从冠状切面上看，上矢状窦呈三角形，左右两个角与覆盖半球凸面的硬脑膜相连接，下角与大脑镰相连接，上矢状窦主要引流额叶下面的前部和额叶、顶叶、枕叶外侧面及内侧面的上部等大脑表面，包括硬脑膜、导静脉和板障静脉的血液。皮质静脉可以直接注入上矢状窦，也可以经过硬脑膜窦引流入上矢状窦；有时上矢状窦的前部可以发育不良或缺如，大脑上静脉则会代偿性扩张，将大脑皮质的血液直接引流到冠状缝附近的矢状窦后部。

在窦汇处，上矢状窦与左右横窦、直窦、枕下窦相连接。一般来说，上矢状窦的血液回流到右侧横窦多见，直窦的血液常回流到左侧横窦。在很少的情况下，上矢状窦可出现双干、开窗或网状变异。幕上主要的静脉及静脉窦在颈内动脉数字减影血管造影（DSA）（正侧位，静脉期）中均可以见到。

2. 下矢状窦（inferior sagittal sinus） 沿着大脑镰游离缘的后半部或 2/3 部向后走行，在向后走行加入直窦的过程中其管腔逐渐增宽。它是由大脑镰、胼胝体和扣带回附近的静脉汇合而成，与大脑大静脉一起注入直窦。下矢状窦接受大脑镰、大脑内侧面和胼胝体的血液。造影侧位像上清楚易见，前后位上则与中线静脉和上矢状窦重叠。

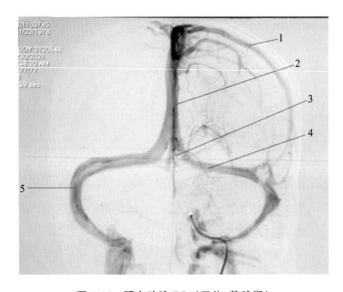

图 1-16　颈内动脉 DSA(正位,静脉期)
1. Trolard 静脉(上吻合静脉);2. 上矢状窦;3. 窦汇;4. 横窦;5. 乙状窦

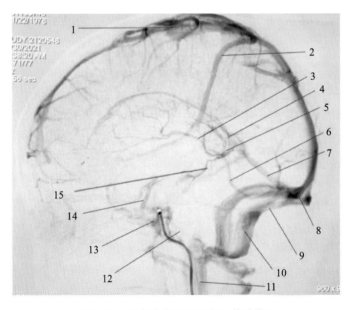

图 1-17　颈内动脉 DSA(侧位,静脉期)
1. 上矢状窦;2. Trolard 静脉(上吻合静脉);3. 大脑内静脉;4. 下矢状窦;5. Galen 静脉;6. Labbé 静脉(下吻合静脉);7. 直窦;
8. 窦汇;9. 横窦;10. 乙状窦;11. 颈内静脉;12. 岩下窦(显影欠清晰);13. 海绵窦;14. 蝶顶窦;15. Rosenthal 基底静脉

3. 直窦(straight sinus)　直窦形成了大脑镰与小脑幕的连接,接受下矢状窦和大脑大静脉的血液,回流到窦汇;另外小脑上静脉、小脑下静脉以及部分人的 Rosenthal 基底静脉也通过小脑幕窦引流入直窦,直窦也可能有双干、开窗或网状变异。

4. 横窦(transverse sinus)　左、右两侧的横窦均起源于窦汇,从枕骨粗隆沿着小脑幕在枕骨内侧面附着形成的浅沟向外侧走行,在岩骨嵴后方,横窦和岩上窦汇合处,横窦离开小脑幕,延续为乙状窦。小脑半球下静脉、Labbé 静脉(下吻合静脉)、岩上窦和许多导静脉引流入横窦,两侧横窦可不等大,甚至一侧缺如;DSA 示右侧横窦发达较多见。

5. 乙状窦(sigmoid sinus)　其走行似"乙"字,在颞枕骨的乙状沟内向下内侧走行,是横窦的延续,抵达颈静脉孔后与颈内静脉相延续;接受诸多导静脉、岩下窦和小脑静脉的引流;在乙状窦的最远端与颈静脉球相连接。

6. 岩窦(petrosal sinus) 包括岩上窦和岩下窦,海绵窦后部与横窦的最远端与岩上窦相连接,其接受大脑下静脉、小脑静脉及岩静脉血液;海绵窦的后下部和颈静脉球由岩下窦相连接,并接受颅后窝血液回流;岩下窦在 DSA 时可能显影,也可能不显影,但其真实存在,临床上在处理海绵窦区硬脑膜动静脉瘘(DAVF)时,这个岩下窦具有重要的临床意义。

7. 海绵窦(cavernous sinus)和蝶顶窦(sphenoparietal sinus) 海绵窦位于蝶鞍两侧的两层硬脑膜之间。两侧海绵窦通过前、后海绵间窦跨中线相连接,海绵间窦位于鞍隔与蝶鞍周边硬脑膜的结合处。在前方,海绵窦和蝶顶窦与眼静脉相通;在中间,海绵窦通过蝶骨大翼内侧面向外延伸的小静脉,穿过棘孔和卵圆孔,与翼静脉丛相通;在后方,海绵窦直达[   ]斜坡上的基底窦,并通过岩上窦连接横窦和乙状窦的交界处,通过岩下窦与颈内静脉相连。海绵窦通过眶上裂接受眼上、下静脉血液;钩回静脉和侧裂浅静脉可直接引流入海绵窦,海绵窦也可引流到翼静脉丛;海绵窦内含有动眼神经、滑车神经、三叉神经眼支、外展神经以及颈内动脉海绵窦段。海绵窦是人体中唯一静脉包裹动脉的结构,在神经外科及介入神经放射临床实践中具有重要意义。蝶顶窦起于蝶骨小翼,引流入海绵窦的前部,同时与岩上、下窦相连接,当大脑中静脉发育良好时,蝶顶窦可以不发育。蝶顶窦有可能沿蝶骨嵴向下到达颅中窝底,而不进入海绵窦前部。从这里,它可以向后汇入海绵窦,沿蝶骨大翼的外侧延伸或者通过导静脉,穿过颅中窝底与翼静脉丛交通;它还可以更向后走行进入岩上窦或横窦。这种蝶顶窦出颅骨连接蝶骨导静脉和翼静脉丛的变异被命名为"蝶基底窦";而沿中颅窝底向后未汇入岩上或横窦的变异被命名为"蝶岩窦"。

(二)大脑浅静脉

大脑浅静脉引流大脑表面的血流,没有静脉瓣,穿过蛛网膜和硬脑膜的内层向静脉窦引流。其变异较多,大致可分为三组:①大脑上静脉;②大脑中浅静脉;③大脑下静脉。

1. 大脑上静脉(superior cerebral vein) 共 8~15 支,引流大脑半球上、外侧和内侧的血液。一般位于脑沟内,有些跨越脑回。前部静脉成直角回流入上矢状窦,后组较大的静脉则逆着静脉窦的血流方向开口于上矢状窦,其中最大的一支静脉称 Trolard 静脉,亦称中央沟静脉或上吻合静脉,常以单干向前行走。大脑上静脉的内侧组起于胼胝体附近,向上行并越过大脑外侧面加入外侧组的静脉中再回流入上矢状窦,DSA 前后位上常与上矢状窦重叠,侧位上与外侧组的静脉重叠。

2. 大脑中浅静脉(superficial middle cerebral vein) 又称大脑中静脉、Sylvian 静脉。引流外侧裂附近额、颞、顶叶的血液,向前下汇入蝶顶窦。有时可通过蝶底静脉入翼静脉丛或通过蝶岩静脉入横窦。该静脉与 Trolard 静脉(上吻合静脉)和 Labbé 静脉(下吻合静脉)有丰富的吻合,岛静脉或大脑中深静脉也可引流入大脑中浅静脉。

3. 大脑下静脉(inferior cerebral vein) 有 1~7 条,主要将大脑的下部包括额叶眶面的血液引流入上矢状窦的前部,其中嗅静脉和眶额静脉亦可引流入大脑中深静脉或基底静脉,颞叶的静脉则回流到横窦,其中较大的一支为 Labbé 静脉。

(三)大脑深静脉

1. 髓静脉(medullary vein) 髓静脉(包括白质脑内静脉、穿脑深静脉、脑内吻合静脉等)是大脑白质的引流静脉,可分成两组:浅髓静脉和深髓静脉。浅髓静脉引流白质上部 1~2 cm 的血液,通过灰质入大脑浅静脉,深髓静脉引流浅髓静脉以下的血液,向内入侧脑室壁的室管膜下静脉。

2. 室管膜下静脉(subependymal vein)(图 1-18 至图 1-20) 接受深髓静脉的血液,沿侧脑室壁进入大脑内静脉。室管膜下静脉也分为两组:内侧组与外侧组。内侧组沿胼胝体、透明隔、穹隆和海马回的脑室面引流入大脑内静脉;外侧组沿侧脑室外侧壁、额角底部、脑室体部、前房以及颞角引流入大脑内静脉或脑室下静脉。

内侧组的主要静脉有透明隔静脉、隔后静脉、房内侧静脉和海马静脉。

外侧组的主要静脉有尾核纵静脉、前尾静脉、丘脑纹状体静脉、直接外侧静脉和侧脑室下静脉。

(1)尾核纵静脉(longitudinal caudate vein):接受额角上外侧角的血液,向后行至尾状核的头部引流

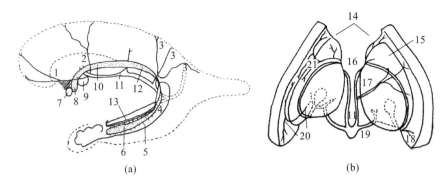

图 1-18 侧脑室室管膜下静脉组

(a)内侧组；(b)外侧组。1.透明隔静脉；2.后透明隔、胼胝体或直接内静脉；3.房内侧静脉的三个分支；4.海马；5.海马小静脉；6.穹隆伞；7.前连合；8.穹隆柱；9.室间孔；10.穹隆体；11 大脑内静脉；12.穹隆后柱；13.纵集合静脉；14.前尾静脉；15.尾状核；16.丘纹干；17.直接外侧静脉；18.房外侧静脉；19.Rosenthal 基底静脉；20.脑室下静脉；21.后终静脉

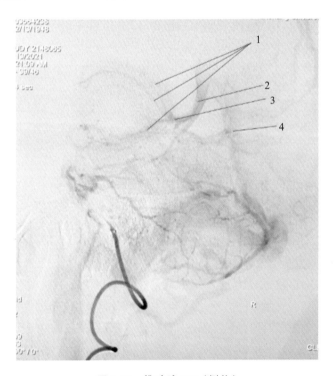

图 1-19 椎动脉 DSA(侧位)

1.丘脑静脉；2.大脑内静脉；3.Galen 静脉(大脑大静脉)；4.直窦

入丘纹静脉的中部。

(2) 前尾静脉(anterior caudate vein)：向后行至尾状核头的内侧面,引流入丘纹静脉的前部。

(3) 丘脑纹状体静脉(thalamostriate vein)：通常起于侧室体与前房的交界处,尾状核与丘脑之间的沟内,向前行走,在室间孔的后缘处注入大脑内静脉,接受纵尾和前尾静脉血液。

(4) 侧脑室下静脉(inferior ventricular vein)：起始于侧脑室体部,沿尾状核体向下前在角底面入脉络裂,在外侧膝状体的水平入 Rosenthal 基底静脉。

3. 后胼周静脉(posterior pericallosal vein) 起于胼胝体背部,沿大脑纵裂还有许多小分支加入,向后行于透明隔之上,引流入 Galen 静脉(大脑大静脉)。

4. 脉络丛静脉(choroidal plexus) 脉络丛静脉或脉络膜上静脉在侧脑室脉络丛内行走,直接或间接通过室间孔附近的丘纹静脉引流入大脑内静脉,同时也可直接或间接通过脑室下静脉引流入 Rosenthal 基底静脉；一般椎动脉造影时的侧位像可看到该静脉呈波纹状或断的带状。

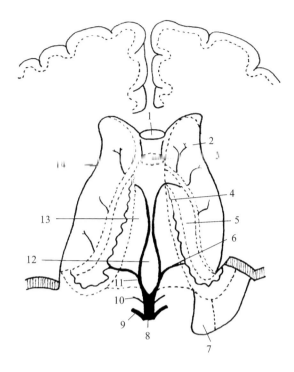

图 1-20 侧脑室脉络丛上面观

脉络丛连接在穹隆脚(已切除)与丘脑之间,脉络静脉在侧脑室底穿过脉络迂曲前进,起于脉络丛的一条大连接静脉进入
脉络裂,注入大脑内静脉的后部。1.胼胝体;2.透明隔;3.穹隆;4.脉络膜上静脉;5.脉络丛;6.连接静脉;7.禽距;8.Galen
静脉(大脑大静脉);9.Rosenthal 基底静脉;10.丘脑上静脉;11.大脑内静脉;12.第三脑室顶;13.丘脑;14.尾状核

5. 丘脑静脉(thalamic vein) 通过上前、下、后丘脑静脉引流丘脑血液,注入大脑内静脉、Galen 静脉
(大脑大静脉)、Rosenthal 基底静脉,在椎动脉造影的静脉期可看到。

6. 大脑内静脉(internal cerebral vein) 双侧大脑内静脉起于室间孔,止于透明隔的后下面,联合成
Galen 静脉(大脑大静脉),该静脉位于第三脑室脉络组织或丘脑上内侧面的大脑中帆的两层之间,每侧
均由接受大量室管膜下血液的隔静脉和丘纹静脉组成。侧位时可见其呈轻度上弧形,前后位时呈圆形或
拉长的浓集点,与上、下矢状窦重叠。

侧位像丘脑静脉汇入大脑内静脉处形成一锐角称静脉角,相当于室间孔的后缘。

7. Galen 静脉(大脑大静脉) Galen 静脉(大脑大静脉)在胼胝体压部由两条大脑内静脉汇合而成,
然后向后上呈一浅下弧形与下矢状窦一起汇入直窦。其接受枕内静脉、后胼周静脉、上蚓静脉、小脑前中
央静脉。椎动脉和颈静脉造影时该静脉清楚可见。

(四)Rosenthal 基底静脉

在前穿质内由大脑中深静脉引流而成,接受额叶底面、岛叶、大纵裂、基底节以及颞叶内下的血液,其
向后内侧行走,在脚间窝的外侧绕过大脑脚、脑干向上内侧注入 Galen 静脉(大脑大静脉)(图 1-21)。该
静脉可分为三段:第一段为前段或纹状体段;第二段为中段或大脑脚前段;第三段为后段或间脑段。

1. 第一段 位于前穿质,向内后至大脚的前面,接受大脑中静脉、额眶静脉、嗅静脉、胼周静脉血
液。另外还有一些脑实质内静脉如纹状体下静脉回流入此段。

2. 第二段 从外侧绕过大脑脚的一段,位于脚间池和脚池,接受脉络膜下静脉、脑室下静脉的血液,
在脚间窝内还与大脑脚静脉和后交通静脉相连。

3. 第三段 始于间脑外侧沟至注入 Galen 静脉(大脑大静脉)处,是 Rosenthal 基底静脉与岩静脉的
联合点。丘脑后静脉、颞枕叶的皮质静脉、小脑前中央静脉以及上蚓静脉均引流入此段。

4. 变异 Rosenthal 基底静脉有许多解剖上的变异。它还可以引流至直窦、横窦、岩上窦或蝶顶窦。

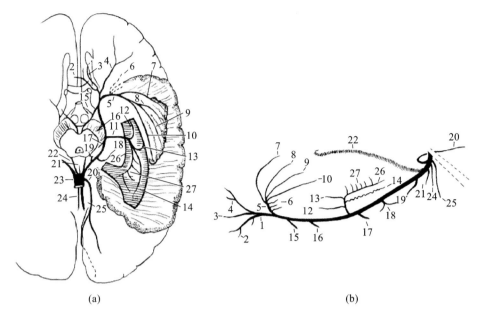

(a) (b)

图 1-21　Rosenthal 基底静脉的行程

(a)上面观;(b)侧面观。1.大脑前静脉;2.前交通静脉;3.嗅回静脉;4.眶额静脉;5.大脑中深静脉;6.丘脑纹状体下静脉;7.岛叶前静脉;8.岛叶前中央沟静脉;9.岛叶中央静脉;10.岛叶后静脉;11.侧室下静脉;12.海马前静脉;13.颞尖室管膜下静脉;14.脉络膜下静脉;15.脚间静脉;16.大脑脚外侧静脉;17.大脑中脑外侧静脉;18.海马回静脉;19.中脑后静脉;20.枕内侧静脉;21.松果体静脉;22.大脑内静脉;23.大脑大静脉;24.小脑中央前静脉;25.上蚓静脉;26.海马纵静脉;27.海马横静脉

三、幕下静脉系统(颅后窝静脉)

幕下静脉系统根据其部位和引流方向可分为三组(图 1-22):上组(Galen 静脉组)、前组(岩组)、后组(幕组)。

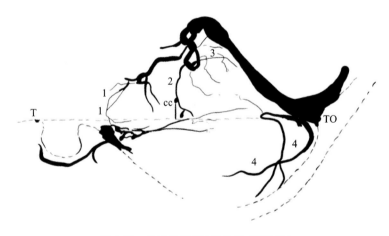

图 1-22　椎动脉造影(侧位像,静脉期)

虚线为 Twining 氏线(从鞍结节到窦汇(TO)的连线)。1.桥脑间脑静脉;2.小脑前中央静脉的池段;3.上蚓静脉;4.下蚓静脉;cc.小脑前中央静脉的中央点

(一)上组

上组主要是引流到 Galen 静脉(大脑大静脉)内的静脉组,有小脑前中央静脉、上蚓静脉、前间脑静脉、后间脑静脉、外侧间脑静脉等。

1. 小脑前中央静脉(precentral cerebellar vein)　颅后窝中重要的静脉标志之一,其作为一个导引标志将颅后窝的上部分成前后两半。小脑前中央静脉在小脑中央前裂内,居蚓部的舌叶和中央小叶之间,由臂静脉汇合而成。

2. 上蚓静脉(superior vermian vein)　在侧位像上勾画了蚓部的上面。由引流蚓部顶的静脉汇合而成。在蚓部顶上行,终止于 Galen 静脉(大脑大静脉)或直接注入小脑前中央静脉。在蚓部上面由小脑前中央静脉、上蚓静脉、直窦形成的三角形则是小脑上池的所在地。

3. 后间脑静脉　可为单支或多支,起于脚间窝,沿间脑的外侧走行。然后向后上内绕过中脑入 Galen 静脉(大脑大静脉)或大脑内静脉的后部。其大小与基底静脉成反比。可向下通过外脑静脉引流到岩静脉。

4. 前间脑静脉　较小,起于前穿质,向后进入脚间窝,然后沿桥脑的前下面下降至中线,在侧位上川脚间池和桥脑上池。向上引流入 Rosenthal 基底静脉或注入岩静脉。

5. 外侧间脑静脉　相对恒定,走行在大脑脚和被盖之间的间脑外侧沟内,引流入基底静脉或后间脑静脉,也可能与岩静脉相交通。

6. 四叠体静脉(quadrigeminal vein)　将四叠体板的血液引流入 Galen 静脉(大脑大静脉)。

（二）前组

前组主要接受脑干前部,小脑上、下面,小脑延髓裂以及第四脑室侧隐窝的血液,引流到岩静脉。位于桥小脑角池,占位性病变时可移位。因此,在前后位上,是一个重要的血管标志。

（三）后组

将小脑下蚓和小脑半球内侧血液引流到直窦、窦汇和横窦。这组中最重要的是下蚓静脉,接受小脑下蚓部血液流入直窦或横窦近侧端。在侧位上,该静脉在距枕骨内板约 1 cm 处。后组还包括上、下半球静脉,将小脑半球上内侧和下内侧的血液分别引流入直窦和横窦。

（毛国华）

第二章 脑血管病影像学

第一节 CT 检查

一、CT 发展简史

奥地利数学家 Johann Radon 在 1917 年提出了一种算法,利用一组测量投影数据可以重建一副图像。到 20 世纪 70 年代早期,随着理论物理和数学的发展,以及计算领域的进一步重大发展和对数学线性积分和傅里叶分析的深入理解,开发出了最原始的 CT 机模型。1972 年 4 月,Godfrey Hounsfield 在英国放射学年会上首次公布了这一成果,正式宣告了 CT 的诞生。当时 CT 机安装在 Atkinson Morley 医院,仅用于颅脑检查,每幅头颅横轴位图像采集需要几分钟时间,并在百代唱片(EMI)公司实验室花费几天来完成图像重建。随着计算机技术的不断成熟,CT 的应用范围从头颅发展到全身,从第一代采取旋转/平移方式进行扫描和收集信息到第五代 CT 机将扫描时间缩短到 50 ms,从实验室阶段、非螺旋 CT 阶段、螺旋 CT 阶段,到多排 CT 阶段,每一个阶段的进步都带来难以想象的临床应用。目前 CT 的发展重点为减少辐射剂量、双能量 CT 的进一步开发利用、动态成像和灌注技术。

二、头颅 CT 平扫

(一)头颅 CT 平扫的定义

头颅 CT 是一种检查方便,迅速安全,无痛苦,无创伤的检查方法,它能清楚地显示颅脑不同横断面的解剖关系和具体的脑组织结构,大大提高了病变的检出率和诊断的准确性。

(二)头颅 CT 平扫在脑血管病中的应用

1. 脑出血 常见于高血压动脉硬化患者。血肿好发于基底节区、丘脑。CT 表现为圆形、椭圆形高密度影。

CT 平扫是急性颅内出血的首选检查。新鲜出血时,CT 平扫呈高密度影,随着时间的推移密度渐低,通常在出血后 1 个月,整个血肿呈等密度或低密度影(图 2-1)。

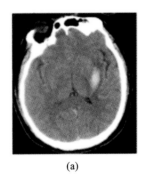 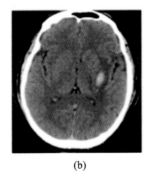 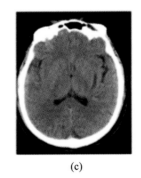

(a) (b) (c)

图 2-1 脑出血 CT

(a)高血压脑出血急性期,基底节出血呈高密度影,水肿尚不明显;(b)脑出血后 5 天,可见血肿周围水肿带;

(c)脑出血后 1 个月,血肿处为一新月状低密度囊腔

脑出血一般根据时间分为超急期(发病 6 h 内)、急性期(发病 6 h 至 2 周)、恢复期(发病后 2 周至 6 个月)、后遗症期(6 个月后)。

2. 脑梗死

1) 缺血性脑梗死(ischemic cerebral infarction)　较常见,系缺血、缺氧致脑组织坏死。

(1) 动脉闭塞性脑梗死:表现如下。①致密动脉征或大脑中动脉点征:致密动脉征为大脑中动脉、颈内动脉、椎动脉或其他大动脉密度增高,CT 值为 77~89 HU;大脑中动脉点征表现为与对侧相比,大脑中动脉的第 1~2 段密度增加或大脑其他动脉的密度增加。②岛带征:岛带(岛叶皮质、最外囊、屏状核)灰白质界面消失。③豆状核轮廓模糊或密度减低。④脑回肿胀、脑沟变浅等(图 2-2)。

(2) 腔隙性脑梗死:因小的终末动脉闭塞导致,好发于基底节区和脑干,表现为直径小于 1.0 cm 的边缘清楚的低密度灶(图 2-3)。

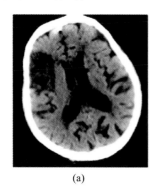
(a)

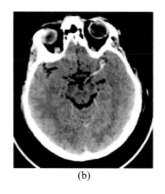
(b)

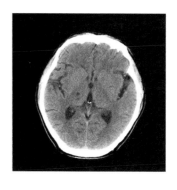

图 2-2　脑梗死 CT
(a)右侧额颞叶大片脑梗死;(b)左侧大脑中动脉高密度征

图 2-3　右侧基底节区腔隙性低密度灶

2) 出血性脑梗死(hemorrhagic cerebral infarction)　好发于皮质和基底节区。表现为大片低密度区内出现点片状高密度影(图 2-4(a))。

3. 脑动脉瘤

(1) 好发于脑底动脉环。直径小于 1.0 cm 时,CT 上难以显示。较大的动脉瘤出现边缘较清晰的圆形稍高密度影,部分中心或偏心高密度影(图 2-4(b))。

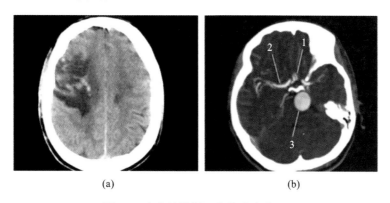
(a)　　　　　　　　(b)

图 2-4　出血性脑梗死和脑动脉瘤 CT
(a)可见右侧额颞顶叶梗死灶内斑片状出血灶;(b)中 1 为大脑前动脉,2 为大脑中动脉,3 为椎动脉瘤

(2) 动脉瘤破裂 CT 表现:动脉瘤破裂后,CT 上多不能显示瘤体,CT 可显示血液在蛛网膜下腔、脑内分布情况。蛛网膜下腔出血表现为脑池、蛛网膜下腔弥漫或局限性密度增高,大量出血则形成铸型;脑内血肿和脑室内出血的 CT 表现与高血压性脑出血相同。根据出血的部位和范围,可大致确定破裂动脉瘤的位置(图 2-5)。

4. 脑血管畸形　CT 平扫时,小的脑血管畸形不易发现,较大病灶显示为不均匀密度和不规则团状影。有出血或钙化则表现为高密度灶。如无血肿则无占位变化(图 2-6)。

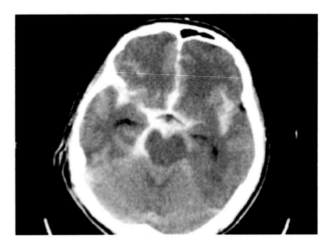

图 2-5　破裂的动脉瘤所致蛛网膜下腔出血

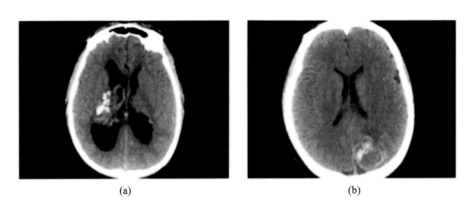

(a)　　　　　　　　　　　　　　　(b)

图 2-6　脑血管畸形 CT

(a)动静脉畸形,可见右侧脑室内血性高密度影,右侧基底节区、侧脑室旁见混杂密度团块影;(b)海绵状血管畸形,可见左侧顶枕叶类圆形略低密度影,以及薄壁、伴多发结节状略高密度影,周围见斑片状水肿带

三、头颅 CT 增强扫描

(一)头颅 CT 增强扫描的定义

头颅 CT 增强扫描即血管内注射对比剂后再进行头颅 CT 检查的方法,当病灶的密度与正常组织之间无明显差别时,头颅 CT 平扫往往容易漏诊,而头颅 CT 增强扫描能够提高病变的检出率。

对比剂无法通过正常脑组织的血脑屏障,所以正常脑组织在增强扫描时不会有增强效果,某些病灶因血脑屏障被破坏而产生增强效果。同时,病灶的增强还与血流的循环规律有关。不同时相的扫描可获得不同结果,在增强的不同时相连续进行扫描就可了解病灶的循环规律,这种扫描方法称为动态增强扫描,可帮助检查者了解病变的良、恶性程度和血供情况。

(二)头颅 CT 增强扫描在脑血管病中的应用

在脑血管病的诊治中,头颅 CT 增强扫描与头颅 CT 平扫、头颈部联合 CT 血管造影(CTA)相比,应用相对较少,主要用于以下方面。

1. 脑梗死　部分脑梗死于注射对比剂后出现病灶强化现象,呈脑回状或斑点状不均匀强化。CT 增强扫描无法早期诊断脑缺血,强化常发生于起病后数天至 2 个月,2 个月后病灶强化不明显。

2. 脑出血　多数脑出血患者行 CT 增强扫描时不需要注射对比剂强化。其中部分患者可见血肿周围的低密度影内有环状增强,这种增强多见于发病后 3~5 周。增强扫描有助于鉴别诊断和了解出血病因。CT 增强扫描发现对比剂外溢或血肿内发现高密度对比剂(又称"点状征")提示血肿扩大的风险较高,且高密度"点"越多,血肿扩大的风险越高。可根据血肿的部位和增强后的 CT 表现来鉴别其他病因,如血管畸形、动脉瘤、肿瘤等。

3. 脑动脉瘤　CT 增强扫描可辅助判断瘤内血栓情况。脑动脉瘤的直接 CT 表现与瘤内血栓相关,可分为三种类型。

(1)瘤腔内无血栓形成的动脉瘤:CT 增强扫描时表现为边缘清楚的圆形较高密度影,注射对比剂后明显均匀增强,并与动脉相连。

(2)瘤腔内有部分血栓形成的动脉瘤:CT 增强扫描时血栓无强化,瘤腔与外层的囊壁有明显强化,可形成中心高密度、中间等密度、外周高密度的特殊形态,称为"靶征"。

(3)瘤腔内充满血栓的动脉瘤:CT 增强扫描时中心无强化,外层囊壁的环状强化可有可无。

4. 脑动静脉畸形　头颅 CT 增强扫描后脑动静脉畸形病灶可不规则明显强化,表现为扭曲状、点状、索条状或小片状强化,有时候可见与血管团相连的供血动脉或引流静脉迂曲的血管影,而无占位效应。CT 增强扫描也可鉴别占位性病变。当脑动静脉畸形伴发血肿时,行 CT 增强扫描后,部分病例病灶可显示畸形血管团,部分病灶周围呈环状强化。当脑动静脉畸形伴发梗死时,行 CT 增强扫描后,部分病例可显示畸形血管团,但大多不显示。

5. 颈动脉海绵窦瘘　头颅 CT 增强扫描可见到明显扩张的眼静脉。眼球突出,眼外肌充血增厚,眼睑肿胀,眼结膜水肿,鞍旁结构密度增高或信号明显增强。

6. 脑静脉和静脉窦血栓形成　头颅 CT 增强扫描可见静脉窦窦壁强化,窦中心的血栓不强化。位于静脉窦中央的血栓被对比剂包围,形成三角形的充盈缺损,以及"空心三角征",在 MRI 强化的轴位图像上同样可见此征象。

四、CT 血管造影(CTA)

(一)概述

自 Egas Moniz 于 1972 年采用 X 射线和碘对比剂来显示脑血管用于诊断脑部病变,CTA 以其高质量的血管成像效果被临床广泛用于筛查和显示血管性病变。CTA 图像质量评估中 3 个常见、实用的指标是空间分辨率、时间分辨力和探测器成像覆盖范围。CTA 可以评价直径约为 1 mm 的动脉。容积成像的实现使 CTA 可对血管进行三维重建,单独显示重叠的结构。

(二)CTA 在脑血管病中的应用

1. 动脉瘤　绝大多数动脉瘤发生在 Willis 环及其分支和中动脉侧裂分支处。CTA 利用三维血管重建图像,在轴位、冠状位及矢状位图像观察的基础上,对重点区域利用三维血管容积分析软件反复旋转、变换角度观察,配合适当的切割技巧去除颅骨干扰,可清楚地显示动脉瘤,特别是颅底的动脉瘤。

国内外有大量的文献报道,CTA 诊断颅内动脉瘤的敏感性、特异性、准确度达到甚至超过了 DSA。CTA 在诊断微小动脉瘤方面具有优势,特别是对瘤颈的显示比 DSA 更清楚,对于微小动脉瘤瘤体的指向诊断,其上下定向的准确度高于水平方向。对于多发动脉瘤的诊断,CTA 也优于 DSA。CTA 不但可以分别显示每个动脉瘤的位置和大小,还可以显示多个动脉瘤之间的相对位置和关系,对于制订治疗方案和判断手术难度有很大的帮助(图 2-7)。

2. 动静脉畸形(AVM)　动静脉畸形血管改变明显,一般不易漏诊。CTA 显示病变的位置、畸形血管形态、流向、病变范围、与颅骨的关系及对颅骨的影响较 DSA 更详尽、直观。CTA 可显示动静脉畸形出血血管与血肿的关系,对评价急性出血期的动静脉畸形有独特的价值,可为怀疑系动静脉畸形破裂而准备急诊手术的巨大颅内血肿患者提供快捷、准确的诊断,以减少手术的盲目性。

3. 开颅手术　CTA 不但能使临床对颅内血管病变的诊断及鉴别诊断更简明和准确,还能用于开颅手术前对手术难度的评估以及手术方案的制订。根据手术需要在 CT 图像合成平台上反复任意地旋转三维图像模拟术中视野所见,可更好地评估手术难度和制订手术方案。对于血管内介入治疗,CTA 能够提供非常有用的信息,不但能为血管内介入治疗难易程度的评估、封堵方式和材料的选择提供有益的帮

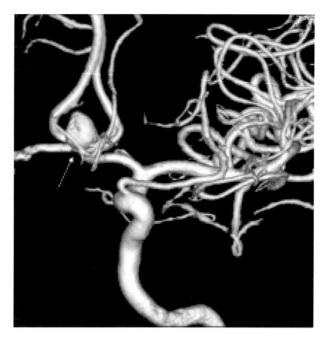

图 2-7　CTA 提示前交通动脉瘤

助,由于不必为明确诊断而反复造影,还能减少对比剂和抗凝剂的用量,缩短手术时间,对减少术后并发症有重要价值。

4. 手术复查　CTA 还广泛地运用于颅内动脉瘤手术夹闭或血管内介入治疗后的复查。国外学者研究结果显示,CTA 对残留瘤颈显示的敏感性和特异性均为 100%,CTA 的平均耗时为 13 min,而 DSA 的平均耗时为 75 min,二者之间存在明显的统计学差异。因而认为 CTA 可以作为动脉瘤术后复查的常规检查。但颅内存在多把动脉瘤夹以及瘤夹为钴合金材料时,容易在 CT 上产生伪影而显示不清楚。因此这类患者建议仍然采用 DSA 复查。CTA 还可以评估脑血管痉挛情况,CTA 既可以像 DSA 一样显示血管的形态,又是非侵袭性检查。由于 CTA 没有进行动脉插管,使用的对比剂少,因而不会加重脑血管痉挛。

5. 缺血性疾病　CTA 的运用范围已经逐渐从出血性疾病延伸到缺血性疾病。很多缺血性疾病的临床表现复杂,有时呈出血性疾病的表现,仅从临床表现难以区分。CTA 的动脉相和静脉相可以清楚地显示动脉和静脉的血管情况。由于 CTA 的这种对动静脉血管的非选择性,CTA 不但能够诊断动脉和静脉的栓塞,还能排除其他颅内出血性疾病。这是包括单独的磁共振血管成像(MRA)、磁共振静脉成像(MRV)在内的其他现有的检查手段都不具备的优势。

1) 急性缺血性卒中(AIS)　在 AIS 患者中,CTA 一直是大血管闭塞和其他重要血管病理诊断如夹层的首选检查。多时相 CTA(multiphase CTA,mCTA)是最近研究的时间分辨 CTA 变体,采集动脉期和 2 个静脉期。和传统的单时相 CTA(sCTA)相比,mCTA 在大血管闭塞检测和侧支代偿评估上更具优势。在最近的临床试验中,mCTA 的使用越来越多。

(1)对血管闭塞检测的敏感性:与 sCTA 相比,mCTA 增加了近端(M1、A1 段)和远端(M2、M3、A2 段)血管闭塞的评定者间一致性。与 sCTA 相比,mCTA 通过"延迟血管征"提高了远端血管闭塞的检出率(图 2-8、图 2-9)。

延迟血管征是指闭塞或严重狭窄点远端的血管延迟增强。与未闭塞血管相比,延迟增强血管在后期达到峰值强化,这会提高远端血管闭塞的识别度。无论阅片者的经验如何,sCTA 有时很难检测到这种闭塞。这种血管延迟增强很可能反映了通过软脑膜侧支的逆行血流。当缺血区域侧支循环不良、终末动脉或穿支动脉闭塞以及皮质小梗死时,mCTA 检测延迟血管征的敏感性较低。目前远端血管(如 M2 段)闭塞的治疗逐渐增多,这也突出了 mCTA 更高远端血管闭塞检出率的临床价值。

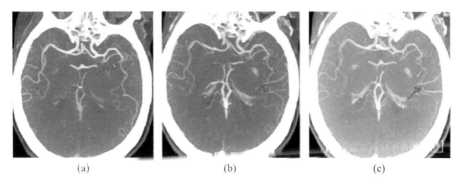

图 2-8　延迟血管征

(a)动脉峰值 mCTA 图像显示左侧 MCA 近端 M2 段((a)中的箭头处)闭塞;(b)静脉早期轴位 mCTA 最大密度投影技术(MIP)图像;(c)静脉晚期轴位 mCTA MIP 图像,在静脉早期和静脉晚期显示延迟血管征((b)和(c)中的箭头处),有助于检测闭塞

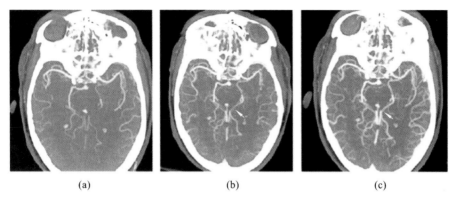

图 2-9　大脑后动脉(PCA)CTA 图像

(a)左侧 PCA 闭塞的轴位动脉期 mCTA MIP 图像;(b)(c)第二期和第三期延迟血管显影使 PCA 闭塞显示得更明显((b)和(c)中的箭头处)

(2) 闭塞长度:准确评估血栓长度对于判断预后有重要意义,有助于取栓术式的计划和执行。当血栓长度超过 8 mm 时,静脉注射重组组织型纤溶酶原激活物(IV rt-PA)不太可能实现血管再通。在取栓过程中,血凝块长度会影响取栓支架的尺寸选择。由于血栓远端的血管不显影,sCTA 可能高估闭塞长度。正常压力梯度丧失也可能导致血栓远端的血管壁塌陷,并可能高估闭塞长度。而 Polito 等的研究显示 mCTA 测量血凝块长度的能力不弱于 DSA,且比 DSA 更加方便(图 2-10、图 2-11)。

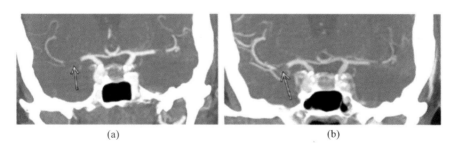

图 2-10　冠状位 mCTA MIP 图像

(a)动脉期;(b)静脉晚期。显示右侧 MCA M1 段闭塞。静脉期((b)中闭塞段 7 mm,箭头所示)比动脉期((a)中闭塞段 11 mm,箭头所示)能更准确地估计 M1 段血栓长度

(3) 侧支循环评估:由于侧支血流流向半暗带组织会随时间延长而逐渐分散,通常使用多个时间点的信息能更好地评估侧支循环状态。软脑膜侧支循环的延迟充盈可能被 sCTA 低估。mCTA 显示中度或良好侧支循环状态的患者可能被 sCTA 错误地标记为侧支循环不良(图 2-12、图 2-13)。

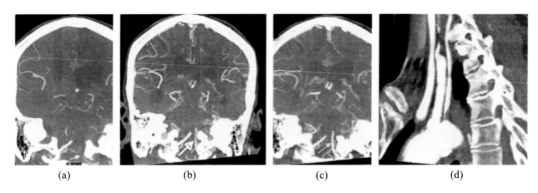

(a)　　　　　　　(b)　　　　　　　(c)　　　　　　　(d)

图 2-11　左侧椎动脉假性闭塞

在 mCTA 的动脉期,左侧椎动脉在其颅内 V4 段出现闭塞((a)中的箭头)。这与其起源处严重狭窄有关(d)。既往未显影的颅内 V4 段显示在 mCTA 的延迟期增强((b)和(c)中的箭头)。如果仅使用 sCTA(类似于 mCTA 的动脉期,(a)),则诊断为 V4 段闭塞

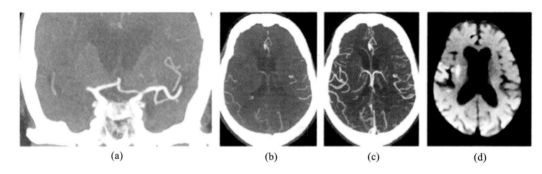

(a)　　　　　　　(b)　　　　　　　(c)　　　　　　　(d)

图 2-12　一名患者脑部侧支循环的 mCTA MIP 图像和 DWI 图像

(a)冠状位动脉期 mCTA MIP 图像,显示右侧 M1 段闭塞。(b)轴位动脉期 mCTA MIP 图像,显示最多 50% 的远端分支充盈。(c)轴位延迟期 mCTA MIP 图像,显示最远端分支充盈。患者接受了机械血栓切除术,血管再通脑梗死溶栓分级(TICI)恢复至 2c。(d)随访 DWI,图像显示小梗死核心。如果在这种情况下仅使用 sCTA(类似于 mCTA 的动脉期,(b)),侧支循环状态将被归类为“不良至中度远端侧支循环”,而不是“良好侧支循环”

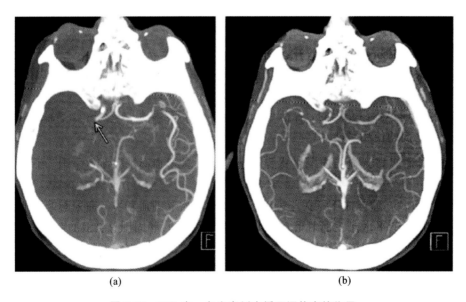

(a)　　　　　　　　　　　　(b)

图 2-13　CTA 在一名患者侧支循环评估中的作用

(a)轴位动脉期 mCTA MIP 图像,显示右侧 M1 段闭塞(箭头处),右侧 MCA 远端无分支。mCTA 的动脉期类似于 sCTA,在该患者中易被归类为“侧支循环不良”。(b)同一患者轴位延迟期 mCTA MIP 图像,显示右侧 MCA 远端分支充盈约 50%,从而能更准确地评估侧支循环状态

（4）梗死核心：弥散加权成像（DWI）被广泛认为是核心梗死评估的标准，然而，MRI在急性卒中环境中并不总是实用的。灌注研究也已被广泛用于估计梗死核心和半暗带体积，但较小的社区医院往往没有能力进行这些检查。有研究表明，在评估严重缺血区域时，持续到mCTA静脉期的低衰减检查被认为优于CT平扫。动脉期的低衰减可能有助于识别有梗死风险的组织（图2-14）。未来的临床试验将需要判断mCTA在评估严重缺血区域这一作用中的价值。

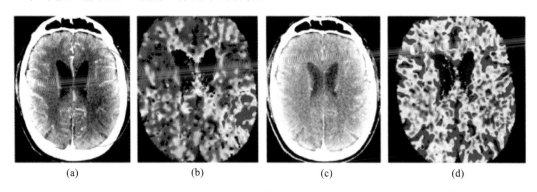

(a)　　　　　　(b)　　　　　　(c)　　　　　　(d)

图2-14　左侧MCA M2段闭塞患者的mCTA与CT灌注成像之间的相关性

动脉期mCTA图像中的低衰减区域（（a）圈出区域）与CT灌注图像中的Tmax延迟区域（b）密切相关，提示为存在风险的组织。延迟静脉期mCTA图像（c）中无低衰减与CT灌注图像（d）中保留脑血容量相匹配，提示无梗死核心。患者接受血管内介入治疗，TICI恢复至2b顺行血流。随后的DWI显示额顶部区域仅有小的急性缺血灶（未显示）

2）颅外段动脉粥样硬化　颅外段动脉粥样硬化是导致卒中的重要原因，占所有缺血性卒中的15%～20%，尽管3T MRI在评估高风险颈动脉斑块时更受青睐，但实际上CTA也可以检测出大多数易于识别的高风险斑块特征，并已经被病理证实。

目前有两种主要的CT技术用于评估颈动脉斑块：较常见的多层螺旋CTA（MDCTA）和较新的双源CTA。

（1）相对低风险斑块特征：钙化斑块，这是最常见的低风险斑块类型，钙化斑块定义为CT值大于130 HU的斑块。通过调整窗宽，钙化斑块通常能通过肉眼观察（图2-15）。

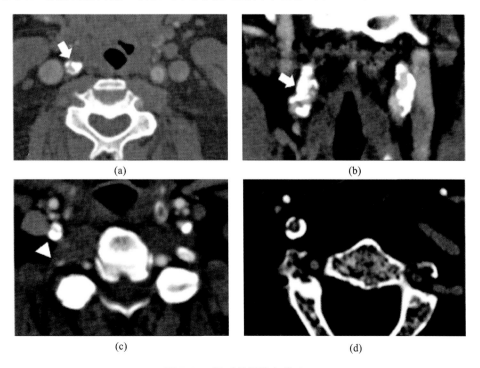

(a)　　　　　　　　　　　(b)

(c)　　　　　　　　　　　(d)

图2-15　相对低风险斑块CTA

（2）相对高风险斑块特征：软斑块，这是最常见的高危斑块类型。软斑块包括斑块内出血（IPH）、富脂质坏死核（LRNC）和一些纤维成分的组合。IPH、LRNC与斑块易损性和卒中发生率密切相关。软斑块的CT值较低，为16～90 HU。中位数为40～50 HU软斑块可单独观察到，也可和钙化斑块一同观察到，软斑块内部的IPH和LRNC在CTA上难以区分，但软斑块本身就是卒中的高风险特征，所以斑块内部组织中成分的准确区分对判断卒中风险意义不大（图2-16）。

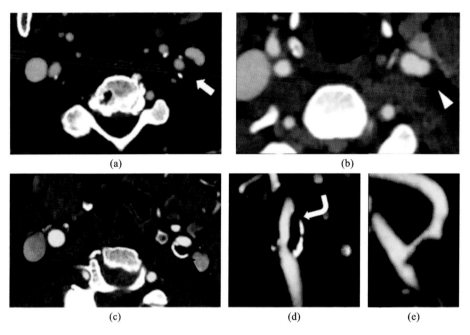

图 2-16　相对高风险斑块 CTA

（3）斑块表面形态：斑块表面不规则（图2-17）是一项重要的高风险特征。斑块破裂导致血栓栓塞被认为是缺血性卒中发病的关键步骤。任何影像学技术证实的溃疡型斑块均与缺血性卒中密切相关，危险比范围为1.2～7.7。CTA可以准确区分光滑、不规则和溃疡型斑块，并可以准确地检测溃疡（特异性，99%；敏感性，94%）。CTA显示溃疡型斑块通常表现为对比剂在斑块的血管腔以外显影，一般至少有1 mm，矢状位和冠状位重建对于评估斑块非常有用。

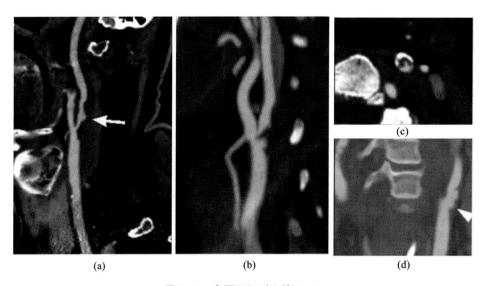

图 2-17　表面不规则斑块 CTA

（三）CTA 的特点

1. 优点　无创安全、快速高效、直观准确、信息丰富、辐射量小。

2. 不足　无法区分对比剂和血管的钙化影，对血管狭窄程度的估计不够准确；扫描参数、CT 值选择要求高，扫描后三维重建时间长；对操作者和读片者的技术和解剖知识要求高。

五、脑 CT 静脉成像

（一）概述

脑 CT 静脉成像（computed tomography venography，CTV）是 CT 重建脑静脉系统的一种检查方法。通常经周围静脉高速团注增强用碘剂后行 CT 检查，通过计算机数据重建脑部静脉血管结构。

通过 CTV 后处理工作站应用多平面重建技术（multi-plane reconstruction，MPR）、曲面重建技术（curved planar reconstruction，CPR）、最大密度投影技术（maximum intensity projection，MIP）和容积再现技术（volume rendering technique，VRT）等方法对静脉血管图像进行后处理，能较好地显示全脑静脉的整体形态，包括上矢状窦、直窦、横窦、乙状窦等静脉窦结构，以及大脑大静脉和大脑内静脉等较大静脉结构，甚至包括终静脉、透明隔静脉、小脑上蚓静脉等小静脉结构。

（二）CTV 在脑血管病中的应用

临床上，CTV 主要运用在脑静脉畸形的诊断、脑静脉窦血栓形成的诊断及脑动静脉畸形的辅助诊断方面。

1. CTV 诊断脑静脉畸形　脑静脉畸形是一种颅内静脉外形的异常，静脉回流功能仍保留，因此一般认为是发育性静脉异常。脑静脉畸形完全由静脉成分组成，在头颅 CTV 上表现为：数条扩张的静脉呈扇形汇集成一条扩张的中央静脉干，呈"海蛇头"样结构，而这单根粗大引流静脉干再汇入表浅皮质静脉或深部硬脑膜窦。通过影像重建技术，在 CTV 上显示异常静脉的走行方向、数目、粗细、迂曲等情况。

2. CTV 辅助诊断脑动静脉畸形　脑动静脉畸形是脑动脉和脑静脉之间缺乏毛细血管，致使动脉与静脉直接相通，并形成异常血管网增生的脑血管畸形，常导致脑血流动力学紊乱。CTV 辅助诊断脑动静脉畸形，因动脉和早显的静脉经常重叠，导致经各种重建技术仍不能将二者完全观察清楚。

3. CTV 诊断脑静脉窦血栓形成（CVST）　脑 CT 对 CVST 的诊断具有较高的敏感性和特异性。脑静脉窦血栓形成是指脑静脉窦系统的血栓导致窦栓塞引起静脉高压、颅内高压等一系列症状。在脑 CTV 上，较为典型的表现为断面的"δ"征和三维血管重建后显示的狭窄，但血管重建的充盈缺损应与大蛛网膜颗粒、纤维束以及硬脑膜窦内分隔所致的充盈缺损相鉴别（图 2-18、图 2-19）。

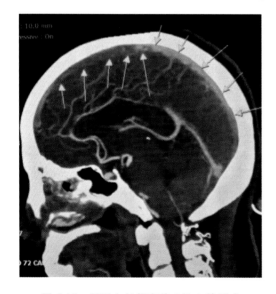

图 2-18　显示上矢状窦前 1/2 血栓形成

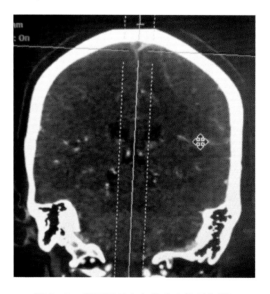

图 2-19　断面显示上矢状窦血栓的"δ"征

六、头颅 CT 灌注成像

(一)概述

头颅 CT 灌注成像(CT perfusion,CTP)可反映脑组织的血流灌注情况,最早由 Miles 在 1991 年提出。CTP 的理论基于核医学的放射性示踪稀释原理和中央容积定律。CTP 采用碘剂作为对比剂。静脉注射碘剂后,碘剂随血流分布进入组织,通过测定局部组织随时间变化的碘聚集量,即可获得该区域的血流灌注信息。

经静脉团注对比剂,对选定的脑组织层面进行连续多次动态扫描,可以获得该层面内对比剂首次通过脑组织的每一像素的时间-密度曲线(time-density curve,TDC)。根据 TDC 通过数学模型处理可获得以下参数:脑血容量(cerebral blood volume,CBV)、脑血流量(cerebral blood flow,CBF)、对比剂平均通过时间(mean transit time,MTT)、对比剂达峰时间(time to peak,TTP)和毛细血管通透性(capillary permeability)。对以上参数进行图像重建和后处理得到伪彩参数图(图 2-20)。

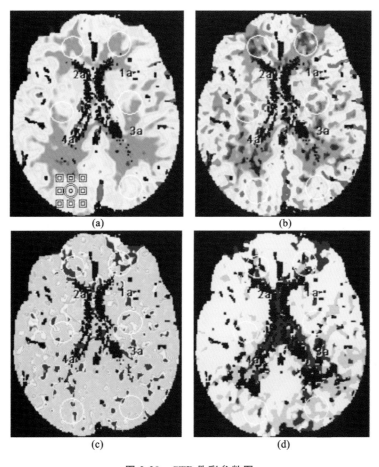

图 2-20 CTP 伪彩参数图

(a)脑血容量;(b)脑血流量;(c)平均通过时间;(d)达峰时间

脑血流量(CBF)代表在单位时间内流经一定量脑组织血管结构的血流量,单位为 mL/(min · 100 g)。脑血容量(CBV)指存在一定量脑组织血管结构的血液容积总量,单位为 mL/100 g。对比剂平均通过时间(MTT)代表血液经不同路径通过特定脑组织的平均时间,可以认为是血液自动脉端流至静脉端的循环时间,通常以秒(s)为单位。MTT 与脑灌注压成反比,在正常组织中通常持续 4~5 s。对比剂达峰时间(TTP)是指 TDC 上对比剂开始出现到对比剂峰值的时间,单位为秒(s)。毛细血管通透性指的是对比剂单向从血管内渗漏到组织间隙的速率,单位是 mL/(min · 100 g)。

目前基于人工智能卒中影像分析及管理平台——Rapid AI 的 CTP 能够自动进行阿尔伯塔卒中项目早期 CT 评分(Alberta Stroke Program Early CT Score,ASPECTS)(图 2-21),还可提供 Tmax(time to maximum)参数,即残余功能的达峰时间。Rapid 软件能快速分析 CTP 图像,一般在 CTP 完成后 5～7 min 可自动生成定量数据并传送至医院的图片存档与传输系统(picture archiving and communication system,PACS),并准确计算 CBF 和缺血半暗带体积。一般将 Tmax 大于 6 s、小于 10 s 的脑组织区域定义为缺血半暗带,此时 CBV 正常或轻度增加。Tmax 大于 10 s 且 CBF 小于正常值的 30% 的区域为核心梗死区(图2-22)。

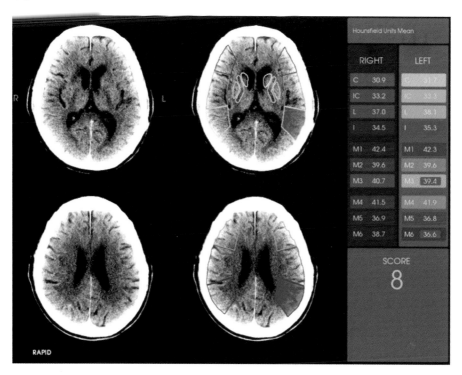

图 2-21 基于 Rapid AI 的 CTP 自动进行 ASPECTS

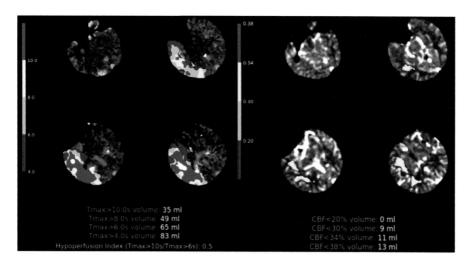

图 2-22 Rapid AI 评估核心梗死区及低灌注区

(二)应用

1. 用于急性缺血性卒中(AIS)患者的评估 CTP 能够快速评估急性缺血性卒中患者的脑灌注,帮助确定和量化缺血半暗带的存在和程度。在核心梗死区内,脑血管的自动调节功能丧失,MTT 和 CBV 均低;在缺血半暗带内,MTT 增加,CBV 保留甚至增加。在脑缺血症状出现 30 min 后即可经 CTP 发现灌注异常,其中 MTT 最为敏感,特别是对于早期轻微缺血病灶的检测。

1995 年的美国国立神经疾病和卒中研究院急性卒中静脉溶栓试验证实了急性缺血性卒中静脉溶栓的有效性和安全性,随着各临床研究的开展,已经形成共识,推荐对发病 4.5 h 内的患者及时进行溶栓治疗,能够改善患者临床预后。近年来随着影像技术的发展和临床研究的开展,静脉溶栓治疗已经由时间窗理念逐渐扩展到组织窗理念。2019 年发表于 *Lancet* 杂志上的急性缺血性卒中患者静脉溶栓扩展时间窗研究(EXTEND)证实了基于多模态影像筛选的超时间窗溶栓的有效性和安全性。2020 年,Leung 等使用 CTP 辅助筛选,对醒后卒中患者进行阿替普酶静脉溶栓治疗,研究发现对于清醒后的卒中患者,经 CTP 评估后进行溶栓治疗可能是安全的,并有良好临床结局。

目前,基于已经发表的两项临床随机对照试验研究,急诊 CTP 已被推荐用于大血管可能闭塞的急性缺血性卒中患者的常规评估,能够延长 6 h 前循环动脉治疗时间窗、确定不明发病时间,帮助清醒后卒中患者接受动脉内治疗。WAKE-UP 和 EXTEND 研究也已经证实,对于超过时间窗、发病时间不明及清醒后卒中的患者,可通过 CTP 等多模态影像来评估组织窗,识别潜在的再灌注治疗获益人群。经 CTP 评估,核心梗死区小(<70 mL),低灌注区与核心梗死区不匹配比例大(>1.2 或 1.8)且严重低灌注区(Tmax>10 s)<100 mL,提示患者适合接受动脉内治疗(图 2-23)。

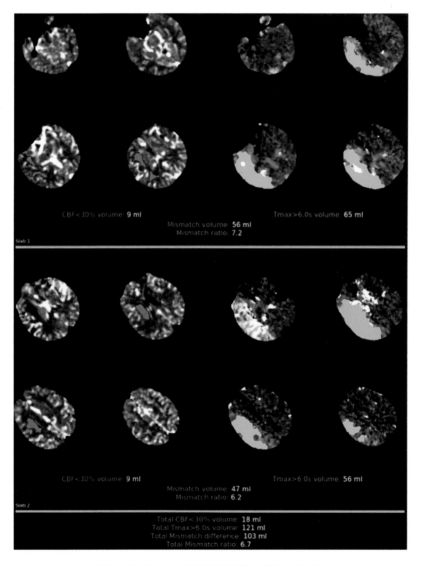

图 2-23 Rapid AI 评估急性缺血性卒中患者

侧支循环及其代偿能力与缺血性卒中的复发、预后、溶栓疗效以及出血转化密切相关。CTP能定量反映侧支循环的情况，TTP、MTT表现出时间延长的特点，其中以TTP延长具有较高的敏感性。侧支循环的评估对指导缺血性卒中的治疗有重大价值。CTP还可用于急性缺血性卒中患者并发症的预测。研究发现血脑屏障通透性破坏后，灌注参数异常增高的患者发生恶性脑水肿和梗死后出血转化的风险增加。但血脑屏障通透性的异常增加是否是早期行去骨瓣减压的一个指标还有待进一步研究。

2. 用于慢性脑缺血病变的评估　对于慢性脑血管病患者，量化脑血管储备（cerebrovascular reserve，CVR）能力是非常重要的。脑血管储备能力可用于评估血流动力学损害的分期，已经有研究表明Ⅲ期血流动力学损害的患者最可能对血管重建术有反应。可以通过乙酰唑胺试验来评估CVR。正常脑动脉受乙酰唑胺作用后会舒张，使相应区域内CBF增加。然而，在CVR受损的患者中，由于大脑自动调节机制的失调，血管已经最大程度扩张，因此受损区域的动脉不能对乙酰唑胺进一步反应扩张。CTP不仅可以评估CBF，还可以评估MTT和CBV。

CTP不仅对急性缺血性卒中、颈动脉狭窄和慢性脑缺血患者有临床应用价值，对烟雾病等较不常见的情况也有临床应用价值。而对于无症状的烟雾病患者，可以进行CTP随访。研究发现CTP变化通常是临床恶化的前兆。

对有可能需要进行搭桥手术或神经血管内治疗的脑血管狭窄患者，可用CTP评估术前及术后脑血流灌注情况。CTP可以在术后和随访期间结合CTA辅助评估搭桥血管的通畅程度。CBV指数大于0.15和达峰值指数大于0.22被认为可以预测高灌注综合征的发生。

3. 用于评估蛛网膜下腔出血后可能发生血管痉挛的患者　脑血管痉挛是动脉瘤性蛛网膜下腔出血（aneurysmal subarachnoid hemorrhage，aSAH）的严重并发症。20%～30%的aSAH患者会发生脑血管痉挛，继而发生迟发性脑缺血，从而导致脑梗死和不良预后。CTP和CTA一起被常规推荐用于检测aSAH患者早期脑缺血和脑梗死的发生。与经颅多普勒超声（transcranial Doppler，TCD）相比较，CTP检查更加量化。MTT是aSAH患者发生脑梗死的敏感和早期预测指标。发病1 h内MTT延迟是aSAH患者48 h内病死率的一个独立危险因素，发病2天MTT>2.5 s与迟发性中-重度血管痉挛显著相关。也有研究认为，CBF和MTT结合对脑血管痉挛的诊断特异性最高，CBF<25 mL/(100 g·min)和MTT>6.5 s被认为是脑血管痉挛的高危因素。最近的研究表明，排血时间（time to drain，TTD）对检测脑灌注不足更有效。因此，对于怀疑aSAH后血管痉挛继发神经功能恶化的患者应行急诊CTP评估。

（三）不足及未来

CTP检查也有一些不足之处：

（1）CTP的经典扫描方式为20 mm扫描3～4层，因此对于小血管病变患者，敏感性较低。

（2）CTP检查还存在大脑区域限制、方法学的潜在差异以及图像采集时间和处理的一致性差异的缺点。采用Rapid AI等自动化软件标准化处理，可以达到多中心研究的一致性。

目前Rapid AI在国内各大脑血管病中心广泛应用和推进。未来，随着更多AI评估软件的开发和完善，CTP、CTA的临床评估会变得更加快捷和具有一致性，有效提高诊断准确率，缩短治疗时间窗，改善患者预后。

七、"一站式"CT成像

（一）多模态CT影像的需求

急性缺血性卒中是临床常见的脑血管病急症。溶栓、取栓、搭桥等治疗技术在急性缺血性卒中治疗中的广泛应用，引发了对缺血性卒中脑生理变化和时间矩阵变化的日益关注。

为了对急性期患者做出精准的预测，提供合理的治疗方案以及了解影响预后的重要因素，需要同时提供CT平扫、CTA、CTP或者CTV相联合的多模态CT影像信息。首先需要应用CT平扫（non-contrast CT，NCCT）排除颅脑出血、发现动脉高密度征和动脉夹层壁间血肿，对陈旧性梗死灶进行ASPECTS。CTA可以多角度动态地观察血管、识别动脉瘤，能够显示动脉管径、狭窄或闭塞等。CTP

可以准确地分析脑组织灌注,在最短的时间内检测出缺血半暗带范围,并且可以通过梗死部位脑血流灌注变化来判断侧支循环开放情况。CTV 可以发现脑静脉的异常。

（二）"一站式"CT 成像的出现

随着影像技术的飞速发展、CT 设备的更新换代和后处理软件的支持,"一站式"CT 成像可在全脑 CTP 容积数据中同时获取 CTA、CTV 血管重建图像,使 CT 在急性卒中急性期救治的临床实践中实用性大大增强。联合 3 种技术(NCCT、CTA 和 CTP)的"一站式"多模态评估可以同时评估血管闭塞的位置、梗死核心、可挽救的脑组织及侧支循环的程度。

"一站式"CT 成像可以在获得颅脑血流动力学信息的同时省略传统 CTA 扫描过程,可以缩短扫描时间,减低患者辐射剂量及减少扫描过程中对比剂的使用量,对比剂由静脉注入,对患者的创伤小,检查时间短,尤其适用于危重及不配合检查的患者。"一站式"CT 成像评估效用与 MRI 相当,而且克服了 MRI 相对于 CT 更容易因禁忌证或患者不耐受等而受限的缺点。

（三）"一站式"CT 成像的发展

随着双源 CT(dual-source CT,DSCT)和高端 320 排螺旋 CT 的应用,以更快扫描速度和更高时间分辨率、更低患者辐射剂量及更少对比剂使用量的"一站式"CT 成像得到快速发展。

联合应用同步一次性采集快速完成,可互相补充信息,不仅能有效、全面反映患者脑部组织的血流动力学状态,还能准确反映其器官和组织的功能情况,对准确地显示出患者缺血半暗带,确定病灶位置范围,鉴定患者病情及评估预后具有重要作用。

（四）"一站式"CT 成像的未来展望

时间分辨 CT 血管造影(time-resolved CT angiography,4D-CTA)是一种静脉注射对比剂后 CT 扫描获得以时间分辨为程序的全脑动态血管造影成像。4D-CTA 在常规 CTA 的基础上增加了一个时间维度参数,多时相记录对比剂流入和流出血管的全过程,并进行可视化,动态显示脑血管及血管性病变。4D-CTA 技术一次检查即可获取 CT 平扫、CTA、CTP 等数据,同样具有低辐射剂量、少对比剂使用量、高图像质量、信息全面等优点,而且实现了动态容积成像。除了发挥在急性缺血性卒中的"一站式"CT 多模态成像作用外,4D-CTA 还在评估脑动静脉畸形、颈动脉海绵窦瘘、硬脑膜动静脉瘘所致血液循环时间的改变(如动脉早期显影、静脉动脉化、静脉流出延迟)等方面有优势,直观显示引流血管的位置、数量、方向和瘘口部位、数量,提供了 DSA 所能提供的信息。

相信随着影像设备及处理软件的不断研发,新的"一站式"CT 成像技术必将进一步提升脑血管病的无创精准诊断水平,并指导临床策略的制定,在脑血管病领域展现其独特的作用。

八、CT 的未来展望

把相关的工程学科和医学紧密结合起来,CT 技术的发展趋势可归纳为:①更低的辐射剂量;②更快的采集和重建速度;③更便捷和多样的图像处理技术;④更好的图像质量;⑤更短的患者等候时间;⑥更人性化的操作设计。

多层螺旋 CT 进入临床并有了重大发现之后,CT 图像质量和成像速度有了极大提高。CT 应用技术种类的不断增多,临床 CT 检查技术的日趋完善,使医生能自如和更加直观地从图像中去捕捉所需要的诊断信息。多排螺旋 CT 技术的广泛应用及计算机后处理技术的不断发展,使能谱 CT 成像从理论走向实践。与常规多排 CT 相比,能谱 CT 可及时实现单能量图像、能谱曲线、基物质图像及相应基物质的定量分析,有效原子序数等多参数成像,为疾病的早期发现、定性,甚至定量诊断提供可靠依据,为临床实践和科研提供更为广阔的发展空间。

能谱 CT 即利用不同能量的 X 线得到一系列相应能量水平的 CT 图像。能谱 CT 可用于头颈部血管成像。传统 CTA 难以区分血管内强化及钙化斑,从而影响管腔狭窄的判断。与传统 CTA 相比,能谱 CT 可以利用钙、碘物质分离技术去除骨组织和钙化组织,清晰显示血管壁斑块,能够更好地判断管腔狭窄程度。常规 CT 检查时,动脉瘤栓塞后弹簧圈放射状金属伪影会影响载瘤动脉及动脉瘤的观察及评估,而能谱 CT 的去除金属伪影技术可去除血管内支架、弹簧圈等金属硬化伪影对图像的影响,从而更好地进行术后评估与诊断。颅内肿瘤性病变合并新鲜出血或钙化时,由于其 CT 值与对比剂相近,在传统 CT 检查中难以鉴别。有研究表明,能谱 CT 有助于颅内出血、钙化和对比剂的鉴别,能够为中枢神经系统肿瘤的诊断和鉴别诊断提供更可靠的信息。

还有研究表明,能谱 CT 可以有效鉴别急性脑梗死患者介入手术后的颅内异常高密度影,准确诊断患者介入手术后碘对比剂渗出及脑出血转化情况,对患者后续治疗方案的制订及实施、促进其预后均有一定意义。

（孙　军）

第二节　MR 检查

一、缺血性脑血管病的 MRI 与 MRA

近年来,缺血性卒中的磁共振成像(MRI)应用一直是热点,临床中广泛用于指导诊断和治疗。在急性缺血性卒中领域,使用 MRI 筛选超时间窗的患者特别有意义,它能选择出最有可能从血管内取栓术中获益的患者。在慢性缺血性卒中领域,高分辨率 MRI 图像为血管内再通治疗提供了丰富的血管信息,可以帮助临床医生识别哪些患者适合药物治疗,哪些患者的介入治疗获益大于风险。

（一）急性缺血性卒中

急性缺血性卒中发生后,影响患者预后的重要临床和生理因素包括神经功能缺损的严重程度、动脉闭塞的部位、与侧支循环功能相关的核心梗死体积的大小以及是否出现血管再通。MRI 可以提供核心梗死区和缺血半暗带的精确信息,为超时间窗患者的识别提供依据,本节重点介绍急性缺血性卒中的 MRI 应用,当然 MRI 在评估所有类型的缺血性卒中和短暂性脑缺血发作(TIA)患者方面有同样的价值。

1. 弥散加权成像　弥散加权成像(diffusion weighted imaging,DWI)检测早期急性缺血性卒中的敏感性和特异性在 90% 以上,而急性缺血性卒中发生 6 h 内 CT 的敏感性低于 50%。最初的 DWI 异常是严重缺血的标志,除非恢复再灌注,否则会进展为脑梗死。DWI 检出脑梗死是利用急性缺血导致组织中水的扩散率降低的原理。这种变化的病理机制复杂,尚未完全了解,包括离子泵衰竭、水从细胞外转移至细胞内、细胞外空间体积减小和细胞外空间曲度增加、微管的解离和其他细胞成分碎裂、细胞质流动性降低、细胞膜通透性增加等。

DWI 异常会随着时间发生变化。在啮齿动物的研究中,实验性大脑中动脉闭塞后 10 min,水的扩散率就会下降,扩散系数在 48 h 内处于伪正常水平,此后逐渐增大。在人类的研究中,早在血管闭塞后 11 min 便出现缺血脑组织的扩散减少,表观扩散系数(apparent diffusion coefficient,ADC)持续减小,在 1～4 天时达最大下降幅度。这种降低的弥散在 DWI 上表现为高信号,在 ADC 图像上表现为低信号。ADC 在 1～2 周返回基线。此时,梗死灶在 DWI 图像上显示为轻度高信号,在 ADC 图像上显示为等信号。此后,DWI 序列上信号强度可能是多变的(轻微的低信号、中等信号或高信号,取决于 T2 与扩散分量的相对强度),但由于脑软化组织的水含量增加,ADC 会升高。这个过程受多种因素影响,包括梗死的类型和大小,以及患者年龄。

DWI 异常有时可逆转。在绝大多数缺血性卒中患者中,DWI 异常注定有组织发生梗死。然而,在早期再灌注后观察到少部分 DWI 异常发生逆转。对非人类灵长类动物的研究表明,不到 1 h 的脑动脉暂时闭塞通常会导致真正的 DWI 逆转,但脑动脉闭塞 3 h 后,DWI 异常代表不可逆的组织损伤,再灌注后可能出现假性正常表现。

2. 磁敏感加权成像　磁敏感加权成像(susceptibility weighted imaging,SWI)是一种 $T2^*$ 加权成

像,它利用从高分辨率 3D 梯度回波序列中获得的相位和幅度信息而产生图像,突出了磁化率的差异。它对磁场局部扰动敏感的序列可以识别血液相关物质,包括导致血管闭塞的血栓、脑实质血肿和慢性微出血。这种血液相关物质在使用梯度回波序列创建的 T2* 加权成像上产生低信号,可用于检测超急性梗死中的腔内血栓(由于其含有大量的顺磁性脱氧血红蛋白),显示为线性低信号区域。SWI 还可显示出由于血管内脱氧血红蛋白增加而导致的灌注减少区域静脉信号的减弱。

3. T1 和 T2/FLAIR 加权成像 血管闭塞后,T2 加权成像上闭塞动脉的血流信号立即消失,在 T2 FLAIR 序列中,在即将发生梗死的区域,通常观察到相对周围蛛网膜下腔低信号的血管内高信号影,这是由于静脉内血液流动缓慢。由于血管源性水肿,组织含水量增加,脑实质表现出 T2/FLAIR 高信号和 T1 低信号。FLAIR 序列上的异常信号比 T2 上的更容易识别,这两者都比 T1 加权成像更加显著,水含量增加也会导致脑沟消失,有助于识别梗死。但在梗死发作后 6 h 内,这些序列均不可靠,在 24 h 后则高度可靠。

脑梗死亚急性期(1 天~2 周),水肿逐渐加重,导致 T2 和 FLAIR 高信号区和 T1 低信号区更加明显,梗死界限清楚,肿胀伴脑回增厚,脑沟和脑池消失,相邻脑室消失、中线移位和脑疝。肿胀通常在 3 天左右达到高峰,并在 7 天后消退。

2 周后,占位效应减弱,脑实质的变化主要为组织丢失和神经胶质增生。在梗死的慢性阶段(>6 周),坏死组织和水肿被吸收,神经胶质反应完成,血脑屏障得到修复,不再有脑实质、脑膜或血管的增强,伴随组织损失,脑室、脑沟和脑池扩大。由于脑组织软化,水含量增加,T2/FLAIR 高信号区和 T1 低信号区显示更加清晰。

4. 对比增强 T1 加权成像 在缺血性梗死的最早阶段可以观察到在增强 T1 加权成像上脑回强化,这是软脑膜动脉血脑屏障破坏的结果,对比剂渗漏到蛛网膜下腔中,可能会持续数小时,这种效应偶尔会被观察到并且是可逆的。典型的是大脑皮质的脑回样增强在 2~6 天达到峰值,脑实质增强可能在 2~3 天时出现,并可持续存在 6~8 周。

5. 磁共振血管成像 磁共振血管成像检查分为亮血法和黑血法两类,通过不同的成像原理和扫描序列,分别将血管内的血流显示成高信号和低信号,从而有选择性、针对性地显示血管形态、血管壁和血管腔内的血流状态变化。

亮血法主要基于 2 种技术:

(1)时间飞跃法(time of flight,TOF):主要利用血液流动产生的流入性增强效应成像,清楚显示相应部位的血管。这种方法又分为二维(2D)和三维(3D)两种方式,其中 3D-TOF-MRA 最为常用。尽管如此,TOF 也存在着很多问题。由于 TOF 主要依靠血液的流动效应显示血管,它容易受到血流状态的影响,从而出现信号的减弱或缺失,或出现伪影,也不能良好地显示平行于扫描平面的血管。该方法对于细小动脉显示欠佳,不利于判断动脉狭窄的程度,降低了诊断的准确性。因此,该方法在显示血管形态、狭窄程度等方面不及数字减影血管造影(DSA)。

(2)相位对比法(phase contrast,PC):应用双极梯度脉冲,利用血流诱发的相位改变在流动质子和静止组织之间形成对比,减影后形成血管造影图像,能够提供液体流速、流量和血流方向等方面的信息。由于相位对比法中血流信号与血流诱发的相位改变相关,因此血流信号也容易受到血管形态、流速、血流状态的影响。血流搏动产生的相位弥散,会引起信号明显丧失。

黑血法常采用双翻转恢复技术和预饱和技术,临床常用快速自旋回波序列(fast spin echo,FSE),通常应用于对血管壁和斑块的显示,并有助于准确测量血管的狭窄程度。该方法在颈动脉粥样硬化性病变的显示和成分分析中应用广泛。

6. 灌注加权成像 灌注加权成像(perfusion weighted imaging,PWI)采用快速成像技术,通过引入顺磁性对比剂,来反映组织微循环的分布及其血流灌注情况。灌注加权成像根据成像原理可分为以下两种类型。

(1)对比剂首过灌注成像(也称为动态磁敏感对比增强现象,dynamic susceptibility contrast,DSC):

其原理是顺磁性对比剂通过毛细血管床时，导致相邻组织 T1 及 T2* 弛豫时间缩短，通过扫描成像来观察组织微循环的 T2* 变化，得到信号强度-时间曲线，以及灌注参数，如脑血容量、脑血流量等。

（2）动脉自旋标记（arterial spin labeling，ASL）质子技术：其原理是利用动脉血液的自旋反转或饱和方法，自旋反转前后的颅脑影像显示出组织磁化的差异，这种差异与局部灌注成比例，从而计算局部组织的血流灌注功能。

缺血半暗带是通过血流灌注可能恢复功能的区域，是急性缺血性卒中治疗的目标所在，它是动态变化的，可以进展为脑梗死，也可以完全恢复正常。多模态 MRI（包括 DWI、PWI 和 MRA）是目前公认的最有效的缺血半暗带识别工具，其中 PWI-DWI 错配模型（PWI 异常区域大于 DWI 异常区域约 20%）是目前常用的缺血半暗带模型，可选择出可能从溶栓治疗或取栓治疗中获益的患者。

需要指出的是，PWI-DWI 错配并不能代表真正意义上的缺血半暗带，仅仅是对缺血半暗带的粗略估计。这是因为 PWI-DWI 错配模型是建立在两个假设的基础上，即 PWI 异常区域代表缺血半暗带组织，DWI 异常区域代表脑梗死核心区。传统的 PWI-DWI 错配模型面临着一些挑战：PWI 大于 DWI 的异常区域不仅包含缺血半暗带，也包含良性灌注不足区域，DWI 异常区域不仅包含梗死核心区，也包含部分缺血半暗带。因此，传统的 PWI-DWI 错配模型有待进一步改进。随着 MRI 技术的不断进步，基于生理学的影像学指导下的缺血性卒中治疗能够成为真正意义上的临床治疗标准。

7. 质子自旋标记灌注成像　动脉自旋标记（arterial spin labeling，ASL）法首先在成像层面供血动脉流入侧施加反转脉冲，使血中的质子磁化矢量发生反转，经过一定时间（反转时间，T1）的延迟，当标记的血流流入成像层面时成像，从而获得标记的图像。在其他参数相同的情况下，不施加反转脉冲获得同一层面未标记的图像，用标记的图像减去未标记的图像即得到灌注图像。

ASL 的主要优点是不用静脉注入对比剂，其次是扫描时间较短（4 min）。ASL 图像质量与动态对比剂增强磁共振灌注成像（MRP）相当。缺点为获得的功能信息较少以及图像的信噪比较低。其临床应用范围与 CT 灌注成像和 MRP 类似。ASL 图像的信噪比较低，仅有单一的 CBF 参数，因此仅适合于大面积脑缺血（包括脑梗死前期脑局部低灌注和超急性期脑梗死）患者的检查。

总之，MRI 是评估急性缺血性卒中患者最有效的影像学方法，它应用广泛，并且能快速完成。

（二）慢性缺血性卒中

1. 颈动脉粥样硬化性病变　颈动脉粥样硬化引起的颈动脉狭窄是最常见的颈动脉疾病，常发生于颈动脉分叉部、颈内动脉海绵窦部等部位，可引起缺血性脑梗死。MRA 技术日渐成熟，能够提供高质量的颈动脉图像，其在颈动脉粥样硬化性病变诊断中的价值日益受到重视。主要应用在以下四个方面。

（1）颈动脉粥样硬化性病变的筛查。

（2）评价颈动脉粥样硬化性病变的狭窄程度。

（3）分析颈动脉粥样硬化斑块成分及其稳定性。

（4）了解颈动脉血流动力学。

目前临床上不再将动脉狭窄程度作为评估颈动脉粥样硬化严重程度的唯一标准，斑块稳定性也是十分重要的判断因素，因此影像上确定颈动脉粥样硬化斑块的稳定性有助于预防卒中的发生。不同方法的 MRA 技术在颈动脉粥样硬化性病变方面的应用都有其自身的优势。3D-TOF-MRA 可评价颈部大血管的形态和走行，能够对颈动脉斑块成分进行分析；2D-PC-MRA 可进行颈动脉血流速度、血流率的测定和血流动力学因素分析；3D-CE-MRA 可三维显示颈部大血管的形态和走行，判断有无狭窄及狭窄程度；双翻转恢复技术和预饱和技术（黑血法）通常应用于对血管壁的显示和颈动脉斑块成分的综合分析中。单一的 MRA 方法并不能全面地评估颈动脉粥样硬化性病变，几种方法的联合应用可互相补充。

2. 颅内血管高分辨率磁共振成像　传统的颅内血管成像技术包括 DSA、CTA、MRA，都是基于管腔的成像方法，主要根据血管狭窄情况评估脑血管病的严重程度。但是，对于部分脑血管病变，由于血管重构现象的存在，可以有管壁病变但不伴管腔狭窄的情况。基于高分辨率磁共振成像（high-resolution magnetic resonance imaging，HR-MRI）技术的颅内血管壁磁共振成像（vessel wall MR imaging，VW-

MRI)已逐渐应用于临床。

目前,临床上大多数 VW-MRI 应用 3.0 T 磁共振设备进行,因其时间、空间分辨率和信噪比均高于 1.5 T,能够真正做到小视野的高分辨率成像。常用的 VM-MRI 流程和序列包括:

（1）3D-TOF-MRA（亮血）,用于管腔狭窄段定位和狭窄程度测量。

（2）2DT1-、T2 或质子密度（PD）及 3D 黑血成像序列,用于显示血管壁情况。

（3）增强 2D 或 3D T1 序列,用于显示血管壁强化情况。

（4）额外的 DWI 序列（用于检测急性梗死）或 T2* 序列（用于检测血栓或微出血）。

VW-MRI 可以较好地显示血管壁细节,提供更多有用的病理生理信息,判断导致血管腔异常的病因,并评估预后。2017 年,美国神经放射协会推荐 HR-MRI 作为临床鉴别颅内动脉狭窄和识别症状性非狭窄性颅内动脉病变的重要手段。其目前在颅内动脉粥样硬化性疾病诊断中应用最广。VW-MRI 在颅内动脉粥样硬化患者中主要用于评价:①血管重构模式;②斑块形态及位置;③斑块信号;④斑块强化情况。另外,其在鉴别中枢神经系统血管炎、动脉夹层、可逆性脑血管收缩综合征等疾病时具有不可替代的作用。

二、出血性脑血管病的 MRI 与 MRA

出血性卒中常见类型是高血压脑出血、蛛网膜下腔出血、急慢性硬脑膜下血肿等。MRI 在超早期出血诊断上的敏感性不如 CT,但由于能够显示血肿随时间的变化,仍有一定价值。MRI 对于动静脉畸形和海绵状血管瘤的诊断价值高;MRA 作为颅内动脉瘤的无创性检查方案,应用普遍;高分辨率磁共振成像（HR-MRI）对于颅内动脉瘤壁的炎症反应识别有一定价值。

（一）出血性卒中

1. 高血压脑出血   高血压脑出血是最常见的类型,由高血压、动脉粥样硬化引起,常发生在基底核、内囊、丘脑,其次为大脑白质、桥脑和小脑。基底核中以壳核最常见。对于早期脑出血的显示,特别是超急性期脑出血,CT 优于 MRI。越来越多的研究表明,梯度回波-T2* 加权成像（gradient echo-T2* weighted imaging,GRE-T2* WI）能够显示超早期脑出血,甚至优于 CT。与 CT 相比,MRI 能够全面、细致地显示血肿变化的过程,其信号表现与出血后血红蛋白的演变过程相关（表 2-1）。

表 2-1   不同时期血肿的 MRI 表现

时　　期	血肿成分	有无顺磁性	T1WI	T2WI
超急性期	血红蛋白	无	稍低信号或稍高信号	稍高信号
急性期	脱氧血红蛋白	有	无变化	低信号
亚急性	高铁血红蛋白（完整/破裂的红细胞）	有	早期血肿周边为高信号,中心由低信号逐渐变为高信号	早期低信号,逐渐从四周向中心变为高信号
慢性期	含铁血黄素（有助于囊腔形成）	有	低信号	高信号,周边环形低信号带逐渐消失

2. 蛛网膜下腔出血   蛛网膜下腔出血（subarachnoid hemorrhage,SAH）首选检查为 CT,在出血早期,位于蛛网膜下腔内与脑脊液混合的血红蛋白主要为氧合血红蛋白和脱氧血红蛋白,与脑脊液的信号相似,一般不能在 MRI 图像上得到显示。因此急性期蛛网膜下腔出血 MRI 显示效果极差,容易漏诊。在亚急性期,血红蛋白被逐步氧化成顺磁性极强的高铁血红蛋白,在 T1WI 和 T2WI 上均呈高信号,与脑实质产生很强的对比度。另外,在液体抑制反转恢复序列（fluid attenuated inversion recovery sequence,FLAIR sequence）上,正常脑脊液的信号被抑制,与 SAH 形成反差,更容易分辨病变。所以 MRI 对亚急性蛛网膜下腔出血的诊断具有极高的敏感性,正好弥补了 CT 在亚急性期显示病变不准确的不足。

3. 慢性硬脑膜下血肿　慢性硬脑膜下血肿常发生于老年患者,具体病因不明,绝大多数有轻微头部外伤史,与老年性脑萎缩后颅内空间相对增大有关。不同时期的血肿在 MRI 序列中表现出不同的信号特点(表 2-1),能够帮助鉴别亚急性期和慢性期血肿,为制订手术策略提供依据。

（二）颅内动脉瘤

颅内动脉瘤是颅内动脉局限性异常扩张,是蛛网膜下腔出血的主要病因,约占 2/3。大多数研究认为,颅内动脉瘤的患病率为 2%～3%,但破裂动脉瘤只有 1/400～1/200,动脉瘤的破裂与高血压、吸烟、药品滥用和动脉粥样硬化等相关,一旦动脉瘤破裂则有较高的死亡率和致残率。

动脉瘤的影像表现因瘤内有无血栓形成而不同。无血栓动脉瘤 T1WI 与 T2WI 常可见黑色流空影,并可产生搏动性伪影,血流快的部分呈"流空效应",血流慢的部分 T1WI 为低信号或中等信号,T2WI 为高信号。血栓动脉瘤在 MRI 上呈环形层状排列的高低相间的混杂信号,其信号依血栓形成时期的不同而不同。急性血栓 T1WI 与 T2WI 均为高信号,慢性血栓因含铁血黄素沉积呈瘤周及壁内环形低信号影,增强扫描囊壁和瘤腔均匀强化,血栓无强化。

MRA 是颅内动脉瘤无创性检查的最常用技术,常见类型包括 TOF-MRA 和 CE-MRA 等,由于不用对比剂注射以及无放射线,TOF-MRA 更为常用,国内外指南推荐使用 TOF-MRA 作为未破裂颅内动脉瘤定期影像学随访的首选方式。MRA 对颅内动脉瘤诊断的敏感性可达 95%(95% CI,89%～98%),特异性可达 89%(95% CI,80%～95%)。虽然 MRA 诊断小动脉瘤(<3 mm)的准确性不如 DSA,但总体与 DSA 成像效果保持良好的一致性。在诊断效能方面,MRA 与 CTA 也无明显差异。TOF-MRA 的成像受血流影响,在合并血管狭窄或扩张处形成涡流,或动脉瘤伴有血栓形成时可有成像的缺失。

HR-MRI 通过抑制血管内血流信号以及脑脊液信号,获取血管壁等静态组织的信号,保证了颅内动脉血管壁的高水平信噪比,显示管壁、管腔及血液情况。HR-MRI 最初用于颈动脉粥样硬化性狭窄的鉴别诊断、斑块成分检测等方面。研究表明,破裂动脉瘤壁强化率高于未破裂动脉瘤,血管壁强化机制可能与炎症反应相关,动脉瘤壁发生炎症反应导致动脉瘤持续生长,直至破裂。动脉瘤壁强化越明显,破裂风险则越高。HR-MRI 在用于诊断夹层动脉瘤时,可以显示出 DSA 不容易看到的内膜瓣、双腔征和壁间血肿等管壁病变,为颅内夹层动脉瘤的诊断提供全面信息,还可以用于血管内治疗后的长期随访,减少有创性检查。

（三）脑血管畸形

脑血管畸形是常见的脑血管病,对它尚缺乏统一的命名和分类方法。一般把脑血管畸形分为四型:脑动静脉畸形(arteriovenous malformation,AVM)、脑海绵状血管畸形(cavernous malformation,CM)、脑静脉畸形(venous malformation,VM)和脑毛细血管扩张症(telangiectasis)。

1. 脑动静脉畸形　脑动静脉畸形(AVM)是最常见的脑血管畸形。MRI 对脑 AVM 有较高的敏感性和特异性。由于 MRI 能多层面、多方位成像,且具有较高的组织对比度,MRI 能够准确显示高流速AVM 的供血动脉、引流动脉、畸形血管巢及其形态、大小、毗邻关系和内部结构。供血动脉和引流静脉的快速血流在 MRI 上表现为"蜂窝状"的血管条样及圆形信号流空影,与周围脑组织形成鲜明对比,流空血管巢是 AVM 在 MRI 上的特征性征象,另外磁共振静脉成像(magnetic resonance venography,MRV)亦有助于显示引流静脉。对脑 AVM 引起的继发性出血,MRI 能反映不同出血的血肿的信号变化。对于部分 DSA 未能发现的隐匿性 AVM,MRI 检查有独特的优势。

2. 脑海绵状血管畸形　脑海绵状血管畸形(CM)是一种特殊的脑血管畸形,由众多薄壁血管组成的腔隙构成。CM 在 T1WI 和 T2WI 上,多呈高低混杂信号,在 T2WI 及 GRE-T2* WI 上灶周可见低信号影(反复出血所致),病灶整体呈爆米花(popcorn)或桑葚(mulberry)状。病灶通常无占位效应,无血管流空影。脑内多发的点状或类圆形 CM 在 GRE-T2* WI 上呈多发"黑点",具特征性。多发 CM 较常见,约占 50%。当发生较大出血掩盖病变实体时,CM 很难与其他血管畸形相鉴别。CM 具有随时间延长而变大的趋势,这种生长不是因为细胞增殖,而可能由局部出血逐渐积蓄所致。当灶内发生一次较大量出血时,往往表现为病灶短期内增大,可表现为占位效应,有时血肿可占据整个 CM。

3. 脑静脉畸形　MRI增强扫描发现脑静脉畸形（VM）占脑血管畸形的50%。近年来，随着MR检查的广泛应用，报告的病例呈上升趋势。病变主要位于皮质下白质，常合并其他血管畸形，以合并脑CM最常见，脑VM引起的临床症状更可能是由合并的脑CM所致。MRI信号取决于病灶的大小和血流情况，病灶较小时，MRI平扫可表现正常，有时可见血管流空影。当合并脑CM发生出血时，可见到不同时期出血信号，在GRE-T2*WI上表现为低信号，出血灶常呈圆形或卵圆形，边界清楚。增强扫描可见到放射状、星状增强影汇集到一点，呈典型的伞状或水母头状，这些增强影为扩张的静脉。

（汪　阳）

第三节　DSA检查

一、概述

数字减影血管造影（digital subtraction angiography，DSA）是通过计算机把血管造影片上不需要的组织影像（一般是指骨与软组织的影像）消除，仅在造影片上突出血管的一种摄影技术。目前DSA是多数脑血管病诊断的金标准。它的优点如下：一是图像清晰，对微小病变、轻微脑血管痉挛、早期血栓等检出率高；二是可以后处理成三维图像，并可旋转多角度观察，有利于术者对病变形态、构筑、与周围血管关系等问题进行更加深入直观的了解；三是可以通过动画观察了解血流流向、流速等信息，这些信息对手术适应证的把控和手术方案的制订等都是非常重要的，例如，对于大型和巨大型动脉瘤，是否有喷射征是我们考虑如何放置血流导向装置、是否辅助填塞弹簧圈、弹簧圈放置的主要区域等具体方案的重要参考；四是可以做颈动脉的压迫试验，对血流代偿进行充分的评估；五是由于部分DSA由后续手术医生操作完成，可以根据后续手术需要选取多工作角度造影，为手术提供更多有价值的信息；六是可以根据需要，做骨和血管等的多容积融合重建，获取相对解剖关系和评估手术效果等；七是可以获取更加精细准确的血管、病变、血流等信息，通过人工智能等方式对手术适应证、手术方案等进行评估。它的缺点在于其有创，具有一定的手术风险和并发症发生率。

DSA是诸多脑血管病诊断的金标准，利用DSA我们不仅能对疾病进行精准的诊断，还能全方位了解疾病的构筑及与周围正常血管组织的解剖关系。需要行DSA检查的脑血管病一般分为出血性脑血管病和缺血性脑血管病两类：出血性脑血管病包括颈部和颅内的动脉瘤、颅内和脊髓的动静脉畸形、动静脉瘘、烟雾病等；缺血性脑血管病包括急性脑梗死，颈动脉、椎动脉等的狭窄和闭塞等。

二、正常脑血管在DSA检查下的表现

完整的脑血管造影一般包括双侧颈内动脉造影、双侧颈外动脉造影、双侧椎动脉造影共六根血管造影和主动脉弓造影。如果发现可疑病变，则需要加做三维旋转和多个工作位的造影。一般的操作程序是股动脉或者肱动脉穿刺，猪尾造影管行主动脉弓造影后，换单弯造影管依次行右颈内动脉、右颈外动脉、右椎动脉、左颈内动脉、左颈外动脉和左椎动脉的造影。怀疑颈髓病变的患者还要做锁骨下动脉和甲状颈干等分支的造影。颈总动脉的直接穿刺也是脑血管造影可选的途径，但是由于该处穿刺压迫困难，一旦出现血肿，有直接压迫气管影响呼吸的风险，故要作为最后的选项。图2-24为正常主动脉弓造影，主动脉弓上血管自左向右依次为头臂干、左颈总动脉和左锁骨下动脉。图2-25为基本正常双侧颈内动脉造影。图2-26也是双侧颈内动脉造影，显示右侧大脑前动脉A1段纤细，未见明确A2段显示，双侧大脑前由左侧大脑前动脉供血。一侧A1段纤细或缺如，双侧大脑前由对侧大脑前动脉供血，这是常见的解剖变异，尤其是在前交通动脉瘤患者中，这类变异的发生率更高。图2-27是基本正常的颈外动脉造影，图2-28是基本正常的左侧椎动脉造影。

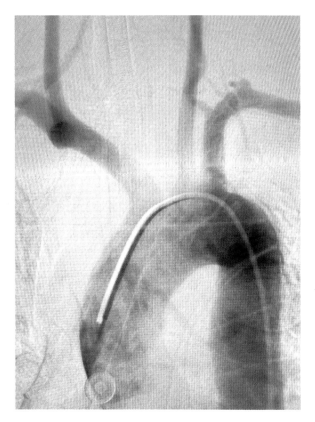

图 2-24　正常主动脉弓造影

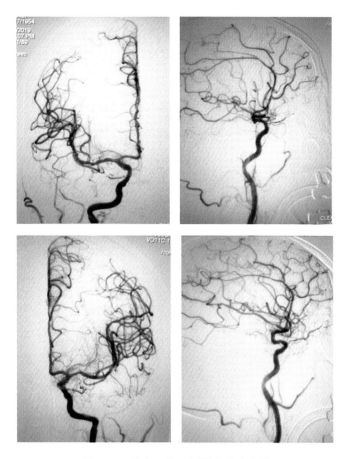

图 2-25　基本正常双侧颈内动脉造影

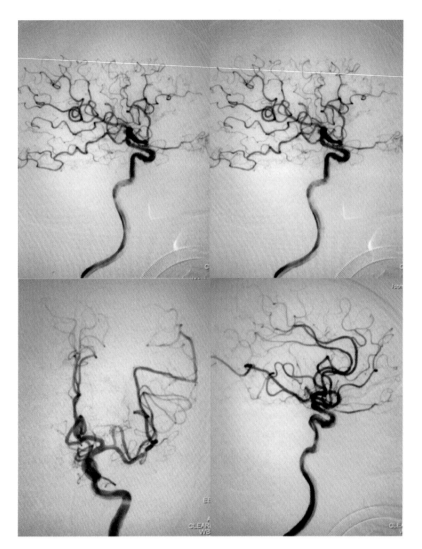

图 2-26　双侧颈内动脉造影

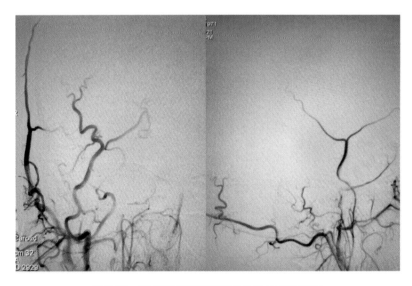

图 2-27　基本正常的双侧颈外动脉造影（正位）

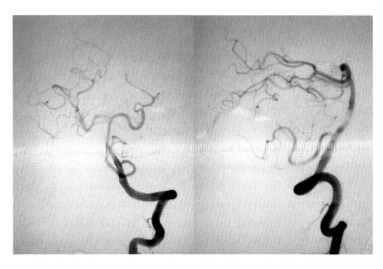

图 2-28　基本正常的左侧椎动脉造影

三、动脉瘤造影注意事项

所有出血性脑血管病中发病率最高的是高血压脑出血,典型高血压脑出血由于特有的出血部位和出血形态,通过 CT 或者 MRI 的血管成像排除其他病变即可。发病率居第二位的是颅内动脉瘤,所谓颅内动脉瘤是指颅内动脉管壁上的异常膨出,是蛛网膜下腔出血的最常见病因,临床习惯根据其发生部位进行命名。除最常见的囊性动脉瘤以外还包括夹层动脉瘤等。

对动脉瘤的造影除了看清病变进行诊断外,对于已经发生蛛网膜下腔出血的动脉瘤还需要了解动脉瘤与出血的关系,尤其是多发动脉瘤,应该具体反映出每个动脉瘤的位置、形态、大小、朝向等信息,以判断哪个有可能是责任动脉瘤。对于未破裂动脉瘤也需要了解这些信息,以便推断破裂风险,评估是否需要干预。

治疗前的造影除常规标准正侧位外还要选择一定的工作角度进行造影,工作角度要求展开动脉瘤颈和舒展开可能需要置放支架的附近血管,并测量采集动脉瘤直径、动脉瘤颈宽度以及动脉瘤附近载瘤血管的直径等数据,以便为后期的治疗做准备。有时无法通过一个角度满足所有需求,如果有双 C 臂的设备,可以同时选取两个角度,也可以采取多角度多次造影的方式获得。动脉瘤治疗后除正常造影观察是否还有对比剂进入动脉瘤内,还要切换到蒙片观察弹簧圈是否均匀致密,支架是否展开贴壁等情况。

（一）颈内动脉后交通段动脉瘤

颈内动脉后交通段动脉瘤是发生率最高的颅内动脉瘤,简称后交通动脉瘤,是指发生在颈内动脉后交通开口段的动脉瘤,也有部分完全起自后交通动脉。后交通动脉瘤造影时要注意后循环的供血,是否存在胚胎型大脑后动脉发育变异。胚胎型大脑后动脉是指在胚胎发育过程中大脑后动脉发生变异,后交通动脉开放,后交通动脉比大脑后动脉的管径粗,所以这一侧的大脑后动脉主要由颈内动脉系统供血。部分典型的胚胎型大脑后动脉,P1 段极度纤细甚至缺如,后循环造影时大脑后动脉不显示或者显示浅淡,这个时候要做压颈试验:后循环造影时压迫同侧颈总动脉,此时如果大脑后供血仍不足,提示后续治疗时需要保护后交通动脉,再进行的工作位造影一定要显示清楚动脉瘤附近的颈内动脉和后交通动脉。如果造影和治疗同期进行,建议先行压颈试验,再做责任血管造影和旋转三维造影,以免压颈后患者头位变化而使之前做的三维造影和患者实际位置之间出现漂移。

图 2-29 是典型的后交通动脉瘤,选取的工作角度不仅能展开动脉瘤长颈,还能清晰地分辨动脉瘤、颈内动脉和后交通动脉之间的解剖关系。术后工作位造影可见动脉瘤内无对比剂进入,颈内动脉及后交通动脉通常保持完好,蒙片下可见弹簧圈均匀致密。图 2-30 是有子囊的后交通动脉瘤,造影时选择了两

个工作角度,A 角度展示动脉瘤主囊和子囊的瘤颈、两个囊的长颈,展开支架远端部分血管,B 角度主要用于展开支架近端部分血管。载瘤动脉展开清晰有利于观察支架打开和贴壁情况。对于一个角度不能将主囊和子囊瘤颈同时显示的动脉瘤,往往需要选择多个角度造影。图 2-31 是破裂后交通动脉瘤,造影提示后交通动脉粗大,动脉瘤完全起自后交通动脉,后循环造影见双侧大脑后不显影,压颈后右侧大脑后虽显影但缓慢浅淡,大脑后动脉 P1 段极度纤细,提示一旦后交通动脉闭塞,单纯依靠大脑后动脉 P1 段来供血极度不足,故后续手术一定要保全后交通动脉。造影要提供颈内动脉、后交通动脉和动脉瘤均展开的角度,以便后续术者制订手术方案。图 2-32 是另一例胚胎型大脑后动脉的后交通动脉瘤,造影提示左侧后交通动脉粗大,后循环造影见左侧大脑后不显影,压颈后仍不显影,动脉瘤完全起自后交通动脉,且有一个突出的子囊,选取两个角度造影并进行治疗,一个显示动脉瘤颈、动脉瘤展开形状和支架尾端位置,一个显示子囊和放入后交通动脉的支架头端打开位置。

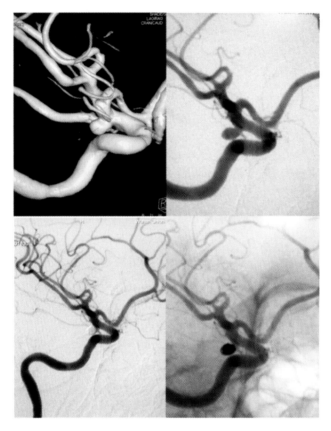

图 2-29   后交通动脉瘤

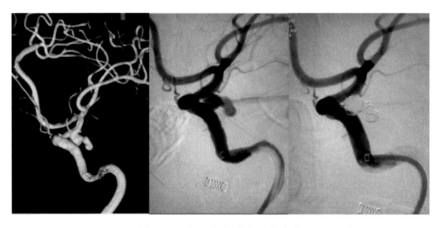

图 2-30   有子囊的后交通动脉瘤

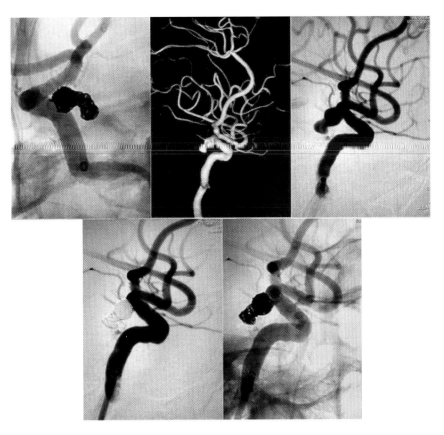

续图 2-30

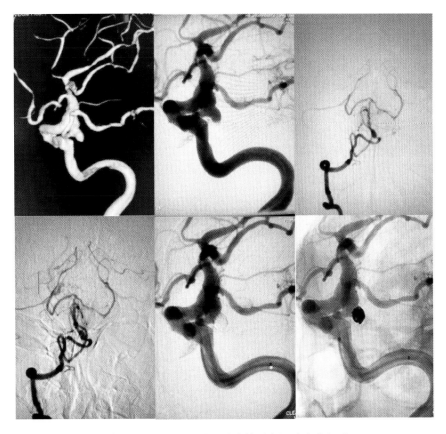

图 2-31 胚胎型大脑后动脉的后交通动脉瘤(一)

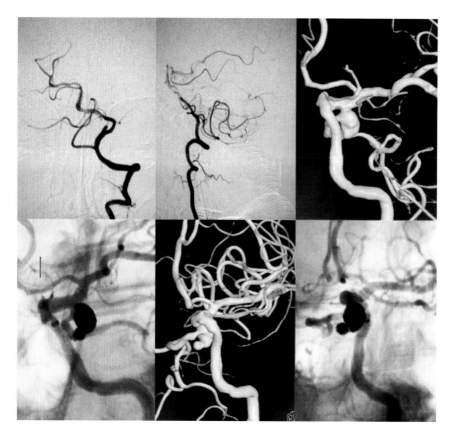

图 2-32　胚胎型大脑后动脉的后交通动脉瘤(二)

（二）前交通动脉瘤

前交通动脉瘤是指发生在大脑前动脉和前交通动脉交汇处的动脉瘤,也有部分前交通动脉瘤完全发自前交通动脉。

一侧大脑前动脉 A1 段纤细或缺如,双侧大脑前靠另外一侧大脑前动脉供血是常见的发育变异,由于血流动力学的改变,在前交通动脉瘤患者中,这类变异更加常见,造影时要予以关注。如果发现一侧大脑前动脉完全没有显影或者显影浅淡迟缓,要做压颈试验,即压迫对侧颈总动脉同时造影,观察大脑前动脉显影情况,如果显影仍不满意,后续治疗时要注意保护前交通动脉。如果造影和治疗同期进行,建议先行压颈试验,再做责任血管造影和旋转三维造影,以免压颈后患者头位变化而使之前做的三维造影和患者实际位置之间出现漂移。

图 2-33 是一例左侧前交通动脉瘤患者,右侧颈内动脉造影示大脑前未显影,压颈后大脑前动脉出现,但 A1 段极度纤细,A2 段显影浅淡滞后,左侧颈内动脉造影见大脑前动脉 A2 段供应双侧动脉,大脑前动脉和前交通动脉汇合处可见囊性突出的动脉瘤,提示手术方案的设定一定要确保前交通动脉通畅,造影要显示清楚动脉瘤、同侧大脑前动脉和前交通动脉之间的关系。图 2-34 是另一例前交通动脉瘤患者,动脉瘤颈位于前交通动脉,前交通动脉又比较短,这种动脉瘤在造影时要求找好角度显示清楚其与大脑前动脉双侧 A1、A2 段以及前交通动脉之间的解剖关系,为了能显示清楚对侧血管,可以考虑增加高压注射器的剂量压力或者做对侧颈内动脉的压颈试验。类似前交通动脉比较短的动脉瘤,根据具体形态,如果选择支架放同侧,要尽量选出这种血管都显示清楚的角度作为工作角度,以免术中弹簧圈通过短的前交通动脉逃逸到对侧的大脑前动脉。

（三）大脑中动脉分叉处动脉瘤

大脑中动脉分叉处动脉瘤是一类位置相对表浅,开颅夹闭易于暴露、易于控制血流的动脉瘤,虽然现在随着材料学的进步,绝大多数大脑中动脉分叉处动脉瘤可以通过介入的方式得到满意的治疗效果,但

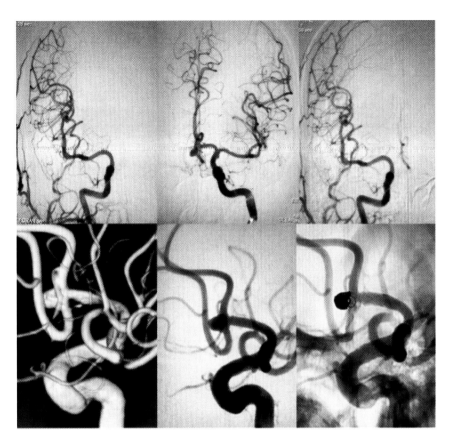

图 2-33　一例患者左侧前交通动脉瘤

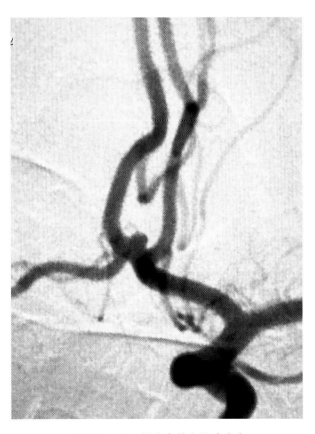

图 2-34　另一例患者前交通动脉瘤

对于这一类动脉瘤,由于周边血管较多,互相遮挡,往往难以找到合适的工作角度,如果考虑后续行介入治疗,在术前造影时一定要找到 C 臂能够达到的合适角度,如果确实难以找到,则建议改行开颅夹闭术。图 2-35 显示一例大脑中动脉分叉处动脉瘤,虽然动脉瘤颈大部分与上干关系密切,一般单支架放上干即可解决,但由于干扰血管较多,且该角度骨质重叠也影响观察,难以辨析下干开口保全情况,最后只有穿上干支架网眼在下干再放一枚支架以确保下干开口不受影响。

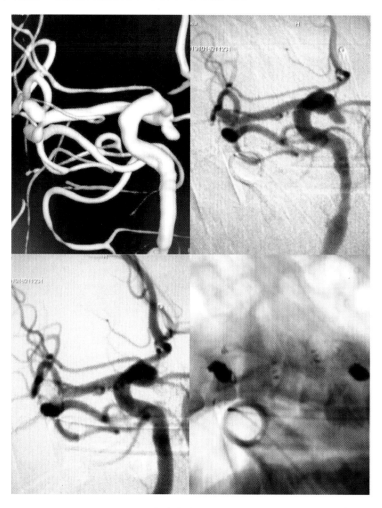

图 2-35　大脑中动脉分叉处动脉瘤

（四）椎动脉瘤

椎动脉瘤以夹层多见,对这类患者行造影时我们要注意:一是一定要做双侧的椎动脉造影,双侧的椎动脉往往粗细不均匀;二是要分辨清晰动脉瘤与椎动脉最主要穿支小脑后下动脉的关系。

图 2-36 是一例未破裂的椎动脉夹层动脉瘤,通过造影可清晰看到双侧椎动脉均较发达,动脉瘤偏心型位于椎动脉的侧壁,小脑后下动脉与动脉瘤没有关系。根据以上信息,后续我们选择了支架辅助填塞的治疗方法。造影工作角度的选择除了展开动脉瘤颈和载瘤动脉外,还要尽量显示清楚对侧椎动脉的汇入点,以避免支架远端置入基底动脉。图 2-37 是一例破裂的椎动脉夹层动脉瘤,双侧椎动脉粗细其实基本一致,但右侧由于夹层导致动脉瘤近心端狭窄,上行血流明显减少,发达的小脑后下动脉位于动脉瘤的远心端,造影看清这种解剖结构后,我们选择了从对侧椎动脉逆行到同侧放置支架,同侧闭塞夹层部分的手术方案。图 2-38 是一例破裂的椎动脉夹层动脉瘤,病变位于劣势侧,小脑后下动脉位于动脉瘤近心端较远的位置,造影清楚地显示了这种解剖结构,我们后续选择了连同载瘤动脉的动脉瘤直接闭塞的手术方案。

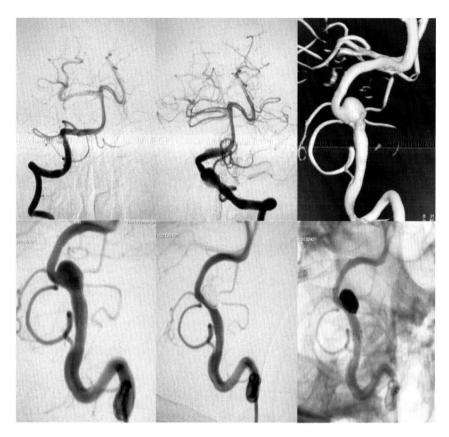

图 2-36 未破裂的椎动脉夹层动脉瘤

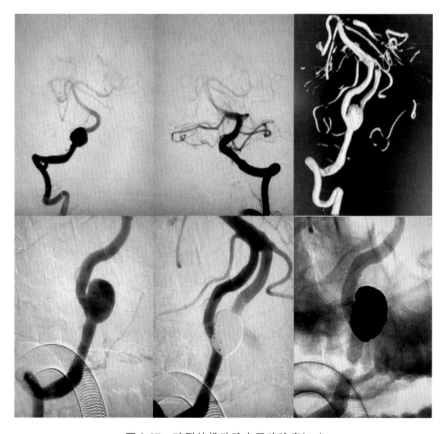

图 2-37 破裂的椎动脉夹层动脉瘤（一）

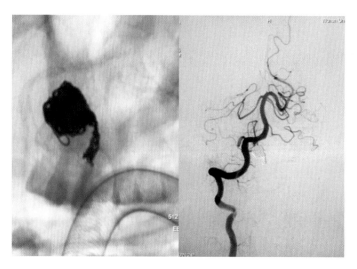

图 2-38 破裂的椎动脉夹层动脉瘤(二)

（五）基底动脉分叉处的动脉瘤

类似于后交通动脉瘤和前交通动脉瘤,双侧大脑后动脉有可能可作为后交通动脉的代偿,但与前两类动脉瘤不同,除非非常困难,我们一般不考虑牺牲大脑后动脉 P1 段,其原因如下:一是一般保全双侧 P1 段并不困难,二是与前、后交通动脉属于沟通血管不同,除非发生变异,否则 P1 段依旧属于正常的主要供血动脉,选择闭塞 P1 段有可能导致后交通动脉血流过多致远期的血流相关性动脉瘤形成。故常规基底动脉分叉处动脉瘤我们无须做压颈试验,但保全 P1 段确实困难的情况下,闭塞 P1 段也是一个退而求其次的考虑选项。图 2-39 是一个基底动脉分叉处的动脉瘤,术前造影时虽未做压颈试验,但可看到发达的双侧后交通动脉,基于上述理由,我们仍以"Y"形支架的方式保全双侧大脑后动脉。

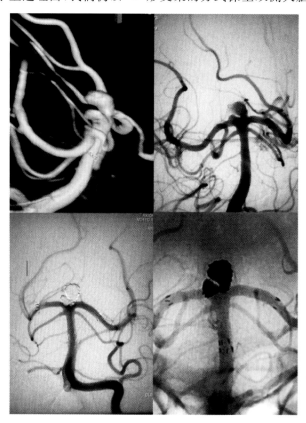

图 2-39 基底动脉分叉处的动脉瘤

（六）颈动脉颅外段夹层动脉瘤

颈动脉颅外段夹层动脉瘤大部分可以通过颈动脉支架的方式治疗，效果好、费用低，但部分病例由于通路问题或者动脉瘤附近血管迂曲而需要使用颅内支架，这就要求在做造影时就要清楚了解颈动脉颅外段夹层动脉瘤患者夹层远端到夹层全程再到颈总动脉的通路是否通畅，有无过于扭转的血管，以确定能否放置颈动脉支架，还是需要使用颅内支架。并测量获取载瘤动脉直径、动脉瘤颈长度等信息，以便为后续治疗做准备。

图 2-40 是一例颈内动脉颅内颅外段均有动脉瘤的患者，其颅外段有一个典型的夹层动脉瘤，由于该夹层处血管及近端血管均较扭曲，故只有放置颅内支架加圈。图 2-41 为巨大颈动脉夹层，虽然看起来瘤颈上下血管相对比较平直，但造影显示从颈内起始部到动脉瘤近端血管迂曲且纤细，因此后续治疗放弃了颈动脉支架置入方案，改行颅内支架置入术。

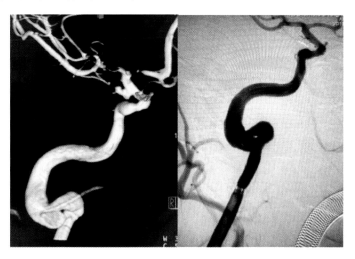

图 2-40　颈内动脉颅内颅外段多发动脉瘤

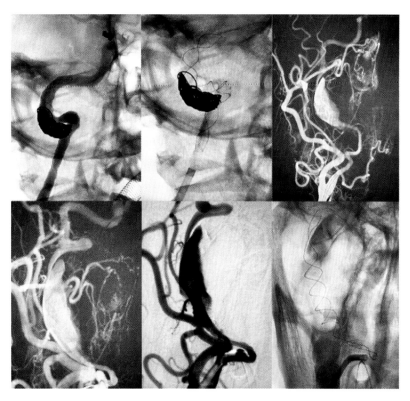

图 2-41　巨大颈动脉夹层

（七）拟行血管导向装置置入的动脉瘤

在造影时发现的大型或者巨大型动脉瘤或者串联动脉瘤，如果准备后期治疗时置入血流导向装置，那么造影的重点将不再是动脉瘤形态、动脉瘤和载瘤动脉关系等，而变成关注载瘤动脉的形态、直径、是否过于扭曲等，以便于根据造影结果设计支架前端锚定尾端释放的位置，选择支架的尺寸和长度。图2-42是一例患者的颈内动脉大动脉瘤，对于该动脉瘤，不仅要测量拟放置支架段血管的长度，还要测量该段血管每一段的直径，动脉瘤颈的宽度，不仅要进行三维测量，还要选择工作位造影，用造影管校对标尺后，再重新测量一遍，目的就是选取最合适的支架型号，使支架充分贴壁，以最大限度地提高治疗效果，降低治疗风险。同时注意观察动态图像动脉瘤内是否有"喷射征"，为手术方案的设计做准备。对于有"喷射征"的动脉瘤，要考虑填塞弹簧圈或者使用多重支架。

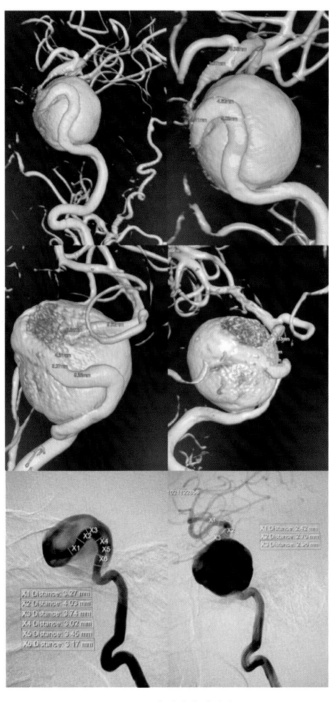

图 2-42　颈内动脉大动脉瘤

四、其他脑血管病变造影注意事项

（一）动静脉畸形

动静脉畸形是一种脑血管的先天性发育畸形。动静脉畸形造影时要注意多角度展现畸形血管团的供血动脉和回流静脉，对于一些结构不够明确、细碎型的动静脉畸形，还需要微导管超选可疑供血动脉进行微量造影明确。图 2-43 是一例左侧小脑上动脉供血的动静脉畸形，超选微量造影后，病变结构更加清晰。对于结构复杂的动静脉畸形，单纯依靠术前的造影术者往往难以充分理解病变的构造，往往需要边治疗边造影，逐渐明晰病变结构。

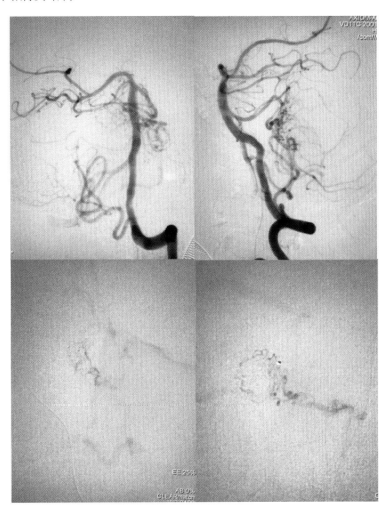

图 2-43 左侧小脑上动脉供血的动静脉畸形

（二）动静脉瘘

动脉和静脉之间存在异常通道，称为动静脉瘘。多为硬脑膜动静脉瘘，对这类患者造影时要注意尽量展现供血动脉、瘘口静脉湖和回流静脉，对于治疗有重要意义的脑膜中动脉和岩下窦等重要结构也要展示清晰，以方便术者规划手术方案。图 2-44 为一例海绵窦区的硬脑膜动静脉瘘，造影显示双侧颈内、颈外动脉均有供血，左侧岩下窦显影不清，右侧岩下窦有显影。有了这些信息，可以方便术者制订右侧静脉入路海绵窦弹簧圈加注胶治疗的方案。

（三）颅内外血管狭窄

血管狭窄患者造影时要注意测量狭窄部分和正常血管的管径，以评估狭窄程度，方便术者评估手术适应证和选择手术材料（图 2-45）。

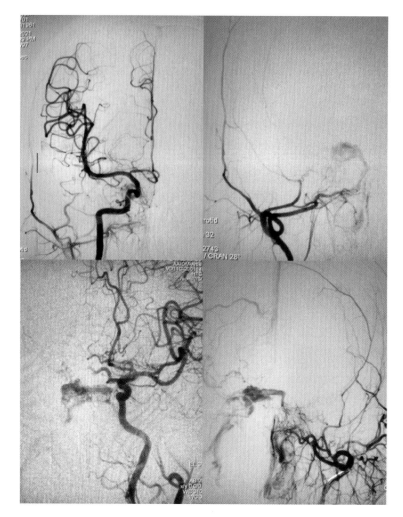

图 2-44　海绵窦区的硬脑膜动静脉瘘

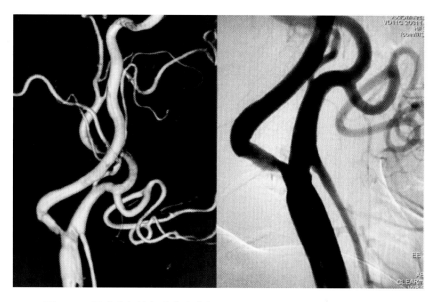

图 2-45　颈动脉起始部狭窄患者根据三维旋转的结果选取的造影角度

（冯　军）

第四节　其他检查

除了 CT 检查、MR 检查和 DSA 检查外,还有其他一些检查方法,包括经颅多普勒超声(TCD)、超声成像技术和单光子发射计算机断层成像(SPECT)等。

一、经颅多普勒超声(TCD)

经颅多普勒超声(TCD)是一种中枢神经声学技术。常规 TCD 检查是将一个低频的脉冲波传感器(探头)放置在声学窗口上。TCD 利用多普勒效应检测血流动力学改变,通过速度的变化提供有关血管狭窄的部位、程度、范围以及侧支循环状态的信息。虽然不能获得直接的解剖学信息,但 TCD 的一些特点,如相对简单的操作,显著的低成本,完全无侵入性和较高的时间分辨率,使其在评估各种脑血管病方面的应用越来越广泛。TCD 在诊断和监测蛛网膜下腔出血相关血管痉挛、镰状细胞血管病,颅内动脉狭窄、闭塞和再通等方面都有很好的作用。TCD 也是一种不断发展的具有治疗潜力的方法。TCD 技术可以无创检测颅底大血管血流动力学状态,为深入认识颅内血流的生理和病理生理学变化提供了可能。TCD 对脑动脉检测的准确性主要通过以下方面判断:取样深度、峰值流速、平均血流速度、舒张末期血流速度、血流方向、搏动指数(PI)和阻力指数(RI)、颈动脉压迫试验、血流频谱形态等。

(一)颈部动脉 TCD 检查操作方法

1. 探头准备　笔式连续波或者脉冲波探头,4 MHz 或者 5 MHz。

2. 放置超声耦合剂　患者平卧,在检查部位或者探头放置足量超声耦合剂,将探头轻放在皮肤上,保持探头检查面与皮肤紧密接触,但是不要大力加压,以免压迫血管而造成检查失误。

3. 检查血管　尽量要求同时检查颈部和颅内大动脉,以便全面评估患者血管状态。检查颈部时应该包括下述血管。

(1)颈总动脉:在胸锁乳突肌内侧,探头与血管走向约成 45°角。检查血管时逐渐移动探头,分别检查血管的近端和远端。

(2)颈内动脉:在下颌骨下方,检查探头向上。沿颈总动脉信号向上移行探头,在颈总动脉分叉处,即可找到颈内动脉。颈内动脉血流频谱特点是收缩期和舒张期高速血流,搏动指数较颈总动脉小,血流方向离开探头。

(3)颈外动脉:在下颌骨下方,检查探头向上,在颈内动脉内侧。

(4)锁骨下动脉:探头置于锁骨上窝胸锁乳突肌锁骨头的外侧,血流频谱呈收缩期高速血流,速度非常低的舒张期血流。

(5)椎动脉颅外段:必要时可以检查椎动脉颅外段。探头置于锁骨上窝胸锁乳突肌锁骨头的外侧,锁骨下动脉近端靠上。搏动指数较小的血流频谱,血流方向可以向着探头或者离开探头。沿着胸锁乳突肌外侧向上直至乳突可以检查椎动脉的颅外段全长。

(二)颅内动脉 TCD 检查操作方法

1. 探头　常规使用 2 MHz 脉冲探头。骨窗不好的受检者使用更低频的探头可能会获得更好的信号。

2. 观察窗

(1)颞窗:位于耳前额骨上方。从眼眶外侧至耳前可以分为前窗、中窗和后窗。探头置于颞骨上,可以检查到大脑中动脉、大脑前动脉、大脑后动脉、颈内动脉末端。

(2)枕窗:位于枕骨隆突与第二颈椎棘突之间凹陷处。探头向着眉间方向,可以检测到左、右椎动脉,基底动脉,小脑后下动脉等血管。

(3)眼窗:位于眼球之上,受检者闭目,探头轻置于上眼睑之上。可以检测到眼动脉、虹吸部的鞍旁段、膝部和鞍上段。也可以将探头置于眼球外侧,探头方向向着对侧耳廓,可以检测到对侧的大脑前动脉、大脑中动脉。没有颞窗的患者可以借助该检查部位探测大脑中动脉和大脑前动脉。但是由于角度和深度的限制,检查的可靠性较颞窗差。

（4）下颌下窗:位于下颌角下方,探头朝向下颌角,可探测颈动脉颅外段。

（三）TCD检测脑动脉的准确性

TCD检测脑动脉的准确性主要通过以下几方面判断。

1. 取样深度　颅内动脉的解剖结构决定了血管的不同检测深度。

2. 血流速度　通常血流速度的计量单位是 cm/s,包括峰值流速（peak velocity,Vp）、平均血流速度（mean velocity,Vm）、舒张末期血流速度（end of diastolic velocity,EDV）。

3. 血流方向　通常根据红细胞运动方向与探头之间的关系确定。朝向探头为正向,血流频谱位于基线上方。血流背离探头为负向,频谱位于基线下方。当多普勒取样容积位于血管的分支处或血管走向弯曲时,可以检测到双向血流频谱。

4. 搏动指数（PI）和阻力指数（RI）　PI 和 RI 是评价颅内动脉弹性和血管阻力以及脑血流灌注状态高低的指标。常规 TCD 检测结果分析,以 PI 更为准确,正常颅内动脉的 PI 值为 0.65～1.10。

5. 颈动脉压迫试验　实施该试验时,注意压迫颈动脉的位置,应在锁骨上窝水平、颈总动脉的近段,不要在甲状软骨水平,避免压迫颈动脉球部而引起不良反应。通过颈动脉压迫试验可以鉴别所检查的动脉和颅内动脉侧支循环的功能状态。

6. 血流频谱形态　正常 TCD 检测的血流频谱成三峰形态,心脏收缩期脑血流达到的最高峰为 S1 峰,随后出现稍低的收缩期波峰为 S2 峰,心脏舒张末期脑血流维持的最低水平流速为 D 峰。血流频谱形态的改变,是判断分析颅内动脉弹性、血管搏动性的重要特性,也是判断颈动脉病变导致颅内动脉脑血流灌注异常的特征变化的重要条件之一。

（四）TCD的检测技术

1. 大脑中动脉（MCA）　经颞窗检测,取样容积深度为 30～60 mm,主干位于 40～60 mm 深度,血流为朝向探头,正向频谱。压迫同侧颈总动脉（CCA）,血流速度无明显变化。

2. 颈内动脉终末段（ICA C1 段）　沿 MCA 主干随检测深度增加,在 60～70 mm 范围,可以获得双向的血流频谱,即在 ICA C1 段分叉处,正向血流信号为 MCA,负向血流信号为大脑前动脉（ACA）,在此基础上,水平调整探测角度,使 ACA 血流信号消失,并适当调整深度,可获得单纯的正向 ICA C1 段血流频谱,压迫同侧的 CCA 时,血流信号消失并出现短暂尖小的负向血流信号。

3. 大脑前动脉（ACA）　在 ICA C1 段水平获得双向血流信号后,适当增加检测深度（深度为 60～75 mm）,并将探头向前上方倾斜,声束朝向额前部,使负向血流信号更加清晰,可获得最高的 ACA C1 流速。当进一步增加取样容积深度（为 70～85 mm）,可以检测到对侧 ACA C1 段正向血流频谱。当前交通动脉发育正常时,同侧 CCA 压迫试验,ACA 血流频谱从负向逆转为正向,对侧 ACA 血流速度明显增大。当颞窗透声不良时,可经眼窗检测,探头置于眼眶外侧缘,声束向内上方倾斜,与正中矢状面的夹角为 15°～30°,深度为 60～70 mm,通过夹角及检测深度的适当调整,可检测到对侧的 ICA C1 段分叉特征及 MCA 起始段血流信号。眼窗探测到的 ACA 为正向血流频谱,MCA 为负向血流频谱。

4. 大脑后动脉（PCA）　经颞窗,检测深度为 55～70 mm,以 MCA/ACA 为参考血流信号,将探头向后枕部、下颌方向调整,当 MCA/ACA 血流信号消失,随后出现的相对低流速,声频低于同侧半球其他脑动脉的正向血流频谱,即为 PCA 的交通前段（P1 段）。探头方向进一步向后外侧调整,可检测到负向的血流频谱,即为 PCA 的交通后段（P2 段）。当 PCA 血流来自基底动脉（BA）,后交通动脉（PComA）发育正常时,压迫同侧 CCA 可使 P1 段血流速度增快。若 PCA 血流来自 ICA,无 P1 段血流信号,仅获得负向的 P2 段血流频谱,压迫同侧 CCA 时,P2 段血流减少。

5. 眼动脉（OA）　经眼窗,声束基本与眼睛的轴线垂直或稍向内倾斜 10°～15°,检测深度为 40～50 mm,血流频谱为正向。

6. 颈内动脉虹吸部（CS）　ICA 经颈动脉管进入颅内后在海绵窦内向前上行,经前床突最后到达颅内终末段。通常根据 ICA 在颅内的走向,TCD 可以检测到正向的海绵窦段(C4 段),膝部为双向血流频谱,床突上段为负向血流频谱。正常虹吸部由 C4、C3、C2 段组成。检测 CS 各段,首先应获得 OA 的血流信号,通过增加取样容积的深度,在 55～75 mm 范围内,声束向内下或内上,分别获得 C4 段和 C2 段血流频谱。同侧 CCA 压迫试验时,同侧 CS 信号消失,对侧 CS 血流信号代偿性增多。

7. 椎动脉、小脑后下动脉、基底动脉　通常以坐位检测,探头放置在枕骨大孔中央或枕骨大孔旁,选择深度范围为 55～80 mm,通过调整检测角度,分别获得左、右侧呈负向血流频谱的椎动脉血流信号及正向血流频谱的小脑后下动脉血流信号。检查者应以不间断的椎动脉血流信号为基准,逐步增加检测深度。在 80～120 mm 范围可以获得负向,相对于椎动脉升高的基底动脉血流信号。

(五)TCD 的临床应用

TCD 主要有以下几个方面的临床应用。

(1) 对颅内外闭塞性血管疾病进行诊断,了解脑血流动力学变化。

(2) 测量血流速度,间接测出血管狭窄、痉挛的程度。

(3) 颈动脉压迫试验,测定 Willis 环的循环功能。

(4) 进行动静脉畸形(AVM)供血动脉的探测和识别。

(5) 脑血管病的间断检测和定期随访。

(六)TCD 的优点

(1) TCD 是一种完全无创的超声技术,用于实时检测大脑基底动脉的血流速度。TCD 的便携性、无创性和低成本使其成为诊断和监测脑血管病变的首选工具。TCD 具有良好的时间分辨率,是功能和动力学研究的有力工具。

(2) TCD 的操作和掌握相对比较容易,可以由医生在床边完成。实际上,TCD 越来越被认为是临床检查的延伸,类似于听诊器。这一特点在危重患者的管理中尤其重要,因为危重患者病情危重,不能被运送到病房外进行放射学检查。

(3) 当 TCD 与 CTA 或 MRA 结合使用时,它提供了结构上的血流动力学信息。在这方面,它为长时间的监测提供了可靠的信息,并有助于临床医生了解这些脑血管病变的时间演变。

(七)TCD 的缺点

(1) 不能提供有关脑血管系统的直接解剖学信息。我们记录的是每个血管的深度、血流方向、收缩期峰值、舒张末期血流速度和平均流速。这些记录是通过频谱波形显示获得的,通过快速傅里叶变换或其他类型的数学变换的信号表示流量。正常的 TCD 声像图为低阻力波形,收缩期急剧上移,随后逐渐减速。

(2) TCD 信号是通过骨窗获得的。对于前循环,通过颞骨进行 TCD 检查,不一定所有的信号都可以穿透。虽然超声对比剂的使用可能对这些患者有帮助,但它们在重复检查中使用是不合乎实际的。

(3) TCD 高度依赖于操作者。这种几乎是盲的、徒手的非成像技术的应用需要较多的经验和三维脑血管解剖知识。幸运的是,在经颅彩色双功能超声(TCCS)和功率运动模式多普勒超声(PMD)等较新的神经声学技术出现后,关于操作者依赖的问题已经减少(图 2-46)。

(4) TCD 信号有变异性。这种变异性是由颅内远端和颅外近端动脉的状态以及心脏等的生理和异常引起的。

(八)TCD 在脑血管病中的应用

经颅彩色双功能超声(TCCS)提供轴位和冠状位的彩色图像。与 TCD 相比,这种解剖学指导使得 Willis 环动脉的识别以及通过这些动脉的脉冲多普勒样本量的导航更加直观。因此,TCCS 被认为在性能和解释方面更容易掌握。

TCCS 虽然不能作为一线影像学手段,但可用于诊断和确定颅内占位性病变(包括脑出血)的大小,并监测这些病变引起的中线偏移。脑室系统及其异常如脑积水也可以被合理、可靠地描绘出来。除了记

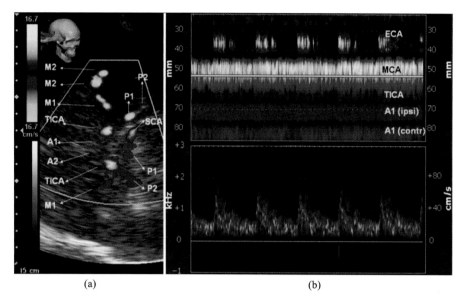

图 2-46　正常血管

(a)TCCS;(b)PMD。SCA,小脑上动脉;BA,基底动脉;ECA,颈外动脉;MCA,大脑中动脉;TICA,颈内动脉终末段

录脑动脉瘤和动静脉畸形的血流动力学外,还可以通过这种方法直接成像。TCCS的另一个优点是有多普勒角度校正,它提供了更精确的流速测量。需要注意的是,TCCS检查的解释主要是基于多普勒频谱分析,就像TCD一样。与颈动脉造影相比,TCCS无法成像血管壁。此外,市面上出售的TCCS设备不具备监测功能,这就排除了其在血流动力学和功能研究中的实际应用。TCD的另一个改进是功率运动模式多普勒超声(PMD),在这种技术中,数字多普勒信号的功率和方向在多个样品门(通常相距2 mm)中采集,同时从用户选择的深度采集单门频谱图,它有助于骨窗的定位,并对超声波束进行对齐,以同时看到多条血管的血流,因此导航和定位变得更加容易(图2-46)。

TCD被认为是检测大脑基底动脉狭窄、闭塞和血管痉挛的有效方法。尽管与其他成像(CTA和MRA)相比,TCD在这些适应证中的敏感性和特异性均较低,但其能够捕捉到大多数适合介入治疗(如支架置入、局部溶栓)的病变。TCD不仅是一种有价值的检测工具,也是监测这些干预措施效果的工具。TCD也被成功地用于评估颈动脉狭窄闭塞病变的颅内血流动力学后果。同时,通过TCD谱图变化可以可靠地估计颅内压(ICP)。TCD的另一个标准适应证是通过显示脑循环停止来确认脑死亡。

1. 颅内动脉狭窄　颅内动脉狭窄引起的主要改变是在狭窄点内或狭窄点后收缩期峰值血流速度(PSV)和平均血流速度(Vmean)显著增加。颅内动脉与周围动脉一样,局灶性血流速度增高也可确定为狭窄。狭窄时血流速度/狭窄前血流速度的值大于3者表明MCA和VA/BA狭窄已达70%。

2. 脑血管痉挛　TCD也是诊断和监测动脉瘤性蛛网膜下腔出血(SAH)后脑血管痉挛的有效手段。蛛网膜下腔出血相关血管痉挛引起的异常TCD信号特征与血管狭窄相似。值得注意的是,在患者出现缺血性神经功能缺损或脑梗死之前,床边TCD可以检测到血管痉挛。由于血管痉挛的部位和严重程度可以通过患者的临床状况和头颅CT上蛛网膜下腔出血的量和部位来预测,因此对这些高危患者至少应进行每日TCD监测。

3. 颈内动脉狭窄闭塞性病变　颈内动脉狭窄的主要声像图特征是局部血流速度升高。PSV高于125 cm/s表明存在狭窄,可能具有血流动力学意义,而PSV和舒张末期血流速度(EDV)分别高于230 cm/s和100 cm/s,则表明具有严重的颈内动脉狭窄,相当于管腔直径狭窄超过70%。这通常与颈总动脉的高阻力血流结构和低灌注模式有关,表明颈动脉虹吸和MCA的代偿性脑血管扩张。TCD也是记录锁骨下动脉盗血综合征颅内血流动力学的主要工具之一。

4. 急性缺血性卒中　脑血管超声已成功应用于急性卒中患者的血管通畅性检测。在急诊或院外,超声检查可以在几分钟内完成。为了更快速诊断,急性卒中患者的超声检查最好由治疗医生在床边进行,同时进行神经学评估。尽管 TCD 在有经验的超声医生手中可以得出类似的结果,但其他无创成像方式(MRA 或 CTA)是首选。首先将 TCD 与这些检查联系起来,然后将其用于监测是合理的。血流的神经学特征提供了血栓溶解后闭塞、再通和再灌注以及再闭塞的信息。TCD 还是一种独特的实时监测阿替普酶治疗超急性卒中效果的影像学方法。TCD 显示出的血流形态学改变可以可靠地检测再通的起始段、速度、时间和程度。此外,TCD 检查中丰富的微栓塞信号提示应早期应用抗凝或抗血小板药物,血流量模式有助于临床医生调整血压限值。

5. 颅内压升高和脑循环停止 TCD 可间接估计颅内压(ICP)和脑灌注压(CPP)。颅内压增高的早期声像图改变为 EDV 降低、PI 增大。随着 ICP 的进一步增加,EDV 进一步下降,首先达到零,最终达到负值,称为反舒张期(或双相)血流。回流后 PI 呈指数级增大,PSV 随剩余 CPP 开始下降。值得注意的是,PI 的绝对值对于 ICP 的估计并没有多大用处。然而,特定患者的波形变化的时间模式对于预测相应的 ICP 变化是有用的。对于 ICP 升高和(或)中线偏移的患者,TCD 可提供直接的结构信息,如颅内第三脑室的位置和视神经鞘的扩大。颅内压逐渐升高至极端水平可导致大脑微循环血流完全停止,称为脑循环停止。这意味着脑灌注缺乏,如果持续如此,最终将导致脑死亡。除了更便捷以外,TCD 的高敏感性和特异性也使其成为脑死亡的首选确认检查。

6. 脑自动调节与血管舒缩反应 动态和静态的脑自动调节都可以通过神经声学来评估。值得注意的是,TCD 仅测量血流速度,而不是脑血流。自动调节技术通常用于需要重症监护的脑外伤、蛛网膜下腔出血或严重卒中患者,这些患者需要密切监测血压和颅内压。TCD 还可用于评估脑血管舒缩反应性(VMR),提供有关大脑自我调节能力和侧支循环能力的信息。VMR 表明给予各种血管扩张性刺激前后大脑血流速度的变化。广泛使用的刺激是二氧化碳吸入(二氧化碳反应性试验),静脉注射乙酰唑胺和暂停呼吸(屏气试验)。所有的刺激都会引起动脉二氧化碳压力的增加,从而引起明显的脑血管扩张。受试者在试验中处于被动位置是乙酰唑胺试验的优点。二氧化碳吸入需要更复杂的测试设置,如监测末端二氧化碳水平的装置。屏气试验需要受试者的积极配合,受试者应保持较长时间(至少 30 s)屏气。这些 VMR 试验在评估颅内血流动力学状态方面的应用已被广泛研究,并且在大多数研究中被证明是判断未来卒中风险的可靠标志物。

7. 超声溶栓 超声暴露可增强自发性血管内血栓溶解(即超声溶栓)和溶栓剂介导的血管内血栓溶解(即超声增强溶栓)。其机制尚未完全阐明,可能包括通过促进液体在血凝块表面的运动、直接裂解纤维蛋白聚合物以及促进溶栓剂渗透到血栓中等。

血管狭窄大于 50% 才会引起血流速度改变,直接指标就是血流速度的改变,在狭窄部位血流速度明显增加、涡流形成,可以闻及性质不同的杂音;在血管闭塞处,血流信号消失。在血管狭窄大于 80% 时会出现血管狭窄的间接指标变化,如狭窄远端的血流速度下降、邻近的血管血流速度代偿性增快、对侧和后循环参与供血等。此时的 TCD 诊断血管狭窄的特异性相当高。所以 TCD 检查发现血管狭窄的直接指标和间接指标同时出现时,可以很有把握地诊断血管狭窄,但是只有血流速度改变时做诊断还应谨慎。

TCD 的准确率在很大程度上依赖于操作者的理论知识水平、工作经验和技术水准。操作者要具备分析临床疾病特征和血流动力学变化的能力,才能做出正确的综合评价。

二、超声成像技术

颈部高分辨率 B 超能提供颈部血管不同平面的图像,可准确评估颈动脉狭窄程度,识别溃疡和斑块内出血,并测量血管壁上不同结构的直径,具有较高的敏感性和特异性(80%)。同时,超声能显示出病灶不同截面的图像,并允许对血管内病灶进行三维重建。

值得注意的是,采用颈部血管超声和 TCD 相结合,可以早期、准确地检测出颅内外动脉硬化的组织形态学和血流动力学的变化,确定病变的部位,为临床选择实施治疗的方法,提供客观的依据,预防和减少缺血性脑血管病的发生,具有重要的临床意义。

(一)颈部血管超声检查观测内容

(1)血管走行、管腔有无扩张或狭窄。

（2）血管内膜厚度、回声、是否光滑。

（3）管腔内有无异常回声。

（4）血流动力学改变。

（5）疗效评价。

（二）颈动脉超声检查的适应证

（1）颈动脉粥样硬化，包括颈动脉狭窄、闭塞。

（2）椎动脉病变，如椎动脉狭窄、闭塞，锁骨下动脉盗血综合征等。

（3）动脉炎，如多发性大动脉炎、血栓闭塞性脉管炎等。

（4）颈动脉栓塞和血栓等。

（5）颈动脉术后的观察随访，如颈动脉支架置入、颈动脉内膜切除术后的长期临床随访观察等。

（三）颈动脉超声的检查方法

受检者处于仰卧位，颈后置一低枕，头略向后仰，偏向检查对侧。多选用线阵探头，频率为 5～7.5 MHz，但起始部位置较深时，可选用 3.5～5 MHz 凸阵探头，沿血管体表投影位置，依次检查，记录血管走行、管径、内膜厚度、斑块大小位置、回声剂血流情况。多普勒检查时尽量减小声束与血流方向夹角，彩色多普勒血流显像检查时，彩色标尺（scale）、彩色增益（gain）、滤波器（filter）不要过高或过低。取样门占管腔的 1/3～2/3，颈总动脉测量点应在分叉下 1～2 cm 处，颈内动脉应在分叉上 1 cm 处。

（四）颈动脉超声检查的应用

颈部血管超声检查方便快捷、无创伤，可迅速提供颈部血管解剖学信息和血流动力学改变信息，主要应用在以下几个方面。

（1）有效显示颈动脉。

（2）鉴别有无回声斑块和低回声斑块。

（3）了解狭窄引起的血流动力学改变。

（4）确定斑块表面有无溃疡。

（5）确定颈动脉狭窄的程度。

（6）评价疗效。

（五）正常颈动脉超声声像图

1. 二维超声表现　正常颈动脉内径左、右两侧大致相等。颈动脉壁分为三层：内膜层、中膜层、外膜层；内膜层超声显示为中等回声，显示的是血管内膜及其与血管腔间的界面回声；内膜与外膜间的中膜层呈低回声或无回声；外膜层为强回声。内膜薄、平整，与外膜平行。血管内血液呈无回声。颈动脉超声二维图像上测量颈总动脉、颈内动脉及颈外动脉的内径、内-中膜的厚度（IMT）（内膜内表面至中膜外表面的厚度）。正常 IMT≤0.8 mm。IMT>0.8 mm 为异常，当 IMT>1.3 mm 时则认为有硬化斑块形成。有报道称，通常颈总动脉 IMT<1 mm，分叉处 IMT<1.2 mm。观察血管的走行、管腔及管腔内的形态有无异常。

2. 彩色多普勒超声表现　正常颈动脉纵切彩色血流显示管腔血流充盈良好，管腔中央血流流速高，血流信号色彩明亮。靠近管壁血流流速偏低，颜色较中央暗淡。在整个心动周期中，颈动脉中的血流显示为稍有变化、忽明忽暗的彩色血流。颈动脉分叉部血管管径局限性膨大，可以出现轻度湍流。

3. 频谱多普勒超声表现　正常颈动脉血流动力学根据血管供应的组织不同而有所区别。正常颈总动脉频谱多普勒超声表现为收缩期双峰，舒张期持续、正向血流的特征。颈外动脉供应颜面部，分支多，循环阻力大，表现为高阻力型血流。收缩期峰值频移曲线上升速度快，呈尖峰状，加速度时间短，减速舒张期血流阻力大，舒张期正向血流速度低于颈内动脉。颈内动脉供应颅内血流，颅内动脉有丰富的动脉吻合支，血流阻力小，呈低阻力型频谱，表现为收缩期血流之后出现较高流速的舒张期持续、正向血流。

（六）正常椎动脉超声声像图

1．二维超声表现　扫查至颈动脉分叉部时，探头向后外方移动，显示两个横突的低回声后寻找两个横突孔间的椎动脉。椎动脉内膜光滑，动脉壁呈弱、中等回声，腔内呈无回声。椎动脉颅外段分三段，长轴切面可以清晰显示从锁骨下动脉的起始部至第六颈椎的椎动脉近段；椎动脉入横突孔内为椎动脉中段；寰椎段为椎动脉的远段。

2．彩色多普勒超声表现　椎动脉纵切彩色血流显示管腔血流充盈良好，管腔中央血流速度高，色彩明亮。中段椎动脉血流表现为节段性规则的血流信号。

3．频谱多普勒超声表现　大多数情况下，椎动脉是低阻型动脉，多普勒波形表现为收缩期缓慢上升的血流频谱，明显舒张期正向血流和宽频带。94%～96%的患者椎动脉颅外段超声可以清晰显示。

（七）颈动脉狭窄程度的判断标准

颈动脉狭窄程度的超声测量方法有形态学法和血流动力学指标法。形态学指标包括内径狭窄率和面积狭窄率；血流动力学指标法指应用多普勒频谱测量估测狭窄率。

1．内径狭窄率的测定　通常采用血管长轴的二维及彩色多普勒血流图像作为测量切面。

$$内径狭窄率＝[(D1－D2)/D1]×100\%$$

式中，D1为狭窄处原始管腔的内径；D2为狭窄最严重部位的管腔残余内径。

2．面积狭窄率的测定　横切血管显示最狭窄处的血管短轴。

$$面积狭窄率＝[(A1－A2)/A1]×100\%$$

式中，A1为狭窄处原始管腔的横截面积；A2为狭窄最严重部位的管腔残余的横截面积。

3．颈动脉狭窄分度（根据面积法）　轻度狭窄，40%～60%；中度狭窄，61%～80%；重度狭窄，81%～99%；闭塞100%。

观察颈动脉（颈总动脉、颈内动脉、颈外动脉）的走行、内径、内-中膜厚度，有无斑块、狭窄。观察病变局部内-中膜厚度，超过1.3 mm定义为动脉粥样硬化斑块。

（1）斑块发生的部位：颈动脉斑块发生的部位分为颈内动脉（ICA）、颈内动脉-颈动脉窦部（ICA-BIF）、颈动脉窦部（BIF）、颈动脉窦部-颈总动脉（BIF-CCA）、颈总动脉（CCA）及椎动脉（VA）。颈动脉窦部定义为从颈总动脉至颈动脉分叉部8 mm的范围内。

（2）斑块的特征：根据斑块表面的特征分为四种。第一种，内膜粗糙、不光滑，尚未形成斑块；第二种，软斑，斑块呈中低回声，向腔内突出；第三种，硬斑，强回声向腔内突出，可伴声影；第四种，混合斑，低、中、强回声斑块，常伴出血、感染。

（3）斑块的稳定程度：按照稳定程度分为：①稳定性斑块：均匀性斑块和钙化性斑块。②不稳定性斑块：溃疡性斑块、出血性斑块、混合性斑块等。

（4）斑块的形态：根据斑块形态学特征分为三型。Ⅰ型：平滑状或扁平形小斑块；Ⅱ型：大而深或镶嵌内膜的斑块；Ⅲ型：大的凹凸不平、复杂斑块。溃疡性斑块超声表面不光滑，形成"火山口"样充盈缺损，彩色多普勒超声示缺损区血流信号充填，溃疡表面粗糙易形成血栓。不规则形斑块的表面有不同程度破溃、出血、血栓附着，易受血流冲击脱落。扁平形小斑块属于相对稳定性斑块。

（5）颈动脉硬化斑块指数：取颈总动脉距颈动脉窦起始部2 cm以外段、颈总动脉距颈动脉窦起始部2 cm以内段、颈动脉窦起始至动脉分叉、颈内动脉起始至第一个1 cm处这四段，每段斑块指数分4级。0级，无斑块；1级，1个小斑块（＜管径的30%）；2级，1个中等大小斑块（占管径的30%～50%）或多个小斑块；3级，1个大斑块（＞管径的50%）或多个斑块中至少有1个中等大小斑块。因为颈动脉第5～7段有时不易显示，所以把第1～4段的分级数之和作为斑块指数。

（八）椎动脉狭窄的诊断要点

（1）椎动脉狭窄处管径变细，对侧椎动脉内径代偿性增宽。

（2）椎动脉狭窄处彩色血流内径变细。

（3）椎动脉狭窄处收缩期峰值血流速度增快，狭窄远端呈低速血流频谱。

（4）锁骨下动脉盗血综合征(subclavian steal syndrome)是指椎动脉起始部近侧段锁骨下动脉或头臂干狭窄或闭塞后，对侧椎动脉血流经过基底动脉反流至患侧椎动脉重新组成患侧锁骨下动脉远侧段的供血。

（九）颈部动脉超声检查的局限性

（1）对于高度狭窄的颈动脉，超声检查常不能区分慢血流和阻塞，可能夸大狭窄程度，呈假阳性；颈总动脉、锁骨下动脉、椎动脉起始段有时显示有限。

（2）对于某些颈动脉分叉位置较高的患者，颅骨的遮盖会给超声探查带来困难。

（3）彩色多普勒超声检查颈动脉血流时会出现一些伪像，如彩色混叠、彩色外溢、镜像伪像等。

（4）彩色多普勒超声检查受探测深度的影响：由于血管位置深，组织衰减明显，彩色血流信号充盈减少或不显示。

（5）常规的超声检查尚不能提供三维图像，不能多角度观察病变区狭窄的情况。

（6）超声图像的显示和判断与操作者技巧有关。超声的图像与 CT 血管造影(CTA)和磁共振血管造影(MRA)比较，空间分辨率和对比分辨率仍然有限。因此，必须有机地结合 DSA、MRA 及 CTA 检查，全方位地了解狭窄的颈动脉，制订合理的治疗方案。

三、单光子发射计算机断层成像(SPECT)

单光子发射计算机断层成像(SPECT)是利用发射 γ 光子的核素成像的放射性核素体层显像技术。

SPECT 是将常用的 ^{99m}Tc 标记的放射性药物注入血液循环，该放射性药物可通过正常的血脑屏障快速进入脑组织，在脑内的分布与局部脑血流量成正比，并在血流丰富的脑组织中发射单光子，然后利用断层扫描和影像重建，构成矢状、冠状任意方位的断面，或二维立体像。

只要脑血流发生改变，SPECT 脑血流体层显像就有相应的改变，从而有利于脑血管病的早期诊断。SPECT 主要用于了解脑血流和脑代谢，对急性脑血管病的研究具有一定价值。

四、正电子发射断层显像(PET)

正电子发射断层显像(PET)是利用 β+ 衰变核素成像的放射性核素体层显像技术，是近年应用于临床的一种无创性的探索人脑生化过程的技术。可以客观地描绘出人脑生理和病理代谢活动。

PET 用回旋或线型加速器产生正电子发射放射性核素，经吸入和静脉注射能顺利通过血脑屏障进入脑组织，具有生物学活性，参与脑的代谢并发出 γ 射线。用体外探测仪可测定脑不同部位示踪剂的浓度，经与 CT 和 MRI 相似的显像技术处理后获得脑切面组织的图像，并可计算出脑血流、氧摄取、葡萄糖利用和 18F-多巴的分布情况，也可在彩色图像上显示出不同部位示踪剂的差别。PET 采用短半衰期核素，因此可在短期内反复使用，空间分辨率可达 3～5 mm，影像的对比度和空间分辨率方面优于 SPECT。例如，在脑梗死早期可见低代谢和局部脑血流减少，氧摄取系数增大，可能有助于对可逆性脑缺血和不可逆组织损伤进行鉴别。

综合来看，脑血管病的影像学检查手段众多，侧重点也各有不同。临床医生需熟练掌握每种检查方法，结合多种检查方法，对患者进行最有效的诊疗。

参 考 文 献

［1］ 华扬,惠品晶,邢瑛琦.中国脑卒中血管超声检查指导规范［J］.中华医学超声杂志(电子版),2015, 12(8):599-610.

［2］ 华扬,高山,吴钢,等.经颅多普勒超声操作规范及诊断标准指南［J］.中华医学超声杂志(电子版), 2008(2):197-222.

［3］ 杨淑贞,刘婷婷,邱进,等.脑血流灌注 SPECT/CT 显像与脑 MRI 联合应用对缺血性脑血管疾病的

诊断价值[J].中华核医学与分子影像杂志,2016,36(3):232-236.

［4］　Martínez-Sánchez P,Serena J,Alexandrov A V,et al. Update on ultrasound techniques for the diagnosis of cerebral ischemia[J]. Cerebrovasc Dis,2009,27(Suppl 1):9-18.

［5］　Topcuoglu M A. Transcranial doppler ultrasound in neurovascular diseases:diagnostic and therapeutic aspects[J]. Neurochem,2012,123(Suppl 2):39-51.

（杨　华）

第三章 脑血管外科概述

第一节 常用手术器械

"工欲善其事，必先利其器"，神经外科手术操作的基础是对常用手术器械有了解并能熟练应用。本章节针对神经外科基础手术器械及显微外科/脑血管外科常用器械进行分类叙述。

一、神经外科基础手术器械

（一）常规器械

1. 脑组织穿刺针　用于在脑组织中向特定目标建立通道，如用于脑室外引流定位脑室或用于深部组织活检等。穿刺针平滑的头端和针体可尽可能减少穿过脑组织所带来的损伤。在确认好位置后，可将穿刺针拔出，也可以与导航系统一起使用进行立体定向操作（图 3-1）。

2. 棉片　多用途止血材料，可根据手术操作需要剪裁成不同大小规格，中间带有一条不透过 X 线的条带用于识别。将棉片放在出血部位，利用吸引器吸除多余液体显露出血点进行止血。同时，也可配合明胶海绵或其他止血材料进行止血操作。此外，还可用于重要组织结构保护隔离（图 3-2）。

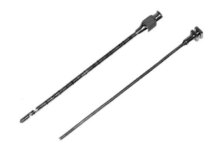

图 3-1　脑组织穿刺针

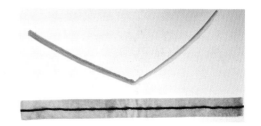

图 3-2　棉片

3. 纱布块　纱布块具有多种用途，包括清洁术野、止血、固定组织、保护皮瓣等。纱布中多含有不可透过 X 线的材料（图 3-3）。

4. 吸引器　用于吸除液体（如血液、脑脊液等）显露操作，暴露需要操作的区域；在切除肿瘤或分离组织时，还可用于牵拉组织、钝性分离或保护局部结构。通过拇指部位的吸引器孔调节吸力。根据不同长度、直径区分规格，吸引器可分为直头或弯头吸引器（图 3-4）。

5. 单极电凝　利用高频电流通过刀头的单个电极对组织进行止血分离，通常存在切割和电凝两种设置（图 3-5）。

6. 冲洗水球　用橡胶水球吸入生理盐水，对术区进行冲洗（图 3-6）。

7. 头皮夹钳　开颅时在皮瓣边缘放置头皮夹钳进行止血操作（图 3-7）。

（二）刀片与刀柄

1. 圆刀片　用于头皮切开和分离大体组织（图 3-8）。

2. 尖刀片　用于精细、精确地切割和解剖组织。通常用于初始动脉切开术、颅骨钻孔后切开硬脑膜、剥离收集骨膜等（图 3-9）。

3. 小儿刀片　用于精细切割、分离组织，通常用于小儿患者（图 3-10）。

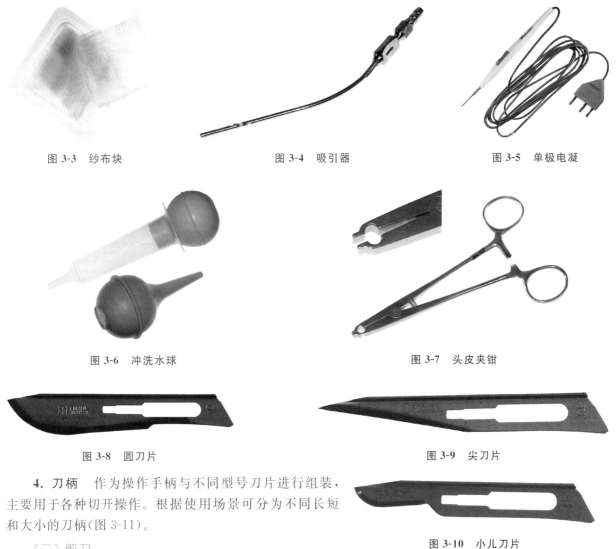

图 3-3　纱布块　　　　　　　图 3-4　吸引器　　　　　　　图 3-5　单极电凝

图 3-6　冲洗水球　　　　　　　　　　图 3-7　头皮夹钳

图 3-8　圆刀片　　　　　　　　　　图 3-9　尖刀片

4. 刀柄　作为操作手柄与不同型号刀片进行组装，主要用于各种切开操作。根据使用场景可分为不同长短和大小的刀柄(图 3-11)。

图 3-10　小儿刀片

（三）剪刀

1. 组织剪（tissue scissors）　用于剪开、解剖或破坏大体的软组织结构，在颅脑手术中多用于剪开硬脑膜、筋膜、结扎血管和肌肉组织(图 3-12)。

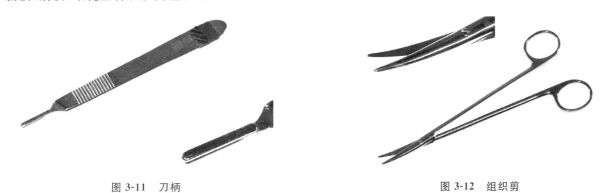

图 3-11　刀柄　　　　　　　　　　图 3-12　组织剪

2. 线剪（suture scissors）　多用于剪线或非精细的组织分离(图 3-13)。

（四）缝合针和持针器

1. 三角针（triangular needle）　针头为三角形，主要用于缝合皮肤组织或其他不易穿透的组织结构(图 3-14)。

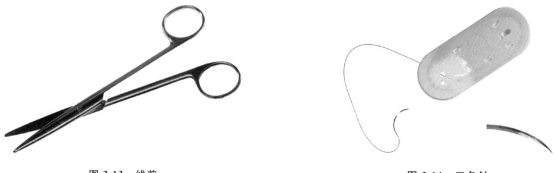

图 3-13　线剪　　　　　　　　　　　　　　图 3-14　三角针

2. 圆针（rounded needle）　针头为圆形，主要用于缝合硬脑膜、肌肉和帽状腱膜等组织结构（图 3-15）。

3. 持针器（needle holder）　固定缝合针进行各层组织缝合操作（图 3-16）。

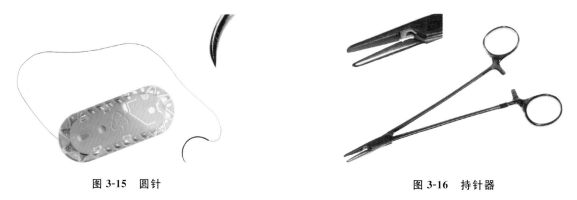

图 3-15　圆针　　　　　　　　　　　　　　图 3-16　持针器

（五）镊子与持物钳

1. 有齿镊（teeth forceps）　用于抓持和固定浅表组织，尤其是在缝合浅表伤口时，可以较为准确地抓持皮肤边缘，减少对组织的损伤。然而，有齿镊可以穿透较为薄弱的组织结构、手术材料（分流阀、导管）和手术手套，操作时需要注意防护（图 3-17）。

2. 无齿镊　为了减少夹持带来的组织损伤而设计的无齿镊，可夹持较为脆弱的组织或血管，也可用于夹持引流管、导丝或其他软性材料置入物（图 3-18）。

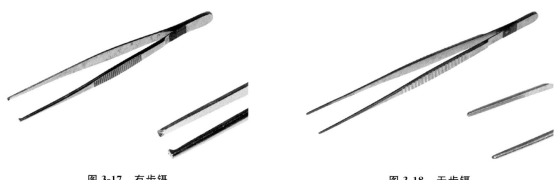

图 3-17　有齿镊　　　　　　　　　　　　　图 3-18　无齿镊

3. 组织钳（tissue forceps）　对组织的压榨较血管钳轻，故一般用以夹持软组织，不易滑脱，如夹持牵引被切除的病变部位，以利于手术进行，钳夹纱布垫与切口边缘的皮下组织，避免切口内组织被污染。也用于将吸引器、导线固定到手术铺单上（图 3-19）。

4. 止血钳（hemostatic forceps）　止血钳是一种通过夹住血管实现血液阻断的外科手术器械，也用于夹持软组织或将部分手术用品固定在手术铺单上防止脱落。止血钳有大、小、有齿、无齿、直形、弯形之分，根据不同操作部位选用不同类型的止血钳（图 3-20）。

5. 卵圆钳（Ringed forceps）　卵圆钳是一种工具，钳的柄部有两环，使用时手指套入环内，钳的下端

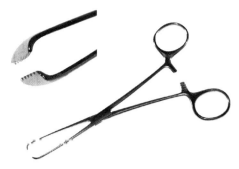

图 3-19 组织钳

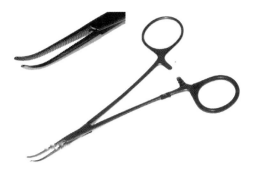

图 3-20 止血钳

(持物端)有两个小环,可用以夹取刀、剪、钳、镊、治疗碗及弯盘等(图 3-21)。

6. 巾钳(towel clamps) 多用途器械,用于固定铺盖于手术切口周围的手术巾,有时也用来牵拉肿瘤、骨或其他坚韧组织(图 3-22)。

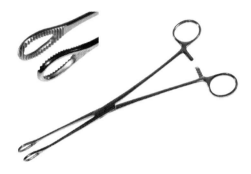

图 3-21 卵圆钳

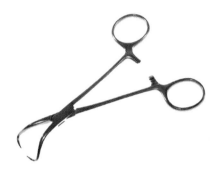

图 3-22 巾钳

7. 双极电凝 通过钳尖之间的电流对组织进行电凝,从而发挥止血的作用。通过可变电流调节电凝强度,可用于切割、分离操作过程中的精细止血(图 3-23)。

（六）组织牵开器械

1. 组织拉钩 用于牵拉头皮、肌肉或硬脑膜。拉钩可通过弹簧夹固定在铺单上,用于开颅翻开皮瓣暴露术野(图 3-24)。

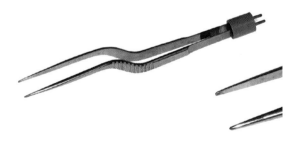

图 3-23 双极电凝

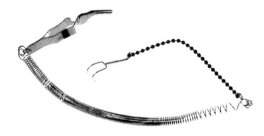

图 3-24 组织拉钩

2. 乳突牵开器 用于撑开浅表皮肤及软组织,是最常用的神经外科牵开器(图 3-25)。

3. 颅后窝牵开器(posterior fossa retractor) 用于撑开较大和较深的切口的皮肤及皮下软组织结构,特别适用于颅后窝开颅手术(图 3-26)。

4. 脑压板 脑压板是一种脑组织牵开器械,表面光滑,可减少组织损伤,可根据需要调整不同弯曲角度和方向(图 3-27)。

（七）组织剥离器械

1. 骨膜剥离子 用于从筋膜和骨骼上刮除骨膜等软组织,也可用于在颅骨钻孔、铣开骨瓣时保护周围软组织结构(图 3-28)。

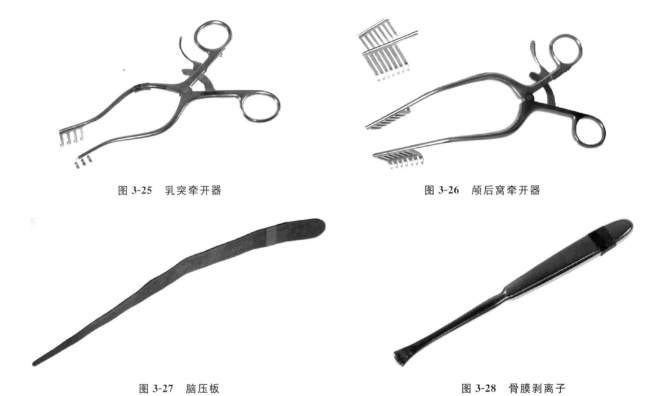

图 3-25　乳突牵开器　　　　　　　　　　　　　图 3-26　颅后窝牵开器

图 3-27　脑压板　　　　　　　　　　　　　　　图 3-28　骨膜剥离子

2. 神经剥离子　双头器械,用于解剖、刮除和分离软组织,如颅底硬脑膜等。同时,还可用于狭小空间操作时保护磨钻的周围组织(图 3-29)。

二、显微外科/脑血管外科常用器械

(一)显微剪刀、刀和持针器

1. 显微剪刀(micro-scissors)　用于在深部、狭小空间内进行软组织剪切分离,通常用于显微解剖颅内深部组织结构,可根据应用场景分为直形、弯曲形等不同类型(图 3-30)。

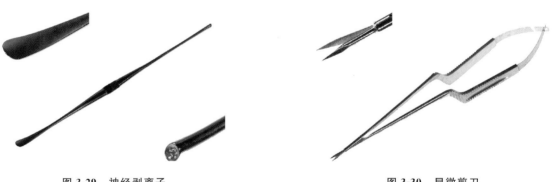

图 3-29　神经剥离子　　　　　　　　　　　　　图 3-30　显微剪刀

2. 动脉瘤剪刀(aneurysm scissors)　用于在深部、狭小空间内进行软组织剪切分离,通常用于肿瘤组织大体分块切除或巨大型动脉瘤壁切开,可根据应用场景分为直形、弯曲形等不同类型(图3-31)。

3. 蛛网膜刀(arachnoid knife)　用于分离包裹动脉瘤体的蛛网膜,减少因对动脉瘤体的牵拉而造成的出血(图 3-32)。

4. 钻石刀(diamond knife)　用于精细解剖或切割精细组织结构。可用于解剖分离动脉瘤或其他血管病变,或用于广泛的锐性解剖。考虑到其刀刃的精细特点,将套筒套在刀片上以提供保护。可分为三角形或方形金刚石刀片等不同类型(图 3-33)。

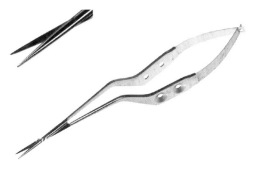

图 3-31　动脉瘤剪刀

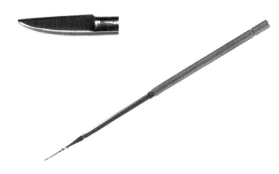

图 3-32　蛛网膜刀

5. 显微持针器（micro-needle holder）　不带锁扣装置的持针器，用于在深部狭小空间夹持和操作小针头和缝合线。常用于微血管、周围神经的缝合。可根据使用场景分为不同长度和角度的持针器（图 3-34）。

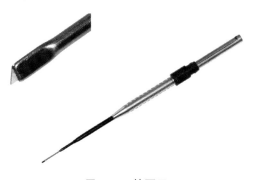

图 3-33　钻石刀

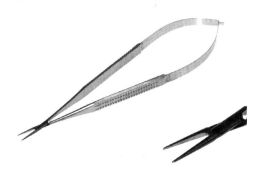

图 3-34　显微持针器

（二）显微镊子、钳子与牵开器械

1. 显微缝合镊　用于抓取和操作精细、脆弱的软组织结构，如神经或血管结构，或用作显微针持。常用于微小血管和周围神经吻合手术（图 3-35）。

2. 无齿显微镊　专为深部精细组织或血管结构而设计的无创性抓持器械。可用于固定血管或打开血管腔，也可用于持引流管和其他置入物（图 3-36）。

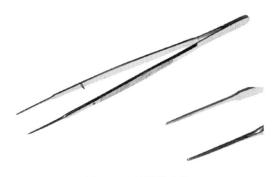

图 3-35　显微缝合镊

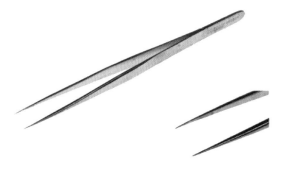

图 3-36　无齿显微镊

3. 显微双极电凝　专为深部精细操作设计的双极电凝，其操作原理与常规双极电凝相同，可通过调节电流控制电凝强度，用于显微解剖或深部精细组织止血、分离。根据应用场景不同，可分为直形、上弯形、下弯形等不同类型（图 3-37）。

4. 颈动脉钳　临时阻断颈部大血管，最常用于颈动脉内膜切除术中阻断颈部血管，或动脉瘤术中临时阻断颈内动脉等（图 3-38）。

5. 弯止血钳　用于解剖和分离精细的软组织结构，尤其是血管和神经周围的软组织。也可用于抓持打结缝合线，将缝合线放置于血管下方以备结扎（图 3-39）。

6. 血管拉钩　分离、牵拉或者分隔深部软组织和血管结构（图 3-40）。

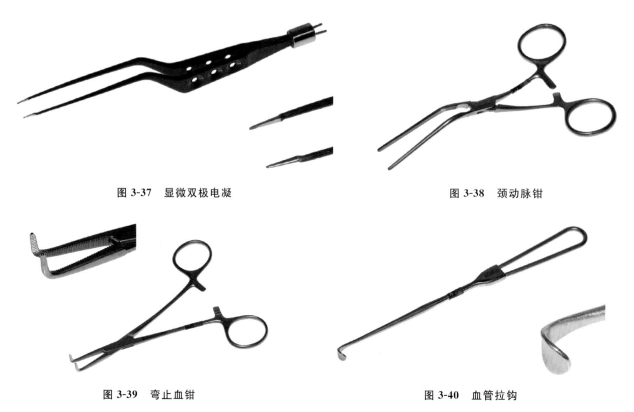

图 3-37　显微双极电凝　　　　　　　　　　　　图 3-38　颈动脉钳

图 3-39　弯止血钳　　　　　　　　　　　　图 3-40　血管拉钩

7. 硬脑膜拉钩　用于牵拉和锐性分离精细的软组织结构,常用于牵拉硬脑膜等组织(图 3-41)。

8. 自动牵拉支架　用于连接脑压板等牵开装置,拥有多关节可调支臂,可在不同方向实现位置调节和固定,辅助术者进行牵开操作(图 3-42)。

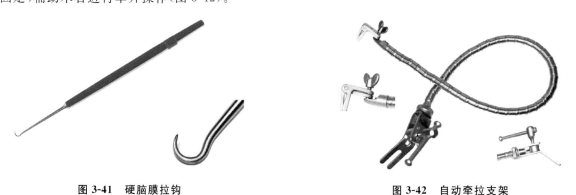

图 3-41　硬脑膜拉钩　　　　　　　　　　　　图 3-42　自动牵拉支架

（三）显微剥离器械

1. 钝头神经拉钩　用于探索和解剖深部精细的软组织、血管和神经结构,也用于探查位于组织深面不易发现的解剖结构,圆形操作手柄可以进行滚动、扭转等细微操作(图 3-43)。

2. 尖头神经拉钩　主要用于精细组织结构的锐性分离,也可用于牵拉组织,如硬脑膜、蛛网膜等。头端非常锋利,操作时需注意保护正常结构(图 3-44)。

3. 显微脑压板　用于解剖和牵拉深部的软组织结构,最常用于显微外科手术操作,可在血管手术中对血管结构进行分离或保护(图 3-45)。

4. 显微探子　用于深部精细结构的显微解剖操作,头端较为锋利的结构有利于将组织进行分离,对粘连的组织结构进行锐利切割,并可进行细微的牵拉操作(图 3-46)。

5. 显微刮匙　用于从骨头上刮除多余组织,如视柱、海绵窦壁等,并清除多余碎屑,同时也可以用于分离硬脑膜(图 3-47)。

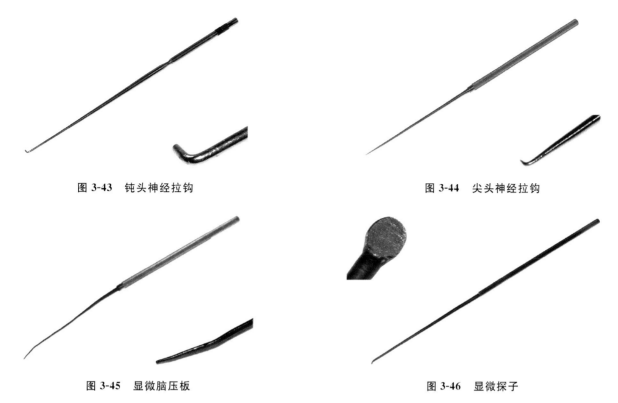

图 3-43 钝头神经拉钩　　　　　　　　　　　　图 3-44 尖头神经拉钩

图 3-45 显微脑压板　　　　　　　　　　　　图 3-46 显微探子

6. 硬脑膜剥离子　设计为双头器械,常用于探查硬脑膜间隙,并对硬脑膜进行分离,也可用于在深部进行磨钻、缝合操作时对周围软组织进行保护(图 3-48)。

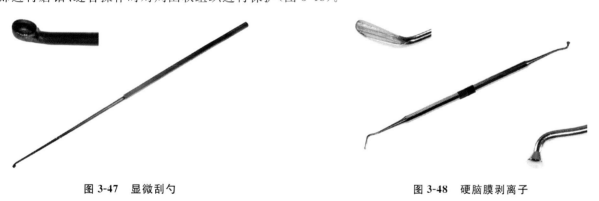

图 3-47 显微刮勺　　　　　　　　　　　　图 3-48 硬脑膜剥离子

(四)血管专属器械

1. 动脉瘤夹　用于孤立夹闭动脉瘤颈,或者对动脉瘤体进行夹闭塑形,也可用于夹闭无法电灼止血的血管结构(如动静脉畸形、动静脉瘘等),或用于血管重建手术过程中闭塞较大的血管。对于动脉瘤,动脉瘤夹可以放置在不同位置,如向下弯曲、跨血管结构等。最新的动脉瘤夹钳具有可调节、灵活旋转的钳口,几乎所有动脉瘤夹均可放置其上(图 3-49)。

2. 大血管夹　夹闭大血管。最常用于需要闭塞大血管的手术,如颈动脉内膜切除术等。可根据长度、光滑度或锯齿状的夹头划分为不同型号(图 3-50)。

3. 肝素化血管针头　与不同型号注射器连接,将肝素等抗凝药物注入局部血管内,或将罂粟碱等血管扩张剂注射到吻合血管断端,增加血管重建成功率(图 3-51)。

4. 显微多普勒超声探头　通过超声检测血管内血流情况,或者探查深部是否有血管通过。通常用于确定动脉瘤夹闭、血管重建手术、瘘管闭塞和其他手术后的血流情况(图 3-52)。

5. 动脉瘤夹钳　用于固定和放置动脉瘤夹,有的动脉瘤夹钳没有锁扣可方便动脉瘤夹的调整操作。根据动脉瘤夹钳的型号,可分为直头、弯头等不同类型(图 3-53)。

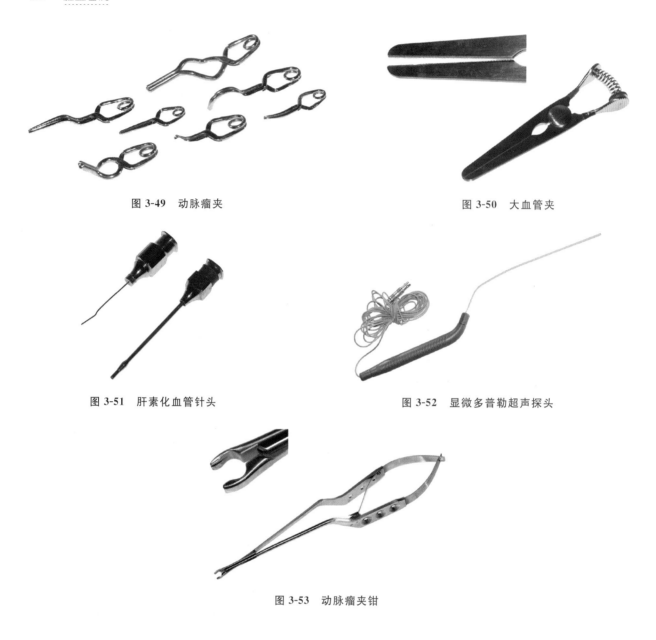

图 3-49　动脉瘤夹

图 3-50　大血管夹

图 3-51　肝素化血管针头

图 3-52　显微多普勒超声探头

图 3-53　动脉瘤夹钳

（蒋晓帆）

第二节　常用手术入路

一、翼点入路

翼点入路是神经外科手术中最经典、最常用的手术入路。Yasargil 对此入路做了详细介绍，为很多神经外科医生所采用。此入路可以到达同侧和对侧的颅前窝底、同侧鞍区、鞍旁、海绵窦、眼眶区、同侧颅中窝底、颞叶中底部区域和斜坡及岩斜区。在血管病手术中，翼点入路发挥了举足轻重的作用，单侧入路即可暴露整个 Willis 环，包括颈内动脉颅内段、颈内动脉分叉处、大脑前动脉（A1 及 A2 段近端）、前交通动脉、大脑中动脉复合体、后交通动脉、脉络膜前动脉、大脑后动脉（P1 及 P2 段近端）、基底动脉顶端等。

（一）准备与体位

翼点入路时患者采用仰卧位，头部适度偏向对侧。如后交通动脉瘤夹闭术时，头偏向对侧 45°方便暴露,而大脑前动脉及前交通动脉瘤夹闭术偏向角度可减小,一般可保持15°～30°,有利于术野暴露和前交通复合体的解剖。越是靠近中线和前方的病变,头部转动的角度越小,根据术者习惯及病变位置进行部分调整。在进行Willis环动脉瘤手术时,头可稍下垂20°,使颧突部处于最高点,此时额叶可因重力作用自然下垂离开眶顶,减少牵拉的同时更方便显露动脉瘤。

（二）切口设计

翼点位于颧弓上方4cm及额骨颧突后方3cm处,是额骨、顶骨、颞骨鳞部、蝶骨的衔接点。标准翼点入路切口围绕翼点,为额颞部弧形切口,起点为耳前上方1cm,与颧弓垂直向上,越过颞嵴弯向前方,终于中线(矢状线)旁1～2cm,全程位于发际线内。切口需根据动脉瘤的位置进行调整(图3-54)。

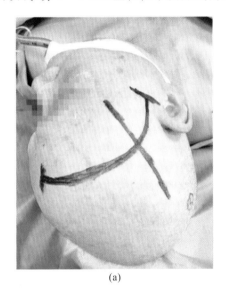
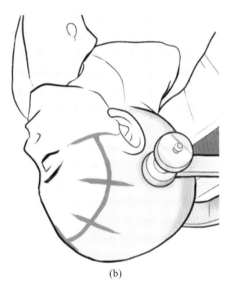

图 3-54　翼点入路

（三）头皮及肌肉解剖

切开头皮时,注意保护颞浅动脉主干,术中若需行搭桥手术,可行颞浅动脉颅内血管搭桥。翼点的软组织解剖与其他部位头皮不同,在头皮与颅骨之间有肌肉相隔,其内含有丰富的颞肌和筋膜、帽状腱膜覆盖区域,颞浅动脉和静脉走行于皮下帽状腱膜外。帽状腱膜下深层的骨膜和颞浅筋膜,形成片状结缔组织覆盖颞肌。颞浅筋膜前1/4分成深、浅两层,浅层只含脂肪、大的颞静脉和面神经的颞支(支配额肌);深层覆盖颞肌,内含颞深动脉、颞深静脉。切皮时首先切至帽状腱膜层,此时若直接沿帽状腱膜层向前分离头皮瓣至额骨颧突,则有可能损伤面神经颞支而导致一侧额肌瘫痪。所以当向前翻开头皮-帽状腱膜瓣时,在颞肌前1/4处,分离颞浅筋膜。通过两层颞浅筋膜界面的间隙入路可以准确地把颞肌和筋膜牵开,两层之间少量的脂肪是辨别深、浅两层的一个标志。沿着此界面把颞浅筋膜分开翻向颞侧,沿着弓状面从颞下线附着点一直切到颧弓附着点附近,从深层分离,连同皮肤、皮下翻向额部。需保护埋藏在浅层的面神经额支,同时分离颧弓和额颧突外侧的颞浅筋膜。

完成头皮和颞浅筋膜解剖、面神经保护后,需进行颞肌分离。沿额骨颧突(锁孔旁)后切断颞肌,从颞窝向下(向颅底)分离,其底部与颅中窝底的颧弓平行,把颞肌及其筋膜沿着颞肌筋膜附着线向后下翻,这样可以暴露颞窝、翼点和大部分颞骨鳞部、蝶骨、颧骨、部分额骨和顶骨。将颞肌向下翻开置于颧弓上方,并用鱼钩牵开器固定。颞上线内侧骨膜和外侧颞肌分别切开,并沿颞上线留一窄条筋骨膜备颞肌复位用。需暴露位于锁孔前方的额骨颧突,便于开颅。颅骨暴露内侧前缘尽量接近眶上缘,外侧前缘暴露眶外侧缘,颞肌牵拉向下以免影响蝶骨嵴暴露。肌筋膜切开后注意观察冠状缝、鳞状缝和翼点位置,估测蝶骨嵴位置,为下一步颅骨钻孔做准备。

（四）开颅

暴露术区颅骨后,设计钻孔位置:第一孔位于翼点后方2～3cm(即顶骨的颞线附近),翼点位于颞线以下的浅压迹,该压迹斜向上走行于翼骨外翼,显示脑膜中动脉的走行方向;第二孔位于锁孔(key hole)旁(即额骨颧突后),注意此处钻孔需小心谨慎,建议使用高速磨钻磨除骨质;一般来说第一孔及第二孔可满足开颅要求,视情况另行钻孔。可在颞骨鳞部、蝶颞缝后钻第三孔,同时骨瓣颞缘沿蝶骨大翼用磨钻弧形磨开,否则容易损伤紧贴蝶骨大翼的周围硬脑膜,甚至侧裂静脉。高速铣刀沿骨孔游离骨瓣,剥离子分离粘连的硬脑膜与骨质,取下骨瓣。取骨瓣时需提前应对脑膜中动脉以及蝶骨嵴处出血,适当选用双极电凝、骨蜡、明胶海绵等协助止血。

去除骨瓣后,使用剥离子将硬脑膜从眶顶、蝶骨嵴外侧部的额叶面和颞叶面上剥离。将蝶骨嵴的外侧部和中部骨质广泛切除,起初可用咬骨钳以提高效率,亦可采用带有侧刃切割头的磨钻磨除。磨平蝶骨嵴后,进一步向内切除蝶骨嵴骨质则可显露眶上裂,将眶顶壁及眶上的骨窗缘磨平。这些操作有助于前颅底中线区域的视野暴露。

在开颅过程中,部分额窦发达、额窦位置偏高的患者,额窦容易受损。当额窦开放后可以用骨膜剥离子沿额窦壁分离黏膜。在大多数病例中,窦腔内的骨小梁可以限制额窦开放,此时仅能剥除局部小片黏膜。但少数病例由于额窦过于发达,大的窦腔开放,此时应该去除额外的骨质和剥离黏膜,然后把黏膜卷向窦腔的狭窄间隙。一旦窦腔破损,可用肌肉、脂肪或自体筋膜代替黏膜覆盖在裂口处,然后用硬脑膜封堵胶黏合,也可以用骨蜡封堵,最佳修补方法为关颅时应用组织筋膜缝合覆盖开放处。偶尔眼眶会破损,可以用小骨片覆盖。处理后相关操作器械应撤至手术台外,术区可用双氧水冲洗进行消毒。

(五)硬脑膜处理

骨窗周围钻孔后用缝合线悬吊硬脑膜,固定于骨孔。硬脑膜切开方法:4-0 缝合线通过硬脑膜外层将硬脑膜提起,尖刀片将其反转挑开(即刀刃向上而不是朝向脑组织),再用脑膜剪延长硬脑膜切口,剪刀下方衬以脑棉片保护脑组织。硬脑膜出血时可以用双极电凝止血,但过度电凝可导致硬脑膜皱缩,影响关颅,甚至引起硬脑膜与颅骨内板分离,导致止血困难。故电凝硬脑膜时可衬以湿棉片,吸引器吸干,保持电凝处相对干燥的状态,有助于达到良好的电凝效果,防止过度电凝。剪开硬脑膜时,以蝶骨嵴为蒂,半圆形切开硬脑膜,向前翻开,可将硬脑膜固定于皮瓣上。牵拉硬脑膜的缝合线尽量靠近脑组织,以便于最大限度地将肌肉和硬脑膜牵开,方便术野暴露。此时,在额叶、颞叶、蝶骨嵴间形成一尖端向下的圆锥形间隙,沿此间隙可到达位于 Willis 环上的动脉瘤。

(六)脑组织减压

切开硬脑膜后,有时因蛛网膜下腔出血等原因,脑组织肿胀,应尽量避免牵拉,以免对脑组织造成损伤。此时应想办法使脑组织塌陷,以便于动脉瘤等病变显露,减少动脉瘤破裂风险。常用的方法如下。

(1)麻醉后行腰椎穿刺,蛛网膜下腔置管,在硬脑膜切开后开放脑脊液缓慢引流。注意置管后需夹闭引流,以防引流过度导致颅内压力差变化而引起动脉瘤破裂。

(2)侧脑室穿刺。此方法主要针对术前即存在脑积水的患者,开颅前行侧脑室穿刺,缓慢放出脑脊液(目前临床已较少应用)。

(3)轻轻抬起额叶,逐步梯度适量牵开额叶向额底探查,打开视交叉前池和颈动脉池释放脑脊液,以达到降低颅内压开放间隙的目的。

(4)解剖外侧裂,切开外侧裂处蛛网膜,引流外侧裂池中的脑脊液,逐步向内侧敞开外侧裂,最终打开视交叉池、颈动脉池、终板池。开放外侧裂池有以下几个优点:①抬起额叶时的阻力小,减轻对脑组织的损伤;②牵拉脑叶时,蛛网膜索带不致损伤和压迫细小的穿动脉;③对动脉瘤牵拉少,减少动脉瘤破裂风险;④牵拉额叶和颞叶时,因外侧裂打开,互相牵拉力减少,有助于术野暴露和减少损伤;⑤有助于保护嗅神经及视神经、动眼神经、滑车神经等。

(七)解剖外侧裂

切开外侧裂的近侧端:应用圆的蛛网膜刀锐性分离,在额下回岛盖部切分外侧裂。一般外侧裂的蛛网膜薄而透明,可以很清楚地看到其下面的结构,但有时蛛网膜为乳白色,蛛网膜下腔出血患者亦因出血导致结构不清晰,此时必须小心分离以免损伤浅表的大脑中静脉系统(侧裂静脉),该静脉是走行于侧裂颞侧由一条或多条静脉汇合而成的,一般回流到蝶顶窦或海绵窦,有时会围绕着颞极回流到岩上窦。在侧裂静脉的额侧切开蛛网膜的原因是,当牵开额叶时,不会有横跨侧裂的静脉阻挡而增加解剖难度。有时会有 2～3 条额眶静脉跨越外侧裂回流入大脑中静脉,此时为牵开额叶可将其电凝后切断。同时应切断围绕额底静脉的蛛网膜索带,防止牵拉额叶时撕破侧裂静脉及穿支动脉。

外侧裂定位:在脑表面额叶和颞叶之间有 2～3 mm 的间隙,故较容易进入侧裂并确认大脑中动脉。有时在额叶和颞叶的表面上略有粘连,但向下分离后粘连会消失。而有时侧裂的走行从表面上可能看不清,可以沿着浅层动脉进入侧裂,到达大脑中动脉层面。切开外侧裂的蛛网膜约 10 mm 则到达额下回三角部,由此进入侧裂,继续向下分离至主要动脉干,即为大脑中动脉的主干及分叉,然后从里向外(由深到浅)沿着动脉分开近端残余的蛛网膜,再回到原入口处继续向前一层扩大分离范围,直到完全打开侧裂静脉额叶侧的蛛网膜,向下分离侧裂直到大脑中动脉分支处。侧裂有时会有先天性变异或粘连,部分蛛网膜下腔出血患者中常见解剖结构不清晰,蛛网膜下腔粘连紧密等情况,有时额叶和颞叶粘连非常严重。此时分离外侧裂常会损伤额叶和颞叶表面的脑组织,因此应追踪侧裂附近的一些皮质动脉至 M1 段以保持正确的分离方向,保护脑组织。

解剖外侧裂后的下一步是切断额叶至颅前窝、颞极和视交叉的蛛网膜束带。常常有小而坚韧的蛛网膜束带紧连着额底与颅前窝硬脑膜。轻柔地向上牵拉外侧眶额回就可看到这些束带,此动作要非常小心,因为有时硬脑膜动脉可直接发自颈内静脉或 A1 段,若不小心就会导致硬脑膜动脉起始部撕裂,造成止血困难。首先切断蛛网膜束带,接着在视神经的任何一侧打开视交叉池的蛛网膜,然后在视交叉池上、嗅神经池下切开终板池,最后打开对侧颈内动脉池及侧裂池入口处。

（八）暴露病变（动脉瘤）

当完全分离侧裂池后就可以使额叶和颞叶分开,远离蝶骨嵴和眶顶,扩大锥形空间。同时打开双侧颈动脉池、终板池和脚间池颈动脉的内侧或外侧,就形成了一个较大的空间:其底面是磨平的蝶骨嵴和眶顶,上下缘是分离开的额叶和颞叶岛盖。这样可以暴露大脑前动脉复合体和 Willis 环,以及基底池的结构。这也是翼点入路最有价值的关键所在,可以在减少牵拉的同时尽可能暴露颅底,故翼点入路也是常用的颅底入路之一。翼点开颅术是前循环及部分基底动脉顶端动脉瘤的标准手术入路,同时也适用于脑膜瘤、颅咽管瘤及其他鞍区和鞍旁病变的手术治疗,可能情况下应尽量选择经右侧入路以利于优势大脑半球的保护。这种手术入路开颅范围相对较小,必要时配合控制性过度换气、渗透性利尿和梯度释放脑脊液减压等,常能达到良好的脑松弛效果,为手术提供足够的操作空间。

（九）关颅

关闭硬脑膜之前,首先拆除固定于颞肌的硬脑膜固定线,从硬脑膜外侧面进针沿骨窗边缘对其进行悬吊。开颅时可在骨瓣中央预先进行打孔,便于骨窗中央硬脑膜悬吊,防止术后硬膜外血肿形成。用 4-0 缝合线以 2 mm 的针距间断或连续缝合硬脑膜,达到水密缝合硬脑膜的目的。

遗留于硬脑膜上的小裂隙可能会具有活瓣样作用,造成脑脊液的单向溢出而导致帽状腱膜下积液,这种情况在低龄患儿群体中尤其容易发生。遗留于硬脑膜上的小缺损也可能存在着同样的问题,因此硬脑膜下引流管目前已很少使用。有些情况下硬脑膜已不可能做到水密缝合,此时较大的硬脑膜裂口反而不具有活瓣样作用,也不会引起脑脊液的异常积聚。目前有部分学者,对于幕上开颅,除非怀疑术后会出现脑积水、颅内压增高等情况,否则并不强调"水密缝合"。当需要故意敞开硬脑膜时,裸露区应覆盖一层宽大的明胶海绵或其他类似物,硬脑膜边缘的下方亦应覆以明胶海绵。大多数硬脑膜缺损可以用硬脑膜补片或患者自身的颅骨骨膜或组织筋膜进行修补。

修补硬脑膜后骨瓣复位,用微型连接片和螺钉固定,为美观起见,对于显而易见的部位,尤其是前额部和眶外侧突起处的骨孔应使用骨屑充填或覆盖以微型连接片。将颞肌筋膜重新缝合至颞上线处预留的筋膜带上,对于行单层肌皮瓣者,仅需缝合后部肌肉筋膜。肌肉无须缝合,仅需对筋膜行较松弛的缝合对位,这样可减少术后咀嚼时的不适感。除非存在头皮止血不彻底的情况,否则常规可不放置帽状腱膜下引流。头皮一般行两层缝合,即帽状腱膜层、头皮分别缝合。正确缝合帽状腱膜之后,皮肤缝合线的作用只在于使皮缘更好地对合,皮肤缝合线或皮钉间的距离大约为 1 cm,不至于因结扎过紧而造成皮肤缺血,从而可保证良好的愈合效果。

二、眶上外侧入路

眶上外侧入路(lateral supraorbital approach)是诸多学者在翼点入路的基础上发展的一种比标准翼点入路更加简单、快速的改良入路方法。Juha Hernesniemi 教授已使用这个入路完成了超过 6000 例手术,包括幕上鞍区病变、颅底病变以及大部分前循环动脉瘤(大脑前动脉远端动脉瘤除外)手术。该入路较改良翼点入路更快、更简单,创伤更小,目前已广泛应用于临床。

(一)准备与体位

同翼点入路。

(二)切口设计

虽然切口较翼点入路更小,但仍需处理蝶骨嵴、额底以及额骨颧突,故切口设计需注意暴露关键位置。一般为起自中线内侧,向外下至耳前 1 cm、颧弓上方 3 cm,全程位于发际线内,做一个 8～10 cm 的额颞弧形切口。注意设计切口时避免损伤颞浅动脉及面神经颞支,减少肌肉分离,这也是此入路的优点之一(图 3-55)。

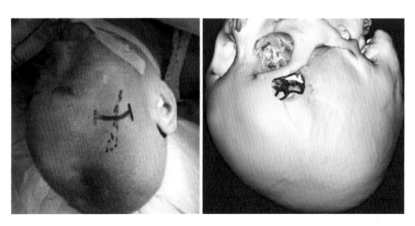

图 3-55　眶上外侧入路

(三)头皮及肌肉解剖

眶上外侧入路切皮后可不分离颞浅筋膜,而是将皮肌瓣作为一层切开,头皮夹止血后将肌肉沿颞上线进行分离,头皮拉钩牵开,直接暴露颅骨,注意此处同翼点入路,仍需暴露额骨颧突。此种做法创伤小,操作简单、费时较少,且能减少对面神经颞支的损伤。

(四)开颅

颞上线钻 1 个孔,锁孔处可予以磨钻磨除骨质,方便铣除骨瓣。切除骨质顺序如下:①从骨孔弧形走向额骨颧突;②从骨孔直线走向颞骨;③直接用磨钻打薄蝶骨嵴,撬开骨瓣。磨除蝶骨嵴及额底部分骨质,方便显露。骨窗周围予以钻孔并用丝线悬吊硬脑膜。

(五)硬脑膜下、显微镜下操作

弧形剪开硬脑膜,翻向蝶骨嵴并用丝线固定。此时可暴露外侧裂近端,可先通过额底放液,再进行外侧裂解剖。其余操作同"翼点入路"。

(六)关颅

止血后水密缝合硬脑膜,骨瓣归位。可预先在骨瓣中间钻两孔以便悬吊硬脑膜。分层缝合,术后加压包扎。

三、颞下入路

颞下入路是一种广泛应用的简单易行的入路。颞下入路为显露颅中窝底、上岩斜区和与其相关的脑池提供了宽敞的手术通道。通过岩骨前部切除术,这一通道可到达脑干的前上方。颞下入路灵活多变,可暴露颅中窝底、基底池前方和斜坡的多种硬脑膜下和硬脑膜外肿瘤性病变。通过这一入路可以暴露大脑后动脉近侧端动脉瘤、低位的基底动脉尖及基底动脉上方动脉瘤。

(一) 准备与体位

经颞下入路显露基底动脉顶端时,一般应选择经右侧开颅,但根据患者不同的解剖结构,必要时亦可选择经左侧开颅。患者一般取侧卧位,头部向地面倾斜 20° 以利用重力牵拉的作用使颞叶远离颅中窝,便于将颞叶牵开。对颅底深部病变患者进行手术时,将患者的头部置于合适的位置至关重要。患者的头部应该正对术者,这样可以充分暴露术区,同时减少对脑组织的牵拉,并且可以提供较大范围可调节的角度。如果患者颈部比较灵活,也可采取仰卧位,在同侧肩部下方垫一大的肩垫以减轻对颈部的扭曲,同时患者的颈部应尽可能旋转,非生理性的颈部旋转可导致颈静脉回流受阻和术后颈部疼痛。年老和体重较重的患者应该采取侧卧位,如果患者有明确的颈椎病病史,则必须采取侧卧位。术前可安放腰部蛛网膜下腔引流管,便于进一步降低牵开颞叶带来的损伤。

(二) 头皮及肌肉解剖

切口起始于耳屏前,可延伸至颧弓下方以广泛暴露颧弓的上表面。病变的确切位置和大小决定了相应的皮肤切口。目前普遍认为颞部直切口的暴露程度相当于马蹄形切口的暴露程度,可满足基底动脉尖动脉瘤或 P1～P2 处小型动脉瘤暴露的需求,对于大型动脉瘤或者颞部血管畸形则往往采用反问号形切口或者马蹄形切口皮瓣更为合适。对于超过颧弓水平的切口,应该保留颞浅动脉的主干,用手触摸动脉的搏动可帮助设计皮瓣。

将肌肉呈倒置的 T 字形切开,T 字形的长肢呈垂直方向,短肢明显较小,正位于下方的颧弓之上,如此便于行宽基颅骨切开。当采用直切口时,从颞肌附着的颞上线水平离断颞肌可最大限度地减少对皮瓣的牵拉,并且可提供充分的骨质暴露。

(三) 开颅

使用颅钻在紧贴颧弓根部上方钻一骨孔,脑膜钩及剥离子将硬脑膜从颅骨内板剥离,以备行开颅术。如果计划行到达颅中窝底的硬脑膜外入路,在行硬脑膜外颞下分离和岩骨切除术时,应避免较早损伤硬脑膜以保护颞叶。如果硬脑膜与颅骨内板粘连紧密,需按情况行多处钻孔。如果有腰大池引流管,则应缓慢引流出 30～40 mL 脑脊液(每次 10～20 mL)以松弛脑组织。腰大池引流便于将硬脑膜从颅骨剥离,同时减少硬脑膜撕裂的风险。然后行颅骨切开以完成开颅术。

第一个骨孔邻近乙状窦,因术中可能会使用颞下入路,因此骨瓣应尽可能靠近颅中窝底。确认是否达到这一目标有一个重要的解剖标志:颧弓根部的上缘与颅中窝底水平平齐。有一点值得注意,颅中窝底是倾斜的,颅中窝底由前往后逐渐升高。因此,开颅骨瓣的下缘应紧邻颧弓水平的上缘。通常,开颅术野的下缘遗留有一悬着的骨条,影响通往颅中窝底的手术路径。可使用咬骨钳咬除这一骨质,直到骨窗下缘达到颅中窝底水平。手持式的磨钻可进一步辅助完成这一工作。移除骨窗下缘遗留的骨条可使术野直达颅中窝底,这样就最大限度地减少了对颞叶的牵拉。使用骨蜡完全封闭颞骨和乳突气房的边缘以预防术后脑脊液漏的发生。

(四) 显微处理(以基底动脉瘤为例)

术前预估 Labbe 静脉的位置非常重要。调整硬脑膜剪开和硬脑膜外抬起颞叶的位置以保护这一重要的静脉结构。剪开硬脑膜,将硬脑膜瓣的基部留于下方。充分释放脑脊液,脑组织松弛后将颞叶轻轻牵开,使动眼神经位于术野的中央。在动眼神经和滑车神经之间用 1～2 根缝合线穿过小脑幕的边缘提起,如此可改善下方的暴露情况,控制基底动脉主干。在动眼神经下方打开蛛网膜,注意勿损伤小脑上动脉,必要时(常常是在基底动脉分叉部位置较高的情况下),也可以在动眼神经的上方打开蛛网膜,但应注意保护大脑后动脉。如此可暴露出 Liliequist 筋膜,这层蛛网膜也需要打开。若近期发生过蛛网膜下腔出血,则有可能无法透过这层较厚的蛛网膜窥见其深面的结构,此时在后交通动脉的下方打开 Liliequist 筋膜较为安全,因后交通动脉的穿支总是向上方走行。Liliequist 筋膜打开之后,沿小脑上动脉主干和大脑后动脉近侧段(P1 段)的下面向近心端探寻,即可发现动脉瘤的基部。手术中最为困难,也是最为关键的步骤在于将基底动脉的穿通血管自动脉瘤的背侧面分离,这些穿通血管最常自双侧大脑后动脉起始部和基底动脉顶端的动脉瘤基部发出,对其进行分离时常常需要将动脉瘤向前方倾斜。为安全起见,对动脉瘤进行最后的分离时,最好在基底动脉远端安放临时阻断夹。大多数动脉瘤的瘤顶指向上方,除非动脉瘤相对较小,否则双侧大脑后动脉 P1 段可以自动脉瘤发出,使用窗形动脉瘤夹对于避开同侧大脑后动脉 P1 段起始部及其近侧的穿支很有帮助。颞下入路最大的不便之处在于其对于关键的动脉瘤颈远侧面暴露相对较差,因其常常受到动脉瘤本身的阻挡。释放动脉瘤夹时,必须能够完全夹闭动脉瘤的基部,同时避开对侧大脑后动脉 P1 段起始部及其穿通血管。为充分暴露对侧动脉瘤颈,可以选用翼点-颞前联合入路,这一入路的手术角度较为倾斜(向前外方),因而对侧动脉瘤颈亦可得到较好的显露。

(五)关颅

因为手术涉及乳突气房,硬脑膜需行水密缝合,然后使用人工硬脑膜加固或在水密缝合硬脑膜前放置人工硬脑膜。脂肪组织由于其自身具有球体的特征,因此是用来防止脑脊液漏的最佳材料。在行颞下颅底暴露时,要求去除受肿瘤累及的骨质和硬脑膜,可在硬脑膜剪开处放置一脂肪条用以修补硬脑膜缺损。在放置脂肪条前,必须保证已经使用骨蜡将乳突气房严密封闭。有时,可从颞肌后部取一旋转带蒂肌肉瓣用以修补骨和硬脑膜的缺损。任何乳突和颞骨气房均需再次严密封闭。最后,回纳骨瓣,按解剖结构逐层缝合头皮。

四、远外侧入路

中下斜坡区、颈静脉孔区、舌下神经孔区以及颅-颈连接处腹侧的肿瘤,椎动脉或椎基底动脉连接处的动脉瘤,由于部位较深,周围解剖结构复杂,手术治疗较为困难。下面介绍的远外侧经枕髁及颈静脉入路,能够较好地暴露病变,并能控制、移开椎动脉,是一种理想的手术入路。

(一)体位和切口

可根据术者的习惯采用公园长椅位或坐卧位。在乳突内侧面 1 cm 处做直切口,向下至 C2 水平。切口上端也可向前稍延伸,或向内下做反"U"形切口。

(二)组织解剖

采用"曲棍球棒"手术切口,从乳突上约 3 cm 开始向上延伸,然后恰好在上项线下方弧形向内弯曲,到达中线后向下延伸至 C2~C3 棘突水平。接着,在平行于上项线下方略深一点切开,留下 1 cm 的肌肉条有利于最后的缝合。识别颈白线后将椎旁肌从这一无血管组织平面上分离。枕骨和 C1/C2 椎板上的肌肉从骨膜下平面分离,然后将肌皮瓣翻向下外侧。一旦肌皮瓣被移向外侧,应该在 C1 椎弓上椎动脉沟内极其小心地识别椎动脉并避免损伤。当骨膜下分离到达 C1 椎板外侧半时,放弃电凝而采用仔细的锐性和钝性分离相结合的方式识别椎动脉和包绕动脉的椎静脉丛。当椎动脉出 C1 横突孔时,它转向内侧并位于 C1 上表面的骨压迹内(动脉沟)。椎动脉水平走行直到它在 C1 侧块内侧缘穿经寰枕筋膜,并在此处开始移行为硬脑膜内段。鱼钩固定肌皮瓣,从枕骨大孔缘和 C1 半椎板分离寰枕韧带,然后沿椎动脉分离至横突孔,采用骨膜下分离技术显露寰椎后弓和侧块。采用显微外科技术分离椎动脉周围的韧带,这样,在翻起硬脑膜时可将椎动脉一起向外侧移位,避免损伤。椎动脉周围静脉丛出血可采用低电流双极电凝或者用凝血酶浸润的明胶海绵填塞和压迫来控制。

(三)开颅

暴露术区后行外侧枕下颅骨切除或骨窗开颅和 C1 半椎板切开术。可以用铣刀开颅,但是铣刀护板很难通过枕骨大孔唇部增厚的骨质。因为这一原因，也可采用磨钻去除 C1 同侧半椎板皮质骨，然后用咬骨钳完成半椎板切除术。

完成颅骨切除和半椎板切除后，需采用磨钻和咬骨钳相结合的方式进一步切除需要切除的骨质，典型的骨质显露范围根据肿瘤的准确定位从中线附近延伸到枕髁内侧部分。外侧枕下颅骨切除显露从乙状窦一直到颈静脉球的后方；半椎板切开延伸到 C1 侧块水平。通过切除外侧枕下骨质并最小化磨除枕髁来增加显露。靠近枕髁外侧通常有一个导静脉，这是一个有用的解剖标志。这一板障内静脉会导致相当程度的出血，但是用骨蜡或者明胶海绵填塞能比较容易控制出血。沿着髁后导静脉进一步去除枕骨大孔缘并磨除枕髁后方的皮质骨。这一操作足以提供合适的到达脑干腹侧的手术通道。本质上来说，移除枕髁后内侧 30% 或以内的骨质通常能满足到达颅颈交界区前方的需要。C1 侧块关节突上部也有可能需要部分切除，但需要注意枕髁切除一半或以上时会导致生物力学不稳而需要枕颈融合。

（四）显微操作

暴露硬脑膜后，常规行硬脑膜弧形剪开。剪开硬脑膜时小心避免损伤硬脑膜下血管神经结构，特别是硬脑膜下椎动脉及其分支，也包括可能被向后推移的脊副神经。有时椎动脉因肿瘤推挤发生移位，此时需注意避免损伤。硬脑膜边缘用 4-0 缝合线牵拉，并且术中应保持湿润，避免因显微镜灯光的高热而致脱水，防止术后因硬脑膜皱缩而导致缝合困难。缝合线牵拉的针脚应沿骨缘分布（显露硬脑膜的最前方）来保证硬脑膜瓣最大限度远离手术视角。这一操作在椎动脉入硬脑膜处将其向外侧移位并远离术者的工作角度。解剖枕大池释放脑脊液后并松弛小脑，此时不需要固定牵开器就可改善显露情况，防止过度牵拉造成小脑损伤，扩大暴露范围。

（五）关颅

因远外侧入路解剖较复杂，关颅时应遵循解剖复位。仔细冲洗干净蛛网膜下腔，水密缝合硬脑膜，需要时还可以采用硬脑膜补片。因为骨质缺损小，所以并不常规将骨瓣还纳或者行颅骨成形。远外侧入路皮下脑脊液漏发生率较高，故应严密缝合肌肉并解剖复位，随后将软组织解剖复位缝合。

五、眉弓锁孔入路

眉弓锁孔入路是一个简单、快捷的手术入路，有诸多优点。首先，伤口创伤小，此入路颞肌损伤最小，且面神经额支（位于入路下方）损伤风险极低；其次，该入路可暴露一些颅内重要结构，如视器、颈动脉、前交通动脉复合体、下丘脑等；此外，它还提供了非常理想的从前到后的通道，而许多情况下通常要切除眶缘才能得到。如果有必要，可以解剖近端外侧裂获得操作空间，它比前外侧入路完全解剖外侧裂更快、更容易。眉弓锁孔入路也可以用于额下叶病变，锁孔利用门镜原理提供术野。总之，只要操作正确，这种入路的美容效果和功能预后均较好。

（一）体位与准备

患者处于仰卧位，头后仰、稍转向对侧。头部后仰以利于额叶自然下垂离开眶顶；稍转头以利于额叶与颞叶分开。准备时注意保护眼角膜，若闭合困难可予以临时眼睑缝合。设计眉弓上皮肤切口，靠近眉毛边界的上缘，从眶上切迹内侧到眉毛的外侧缘，眉毛浓时切口最好靠近上缘（图 3-56）。

（二）头皮及肌肉解剖

沿切口切开皮肤，平行于眶缘切断额肌，在额侧切开骨膜，并向额侧剥离额骨膜，留下一边关颅时用。操作的目的是暴露眶外侧缘，看到额肌的切缘，额侧皮肤下切开的颅骨膜瓣和颞肌的一小角一起向前抬起。软组织操作需要暴露眶外侧，直到额颞缝和可触到的眶上缘。额部皮肤用头皮拉钩牵开，颅骨骨膜向下缝合，以免颅骨操作时被误伤。

（三）开颅及硬脑膜处理

在颞肌下方的锁孔处钻一骨孔，平行于眶缘，从外向内铣开颅骨，从骨孔处向上"C"形铣开颅骨，靠近额底的骨瓣开好了之后，从眶顶剥离额部的硬脑膜以备磨平眶顶突起。用磨钻磨平眶顶突起直至完全

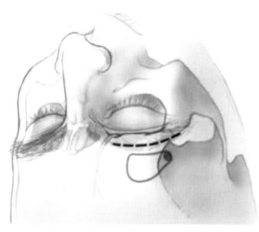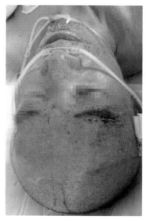

图 3-56 眉弓锁孔入路

与蝶骨嵴平齐,此步骤将给深部操作提供更多空间,使得入路打开后更易释放脑脊液;磨出额骨内板,便于暴露颅底。然后再弧形切开硬脑膜并翻向下,固定。

（四）关颅

因为此入路切口位于面部,故需注意部分美容细节。假性脑膜膨出是眉弓锁孔入路术后并发症之一,因此提倡水密缝合硬脑膜,重要的是要尽可能水密缝合硬脑膜并将其向前悬吊到眶骨膜,同时术后予以加压包扎,帮助头皮紧贴颅骨。额窦如果开放应该用骨蜡封闭,并撕掉游离骨瓣的黏膜。应该避免全部用骨蜡填满额窦,可以在额窦内放几小块明胶海绵窦作为支撑使其完全闭塞。

骨膜瓣与额部皮肤瓣下的上缘缝合,再连续缝合额肌后,用 4-0 缝合线皮内行美容缝合。

六、前纵裂入路

前纵裂入路开颅术利用大脑纵裂的自然间隙,进入大脑镰旁中线深部和脑室旁部位。通过这个自然间隙操作有诸多优点,比如最大限度地减少了对脑组织的牵拉和侵犯。但缘于此操作通道深在而狭窄,该区域的手术充满了技术挑战。这个入路居于冠状缝周围,以保护冠状缝后 3~4 cm 处的躯体感觉运动皮质和众多矢状窦旁优势静脉,如果牺牲大的矢状窦旁桥静脉可能会导致静脉性脑梗死和偏瘫。应用前纵裂入路手术可以处理前交通动脉及大脑前动脉属支上的动脉瘤、血管畸形等。

（一）准备与手术切口

患者可以取仰卧或者侧卧位。仰卧位可以使术者轻松地辨认中线结构的方向,而侧卧位可以通过重力牵引获得术区(同侧)大脑半球移位。在胼周动脉瘤病例中,需将患者的头部后仰以获得前交通动脉和胼胝体膝部之间的血管近端管控。而在肿瘤病例中,应该使术野中病变尽可能处于最高位置。对于刚好位于膝部上方的胼周动脉瘤来说,轻度旋转颈部的体位是合理的,病变的位置与胼胝体膝部的关系决定了颈部后仰的角度。

前纵裂入路皮肤切口位于发迹内,可以是直切口或马蹄形切口。切口线位置取决于病变的确切位置。马蹄形切口跨越中线,三分之一位于冠状缝后方,三分之二位于其前方。

（二）开颅

上矢状窦手术开颅较为简单,但需注意对上矢状窦的保护。颅骨钻孔位置一般靠近中线,矢状窦上方,常规钻 2 孔,使用剥离子,把硬脑膜从骨瓣的颅骨内板上大致分离开,尤其是静脉窦上方的硬脑膜。使用铣刀时把静脉窦上方的颅骨切开放到最后一步,这样当发生静脉窦损伤时就可以及时打开骨瓣。要准备好长条的止血纱布或明胶海绵及脑棉片,用于覆盖在静脉窦上,起到止血作用。术前行腰大池的脑脊液引流可便于将静脉窦和硬脑膜从颅骨内板上分离开,以避免发生静脉窦损伤或硬脑膜撕裂的意外情况。

（三）硬脑膜下操作

以矢状窦为基底"U"形打开硬脑膜瓣。大脑镰上缘的牵引线将静脉窦向侧方翻转,扩大纵裂间隙。可以牺牲一些小的桥静脉,但大的桥静脉需要被保留住。应注意到,通过重力牵引便于术区大脑半球移位,远离中线。此时沿大脑镰进行硬脑膜下部分的解剖,在扣带回层面沿着中线找到同侧胼缘动脉。这个动脉确定了中线解剖的界面,可沿着该动脉,对粘连的扣带回进行解剖,以避免造成扣带回皮质软脑膜下损伤。粘连非常紧密的扣带回皮质可能会被误认为是胼胝体,即使胼胝体呈现亮白色,明显有别于周围的脑皮质组织。可通过事先放置的腰大池引流释放脑脊液,使纵裂间的解剖更容易进行。术中注意保护胼周动脉,避免被显微剪刀的刀尖意外损伤。

（四）关颅

彻底止血后,硬脑膜需进行水密缝合。若上矢状窦出血,则需继续用止血纱布或明胶海绵压迫止血。如果术中脑室被打开,术后常需短暂留置一根脑室内引流管,以将脑室内的组织碎片引流干净,防止术后颅内压升高及脑积水形成。

七、乙状窦后入路

如同翼点入路在幕上鞍旁病变的主导地位一样,乙状窦后入路是处理桥小脑角(CPA)及脑干腹外侧病变的最常用途径,可处理桥小脑角区相关脑血管病及小脑血管畸形等。乙状窦后入路灵活、高效,并为所有神经外科医生熟识。该入路的灵活性与多向性使得它几乎可以处理所有桥小脑角及脑干腹外侧的病变。

（一）准备与手术切口

对于术中可能需动态牵拉或者影响面听神经束的手术,术前、术中需行电生理检查及监测。因部分患者横窦、乙状窦的位置存在变异,故应术前完善静脉影像学检查,防止术中因横窦、乙状窦位置遮挡增加手术困难度。而气化良好的乳突气房会增高术后脑脊液漏的概率,应引起重视。

患者取公园长椅卧位,头架固定。若患者取仰卧位,需极度扭转颈项使其处于非生理性位置,会造成静脉淤血,公园长椅卧位则可以有效避免上述缺点并减轻术后颈项部疼痛。患者术侧的肩膀(尤其是短颈的肥胖者)会影响外科医生在枕下区域进行操作,因此,同侧肩膀应该前倾并向足端拉拽,头部向地面略微倾斜,将乳突位于术野的最高点。

手术切口有多种选择,目前主要有以下2种:①乳突后方直切口,需头皮定位乙状窦与横窦位置,做跨窦切口,方便暴露;②以假想的横窦与乙状窦交界处下缘为最高点做一倒"U"形切口,过乳突沟做一垂直横窦(连接颧弓根与枕外隆凸的水平线)的线,交点即为切口最高点(图3-57)。

（二）开颅

按层次分层解剖头皮和肌肉,暴露颅骨。辨认横窦-乙状窦交界处并在其下缘钻孔(连接颧弓根与枕外隆凸划线,代表横窦位置,过乳突沟做一线与之垂直,交点即为钻孔位置),可在内侧横窦上方钻1孔,便于分离骨质与静脉窦,防止铣骨瓣时撕裂静脉窦造成出血。钻孔完成后可尝试剥离硬脑膜,剥离静脉窦边缘时要小心,因乙状窦可能嵌入内板。这种情况下不要尝试去剥离,应先"蛋壳化"乙状窦表面骨质,待颅后窝骨瓣翻开后再完全去除。乙状窦后缘的硬脑膜往往与骨质粘连紧密,故使用磨钻磨除骨质,铣刀游离另外三边后予以打开骨瓣。乳突开放则予以骨蜡封堵。

弧形剪开硬脑膜,平行于乙状窦与枕骨大孔平面剪开硬脑膜,丝线牵开切缘使其紧贴骨缘。向上、向内牵开小脑,打开小脑延髓池及桥小脑角池,释放脑脊液,降低颅内压使小脑缓慢塌陷。为了减小对颅神经及小脑的损伤,建议锐性分离桥小脑角下部分的蛛网膜。

（三）关颅

常规行水密缝合硬脑膜,乳突气房用骨蜡里外彻底封闭,然后回纳骨瓣或者使用甲基丙烯酸甲酯塑形颅骨,最后分层缝合肌层和头皮。

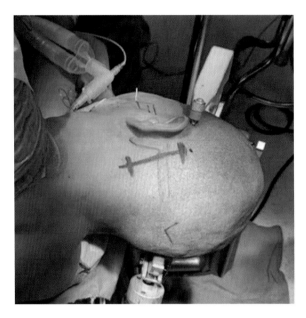

图 3-57 乙状窦后入路

（蒋宇钢）

第三节 常用术中监测

脑血管病（CVD）（如颅内动脉瘤、脑动静脉畸形、海绵状血管畸形和烟雾病等）患者在外科手术或血管内治疗过程中或治疗后有发生脑缺血的风险。因此术中监测作为重要的辅助技术被逐渐引入 CVD 的外科手术中，目的是最大限度地降低手术相关的脑缺血发生风险。本节介绍一些常见的术中监测技术，对其应用和发展做简要的总结。CVD 术中监测技术包括两大类，第一类是监测解剖形态学和脑血流动力学变化的技术，主要技术有荧光造影、微血管多普勒超声；第二类是监测脑功能和传导通路的变化，间接反映脑供血改变造成的功能性影响的技术，主要技术有神经电生理监测。

一、术中神经电生理监测

术中神经电生理监测（intraoperative neurophysiological monitoring，IONM）可以协助评估神经损害的部位和程度，指导外科医生及时发现术中发生的缺血缺氧性变化，迅速纠正可逆性损害，避免永久性神经损害。IONM 包括以下内容。

（一）躯体感觉诱发电位（SEP）

SEP 测量触觉刺激引起的大脑电活动，是评估躯体感觉系统功能的一种有效、非侵入性手段。广泛用于颅内动脉瘤、脑动静脉畸形等 CVD。通过结合躯体感觉通路不同水平的 SEP 记录，可以评估从外周到皮质的传入截击。术中常用的监测指标是术中 SEP 波幅和潜伏期变化。电刺激外周神经后在中央后回可以记录到一个双相的负-正诱发电位（N20，P30）。基于 SEP 在中央区相位倒置的特性，在手术中辨别感觉和运动皮质区边界实用、可靠，对涉及大脑前循环的 CVD 的外科手术具有较大的辅助价值。放置电极的方法遵循脑电的 10/20 原则。

上肢 SEP 记录电极置于 C3、C4、Erb 点、C7，参考电极置于 Fz。刺激部位为正中神经时，负极置于腕横纹远端 2～4 cm，正极位于腕横纹近端 2～3 cm。下肢 SEP 记录电极置于 Cz 后 2 cm，腰电位位于 T12 或 L1 水平，参考电极置于 Fz。刺激部位为胫后神经时，负极放置在内踝和跟腱之间的近脚踝处，正极放置在胫后神经走行的内踝远端 2～3 cm。记录参数：①带通滤波器的频率范围：30～500 Hz。②分析时间：上肢 50 ms，下肢 100 ms。③50 Hz 陷波器：关闭。④灵敏度：1～10 μV。刺激参数：①采用恒流刺激。②刺激间期：200 μs。③刺激频率：2.1～4.7 Hz。④刺激强度：15～35 mA。

SEP 对皮质供血非常敏感，当脑组织内局部血液灌注量<15 mL/100(g·min)，即可出现 SEP 的改变。SEP 的 N20 波形与局部脑血流量(regional cerebral blood flow, rCBF)监测的数值有相关性，当 rCBF 降至 12～16 mL/100(g·min)时，N20 的波幅会降到基线值的 50% 以下。鉴于 rCBF 与 SEP 的相关性，可在颅内动脉瘤手术开始时，建立相应的基线值作为参考，在阻断供血动脉时，可根据 SEP 的波幅变化来判断相应的皮质有无缺血，根据 SEP 对应的不同部位，分别观察上肢对应的 N20 波形或下肢对应的 P37 波形。当阻断颅内动脉瘤供血，波幅降至基线 50% 以下时，即可提醒术者患者可能有相应皮质缺血的风险。

SEP 麻醉要求：影响 SEP 监测结果的生理学因素包括体温、组织灌注、血氧水平与通气及颅内压等。吸入麻醉药对皮质下和外周 SEP 的影响轻微，但是因为 SEP 常与运动诱发电位联合运用，运动诱发电位对吸入麻醉药敏感，故通常还是应用全身静脉麻醉。静脉麻醉药对 SEP 影响较小，常用的药物为丙泊酚与瑞芬太尼组合，建议不要使用肌松药。

(二)运动诱发电位

运动诱发电位(motion evoked potential, MEP)是刺激运动皮质产生下行电反应，通过皮质脊髓束，最终以复合肌肉动作电位(compound muscle action potential, CMAP)的形式产生可以测量的电生理信号。临床上常使用 CMAP 的潜伏期和波幅作为监测指标。MEP 常作为脑功能区或脊髓的动静脉畸形和颅内动脉瘤手术的辅助检查手段。在 CVD 外科手术中一些小的穿支动脉血流减少或停止，会引起运动功能受损，而感觉传导通路不受影响，因此如果仅用 SEP 监测，就会出现假阴性结果；若联合 MEP 的监测，则可避免这些问题发生。

对 MEP 变化采用的判定标准一般包括波幅变化以及刺激阈值的增加，目前各研究的标准尚未统一，可推荐的参考指标如下所示。①CMAP 的消失可以作为脊髓手术时的报警阈值，也可考虑根据脊髓手术部位将波幅下降超过 80% 设为报警阈值。②CMAP 波幅下降超过 50% 作为大脑、脑干和面神经手术时的报警阈值。③CMAP 需要增加刺激强度超过 100 V 为报警阈值。④D 波在脊髓手术中波幅下降超过 50% 为报警阈值，在颅内中央沟附近手术时波幅下降超过 30% 为报警阈值。

MEP 常用的记录对象：上肢最常记录的是拇短展肌，下肢最常记录的是踇展肌或胫骨前肌。上肢的 MEP 用较小的刺激量可以引发波形，从而避免引起术中患者体位晃动。所以大多数的颅内动脉瘤手术以记录上肢的 MEP 为主。但是大脑前动脉瘤需要重点记录下肢 MEP。

MEP 应用于 CVD 外科手术中的监测分为经颅电刺激(transcranial electrical stimulation, TES)和直接皮质刺激(direct cortical stimulation, DCS)。TES 与 DCS 的刺激方式存在差异，TES 的刺激点一般根据脑电的 10/20 系统，采用 C3、C4 前 2 cm 互为刺激点，或 C1、C2 前 2 cm 互为刺激点；而 DCS 一般采用放置在中央前回的条状电极作为刺激源。根据 CVD 所涉及的部位，选择上肢或下肢的运动投射区作为刺激点，将 FPZ 作为参考电极，通常选用 4～6 串刺激。刺激量采取阈刺激，TES 一般小于 150 V，DCS 一般小于 35 mA。在 TES 和 DCS 两种监测方式的选择上，需要根据其各自的优缺点来判断：①TES 的优点是刺激点相对固定，术中不需要调整，刺激电极的位置较恒定，刺激量较为一致，可以持续监测；缺点是需要较大的刺激量，容易引起患者术中发生肢体运动。同时因为放置位置在颅骨外，对手术切口的设计有影响。②DCS 的优点是刺激量较小，不容易引起患者体动，同时刺激的范围也相对局限，相对于 TES 来说，不容易刺激到皮质以下。因此 TES 和 DCS 对术后缺血的敏感性和特异性都比较高，缺点是术中电极容易移位、发生接触不良等，颅内片状电极的放置对手术显微操作有影响，而且 DCS 只能监测到手术缝合硬脑膜前，影响监测结果的判断。有研究指出，这两种方法联合应用，互为补充，可起到更有效的监测效果。

MEP 可以作为 SEP 的补充，SEP 用以监测患者的皮质缺血，而 MEP 用以监测患者的皮质下缺血，从而避免运动功能损伤。SEP 与 MEP 联合应用于 CVD 手术中监测，可以为选定术中阻断载瘤动脉时间提供更加可靠的依据。当术中 MEP 出现可逆性变化时,可以为术者提供警示;而 MEP 出现不可逆性变化时,则提示患者有远期的功能障碍。

MEP 麻醉要求:术中体温、缺血缺氧、低血压、高碳酸血症等因素会影响监测结果。吸入麻醉药对 MEP 有较强的抑制作用,应用浓度不宜超过 0.5 MAC(最高容许浓度),一般不推荐应用。建议采用全身静脉麻醉,可选用氯胺酮、异丙酚及依托咪酯等,可复合低剂量使用或持续输注阿片类镇痛药。

（三）听觉诱发电位

听觉诱发电位(auditory evoked potential,AEP)是听觉感受器在接受外界声刺激后不同平面中枢神经产生并记录到的诱发电位,它可以客观地检查从耳蜗到脑干神经最后到大脑皮质的听觉通路。AEP 包括脑干听觉诱发电位(brainstem auditory evoked potential,BAEP)、耳蜗电图(ECochG)及蜗神经动作电位(cochlear nerve action potential,CNAP)。其中 BAEP 在 CVD 外科手术中应用广泛。

1. 脑干听觉诱发电位　脑干听觉诱发电位(BAEP)监测听神经和脑干的功能,可用于面神经和三叉神经微血管减压术、后循环动脉瘤、脑干或小脑动静脉畸形等手术,常联合 SEP 监测。BAEP 可记录 Ⅰ～Ⅶ波的波形,与解剖位置的对应关系:Ⅰ波对应听神经颅外段,Ⅱ波对应听神经颅内段,Ⅲ波对应耳蜗神经核,Ⅳ波对应外侧丘系、上橄榄核复合体,Ⅴ波对应下丘脑、对侧的外侧丘系,Ⅵ波对应内侧膝状核,Ⅶ波对应丘脑辐射。Ⅰ、Ⅱ波实际代表听觉传入通路的周围性波群,其后各波代表中枢段动作电位。Ⅰ～Ⅴ波稳定,其中Ⅴ波波幅最高,可作为辨认 BAEP 各波的标志,有重要临床意义。术中监测一般使用Ⅰ、Ⅲ、Ⅴ波来指导手术。

监测指标:诱发电位的潜伏期延长、波幅降低有重要意义。传统报警标准是Ⅴ波波幅下降超过 50%,潜伏期延长 0.80 ms 以上。常规记录Ⅰ、Ⅲ、Ⅴ波波形的反应潜伏期和Ⅰ、Ⅴ波的波幅以及Ⅰ～Ⅲ、Ⅲ～Ⅴ、Ⅰ～Ⅴ的波峰间潜伏期,任何大于基线 1.5 ms 的潜伏期延长或波幅变化>50% 都需查找原因。

刺激参数:刺激声音为宽带咔嗒音,频率为每秒 5～12 次,为快速得到结果可使用频率为每秒 50 次的刺激;刺激强度声压水平为 100 dB pe SPL、听力水平为 60～70 dB HL,非声音刺激侧有 60 dB pe SPL(30～35 dB HL)空白干扰音。

记录部位:双侧乳突或耳前,左侧 A1,右侧 A2(根据手术切口可以置于耳前或是耳后)。

参考电极:Cz。

2. 耳蜗电图　手术中在耳蜗及初级耳蜗神经纤维电位发生变化,BAEP 难以鉴别时,耳蜗电图(ECochG)可以用作 BAEP 监测的替代方法。ECochG 为客观检查法,不依赖患者的反应,采用一个从骨膜插入覆盖在中耳岬骨部的软组织的针电极来记录,参考电极置于同侧乳突。ECochG 产生的动作电位包括 N1、N2、N3,其中 N1 同步放电神经元数量最多,波幅最高,故常用 N1 的波幅和潜伏期作为 ECochG 的动作电位。N1 代表产生于听神经外侧部分的电活动,保留 N1 电位可保留最低听力。

3. 蜗神经动作电位　蜗神经动作电位(CNAP)是由直接放在听神经上或脑干附近的电极来记录的,可直接记录颅内段蜗神经的复合动作电位,且信号处理基本无延迟,听觉损伤反馈及时,可提供对听神经功能敏感的实时监测。

CNAP 麻醉要求:CNAP 很少受到麻醉药的影响,故麻醉时可使用静脉麻醉药、吸入麻醉药和肌松药。

（四）肌电图

肌肉收缩时会产生微弱电流,在皮肤的适当位置附着电极可以测定身体表面肌肉的电流。电流强度随时间变化的曲线叫作肌电图(electromyogram,EMG)。通过记录肌电图可以了解支配肌肉的神经功能状态,并可在术中有目的地刺激神经以评价运动神经通路的完整性或在术野确定神经的位置。肌电图分为自由描记肌电图和激发肌电图。理论上肌电图记录可以用来监测任何带有运动成分的神经的功能。

目前微血管减压术中常规应用异常肌反应(abnormal muscle response,AMR),可以和 BAEP 结合进行面神经自由描记肌电图(free electromyography,free-EMG)监测。手术全程进行 AMR 监测,针状电极刺激面神经下颌缘支,记录电极置于颏肌和眼轮匝肌,地线位于患侧三角肌。刺激参数:刺激源 100～

150 μs 方波冲动,波宽 0.1 ms,频率 1 Hz,刺激强度 15～30 mA,滤波 10～1500 Hz,扫描时间 50 ms。AMR 监测结果判定标准:①AMR 完全消失和波幅下降大于 50%;②AMR 未消失,异常波形的波幅下降小于 50%。多中心研究结果均提示 AMR 消失与治愈率有显著的正相关关系,这种关系对手术医生术中判断手术效果有重要的参考价值。听力下降和眩晕为微血管减压术的常见并发症,BAEP 在手术过程中的应用有助于保护患者的听神经功能,降低术后听力下降和眩晕的发生率。微血管减压术后听力丧失的患者有可能在术中出现 BAEP 的缺失。

肌电图麻醉要求:除了神经肌肉阻滞剂外,术中患者生理学因素和麻醉药物等对 EMG 的影响较小。

（五）脑电图

脑电图(electroencephalogram,EEG)是用精密的电子仪器通过电极记录下来的脑细胞群的自发性、节律性电活动,目前临床上所用的脑电图主要还是使用盘状电极的脑电图。采用国际 10/20 系统安置电极,包括 19 个记录电极和 2 个参考电极。脑电图对中枢神经系统的缺血缺氧高度敏感,当脑血流量(CBF)小于 35 mL/(100 g·min)时,脑电图即可表现出 α 波和 β 波的衰减;当 CBF 下降至 25～30 mL/(100 g·min)时,脑电图首先表现为快波消失;CBF 进一步下降至 17～18 mL/(100 g·min)时,脑电图逐渐产生慢波。CBF 阈值至关重要,一旦达到该阈值,神经元即开始失去跨膜梯度。当 CBF 进一步下降至 10～12 mL/(100 g·min)或更低时,即达到脑梗死阈值,神经元发生不可逆性损害,脑电图出现电静息。因此脑电图在理论上可广泛用于颈动脉手术的监测。

脑电图变化与 CBF 密切相关,当术中 CBF 下降时,通过脑电图记录可及时发现缺血性改变。在颈动脉内膜切除术中,CBF 下降最常发生在颈动脉夹闭过程中。通过脑电图监测判断是否进行分流具有很高的安全性。

烟雾病(moyamoya disease,MMD)是一种慢性脑血管闭塞性疾病,病变特征为双侧颈内动脉末端、大脑中动脉、大脑前动脉起始部进行性狭窄或闭塞。颅内外血管重建术是 MMD 的主要治疗手段,包括直接血管重建(搭桥手术)、间接血管重建和联合手术。研究发现,MMD 患者耐受手术的能力较差,围手术期容易出现脑梗死、癫痫、TIA 等并发症。对于通过脑电图监测缺血变化是否可降低 MMD 手术中及手术后卒中风险目前尚无明确结论。现有研究表明,在 MMD 手术中,脑电图可呈现广泛性改变,提示脑血流灌注下降,但与手术侧别无关,并且慢波的产生、持续时间和严重程度并非围手术期缺血事件的预测因素。因此仅通过分析脑电图慢波难以充分预测围手术期卒中风险,需进一步进行前瞻性研究来揭示脑电图监测在 MMD 手术中的价值。

脑电图麻醉要求:吸入麻醉时全脑为慢波,应避免使用。除了氯胺酮外,绝大多数静脉麻醉药对脑电图呈剂量依赖性抑制,并可引起暴发抑制。

二、荧光造影

吲哚菁绿(ICG)是美国食品药品监督管理局(FDA)批准的首个用于人类临床的荧光染料,数十年来已广泛用于生物成像。ICG 是一种近红外荧光三碳菁绿染料,其最大吸收波长、最大荧光波长分别为805 nm、835 nm。ICG 经静脉注射进入人体后,与血液中的球蛋白等结合并存在于血管内,在近红外光源及荧光摄影机下,可发出荧光,使含有 ICG 的血管显影,并最终在肝脏降解后被排出体外,平均半衰期3～4 min,15 min 后可再次静脉使用。ICG 的推荐用量为 0.2～0.5 mg/kg,快速静脉推注,每日极量为 5 mg/kg。ICG 临床使用安全可靠,不良反应发生率低,文献报道为 0.05%～0.20%,包括恶心、皮肤瘙痒、低血压、心律失常或罕见的过敏性休克等。随着吲哚菁绿视频血管造影(indocyanine green video angiography,ICGVA)手术显微镜的出现,ICGVA 被广泛应用于神经外科手术。目前常用的几个方向是颅内动脉瘤夹闭术、脑或脊髓血管畸形手术、颅内-颅外血管搭桥手术和颈动脉内膜切除术等。

（一）颅内动脉瘤夹闭术

2003 年,Rabbe 等首次将 ICGVA 应用于颅内动脉瘤夹闭术中。动脉瘤夹闭后行 ICGVA,能够确定动脉瘤是否夹闭完全、载瘤动脉及其分支、穿支血管是否通畅,当出现动脉瘤颈残留或载瘤动脉狭窄时,术者能够根据荧光造影结果调整动脉瘤夹位置或增加动脉瘤夹数量,从而降低颅内动脉瘤复发和相关供血区域梗死的发生率。多中心研究结果显示,与术中微血管多普勒超声检查和DSA比较,在颅内动脉瘤夹闭术中ICGVA对血流状况的评估准确有效,各组围手术期缺血性卒中发生率无显著差异,但ICGVA使用方便,且费用低。

ICGVA的图像具有较高的时间分辨率和空间分辨率,它在术中提供实时信息,以检测颅内动脉瘤内的血流情况,同时还可以观察术野中暴露的直径小至1 mm的载瘤动脉、分支动脉及穿支动脉的通畅性,利用其独特的成像能力可以检测DSA难以识别的细小的穿支动脉(图3-58、图3-59)。其操作方便快捷,可以重复多次应用,可提供颅内动脉瘤夹闭效果信息以及时纠正操作。

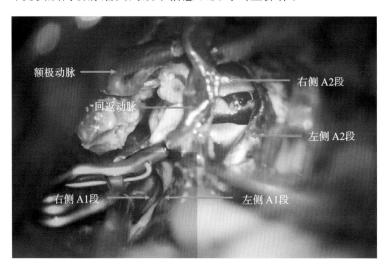

图 3-58 前交通动脉瘤夹闭术中图像
动脉瘤颈夹闭后,术野中看到双侧大脑前动脉 A1 和 A2 段,回返动脉

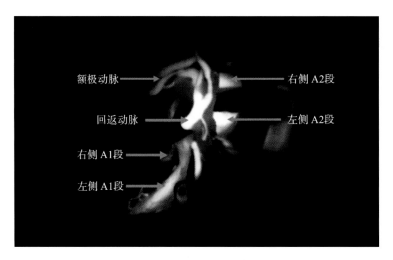

图 3-59 ICGVA 图像
显示双侧大脑前动脉 A1 和 A2 段,回返动脉和额极动脉荧光强度良好,提示动脉瘤夹未对载瘤动脉和分支血管造成影响

ICGVA的局限性在于视野受限,仅能观察显微镜下暴露的血管,且除了显白色荧光的血管外,观察不到周围的脑组织、神经、血管和动脉瘤夹,使得术者不得不暂时停止操作,待分析造影图像后再继续。在黑色背景下,有时难以区分残留的动脉瘤颈与深部的穿支,血管容易被血凝块、动脉瘤夹、脑组织及神经遮挡,钙化、动脉粥样硬化、血管壁增厚、动脉瘤血栓也会影响成像的ICG荧光。因此将ICG造影技术和内镜整合应用于颅内动脉瘤夹闭术中成为近年的发展趋势。该技术方案突破了显微镜观察视野的局限性,并可根据需要深入术野进行多角度、全方位的调整观察。在传统显微镜下ICG造影的部分难题(如深部区域,特别是术野后方被遮挡的动脉瘤体/颈,被动脉瘤、动脉瘤夹或周围结构遮挡部位血流状态

的观察评估)可以通过内镜整合下的 ICG 造影得到解决。

目前 ICGVA 对于血管狭窄的检测是定性的,只能通过甄别血管的亮度判断是否存在狭窄,并不能通过观察血管荧光的强弱对血流量做出定量检测。不过近几年出现了半定量分析方法和设备,如 Flow 800 软件模块(版本 2.21[Carl Zeiss GmbH,Oberkochen,德国]),可对 ICG 数据进行半定量和实时分析。注入 ICG 后,Flow 800 软件连续记录视野内所有图像点的荧光强度为任意强度单位,并自动将非增强型摄像机获取的视频数据编辑成彩色编码地图。该地图根据 ICG 注射后的时间荧光外观可视化脑血管中血液流动的方向和顺序。通过对荧光图谱的分析,可以对视野内特定感兴趣区域(ROI)的血流速度进行对比评估。现在已有多项研究报道使用 Flow 800 软件进行颅内动脉瘤和脑动静脉畸形的显微外科治疗。

(二)脑或脊髓血管畸形手术

在脑或脊髓动静脉畸形(arteriovenous malformation,AVM)及硬脑膜或硬脊膜动静脉瘘(arteriovenous fistula,AVF)的手术中,ICGVA 的作用体现在其能够清晰地显示病灶的位置及病灶供血动脉、引流静脉,使术者能够根据荧光造影的结果确定相应的手术方案,完整切除病变。ICGVA 与 DSA 的结果比较显示出两者具有高度的一致性;但 ICGVA 的平均耗时仅为 DSA 的 1/4。对于 AVM,ICGVA 的应用能够缩小手术切口,减少手术创伤,改善患者的预后。但 ICGVA 在脑 AVM 中的应用更多局限于表浅病灶,用于判断供血动脉、畸形血管团及引流静脉等血管构筑学信息,并通过局部脑血流变化掌握供血动脉的阻断情况。对位于脑深部的病变,或术中判断 AVM 是否存在残留时,传统的 ICGVA 效果有限。对于 AVF,手术成功的关键在于术中准确判断瘘口的位置并予以完全阻断。ICGVA 技术通过观察血管内荧光对比剂的显影时间和流经方向,可快速、准确辨别瘘口及引流静脉位置;手术后再次行 ICGVA 可帮助确认瘘口是否阻断完全。

(三)颅内-颅外血管搭桥手术

ICGVA 能快速识别供体和受体血管,实时评估桥血管的通畅性,当发现吻合口阻塞时,能够立即进行调整,预防相关供血区域脑梗死的发生,有效降低搭桥手术的早期失败率,降低术后并发症发生率,因此其在各型颅内-颅外(或颅内-颅内)旁路血管搭桥手术中均发挥着重要作用。在复杂型颅内动脉瘤的治疗中,搭桥技术是一种保证载瘤动脉远端的血供、降低脑梗死风险的方法,ICGVA 显示载瘤动脉远端分支的显影时间长短,能够帮助术者选择最合适的皮质支作为受体血管,最大限度地发挥搭桥的保护作用。血管搭桥手术中根据 ICGVA 结果可分为 3 型:Ⅰ型代表供体血管、吻合口及受体血管均显影良好,吻合口处有持续、稳定的血流;Ⅱ型代表供体血管、吻合口、受体血管三者中存在显影延迟的情况,但吻合口处的血流通畅;Ⅲ型代表供体血管、吻合口、受体血管不能良好显影或吻合口处血流不通畅。对Ⅱ型或Ⅲ型结果,应及时调整手术策略,以确保搭桥手术的成功并预防相关供血区域梗死的发生。

(四)颈动脉内膜切除术

颈动脉内膜切除术(carotid endarterectomy,CEA)是切除增厚的颈动脉内膜粥样硬化斑块,预防由斑块脱落引起卒中的一种方法,已被证明是防治缺血性脑血管病的有效方法。ICGVA 能够清晰地显示斑块的位置,并且可以反映狭窄颈内动脉的近、远端的血流通畅情况。与 DSA 的对比研究也证明荧光造影具有很高的准确率。在结合了荧光造影亮度的定量分析程序(如 Flow 800 软件)后,ICGVA 能够更加准确地显示斑块的位置、与相关血管的关系,为术者提供实时的、半定量的信息。

三、微血管多普勒超声

微血管多普勒超声(microvascular Doppler ultrasound,MDU)是用微型多普勒探头连接经颅多普勒设备进行的微血管超声检查,能够在术中评价颅内动脉瘤夹闭后闭塞程度、载瘤动脉及其分支的血流动力学改变,是一种快速、非侵入性、实时的脑血管功能测量方法。微型多普勒探头按频率划分,可以分为 20 MHz、16 MHz、8 MHz 等;按直径划分,可以分为 1 mm、1.5 mm、1.8 mm 等。微血管多普勒超声有利于发现术中因视角、局部解剖关系不明等造成的颅内动脉瘤误夹或者夹闭不全，有利于及时调整动脉瘤夹位置，对床突段、眼动脉段以及巨大、复杂的颅内动脉瘤的作用尤为突出。在处理颅内动脉瘤前后，将探头直接放置在载瘤动脉及分支血管表面进行监测，探测角度 $30°\sim60°$。监测内容包括收缩期峰值血流速度(PSV)、舒张末期血流速度(EDV)、平均血流速度、搏动指数(PI)等。若载瘤动脉、分支血管在夹闭前后平均血流速度改变大于 10%，则认为出现了血管狭窄或痉挛，应及时调整动脉瘤夹位置。

微血管多普勒超声的缺点在于探测的血流速度与探头-血管夹角关系密切，轻微的角度改变可能引起检测值的较大变化。不同患者微血管多普勒超声监测的平均血流速度数值变异较大，临床意义有限。另外，微血管多普勒超声无法区分血管痉挛与动脉瘤夹放置不当所造成的血管狭窄，需要术者根据实际情况进行判断。

参 考 文 献

［1］ 惠品晶,张世明,王中,等.微血管多普勒超声在颈内动脉瘤手术中的应用[J].中华神经外科杂志,2010,26(10):874-877.

［2］ 钱明禹.吲哚菁绿荧光造影在神经外科血管性疾病手术中的应用[D].济南:山东大学,2015.

［3］ 佟静,王硕,赵元立,等.术中微血管多普勒超声检查对颅内动脉瘤治疗的临床意义[J].中华医学杂志,2007,87(13):881-884.

［4］ 谢旭芳,熊英琼,刘维捷,等.20 例烟雾病的临床与脑电图分析[J].实用临床医学,2006,7(3):33-34.

［5］ 中国医师协会神经外科分会神经电生理监测专家委员会.中国神经外科术中电生理监测规范(2017版)[J].中华医学杂志,2018,98(17):1283-1293.

［6］ Asimakidou E,Abut P A,Raabe A,et al. Motor evoked potential warning criteria in supratentorial surgery:a scoping review[J]. Cancers,2021,13(11):2803.

［7］ Calancie B. Intraoperative neuromonitoring and alarm criteria for judging MEP responses to transcranial electric stimulation:the threshold-level method[J]. J Clin Neurophysiol,2017,34(1):12-21.

［8］ Hirono S,Yamakami I,Sato M,et al. Continuous intraoperative monitoring of abnormal muscle response in microvascular decompression for hemifacial spasm:a real-time navigator for complete relief[J]. Neurosurg Rev,2014,37(2):311-320.

［9］ Frechette E S,Bell-Stephens T E,Steinberg G K,et al. Electroencephalographic features of moyamoya in adults[J]. Clin Neurophysiol,2015,126(3):481-485.

［10］ Gaspard N. Current clinical evidence supporting the use of continuous EEG monitoring for delayed cerebral ischemia detection[J]. J Clin Neurophysiol,2016,33(3):211-216.

［11］ Goertz L,Hof M,Timmer M,et al. Application of intraoperative flow 800 indocyanine green videoangiography color-coded maps for microsurgical clipping of intracranial aneurysms[J]. World Neurosurg,2019,131:e192-e200.

［12］ Lascano A M,Grouiller F,Genetti M,et al. Surgically relevant localization of the central sulcus with high-density somatosensory-evoked potentials compared with functional magnetic resonance imaging[J]. Neurosurgery,2014,74(5):517-526.

［13］ MacDonald D B. Overview on Criteria for MEP Monitoring[J]. J Clin Neurophysiol,2017,34(1):4-11.

［14］ Malinova V,von Eckardstein K,Rohde V,et al. Neuronavigated microvascular Doppler sonography for intraoperative monitoring of blood flow velocity changes during aneurysm surgery—a feasible monitoring technique[J]. Clin Neurol Neurosurg,2015,137:79-82.

[15] Okawa M，Abe H，Ueba T，et al. Identification of plaque location using indocyanine green videoangiography during carotid endarterectomy[J]. Acta Neurochir Suppl,2014,119:97-101.

[16] Paulraj M P,Subramaniam K,Yaccob S B,et al. Auditory evoked potential response and hearing loss:a review[J]. Open Biomed Eng J,2015,9:17-24.

[17] Zhou Q，Li M，Yi L，et al. Intraoperative neuromonitoring during brain arteriovenous malformation microsurgeries and postoperative dysfunction:a retrospective follow-up study[J]. Medicine(Baltimore),2017,96(39):e8054.

[18] Raabe A,Beck J,Gerlach R,et al. Near-infrared indocyanine green video angiography:a new method for intraoperative assessment of vascular flow[J]. Neurosurgery,2003,52(1):132-139.

[19] Skinner S A,Cohen B A,Morledge D E,et al. Practice guidelines for the supervising professional:intraoperative neurophysiological monitoring[J]. J Clin Monit Comput,2014,28(2):103-111.

[20] Son B C,Ko H C,Choi J G. Intraoperative monitoring of Z-L response(ZLR)and abnormal muscle response(AMR)during microvascular decompression for hemifacial spasm. Interpreting the role of ZLR[J]. Acta Neurochir(Wien),2018,160(5):963-970.

[21] Szelényi A,Langer D,Kothbauer K,et al. Monitoring of muscle motor evoked potentials during cerebral aneurysm surgery:intraoperative changes and postoperative outcome[J]. J Neurosurg,2006,105(5):675-681.

[22] Takagi Y,Sawamura K,Hashimoto N,et al. Evaluation of serial intraoperative surgical microscope-integrated intraoperative near-infrared indocyanine green videoangiography in patients with cerebral arteriovenous malformations [J]. Neurosurgery,2012,70(1 Suppl Operative):34-42.

[23] You H,Fan X,Guo D,et al. Efficacy of evoked potential monitoring for predicting postoperative motor status in internal carotid artery aneurysm surgeries[J]. J Clin Monit Comput,2022,36(3):667-673.

[24] Zaidi H A,Abla A A,Nakaji P,et al. Indocyanine green angiography in the surgical management of cerebral arteriovenous malformations:lessons learned in 130 consecutive cases[J]. Neurosurgery,2014,10(Suppl 2):246-251.

（李瑞春　王茂德）

第四节　颅内动脉瘤夹闭术

一、颅内动脉瘤好发的部位与临床表现

颅内动脉瘤好发于脑底 Willis 环的大动脉分支或分叉处,且多发生于近侧的大动脉上,少数位于动脉的周围支上。前循环动脉瘤占所有颅内动脉瘤的 87%～97%,而后循环动脉瘤只占 3%～13%。常见的部位是前交通动脉(30%)、后交通动脉(25%)、大脑中动脉(14%)、眼动脉、脉络膜前动脉、大脑前动脉远端。椎基底动脉系统的动脉瘤占所有颅内动脉瘤的 3%～13%,其中大脑后动脉瘤占 0.8%,基底动脉瘤占 2.9%～4.0%,椎动脉瘤占 0.9%～3.0%,小脑前下动脉瘤和小脑后下动脉瘤占 0.7%。

临床上,颅内动脉瘤按其大小可分为微型(直径≤5 mm)、小型(直径 6～10 mm)、大型(直径 11～24 mm)、巨大型(直径≥25 mm)。按照颅内动脉瘤的形态一般可分为:囊状动脉瘤、夹层动脉瘤、梭状动脉瘤和蛇形动脉瘤等,以囊状动脉瘤最多见,占 66%～98%。按照动脉瘤壁构成可分为真性动脉瘤和假性

动脉瘤两大类。

颅内动脉瘤的主要临床表现是由动脉瘤破裂后蛛网膜下腔出血引起的,患者可出现爆炸样头痛伴恶心呕吐、颈项强直。部分患者也可以合并脑实质内血肿、脑室内血肿或硬脑膜下血肿,甚至形成脑疝,可出现不同程度的意识丧失,若出血量大也有持续昏迷直至死亡者。少数动脉瘤患者可以因动脉瘤体占位效应、附壁血栓脱落、脑血管痉挛等出现各种神经功能障碍,如后交通动脉瘤破裂常引起动眼神经麻痹,表现为病灶侧眼睑下垂和瞳孔扩大;大脑中动脉瘤破裂可引起对侧偏瘫和失语;前交通动脉瘤破裂可造成记忆力缺失;基底动脉瘤破裂可引起呼吸暂停等脑干症状;颈内动脉眼动脉段动脉瘤破裂可引起视力减退或使已有的视力障碍加重。

早期对高危人群筛查颅内动脉瘤时,可选择 MRA,MRA 对颅内动脉瘤检出率略低于 CTA;对已经破裂的动脉瘤的检查,首选 CTA,根据 CTA 检查结果,可直接进行颅内动脉瘤手术治疗,可不另行 DSA 检查。如果仍没有确诊最终还需行 3D DSA 检查。由此可见,MRA 与 CTA 两种检查技术均有不同诊断优势,临床医生需结合患者实际情况,选取适宜的检查技术进行诊断,继而提高颅内动脉瘤检出率。

二、颅内动脉瘤的治疗方法

目前颅内动脉瘤的治疗方法可分为开颅动脉瘤夹闭术和颅内动脉瘤介入栓塞术两种,近几年很多三甲医院引进了复合手术,将两种技术结合应用,使颅内动脉瘤的治疗更方便,使一些复杂手术变得更容易。颅内动脉瘤介入栓塞术的适应证包括直接手术不可到达部位的动脉瘤;巨大型动脉瘤;梭形宽颈或无颈动脉瘤;手术夹闭失败的动脉瘤;未破裂动脉瘤。约80%的颅内动脉瘤可经开颅夹闭或经介入治疗,20%左右因导管技术问题或动脉瘤体位置深在而适合行显微外科手术或神经介入治疗。本节内容主要介绍开颅动脉瘤夹闭术,包括开颅颅内动脉瘤颈夹闭术、开颅颅内动脉瘤包裹手术、开颅颅内动脉瘤孤立＋高流量血管搭桥手术等。

(一)开颅颅内动脉瘤颈夹闭术

该手术是通过夹闭动脉瘤颈将动脉瘤排除于血液循环之外,从而有效防止其再次破裂,是处理颅内动脉瘤的标准方法。在显微镜下利用显微分离技术将动脉瘤颈周围分离出来,根据动脉瘤颈的粗细、形态、方向和与邻近血管结构的关系选用形状适合的动脉瘤夹夹闭动脉瘤颈。动脉瘤夹闭后可通过复合手术室 DSA、术中荧光造影、术中多普勒以及电生理监测等方法检验载瘤动脉及其分支是否通畅。

1. 手术时机的选择　近年来,国内外主张颅内动脉瘤破裂后行急诊手术的学者逐渐增多。选择手术时机已不再单单依靠临床分级,人们认为即使有足够的手术技巧和手术经验,早期手术和晚期手术的危险性是一样的。早期手术可降低再出血的发生率和减少推迟手术所造成的后遗症。近年来北美多中心对 772 例患者早、晚期手术进行分析,结果显示早期手术后恢复良好者多于晚期手术者。未手术的颅内动脉瘤患者再出血死亡率为70%~90%,多发生于首次出血后24~48 h,其中20%~30%因2周内未及时手术再出血。在出血后的2周内,血管痉挛的发生率达70%~90%,早期手术清除蛛网膜下腔出血可降低血管痉挛的发生率。

2. 手术入路的选择　不同部位的颅内动脉瘤的手术入路不同,来源于前循环的颅内动脉瘤目前多选择翼点入路、眶外侧入路、眉弓锁孔入路;对来自前交通动脉的颅内动脉瘤有部分学者选择前纵裂入路。来自基底动脉分叉或大脑后动脉近端的颅内动脉瘤可选择翼点入路或颞下入路。来自椎动脉的动脉瘤或小脑前下/后下动脉瘤可选择乙状窦后入路或枕下正中入路。

1)翼点入路　翼点入路是最常用的手术入路,经典的翼点入路由瑞士的 Yasargil 教授在20世纪60年代创立,经过了半个世纪的不断改进,但基本操作变化不大。下面以右侧翼点入路为例进行介绍。

(1)体位:患者采用仰卧位,头部高于胸部20°,向左旋转约30°,后仰10°,并向对侧肩部倾斜约15°,使额骨颧突处于最高点和视野的中心,从而使术者视线能沿蝶骨嵴垂直到达前床突和鞍旁。以头架固定头部,头部固定时必须避免扭曲或压迫气管、颈静脉、颈动脉和椎动脉。

(2)头皮切口:起于耳屏前方约1 cm处的颧弓上缘,与颧弓垂直向上5 cm达颞线附近,然后弧形向前内侧止于发迹内中线处。

（3）术中操作：术中切开皮瓣连同颞肌、骨膜一同翻向前方，显露出颧弓近端，在颧弓与颞线反折处钻一骨孔后，用铣刀将骨瓣以蝶骨嵴为圆点将额颞部骨瓣铣下，最后将蝶骨嵴尽可能磨平，骨缘上打孔后悬吊硬脑膜后止血。环绕蝶骨嵴半圆形剪开硬脑膜，然后将硬脑膜向前翻转，覆盖在蝶骨嵴上并悬吊。这样可保证从蝶骨嵴至脑底不阻挡视线，在额叶、颞叶和蝶骨嵴之间形成一个尖端向下的圆锥形空间，沿此空间可到达鞍区和颅底各部。

（4）显微镜下操作：首先沿右侧侧裂池浅部，在大脑浅静脉靠近额叶侧用剪刀打开侧裂池的蛛网膜，释放脑脊液，使颅内压逐渐下降，然后依次向深部锐性分离侧裂池，使颅内压进一步下降，并充分松解侧裂两侧的额叶与颞叶之间的蛛网膜，此时用脑自持牵开器将额叶和颞叶轻轻牵拉，继续向深部锐性分离侧裂池与颈动脉池汇合处，向前剪开颈动脉池蛛网膜，显露颈内动脉床突上段至分叉，然后向内侧继续分离视交叉池至终板池，锐性剪开终板，释放脑脊液后，颅内压进一步下降。此时可显露右侧大脑前动脉A1～A2段交界部与前交通动脉组成的前交通动脉复合体。

2）眶上外侧入路　眶上外侧入路具有简单、快速、微创等特点，可用于鞍内、鞍上、鞍背及侧裂区动脉瘤手术。在前交通动脉瘤夹闭术中，有效骨窗仅为额下外侧部分，应用眶上外侧入路减少了磨除蝶骨嵴及解剖外侧裂以暴露侧脑底面的步骤，手术切口小，操作步骤简化，骨质缺损少，较翼点入路更加靠近额侧。

3）纵裂入路　纵裂入路是经纵裂池沿大脑前动脉A2段之间逆行分离至前交通动脉复合体，可直视前交通动脉的上区，处理前上型及后上型前交通动脉瘤更显其优势。视野不受大脑前动脉A2段及Heubner回返动脉等阻挡，术野宽阔，利于分离动脉瘤颈及夹闭等操作。但采取纵裂入路需注意保护嗅神经；双侧额叶内侧面粘连较重，分离困难，需要在显微镜下精细操作以减少出血；易损伤汇入上矢状窦的桥静脉，造成静脉性脑梗死或加重脑组织肿胀。

4）锁孔入路　锁孔（key hole）入路早在20世纪70年代就应用于动脉瘤的开颅夹闭治疗。经过几十年的解剖及临床经验积累，如今已趋于完善。锁孔手术追求以最小的骨窗取得足够的术野，从而缩短开关颅时间，减少手术创伤和术后并发症。但对术者的解剖基础、手术思路、器械操作技巧要求很高。一直到21世纪初，锁孔手术的入路以翼点微骨窗为主，切口通常不超过5 cm，骨窗以蝶骨嵴体表投影为中心，直径在3.0～3.5 cm。在对蝶骨嵴的充分磨除后仔细释放脑脊液，解剖脑池暴露前循环及部分后循环。20世纪90年代末Linder等开始尝试眉弓下锁孔入路，此项技术经过临床不断改进和研究，已取代翼点入路成为开颅锁孔夹闭动脉瘤的主流方法。通过眉弓4 cm左右的切口，骨窗成形仅需2 cm大小，就可以取得解剖第一、二、三间隙及终板间隙的通路，充分释放脑脊液后，在显微镜的"门镜"效应下Willis前环和后交通动脉得以充分暴露。通过此入路可以夹闭大多数前循环动脉瘤，在破裂动脉瘤的急诊夹闭术中还可以通过终板造瘘清除血肿及恢复脑脊液循环。但对于A2段、A3段动脉瘤，床突段动脉瘤及后循环动脉瘤，用此入路操作相对困难。近年来也有学者对锁孔入路进行不断摸索和改进，有学者用纵裂锁孔入路治疗大脑前动脉A2段以上动脉瘤取得了不错的效果。神经内镜的出现也减少了锁孔手术的照明死角，随着临床解剖、神经显微操作训练日趋规范以及相关设备器械的不断发展，锁孔入路手术将成为开颅夹闭动脉瘤最主要的手段。

5）后循环动脉瘤主要手术入路

（1）颞下入路：适用于低于后床突水平的基底动脉顶端动脉瘤，大脑后动脉瘤，斜坡中上部位的基底动脉干动脉瘤。该入路能良好地显露穿动脉与动脉瘤的关系。缺点是需要牵拉颞叶和动眼神经，对侧大脑后动脉第一段及其外侧的穿动脉显露比较困难。

（2）翼点入路：该入路能很好地显露基底动脉末端，大脑后动脉及小脑上动脉，同时可以控制前循环，特别适用于动脉瘤颈位于或高出前床突水平的基底动脉瘤。缺点是操作空间比较狭小，不能充分显露动脉瘤颈后方的结构，不利于看清和保护穿动脉。

（3）枕下后正中入路：适用于位于斜坡下1/3的基底动脉干动脉瘤和小脑后下动脉瘤。

（4）枕下远外侧入路或乙状窦后入路：适用于小脑后下动脉瘤和椎动脉瘤夹闭术。

6）神经内镜的应用　近年来，神经内镜在动脉瘤手术中的应用，使动脉瘤术中视野几乎无死角，从而提高了动脉瘤开颅夹闭的成功率，进一步减少了术后并发症。目前有三种动脉瘤神经内镜手术方式：单纯神经内镜手术、神经内镜辅助下的显微神经外科手术以及神经内镜控制的显微神经外科手术。目前为止，神经内镜参与开颅颅内动脉瘤手术仍以辅助观察居多。Perneczky 等曾将神经内镜辅助手术与单纯显微镜下辅助手术进行对比，指出前者的并发症发生概率更低。Taniguchi 等的研究也证实，神经内镜辅助开颅颅内动脉瘤夹闭术在降低术中、术后并发症发生率方面更有优势。目前普遍认为术中对动脉瘤、载瘤动脉、重要穿支的观察视野由于神经内镜的辅助会更为清晰，这使得颅内动脉瘤的塑形更加容易，从而减少颅内动脉瘤周围重要组织的损伤。神经内镜与锁孔入路的结合可在减少手术创伤的同时，使手术更为顺利。由于神经内镜进入颅内需要足够充分的通道，镜下操作也相对困难，故目前单纯神经内镜下动脉瘤夹闭术还少有报道。笔者曾做过一例未破裂的大脑中动脉分叉处动脉瘤手术，采用眉弓锁孔入路，在内镜下分离侧裂池，缓慢释放脑脊液后分开侧裂的额侧和颞侧后显露 M2 上下干至分叉处，逐渐显露出动脉瘤，在分离过程中，由助手持神经内镜固定于蝶骨嵴处，术者一只手持吸引器，另一只手持显微剪刀或剥离子分离动脉瘤，与显微镜下操作一样。但因动脉瘤夹缺乏三维立体感，放置动脉瘤夹时总感觉夹闭不到位。笔者认为随着未来三维神经内镜的研发和应用于临床，单纯神经内镜下锁孔入路夹闭颅内动脉瘤手术会日趋成熟，有望取代显微镜下夹闭动脉瘤手术。

3. 常见颅内复杂型动脉瘤的手术治疗策略　不同类型的动脉瘤的手术方式不同，对于单发动脉瘤，常见的囊状动脉瘤绝大多数可以通过开颅夹闭动脉瘤颈的方式完成治疗并取得非常好的效果。但对于复杂型动脉瘤，有些病例单纯通过夹闭动脉瘤颈进行治疗会很困难。

颅内复杂型动脉瘤常见于如下几种情况：大型、巨大型或动脉瘤太小而不适于夹闭或栓塞后复发的动脉瘤；梭形或蛇形动脉瘤；动脉瘤颈难以接近，较宽、有钙化、累及穿动脉的；动脉瘤内充满新鲜或分层状血栓的；动脉瘤被脑组织、颅骨以及以往手术形成的瘢痕所包埋的等。

根据上述因素，颅内复杂型动脉瘤包含四种类型：①巨大型动脉瘤；②颈内动脉眼动脉段动脉瘤；③多发动脉瘤；④椎基底动脉瘤。

采取手术治疗的一般原则：①根据临床分级以及术者的技术水平合理选择病例。②行全脑血管造影准确判断动脉瘤的位置，载瘤动脉与瘤蒂的关系以及侧支循环情况。CT 和 MRI 可以观察动脉瘤实际大小，是否有血栓和钙化以及与周围组织的解剖关系。③术前蛛网膜下腔置管或术中经额角穿刺，开颅时放出脑脊液，使颅内压快速下降，脑回缩满意。④有完善的术中电生理监测、荧光造影以及血管超声探测以及术后完备的监护设备。⑤可以借助复合手术室的建立使手术治疗变得更容易。

1）颅内巨大型动脉瘤　直径大于 2.5 cm 的动脉瘤属巨大型动脉瘤。多发生在颈内动脉分叉处以及椎基底动脉。巨大型动脉瘤外壁纤维化，厚而坚实，瘤内多有附壁血栓形成，常因压迫颅神经而出现占位效应。20%～30% 的巨大型动脉瘤引起蛛网膜下腔出血。目前认为较好的处理方法是开颅直接手术切除动脉瘤，直接手术的方式有三种：①切除巨大型动脉瘤后再造载瘤动脉，适用于瘤蒂可以辨认者；②应用窗式成角动脉瘤夹再造载瘤动脉，适用于无蒂、动脉瘤内无血栓者；③颈内动脉分期结扎，二期手术行动脉瘤孤立减压术，适用于颈内动脉海绵窦段巨大型动脉瘤，动脉瘤壁与海绵窦硬脑膜合二为一，无法分离直接夹闭者。

术中应注意以下几个问题。①手术入路：颈内动脉和海绵窦段巨大型动脉瘤可采取翼点入路，经硬脑膜外或硬脑膜下磨去前床突。大脑中动脉和大脑后动脉的巨大型动脉瘤可采取改良的翼点入路，头皮切口稍向颞部扩大。②暴露颈部颈总动脉和颈内、外动脉：对于颈内动脉或海绵窦段巨大型动脉瘤，术中暴露颈内动脉近端有困难者，开颅前应先在颈部暴露颈内、外动脉和颈总动脉，以便术中控制颈内动脉。③暴露动脉瘤蒂：若动脉瘤无血栓，可在载瘤动脉的近、远端分别用临时阻断夹阻断，抽出瘤内积血，再显示瘤蒂。若有血栓形成，直接暴露载瘤动脉有困难，可采取先切开动脉瘤壁，取出部分血栓使动脉瘤体缩小后再用阻断夹的办法。④解除巨大型动脉瘤的占位效应：应纵向切开动脉瘤壁，切除瘤内血栓。当动脉瘤颈有粥样斑块,瘤内壁钙化时,切除会有困难。这时可将动脉内膜连同斑块一并切除,再钳夹或缝合重建载瘤动脉。⑤重建载瘤动脉:清除瘤内血栓,缝合瘤壁时,应充分保证重建的载瘤动脉管径足够大,血流通畅。可使用多个窗式成角动脉瘤夹夹闭动脉瘤体,且可利用部分动脉瘤壁重建载瘤动脉。手术效果与术前神经功能障碍的严重程度、临床分级以及手术技术有关。如果动脉瘤被成功地夹闭切除,术后神经功能障碍多可以恢复。

2) 颈内动脉眼动脉段动脉瘤　颈内动脉眼动脉段动脉瘤发自眼动脉及后交通动脉之间的颈内动脉内侧壁或内前壁,又称颈内动脉腹侧动脉瘤或床突旁动脉瘤,具有特殊的解剖学和临床特征。动脉瘤邻近海绵窦顶,部分或全部地被视神经、颈内动脉、前床突等结构覆盖,一方面在一定程度上阻止了其破裂,所以较少出现蛛网膜下腔出血;另一方面术中需要磨除前床突才能将其暴露并完全夹闭,且无法在颅内控制动脉瘤近端,需要在开颅前暴露颈部颈内动脉。

颈内动脉眼动脉段动脉瘤根据其起源分为四类:①眼动脉起始处的颈内动脉眼动脉段动脉瘤;②起源于颈内动脉内侧和下内侧壁的垂体上动脉瘤;③起源于颈内动脉后或后内侧壁的颈内动脉后壁动脉瘤;④起源于颈内动脉海绵窦内段并延伸至蛛网膜下腔的动脉瘤。

手术入路有两种:同侧入路和对侧入路。行同侧入路时,对靠近颅内颈内动脉近端的动脉瘤,需要磨除前床突和视神经管上壁,以便安全地牵开视神经,暴露动脉瘤颈。该入路的缺点是容易造成视神经损害。由于颈内动脉眼动脉段动脉瘤大多起自颈内动脉的内侧壁,有人提出采取对侧入路,以减少对视神经的损伤。是否行对侧入路的关键是判断视交叉前池的大小。术前决定采取同侧还是对侧入路的原则:对于适宜外科治疗的巨大型动脉瘤、将视神经或视交叉向上内或内侧推移的小型和大型动脉瘤,应采用同侧开颅;而起源于内侧、上内侧或上方,将视神经或视交叉向上、向上外侧或外侧推移的小型或大型动脉瘤应采用经对侧入路。

3) 颅内多发动脉瘤(multiple intracranial aneurysms,MIA)　颅内 MIA 指患者颅内同时存在 2 个或 2 个以上的动脉瘤,MIA 的发生率占动脉瘤的 5%～33%。其好发部位依次为后交通动脉、大脑中动脉、前交通动脉和眼动脉。

术前准确判断出破裂责任动脉瘤的部位至关重要。在脑血管造影证实的动脉瘤附近,如 CT 有出血表现是确定破裂动脉瘤最可靠的证据。动脉瘤的大小对诊断有较大的帮助,在大脑中动脉、颈内动脉和前交通动脉处,直径小于 1 cm 的动脉瘤与 1～2 cm 的动脉瘤相比,破裂的可能性要小得多。

根据 CT、脑血管造影和临床资料来确定破裂动脉瘤的部位:①根据 CT 显示的出血部位来确定。纵裂出血提示大脑前动脉-前交通动脉瘤;颅后窝出血一般由椎基底动脉瘤造成。②血管造影显示局部占位或血管痉挛的征象。③观察动脉瘤的大小和形状,如大小相似则考虑较大的动脉瘤。④参考临床体征进行定侧和定位。⑤重复脑血管造影,寻找动脉瘤新出现的征象或大小形态的改变。通过综合分析,绝大多数破裂动脉瘤在术前可以得到确定。

对 MIA 中已经破裂的动脉瘤应尽早手术治疗,但对未破裂动脉瘤的处理目前尚有较大争议,主要原因是未破裂动脉瘤的自然过程(尤其是死亡率)尚未完全阐明。但由于手术设备、显微神经外科技术和麻醉技术的快速发展,动脉瘤患者手术后的死亡率和残疾率明显下降。因此,手术尽量夹闭所有动脉瘤的观点正逐渐被人们所接受。

MIA 患者可行一期手术或分期手术。有人认为,破裂动脉瘤夹闭会引起血流动力学改变,术后一些治疗方法(提高血压和扩充血容量等)会增加其他动脉瘤破裂的危险性,因此如果病情允许,手术时应尽量在一期手术中处理所有动脉瘤。也有人认为,一期手术处理多个动脉瘤,术后并发症的发生率和手术死亡率将会增加,因此主张一期手术夹闭破裂的动脉瘤,二期手术再处理其他未破裂的动脉瘤。目前多数学者认为,如情况允许,对出血动脉瘤和所有未出血动脉瘤的处理应尽量在一期手术完成;在 MIA 比较分散,一期手术处理困难的情况下,先处理破裂动脉瘤和力所能及的未破裂动脉瘤,二期手术再处理其他未破裂动脉瘤。一期手术应争取在早期(发病后 7 天内)完成;二期手术原则上也要尽快(2 周内)进行。多数手术治疗的结果显示,MIA 患者的预后与单发动脉瘤患者相同,治疗效果与手术时机的选择及手术技巧有密切关系。

（二）开颅颅内动脉瘤包裹手术

对于术中无法夹闭或瘤体微小、瘤壁菲薄（如血泡样动脉瘤）的动脉瘤，以及夹层动脉瘤或假性动脉瘤，术中强行夹闭易发生动脉瘤颈撕裂者，需要应用包裹技术将动脉瘤包裹加固，预防其破裂。常用的包裹材料有棉花纤维、人工脑膜、自体硬脑膜、自体筋膜等。以往术中行单纯包裹，术后仍有发生动脉瘤再破裂的可能。近几年多数学者主张在包裹后应用动脉瘤夹将包裹材料与动脉瘤颈一同夹闭，降低了术后动脉瘤再破裂的风险，取得了很好的临床效果。

笔者在2700多例开颅夹闭的病例中，整理出术中需要应用包裹材料将动脉瘤颈包裹后再行夹闭术的病例，有以下几种情况。

（1）后交通动脉瘤从动脉粥样硬化明显的颈内动脉（ICA）主干和后交通动脉（PComA）起始处的夹角发出，动脉瘤颈壁薄，若术中直接放置动脉瘤夹，有可能因对动脉瘤颈产生剪切作用造成动脉瘤颈撕裂。此时可取薄层棉花纤维包绕在动脉瘤颈周围，再放置动脉瘤夹，往往会取得非常好的临床效果。

（2）位于前交通动脉（AComA）与A2段夹角或M2段分叉顶端或其他分叉部位的微小、壁薄的动脉瘤，若术中强行夹闭，夹闭不牢固会出现滑脱而造成动脉瘤破裂。这种情况下，可取自体硬脑膜或薄层棉花纤维将其修剪成"Y"形，将动脉瘤和载瘤动脉主干包绕后，再选择合适的动脉瘤夹将动脉瘤和包裹材料一同夹闭，效果会更好。

（3）ICA血泡样动脉瘤，近几年国内外很多专家在探讨其治疗方法，虽然治疗方法很多，但夹闭或介入治疗均很困难，术前确定采用哪种方法对患者更有利通常较困难。

①显微外科技术：动脉瘤颈直接夹闭是最好的治疗方式，但会导致脆弱的动脉瘤颈撕裂。

②结扎ICA联合搭桥术：结扎ICA是治疗血泡样动脉瘤一种无奈的选择，也是临床转归最差的一种方法。

③单纯动脉瘤包裹术：术中只是采用包裹材料将动脉瘤体连同ICA包裹起来，不能充分起到加强动脉瘤壁的作用，无法阻止动脉瘤的继续生长和再出血。

④动脉瘤包裹夹闭术：动脉瘤包裹后用动脉瘤夹夹闭，多数学者认为这种方法是目前治疗血泡样动脉瘤较好的方式之一。

笔者已采用自体硬脑膜包裹加窗式动脉瘤夹夹闭技术成功处理了17例血泡样动脉瘤，效果良好。术后仅有2例发生了小范围的脑梗死，术中没有发生因动脉瘤颈撕裂而导致的致命性大出血。我们认为自体硬脑膜较其他材料更有优势：取材方便，其厚度、弹性及柔韧性与动脉管壁相似，容易与ICA紧密贴合；将修剪好的硬脑膜紧贴ICA包绕动脉瘤后，可避开分支血管，采用窗式动脉瘤夹连同部分正常颈内动脉壁一起夹住，这种方法会使整个硬脑膜与ICA管壁紧贴。术中采用荧光造影、血管超声及神经电生理监测，对保证后交通动脉和脉络膜前动脉的通畅性起到了重要的作用，既增加了夹闭的可靠性，又减少了术后并发症的发生。因此，我们认为术中采取自体硬脑膜加窗式动脉瘤夹夹闭技术可获得很好的临床疗效。

（三）开颅颅内动脉瘤孤立＋高流量血管搭桥手术

近年来国内外关于血管搭桥手术用于治疗颅内巨大型或复杂型动脉瘤的报道越来越多。多数学者认为血管搭桥手术可能是颅内巨大型动脉瘤和梭形动脉瘤最可靠的手术方式，手术并发症发生率不高，术后复发率低，患者生存期长。另外，或因开颅直接夹闭困难，或因介入栓塞后占位无法消除等，血管搭桥手术成为颅内复杂或巨大型动脉瘤的重要手术方法。目前血管搭桥手术有直接搭桥、移植搭桥和原位切除搭桥三种术式。其中，取桡动脉、大隐静脉或颌内动脉进行颅内-颅外血管搭桥手术临床应用最多。近年来，国内学者在血管搭桥方面做了积极、有效的探索，佟小光认为血管搭桥手术可能是治疗颅内复杂型动脉瘤最后的手段，并提出术前评估非常重要，通过血流动力学检测、球囊闭塞试验来决定患者是否可行血管搭桥手术，并选择最佳的搭桥血管。该手术最常见并发症为搭桥血管堵塞，手术对术者显微吻合手术的熟练度要求很高，术中使用吲哚菁绿荧光造影评价吻合口血流通畅情况及术后进行抗凝、血压保持治疗也至关重要。术中复合手术室的建立,使术中即时行脑血管造影评测搭桥血管通畅程度更方便,提高了手术的精确度和稳定性。血管激光辅助下的不断流血管吻合等可作为治疗颅内复杂型动脉瘤重要的手术方法。血管搭桥手术在未来仍然会有较多的创新和发展,使得这项手术更为安全、有效。

三、颅内动脉瘤的预后

颅内动脉瘤一旦破裂,则预后凶险,死亡率可达 40%,幸存者若再次破裂,预后更差,死亡率可达 58%。破裂动脉瘤的死亡率与 Hunt-Hess 分级密切相关,Ⅰ～Ⅱ级患者 90% 术后效果良好,Ⅴ级患者的手术死亡率达 80% 以上。随着开颅夹闭及介入治疗手段的飞速进步,破裂动脉瘤幸存者的预后得到极大改善,施行动脉瘤根治手术后,80% 以上患者能恢复正常,或仅有轻微的神经功能障碍。手术效果在相当大程度上取决于术者的技术和经验,选择正确合理的手术入路非常重要,围手术期的处理也一定程度地影响手术效果。

参 考 文 献

[1]　丰育功,颜明布,栗世方,等.前交通动脉动脉瘤破裂致蛛网膜下腔出血 CT 分型的临床应用[J].中华神经外科杂志,2015,31(2):161-165.

[2]　丰育功,荆友斌,张丽云,等.三维 CT 血管造影在颅内动脉瘤诊治中的应用(附 128 例报告)[J].中华神经外科杂志,2009,25(11):996-998.

[3]　丰育功,朱贤立,张俊廷,等.经翼点入路鞍区手术间隙的显微解剖研究[J].中华神经外科杂志,2000,16(4):222-225.

[4]　丰育功,王毅,栗世方,等.影响后交通动脉瘤手术疗效的多因素分析(附 308 例报道)[J].中华神经医学杂志,2014,13(7):703-707.

[5]　丰育功,牟立坤,张丕宁,等.影响前交通动脉瘤手术治疗预后的多因素分析[J].中华神经外科杂志,2017,32(12):1258-1262.

[6]　丰育功,栗世方,李环廷,等.颅内镜像动脉瘤的手术治疗策略[J].临床外科杂志,2018,26(7):556-558.

[7]　丰育功,卢春李,张丽云,等.显微手术治疗脉络膜前动脉动脉瘤的疗效分析(附 94 例报道)[J].中华神经外科杂志,2019,35(11):1103-1106.

[8]　李环廷,栗世方,丰育功,等.自体硬脑膜包裹夹闭术治疗颈内动脉血泡样动脉瘤的临床疗效[J].中华神经外科杂志,2020,36(12):1206-1210.

[9]　佟小光.颅内复杂动脉瘤搭桥孤立术疗效观察[J].中国现代神经疾病杂志,2012,12(1):26-31.

[10]　颜明布,丰育功,李环廷,等.前交通动脉动脉瘤手术时机与疗效的相关性分析[J].中国临床神经外科杂志,2014,19(9):548-550.

[11]　Ayling O G,Ibrahim G M,Drake B,et al. Operative complications and differences in outcome after clipping and coiling of ruptured intracranial aneurysms[J]. J Neurosurg,2015,123(3):621-628.

[12]　Chehrazi B B. A temporal transsylvian approach to anterior circulation aneurysms[J]. J Neurosurgery,1992,30(6):957-961.

[13]　Czirják S,Szeifert G T. Surgical experience with frontolateral keyhole craniotomy through a superciliary skin incision[J]. J Neurosurgery,2001,48(1):145-149.

[14]　Feng Y G,Li S F,Zhang P N,et al. Clip-on-wrapping with dura mater to treat intracranial aneurysm neck avulsion:case reports and review of the literature[J]. Clin Neurol Neurosurg,2013,115(10):2284-2287.

[15]　van Lindert E,Perneczky A,Fries G,et al. The supraorbital keyhole approach to supratentorial

aneurysms:concept and technique[J]. Surg Neurol,1998,49(5):481-489.

[16] Lin H J,Zhou H,Lu D L,et al. Intracranial mirror aneurysm:epidemiology,rupture risk,new imaging,controversies,and treatment strategies[J]. World Neurosurg,2019,127:165-175.

[17] Lu C,Feng Y,Li H,et al. Microsurgical treatment of 86 anterior choroidal artery aneurysms: analysis of factors influencing the prognosis[J]. J Neurol Surg A Cent Eur Neurosury,2020,81 (6):501-507.

[18] Lu D,Xiong J,Liu H,et al. Surgical clipping of ophthalmic artery aneurysms:a single center series[J]. Br J Neurosurg,2021,35(2):157-160.

[19] Nishi T,Kaji M,Koga K,et al. Clipping on crossed wrapping method for ruptured blood blister-like aneurysm of the internal carotid artery:technical note and long-term results[J]. World Neurosurg X,2019,2:100005.

[20] Owen C M,Montemurro N,Lawton M T. Blister aneurysms of the internal carotid artery: microsurgical results and management strategy[J]. Neurosurgery,2017,80(2):235-247.

[21] Perneczky A,Boecher-Schwarz H G. Endoscope-assisted microsurgery for cerebral aneurysms [J]. Neurol Med Chir(Tokyo),1998,38(Suppl):33-34.

[22] de Rooij N K,Linn F H,van der Plas J A,et al. Incidence of subarachnoid haemorrhage:a systematic review with emphasis on region,age,gender and time trends[J]. J Neurol Neurosurg Psychiatry,2007,78(12):1365-1372.

[23] Taniguchi M,Kato A,Taki T,et al. Microsurgical maneuvers unde side-viewing endoscope in the treatment of skull base lesions[J]. Skull Base,2011,21(2):115-122.

[24] Taniguchi M,Takimoto H,Yoshimine T,et al. Application of a rigid endoscope to microsurgical management of 54 cerebral aneurysms:results in 48 patients[J]. J Neurosurg,1999,91(2): 231-237.

[25] Vajkoczy P,Korja M,Czabanka M,et al. Experience in using the excimer laser-assisted nonocclusive anastomosis nonocclusive bypass technique for high-flow revascularization: mannheim helsinki series of 64 patients[J]. Neurosurgery,2012,70(1):49-55.

(丰育功)

第五节　颅内-颅外血管搭桥手术

一、简介

颅内-颅外血管搭桥手术始于 20 世纪 60 年代,其标志性的事件为 Yasargil 与 Donaghy 教授首先应用颞浅动脉-大脑中动脉进行血管搭桥手术治疗 1 例大脑中动脉闭塞患者获得成功。此后,该种手术方式曾经风靡一时,直到 1985 年左右,新英格兰医学杂志发表了一项针对基于国际多中心、随机、对照临床试验的报告,该报告的结论是,颅内-颅外血管搭桥手术并不能降低颈动脉或大脑中动脉闭塞患者的卒中发生率。一段时间内颅内-颅外血管搭桥手术陷入近乎停顿的状态。然而,近年来,不断有学者指出当年的临床试验存在这样或那样的问题,仍有部分慢性缺血性脑血管病患者有可能从颅内-颅外血管搭桥手术中获益。自 2000 年起,美国与日本已经先后开始新的临床试验重新评价颅内-颅外血管搭桥手术治疗慢性闭塞性脑血管病的效果,目前尚未报告最终结果。

上述颅内-颅外血管搭桥手术的兴衰史反映了人们对颈动脉或大脑中动脉闭塞患者发生缺血性卒中的病理生理机制的逐步认识过程。目前的研究认为,这类患者发生卒中的病理生理过程主要分两类:一类为脑的细小供血动脉狭窄,血栓形成和栓塞造成局部脑缺血,因其为终末血管,侧支循环差,短暂缺血即可造成脑梗死,无外科治疗意义。另一类为较大的脑供血血管严重狭窄或闭塞,由于脑血管自主调节功能的存在,闭塞血管以远的脑血管代偿性扩张,以保证局部脑组织的供血稳定,满足维持脑的功能和代谢正常活动所需的最低供血要求。此时,如果发生血压波动、血二氧化碳分压变化,其影响将会超过脑血管自主调节的极限,造成局部脑血流量减少,导致神经功能障碍,严重脑缺血未能及时纠正还会造成脑梗死。这种血流动力学因素造成的脑缺血只占全部脑缺血的 10％左右,却有肯定的外科治疗意义。

近年来,神经影像技术的逐渐进步,已经使筛选出上述血流动力学性脑缺血患者成为可能。目前,正电子发射断层成像(PET)、氙气增强型 CT、CT 灌注成像(CTP)、磁共振灌注成像(MRP)等均已经可以从定量及半定量的角度评价脑血流灌注情况。同时,采用负荷试验,通过进一步降低局部脑组织的 pH,增加二氧化碳分压,了解局部脑组织灌注在应激状况下的储备能力,则能更好地评价此类慢性缺血性脑血管病患者日后发生卒中的风险,为外科治疗提供相应的依据。

颅内-颅外血管搭桥手术经历了一次次被重新认知的过程,新的临床试验不断涌现出令人振奋的结果,经过改良的颅内-颅外血管搭桥技术应用日益增多。随着神经外科相关基础研究及临床工作的不断深入,尤其是现代显微外科技术在神经外科的广泛应用,颅内-颅外血管搭桥技术将受到越来越多的重视,必将给广大缺血性卒中患者带来福音。

二、适应证

(1) 颈内动脉闭塞。
(2) 大脑中动脉重度狭窄且不适合支架治疗。
(3) 大脑中动脉 M1 段闭塞。
(4) MRP 或 SPECT、PET 证明脑组织处于失代偿期。
(5) MRI 提示有缺血且存活的脑组织(半暗带)。
(6) DSA 或 MRA 示远端分支可显影。
(7) 梗死 2 周后肌力 2～3 级。

三、禁忌证

(1) 有明确血栓栓塞原因所致的颈动脉或大脑中动脉闭塞,如房颤、感染性心内膜炎等。
(2) 颈动脉或大脑中动脉闭塞已导致大面积脑梗死(MRI 示不少于 1/2 大脑中动脉供血区)。
(3) 相应血管受累区域新鲜脑梗死 3 周以内者。
(4) 正接受抗凝治疗的凝血功能异常者。
(5) DSA 或 MRA 示远端分支无显影。
(6) 肌力 0 级持续 2 周以上未见好转。
(7) 存在严重的心、肺及全身系统疾病,不能耐受全身麻醉手术者。

四、手术时机

由于搭桥手术可能加重脑水肿或诱发脑出血,故在卒中急性期一般不主张手术。对间歇性缺血发作者在无症状期进行手术;对完全性卒中者应在发病 7 周后,病情稳定时再考虑手术。

五、术前准备

(1) 控制缺血性卒中的危险因素,如戒烟,控制血压、血脂。
(2) 口服单一抗血小板药物如阿司匹林(100 mg/d)或氯吡格雷(75 mg/d)至少一周,不减量且不停药。
(3) 凡伴有心、肺等重要脏器疾病患者,应请相关专科会诊,确定能否承受手术,并做相应处理。控制可能存在的高血压及糖尿病。

（4）术前在手术侧通过触诊或 B 超定位颞浅动脉走行并标记。手术常常选择颞浅动脉的顶支。

（5）做好术中监测（经颅多普勒、脑电图、术中造影等）的准备。

（6）对于年轻或者无动脉粥样硬化危险因素的患者，应常规行血液免疫学检查，排除血管炎的可能。

六、手术要点

（1）在显微镜下仔细游离颞浅动脉后，以颞浅动脉及其分支作为翼点入路手术的解剖标志，切开筋膜间隙，可达到保护面神经颞支及其分支，提高手术效率、减少并发症的目的。

（2）游离并切开颞肌向后翻开，在颞上线下形成一小骨窗，骨窗中心近似位于外耳道上方垂直于颧弓 6 cm 处，骨窗直径 3 cm。

（3）沿脑膜中动脉主干及分支两侧剪开硬脑膜，并注意保护脑膜中动脉。

（4）在显微镜下仔细分离大脑外侧裂处的 M3～M4 段大脑中动脉，根据患者术前表现及影像学显示的脑缺血部位选择搭桥血管，最佳直径 1.5 mm 以上，且直径不应小于 0.8 mm。

（5）用临时阻断夹阻断后，切开搭桥血管并用肝素生理盐水反复冲洗，对颞浅动脉及大脑中动脉进行端-侧吻合，先于头端及尾端各吻合一针，再吻合侧方。每个吻合口用 0.02 mm 细线吻合 10～15 针。

（6）单支吻合的主要目的为确保吻合后的血流压力，双支吻合则在于确保吻合后的血流范围，半球优势侧以双支吻合为佳，非优势侧以单支吻合为佳。

（7）松开阻断夹，并行吲哚菁绿（ICG）荧光造影或术中血管超声确定吻合口通畅。

（8）缝合硬脑膜和回纳骨瓣时，留足够的空间便于颞浅动脉通过。

（9）整个手术过程患者处于气管插管全身麻醉状态。麻醉过程中尽量保持患者血压和血二氧化碳分压正常，避免低血压、过度换气及二氧化碳潴留。

七、术后处理

1. 术后监护　手术结束患者应随即苏醒，注意检查神经系统情况和术侧颞浅动脉搏动。如果术前正常者苏醒后出现神经功能缺陷，应立即做超声检查或血管造影，证实存在操作不当或动脉闭塞者，应重新行手术探查。所有患者术后均在麻醉后恢复室观察 1～3 h，然后转入 ICU。无论是在恢复室还是在 ICU，除观察神经系统情况之外，还要监测生命体征，及时发现并处理可能出现的血压、心率和心律异常，尤其注意控制高血压。次日复查头部 CT，检查是否有慢性出血。

2. 术后检查　术后 1 周内行 DSA 及 CTA 检查明确吻合口通畅性及侧支循环的变化，行磁共振灌注成像或 CT 灌注成像等评价脑血流情况，与术前对比了解术后脑血流灌注变化情况。术后如无异常，第 7 日拆线出院。

3. 抗血小板凝集　术后继续口服阿司匹林 100 mg/次，每日 1 次，或氯吡格雷 75 mg/次，每日 1 次，不减量且不停药。

4. 控制高血压　围手术期控制高血压是为了防止术后发生颅内出血及过度灌注综合征，血压不宜控制得过低。

5. 控制高血脂和糖尿病　尽管血脂异常与卒中的流行病学关系不如与冠心病间的关系那样较易确定，但多数学者认为，脑梗死与总胆固醇、低密度脂蛋白（LDL）和甘油三酯水平呈正相关，与高密度脂蛋白（HDL）水平呈负相关，主张控制缺血性卒中患者的血脂水平，而且将他汀类药物作为预防粥样硬化性心脏病和脑血管病意外的一线药物。糖尿病是缺血性卒中的危险因素，但糖尿病患者能否经强化治疗而降低大血管事件的发生率，目前尚不清楚。

八、术后并发症及处理

颅内-颅外血管搭桥手术并发症的发生率为 0～7.7%。术后并发症包括硬脑膜下血肿、术中受体血管夹闭时间过长导致术后脑缺血和切口感染等，局灶性癫痫也有报告，而搭桥血管闭塞罕见。手术本身导致的死亡率极低,死亡原因多为术后出血性卒中或心脏病等。

1. 吻合口及脑内出血 患者常在术后 24 h 内出现头痛、呕吐,伴有偏瘫等其他神经系统定位体征,严重者意识水平逐渐下降并陷入昏迷,头颅 CT 表现为术区的颅内血肿,必要时行血肿清除术。

2. 过度灌注综合征 多发生于术前脑缺血严重者。术后 48 h 内即出现较严重的头痛、烦躁、精神症状,也可出现神经系统定位体征;CT 表现为手术侧脑水肿,严重者可出现颅内出血,常位于术前脑梗死的部位。过度灌注综合征一旦出现,需严格控制患者血压及入量,脑水肿严重者可给予适当脱水治疗。出现过度灌注脑出血患者必要时需行开颅血肿清除手术。

3. 伤口愈合不良 由于头皮颞浅动脉作为供体与颅内血管吻合,加之血管分离及开颅时对切缘的止血,头皮切口血供相对减少,头皮切口可能出现延迟愈合甚至不愈合的情况。

4. 缺血并发症 麻醉、术中血管阻断时间过长、搭桥血管血栓闭塞、术后低血压等均可造成术后脑缺血症状,需注意预防与对症治疗。

九、典型病例

(一)非优势侧大脑中动脉起始部闭塞

女性 52 岁,左利手。因"反复发作右侧肢体无力"入院,行颞浅动脉-大脑中动脉(STA-MCA)单支搭桥手术(图 3-60 至图 3-62)。

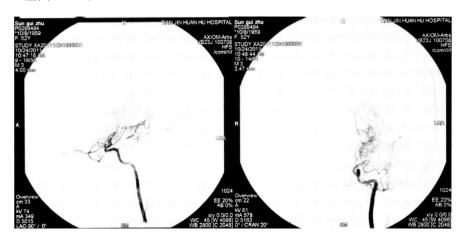

图 3-60 术前 DSA 示大脑中动脉起始部闭塞

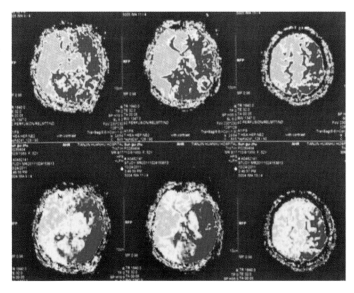

图 3-61 磁共振灌注成像示左侧大脑半球缺血

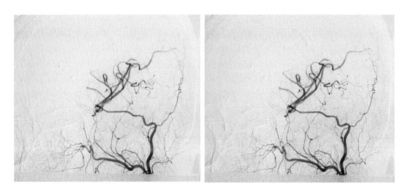

图 3-62   左侧颞浅动脉-大脑中动脉(STA-MCA)单支搭桥手术后,吻合通畅

(二)优势侧颈内动脉起始部闭塞

女性,64 岁,右利手。因"言语不清、右侧肢体无力进行性加重"入院,行颞浅动脉-大脑中动脉(STA-MCA)双支搭桥手术(图 3-63 至图 3-66)。

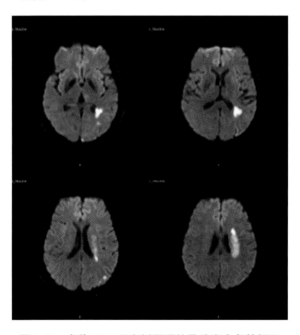

图 3-63   术前 MRI 示左侧颞顶枕及脑室旁急性梗死

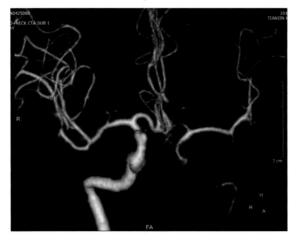

图 3-64   术前 CTA 示右侧颈内动脉起始部闭塞

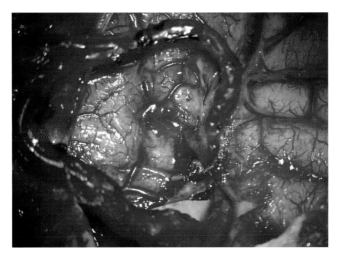

图 3-65 术中行 STA-MCA 双支血管吻合

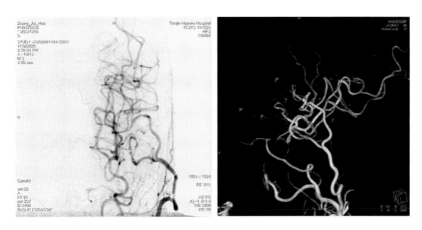

图 3-66 术后 DSA 示双支血管搭桥通畅,供血满意

参 考 文 献

［1］ Peña-Tapia P G,Kemmling A,Czabanka M,et al. Identification of the optimal cortical target point for extracranial-intracranial bypass surgery in patients with hemodynamic cerebrovascular insufficiency［J］. J Neurosurg,2008,108(4):655-661.

［2］ McCormick P W,Tomecek F J,McKinney J,et al. Disabling cerebral transient ischemic attacks［J］. J Neurosurg,1991,75(6):891-901.

（佟小光　王　轩）

第六节　脑血管畸形切除术

脑血管畸形包括脑动静脉畸形（cerebral arteriovenous malformation,CAVM）、脑海绵状血管畸形（cerebral cavernous malformation,CCM）、毛细血管扩张症及脑静脉畸形。神经外科脑血管畸形切除术中常见的脑血管畸形为 CAVM 及 CCM。以下主要介绍这两种脑血管畸形的神经外科手术治疗。

一、脑血管畸形切除术术前评估

在手术切除过程中,脑血管畸形手术处理原则与胶质瘤不同:由于血管畸形为富血管病灶,手术往往需要完整切除,难以通过部分切除达到保留功能的目的。因此,脑血管畸形切除术前进行预后评估对于脑功能保护作用重大。

随着功能磁共振成像(fMRI)、弥散张量成像(diffusion tensor imaging,DTI)、脑磁图及经颅磁刺激等功能神经影像技术的进步,无创性功能成像成为脑血管畸形切除术前标准评估内容。功能成像可用于术前评估运动、躯体感觉、语言、视觉和一些高级认知功能,了解畸形团与功能区的关系,判断优势语言区。同时脑血流成像(如 MRA、DSA 等)可以帮助获得脑血管畸形病灶、供血动脉、引流静脉、边界弥散性等血流构筑学信息。因此,这些技术可用于:①通过了解病灶与功能区的位置关系,个体化评估手术预后,明确手术可能带来的功能障碍类型及发生概率。②制订手术方案,根据术前功能区及病灶重建,确定最佳手术入路;同时 MRA 或 DSA 可辅助判断脑血管畸形供血动脉和引流静脉的位置及类型。③协助术者选择术中辅助脑功能保护技术,根据病灶与运动、躯体感觉、语言和认知功能区的接近程度及可能损伤的风险,决定是否应用术中电生理功能区定位、电生理监测技术或者唤醒手术。刺激任务或计算方法的不同可能使处理结果产生差异,因此 fMRI 的个体化成像并不完全可靠。可结合术中皮质电刺激以明确功能区位置。

(一)CAVM 的术前评估

CAVM 的手术治疗,必须充分权衡手术可能带来的并发症风险与疾病自然病程带来的风险。目前应用最为广泛的 CAVM 手术风险评估标准是 Spetzler-Martin 分级(简称 S-M 分级)标准(表 3-1),该分级标准是 Spetzler 和 Martin 在 1986 年根据病灶大小、与皮质功能区的位置关系、静脉引流模式提出的。随着分级的增高,手术风险增大。该分级的有效性得到了广泛的验证。Spetzler 推荐将 AVM 分为三类进行个体化诊疗。

表 3-1　Spetzler-Martin 分级

分级指标		评分/分
大小(最大直径)	小型(<3 cm)	1
	中型(3～6 cm)	2
	大型(>6 cm)	3
累及脑功能区	是	1
	否	0
深静脉引流	是	1
	否	0

1. A 类(1～2 级)　手术治疗。

2. B 类(3 级)　个体化综合治疗。

3. C 类(4～5 级)　定期复查并行血管造影,仅在出现神经功能缺损加重、反复性出血等病情发展时进行手术治疗。

Spetzler-Martin 分级各指标均基于传统影像,对于功能区附近 CAVM 的风险评估存在不足:没有纳入皮质下功能性白质纤维束,缺少病灶与功能区关系的量化标准。首都医科大学附属北京天坛医院提出了基于 fMRI 及 DTI 技术的 CAVM 辅助评估分级系统(HDVL 分级),将患者功能影像学信息融入分级系统,结合病灶的血管构筑学特征,共同为 CAVM 的手术预后提供了更为精确的评估方法(表 3-2)。

表 3-2　HDVL 分级

分级指标		评分/分
病灶与功能区脑组织的最短距离	>10 mm	1
	5～10 mm	2
	<5 mm	3

续表

分 级 指 标	评分/分	
病灶弥散	是	1
	否	0
深静脉引流	是	1
	否	0
伴有血肿	是	0
	否	1

注：HDVL 分级 1～3 分：建议手术治疗。

　　HDVL 分级 4～6 分：建议行个体化综合治疗或观察。

（二）CCM 的术前评估

对于功能区 CCM，术前可应用多模态磁共振（包括 BOLD-fMRI、DTI 等）对病灶及功能区、功能性白质纤维束进行三维重建，明确病灶与功能区的位置关系，对手术风险进行精确评估，协助选择手术入路。首都医科大学附属北京天坛医院研究发现皮质脊髓束（CST）与病灶边界距离小于 3 mm，术后出现运动功能障碍的风险增大，为手术的危险距离。

治疗方案的选择取决于患者的年龄、身体状况、临床表现、病变部位和出血情况。下列情况建议行保守治疗：①患者无临床症状；②伴有药物可控制的癫痫可先行药物控制，目前尚缺乏对比早期手术与药物控制治疗癫痫效果的临床试验；③多发病变，且不能确定症状是由哪个病变产生的；④对于高龄、身体虚弱且症状不严重的患者，可进行随访，3～6 个月行头颅 MRI，如病变发展应及时手术治疗。

手术治疗的目的是全部切除病灶，消除病灶出血风险，减少或防止癫痫发作，恢复神经功能，缓解临床症状。手术适应证：①出现临床症状且病灶易行手术切除；②病灶出血，或具有明显临床症状的深部病灶；③CCM 诱发癫痫，尤其是药物治疗无效的顽固性癫痫，推荐早期切除；④病灶增大，占位效应明显；⑤部分无症状、非功能区、容易切除的 CCM，手术切除可降低出血率，减轻患者的心理负担与随访经济负担；⑥脑干 CCM 发生第二次出血，或病情进展快。

二、脑血管畸形切除术的原则及方法

（一）脑动静脉畸形（CAVM）切除术的原则及方法

手术的目的是在尽可能不损伤周围正常脑组织的前提下完全切除动静脉之间的畸形血管团。术中操作主要包括三个阶段。

1. 明确 CAVM 以及周围功能区位置特点　术前应仔细研究脑血管造影，尽可能明确 CAVM 的边界、部位、弥散性、供血动脉、引流静脉以及与其他结构的关系。此外，通过多模态功能影像技术明确周围功能区位置、范围。开颅后切开、掀起硬脑膜时应小心 CAVM 血管可能与硬脑膜紧密粘连；大的引流静脉可能紧贴硬脑膜，甚至汇入硬脑膜池中，盲目剪开可能会损伤主要引流静脉，引发畸形血管团充血扩张，汹涌出血，给后续切除造成极大困难。打开硬脑膜暴露畸形血管团表面后，应尽可能区分 CAVM 的供血动脉和引流静脉。引流静脉往往比供血动脉更容易辨认。引流静脉一般直径较粗大、螺旋迂曲，从 CAVM 直接发出，向表面走行。可根据血管造影提示的供血动脉与畸形血管团的位置关系寻找供血动脉，供血动脉在到达畸形血管团前，往往发出分支到正常脑组织。可应用术中 B 超、神经导航、神经电生理等辅助设备判断畸形血管团的位置、边界、大小以及与功能区的关系。

2. 分离病灶　全面检查 CAVM 表面结构、判定其与周围结构的关系后，在脑表面邻近引流静脉处，用玻璃刀打开增厚的蛛网膜。打开蛛网膜后，使用低压吸引器，轻柔牵拉覆盖在邻近脑组织上的棉片，同时使用双极电凝进行畸形血管团和脑组织的分离。如果 CAVM 有出血史，病灶出血形成的陈旧血肿腔可自然地在畸形血管团和正常脑组织之间形成界面，从血肿腔分离进入，在该界面分离有助于减少脑组织的损伤。在开始切除前应先将表面的供血动脉用双极电凝或 CAVM 血管夹夹闭,供血动脉应在尽量靠近畸形血管团处予以离断,以避免影响正常脑组织供血。离断供血动脉时,先电凝,再用显微剪刀剪断,然后重复电凝,进一步烧灼闭塞血管残端。注意应始终在畸形血管团和正常脑组织之间的界面中进行操作。可围绕病灶采用环绕分离方式逐步扩展:从 CAVM 皮质表面向其尖部以螺旋方式分离,每次分离的深度应一致。如果 CAVM 侵入脑实质而无法继续在脑沟中分离,则可在脑实质中进行分离。分离过程中棉片压迫畸形血管团,可起到止血、清洁术野的作用。应尽可能避免对脑组织本身的牵拉。

切除过程中深部的供血动脉也应首先夹闭或用双极电凝离断。当分离深入 CAVM 尖端的脑白质时,常可遇到供应病灶的大量细小的壁薄、脆弱的深穿支。由于这些穿支血管发育异常,电凝烧灼止血异常困难,烧灼后血管爆裂并缩回到脑实质更深的部位。处理办法是用吸引器略向深部吸除周围的脑组织以更长时间暴露此血管,然后用吸引器压迫盖在该处血管断端的棉片,血管出血停止或流速减慢后,再电凝血管断端数毫米。如位于功能区,为减少脑组织损伤,可使用 CAVM 血管夹夹闭血管,达到止血目的。

3. 完全切除病灶,严密止血 CAVM 应整块切除,不能分块切除。在离断畸形血管团时,应保留主要引流静脉。在切除完成后最后保留主要引流静脉。主要引流静脉周围常有单支或多支畸形供血动脉伴行,应小心分离、电凝和切断这些供血动脉后再离断引流静脉。在畸形血管团分离完全后,由于供血阻断,引流静脉颜色变深。此时应反复电凝残端,对于直径大的静脉,需要使用血管夹夹闭。畸形血管团取出后应对畸形血管团周边脑组织进行严密止血。

(二)脑海绵状血管瘤(CCM)切除术的原则及方法

1. 明确手术方案 如果患者为单纯出血发病,则手术应该清除血肿并切除病灶。如切除 CCM 目的是控制癫痫,术前应评估 CCM 是否为癫痫的起源,根据患者的癫痫症状、脑电图定位、神经心理学检查等明确手术方案。如检查资料提示 CCM 与癫痫相关,可常规进行病灶切除。有研究提示病灶周围脑组织中的含铁血黄素沉积可能与癫痫发生相关,在不造成功能损伤前提下术中应尽可能切除病灶周围的含铁血黄素沉积带。术前评估有可能发现 CCM 患者存在除 CCM 病灶之外的独立致痫灶,则手术切除 CCM 应更加慎重。伴有癫痫发作的颞叶 CCM 患者有明确的海马硬化证据时,术中可同时切除病灶和海马。当术前评估发现致痫灶远离 CCM 或具有多发性 CCM,应进一步明确致痫灶位置。多发性 CCM 中并非体积最大的病灶就一定是致痫灶。

2. 病灶的定位及切除 翻开皮瓣及剪开硬脑膜后,确定病灶部位。对于表浅的出血病灶,可较容易判断畸形血管团的边界。如病灶位于皮质下,需用术中 B 超或神经导航定位病灶,尤其对于较小的CCM,盲目探查可能会加重脑组织损伤。切除前可以应用多模态功能影像导航、神经电生理技术进行功能区边界的判断,累及语言区的患者必要时可以采用术中唤醒技术。术中准确地定位病灶与脑功能区关系,可以有效地减少神经功能损伤。

对于有明显血肿的患者,首先清除血肿,帮助建立手术通道。切除 CCM 时,其周围的胶质增生形成的假包膜可作为手术界面。手术时需仔细辨别胶质增生带,沿病灶周围胶质增生带可整块切除病灶。病灶切除后,应在显微镜下仔细检查切除面是否残留有小的卫星灶并进行切除。如病灶远离重要功能区,周围含铁血黄素沉积带应一同切除。CCM 常伴有发育性静脉异常,发育性异常的静脉主干可能是周围脑组织的唯一引流静脉,在 CCM 切除过程中应尽量保护引流正常脑组织血液的发育性异常的静脉及其主干。不加辨认地切除可能导致出血性皮质静脉性梗死。若病灶靠近重要功能区,应在电生理监测下谨慎选择含铁血黄素沉积带的切除程度。病灶切除后,术腔充分止血。

三、复合手术技术在脑血管畸形切除术中的应用

复合手术是脑血管病外科治疗的新模式。复合手术能够联合神经介入和开颅手术治疗一体化解决复杂脑血管病,最大限度地减轻手术创伤和最大限度地保护神经功能。可同时处理治疗策略相矛盾的两种疾病,避免治疗困境,得到满意的治疗效果。复合手术室并不只意味着两种技术设备装配在同一间手术室,也不是两种治疗过程简单机械地叠加。开颅手术和血管内介入的有机融合是发挥复合手术技术优

势的前提和基础。

复合手术有助于 CAVM 血管的神经功能保护,体现在如下几个方面。

(1)术中栓塞技术可以减少术中出血,使术野更加清晰,减少脑组织损伤;对于功能区 CAVM,可以栓塞 CAVM 与功能区交界处,从而减少功能区脑组织的损伤。

(2)可以使弥散型的 CAVM 边界清晰,减少对周围白质纤维的损伤。

(3)可在术中行实时血管造影,及时发现病灶残留。

(4)深穿支供血动脉常位于重要部位,管壁平滑肌少、止血困难,含有深穿支供血动脉是影响预后的重要因素。复合手术可以有效栓塞深穿支供血动脉,减少术中出血及脑组织损伤。

(5)可栓塞畸形血管团深部的供血动脉,降低手术切除难度。

(6)减少患者多次手术的痛苦。

四、脑血管畸形切除术术中的脑功能保护技术

(一)神经导航技术

神经导航系统全称为无框架立体定向导航系统。其以强大的计算机技术和图像处理软件为核心,通过红外线遥感技术获取术中患者头部和手术进程的位置信息。在脑血管病手术中,可以导入 CT、MRA、DSA、fMRI、DTI 等高清晰度的图像资料。计算并显示手术的实时进程、病灶准确位置以及与周围结构的关系。在脑血管畸形切除术中,神经导航的意义主要在于:制订准确的开颅计划;融合 MRA 或 DSA 提供病灶三维影像定位,引导术者准确切除病灶;判断供血动脉及引流静脉位置,引导术者夹闭供血动脉;结合 fMRI 及 DTI 等明确病灶与功能区的关系,减少术中功能区脑组织的损伤;对于伴有出血的 CAVM,神经导航可辅助定位血肿腔的位置,以利于手术的进行。

(二)神经电生理监测

术中神经电生理监测(IONM)是指应用各种神经电生理技术,监测手术中神经功能完整性的技术。对于功能区 CAVM 的术中神经电生理监测,除了可以监测功能环路的完整性外,还可以对可疑供血动脉进行试验性夹闭,通过电生理变化来证实供血动脉是否可以安全夹闭。神经电生理监测已成为功能区 CAVM 手术中实时监测神经功能状态,减少神经损伤,提高手术质量的重要手段。

脑血管畸形常用的术中神经电生理监测的方法包括:①躯体感觉诱发电位(SEP)。②运动诱发电位(MEP):包括经颅电刺激,直接皮质电刺激,持续皮质电刺激,直接皮质下电刺激等。③脑干听觉诱发电位(BAEP)、颅神经监测。④闪光刺激视觉诱发电位(F-VEP)。⑤脑电图(EEG)。外科医生、麻醉医生和神经电生理监测医生应根据具体的手术部位、入路和方式,针对术中易损功能区或神经传导通路,协同选择合理的神经电生理监测模式和方案,据此决定最佳的治疗方案。

(三)唤醒手术

术中电刺激的基本原理是模拟局部脑组织一过性的病变,明确病变累及的脑组织结构是否具有关键功能,以确定该脑区是否可以切除。脑血管畸形,尤其是 CAVM,术中操作复杂、出血风险大,因此唤醒手术在脑血管畸形中的应用尚不广泛。目前,有对功能区脑血管畸形进行唤醒手术切除的病例报道,取得了较为理想的手术效果。但尚缺乏大规模随机对照研究证实唤醒手术对于提高功能区脑血管畸形预后的有效性。

功能区直接电刺激可以描记并定位多种脑功能区,包括运动、躯体感觉、语言功能(自发语言、数数、命名、重复、书写、阅读、语法等)区等。除了皮质电刺激外,也可进行皮质下电刺激。如果术中发现脑血管畸形病灶紧邻甚至侵入术中功能导航或术中电刺激确定的脑功能区,脑血管畸形手术一般不能通过残留血管畸形的方式保护脑功能。目前采取的策略是在切除过程中尽量紧贴畸形血管团的边界进行分离;尽量少使用电极灼烧保护脑组织;不切除含铁血红素沉积的功能区脑组织。

(四)颅脑术中超声

神经导航技术将患者术前影像信息与术中解剖结构重合,引导手术进程。但是由于手术过程中脑脊

液流失,容易发生脑组织漂移,术前影像信息不能实时反映术中解剖结构位置。术中超声具有实时性、灵活性、无创性、可重复性和无放射性等特点,可以在短时间内获得实时影像信息,评价切除效果,减少手术创伤。

在脑血管畸形手术中,应用术中超声可较为清晰显示颅内结构,从而进行:①实时、精确病灶定位,确定边界,明确病灶周围的解剖关系,协助神经外科医生确定最佳皮质入路。②显示病灶周围血管,可避免术中误伤正常血管。少数海绵状血管瘤合并发育性静脉异常,术中应用彩色多普勒超声及时发现并在超声引导下精确定位。③评价病灶切除情况,辅助精确定位残留病灶。④对于功能区CAVM,可以协助识别动静脉并显示供血动脉、引流静脉的位置、走行,进而减少手术对周围脑组织的损伤,保护重要脑功能区。对于体积较小、多发或位置深在的病灶,可以应用三维超声导航进行术中的定位,指导手术。

参 考 文 献

[1] Akers A,Al-Shahi Salman R,A Award I,et al. Synopsis of guidelines for the clinical management of cerebral cavernous malformations:consensus recommendations based on systematic literature review by the Angioma Alliance Scientific Advisory Board Clinical Experts Panel[J]. Neurosurgery,2017,80(5):665-680.

[2] Derdeyn C P,Zipfel G J,Albuquerque F C,et al. Management of brain arteriovenous malformations:a scientific statement for healthcare professionals from the American Heart Association/American Stroke Association[J]. Stroke,2017,48(8):e200-e224.

[3] Jiao Y,Lin F,Wu J,et al. A supplementary grading scale combining lesion-to-eloquence distance for predicting surgical outcomes of patients with brain arteriovenous malformations[J]. J Neurosurg,2018,128(2):530-540.

[4] Jiao Y,Lin F,Wu J,et al. Lesion-to-eloquent fiber distance is a crucial risk factor in presurgical evaluation of arteriovenous malformations in the temporo-occipital junction[J]. World Neurosurg,2016,93:355-364.

[5] Lepski G,Honegger J,Liebsch M,et al. Safe resection of arteriovenous malformations in eloquent motor areas aided by functional imaging and intraoperative monitoring[J]. Neurosurgery,2012,70(2 Suppl Operative):276-289.

[6] Lin Y,Lin F,Kang D,et al. Supratentorial cavernous malformations adjacent to the corticospinal tract:surgical outcomes and predictive value of diffusion tensor imaging findings[J]. J Neurosurg,2018,128(2):541-552.

[7] Speizler R F,Martin N A. A proposed grading system for arteriovenous malformations. 1986[J]. J Neurosurg,2008,108(1):186-193.

(曹 勇)

第七节　硬脑膜动静脉瘘切除术

硬脑膜动静脉瘘(DAVF)是一组疾病,硬脑膜内的静脉和动脉之间形成异常沟通,越过毛细血管床的无畸形血管团。因此,只要有硬脑膜的部位就可能发生动静脉瘘,主要累及硬脑膜的静脉窦窦壁或与硬脑膜相邻的桥静脉和导静脉。供血动脉来源于颈外动脉分支、颈内动脉小脑幕支、椎动脉脑膜支和罕见的大脑动脉软脑膜支。过去曾称其为硬脑膜动静脉畸形(AVM),但如前所述,由于其实质是动静脉瘘且异常的动静脉支均位于硬脑膜内,故称为DAVF更为合理。本病发病率较低。其主要临床表现有颅内杂音、癫痫、脑缺血及蛛网膜下腔出血等。

一、硬脑膜动静脉瘘分类

对 DAVF 的治疗目前主要包括血管内介入治疗和手术切除。要治疗 DAVF，首先要了解有关 DAVF 的分类。研究文献发现已有几个分类系统，主要分类依据是静脉窦的状态及是否存在软脑膜静脉引流。分类系统可用于预测该病自然史，对治疗有指导意义（图 3-67）。其中最常用的是 Borden 分类和 Cognard 分类。

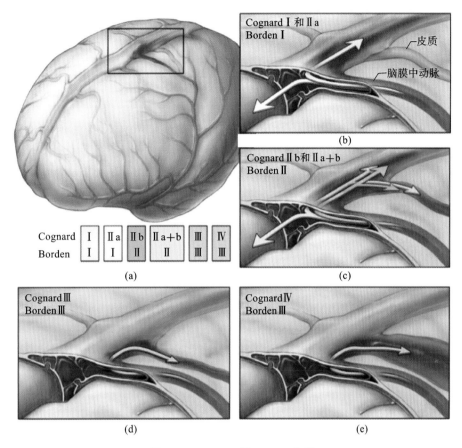

图 3-67 Cognard 及 Borden 分类

（a）上矢状窦中间三分之一的病变显示了各种类型的动静脉瘘（左上方图），颜色编码显示了这两种分类之间的对应关系。Cognard 分类：（b）显示的是 I 型和 II A 型 DAVF（无硬膜外引流），（c）显示的是 II b 型和 II a＋b 型（硬膜外引流），（d）（e）显示的是 III 型和 IV 型（仅硬膜外引流）。Borden 分类：I 型 DAVF（无硬膜外引流），II 型（硬膜外引流），III 型（仅硬膜外引流）

（一）Djindjian 和 Merland 分类（1978 年）

I：引流静脉入静脉窦或入脑膜静脉。

II：引流入静脉窦，并逆流入皮质静脉。

III：引流静脉直入皮质静脉。

IV：引流静脉直入皮质静脉伴有幕上下静脉湖。

（二）Congnard 分类（1995 年）

I：顺行引流入静脉窦。

IIa：在窦内逆流（或逆流入窦）。

IIb：逆流入皮质静脉。

IIa＋b：逆流入静脉窦和皮质静脉。

III：直接引流入皮质静脉，无皮质静脉扩张。

IV：直接引流入皮质静脉，伴皮质静脉扩张。

Ⅴ:向脊髓静脉引流。

（三）Borden 分类（1995 年）

Ⅰ:引流静脉直接引流入硬脑膜窦或脑膜静脉。

Ⅱ:引流静脉直接引流入硬脑膜窦或脑膜静脉,但逆流入蛛网膜下腔静脉。

Ⅲ:引流静脉直接引流入蛛网膜下腔静脉,不向硬脑膜窦或脑膜静脉引流。

上述分类中,Borden 分类更优,便于临床医生掌握和应用。Borden Ⅰ、Ⅱ、Ⅲ 型,颅内出血和神经功能缺损发生率分别为 2%、39% 和 79%。文献报道,无皮质静脉引流的 DAVF 呈现良性的自然史,仅 1% 会从 Borden Ⅰ、Ⅱ 型转化为Ⅲ型。伴有皮质静脉引流的患者 4 年死亡率是 45%,颅内出血率为 19.2%,新的神经功能缺损率为 10.9%。

二、硬脑膜动静脉瘘手术指征

根据 DAVF 的自然史,伴有皮质静脉引流的 DAVF 患者如不进行手术治疗,发病率和死亡率较高,故应接受手术治疗。手术治疗有三种策略:一是经静脉途径直接栓塞静脉窦（翼点开颅和海绵窦穿刺）;二是切除与 DAVF 相关的硬脑膜和静脉窦;三是仅切断动脉化的软脑膜引流静脉,不切除病灶,这是最实用和最常用的策略。

尽管大多数 DAVF 可以通过血管栓塞途径治疗,但直接手术切除病变仍是安全、有效的方法,特别是对于位于颅前窝和小脑幕的 DAVF。因为经动脉途径栓塞治疗颅前窝 DAVF,一旦对比剂进入眼动脉系统,可能导致视网膜动脉闭塞和同侧偏盲;而小脑幕 DAVF 由颈内动脉和椎动脉脑膜血管等广泛供血,这些血管的细小导管较难通过,栓塞风险大。另外,经静脉途径导管到达小脑幕周围深部位置也相当困难,同时静脉引流通常仅引流软脑膜静脉而不是相关静脉窦,因此阻碍了经静脉窦途径的治疗,所以小脑幕 DAVF 通常采用显微手术治疗。相反,由于供血动脉来源于颈外动脉的其他部位的 DAVF 能够安全地进行血管内栓塞治疗,邻近静脉窦的 dAVF 更容易通过静脉窦进行治疗。

三、硬脑膜动静脉瘘手术基本原则

1. 入路选择　取决于瘘的位置。选择入路的主要目标是尽可能显露瘘的静脉出口,不同部位瘘采取不同的手术入路。①前颅底筛骨区:主要供血动脉为筛动脉或眼动脉,可采用双额、眶颧、前纵裂入路。②枕窦/乙状窦区:供血动脉为枕动脉、脑膜动脉,采用乙状窦后、枕下旁正中或后正中入路。③海绵窦区:供血动脉为颈内动脉和(或)颈外动脉的脑膜支,常用翼点入路。④上矢状窦区:供血动脉为脑膜中动脉、颞浅动脉,采用双额或双顶入路。⑤小脑幕区:供血动脉为颈外的小脑幕脑膜支、颈内动脉、椎动脉和大脑后动脉发出的小脑幕支或脑膜支,采用枕下、颞下、乙状窦后入路。⑥枕大孔区:供血动脉为椎动脉、颈外动脉分支,采用后正中枕下入路。

2. 体位　头部要高于心脏水平,颈部不能过度旋转、扭曲或伸展,以免影响心脏回流。坐位时容易发生气栓形成,故尽量不用。

3. 皮瓣和骨瓣形成　切开头皮前应做好充分准备,以防发生切口大出血,设计皮瓣时应避开受累的头皮,游离和翻开皮瓣时可能遇到增粗的头皮动脉,应结扎、电凝后切断。同样还会有大量动脉穿过颅骨供应脑膜,导致皮瓣和颅骨大出血,这时也应电凝控制出血。应在颅骨上用钻头形成骨孔,在窦的部位应用磨钻磨开,避免用铣刀;再用铣刀切开颅骨形成骨瓣,掀开骨瓣时应准备好输血等急救措施以防大出血而危及生命。当取下骨瓣时可用双极电凝、速即纱、明胶海绵棉片手指压迫等办法止血,然后沿骨缘悬吊硬脑膜以防硬脑膜外出血。

4. 根据不同类型 DAVF 选择适当的术式

（1）引流静脉切断术:适用于前颅底或岩骨区的 DAVF 或切除对侧伴有主要引流静脉的 DAVF。

（2）病变切除术:主要应用于前颅底、小脑幕等部位的 DAVF。

（3）静脉窦切除术:主要用于横窦-乙状窦区病变,且静脉窦闭塞的 DAVF。术中切除受累的硬脑膜及闭塞的静脉窦。

（4）静脉窦孤立术：适用于横窦-乙状窦区，沿横窦上下切开硬脑膜，这样即切断所有供血动脉而保留横窦及乙状窦。

（5）静脉窦骨架术：切断小脑幕和大脑镰，使上矢状窦后 1/3、直窦和横窦形成骨架，用于治疗小脑幕区 DAVF。

四、不同部位硬脑膜动静脉瘘手术

（一）颅前窝 DAVF 手术

1. 手术适应证

（1）出血或有出血史患者。

（2）已经出现神经功能障碍或神经功能障碍逐渐加重者。

（3）因静脉回流障碍引起颅内压增高或 DSA 见引流静脉窦已经闭塞者。

（4）有严重头痛或伴难以忍受的血管杂音。

无神经功能障碍和出血史者，或年老体弱伴有其他全身性疾病者不宜手术。

2. 应用解剖 颅前窝的 DAVF 位于前颅底，由筛前动脉、眼动脉、眼动脉脑膜支和大脑镰前动脉供血，也可能有脑膜中动脉前支供血。额叶底部，大脑镰的硬脑膜可与皮质静脉（嗅静脉和额静脉）形成瘘。曲张的动脉化静脉出血风险高，可达 57%。由于皮质静脉不能经静脉途径到达，而是经动脉途径，需要经过眼动脉，因此有导致失明的风险。然而，手术治疗不仅简单且风险低，效果好。

3. 手术方法 一般采用单额开颅额下入路或经纵裂入路，如果要暴露双侧大脑镰则选用双额开颅。剪开硬脑膜后，向外上方抬起额叶，充分显露颅前窝，可见到动静脉异常交通多位于大脑幕和前颅底硬脑膜交界处附近的嗅沟区。供血动脉可来自颅底硬脑膜动脉的分支，也可来自大脑镰硬脑膜动脉的分支，而引流静脉多为扩张迂曲的嗅静脉、眶额静脉和桥静脉等。由于畸形血管团多位于硬脑膜表面且多比较小，暴露后可将其与硬脑膜一并切除，也可将硬脑膜上的供血动脉仔细电凝阻断后，再将扩张呈囊状的引流静脉予以烧灼破坏。如手术中颅底硬脑膜切除或破损较大，应予以硬脑膜修补，以免术后并发脑脊液漏，然后常规缝合硬脑膜关颅。

4. 典型病例 男，47 岁。无明显诱因出现头晕、头痛 10 天，伴出冷汗，左侧为主。无意识障碍、四肢抽搐。在当地医院行头颅 CTA 提示动静脉瘘。查体无明显神经系统阳性体征。既往有高血压病史（图 3-68 至图 3-70）。

（二）横窦、乙状窦区 DAVF 手术

1. 应用解剖 该区域的 DAVF 是颅内最常见的，主要供血动脉来源于枕动脉的乳突分支、耳后动脉、硬脑膜中动脉和咽升动脉，静脉经同侧横窦、乙状窦回流，如果同侧窦已闭塞，则通过对侧静脉回流。

2. 手术适应证 采用血管内经静脉和（或）动脉途径栓塞是治疗该区域 DAVF 的首选方法，而位于窦汇区的 DAVF 或有多发倾向的恶性瘘，无合适血管内途径可到达者无法将窦腔阻断，这些病例适合采用外科手术治疗。

3. 手术方法 采用侧俯卧位，使病灶部位处于头部最高点，于颞枕部做一弧形或"S"形切口，由于头皮和枕下肌肉内含有大量的动静脉瘘的供血动脉，切开头皮时往往出血较多，将皮瓣翻向乳突区，见到增粗的枕动脉和耳后动脉应予以电凝后切断，翻开皮瓣后在枕骨上项线下方用电刀将颈深筋膜和部分枕下部肌肉分离，电凝所遇到的供血动脉和引流静脉，对于皮瓣应认真止血。暴露颅骨后用电钻钻孔，可较平时开颅多钻几个孔，钻孔时出血较多，可用骨蜡填压止血，用铣刀快速铣开骨瓣，掀开时可能会将穿过颅骨至硬脑膜的供血动脉撕裂而引起较严重的出血，可用电凝、大片明胶海绵压迫等方法止血。硬脑膜悬吊于骨窗边缘，然后沿横窦边缘上下各做一个弧形切口，切开硬脑膜。硬脑膜边缘出血时，可用电凝止血，而大的供血动脉则需要缝扎以免大出血。用脑压板轻柔牵开枕叶和小脑上表面，此过程中将其表面相连的桥静脉逐一电凝切断，然后根据 DAVF 的解剖学特点做相应处理。如果主要目标是离断动脉化

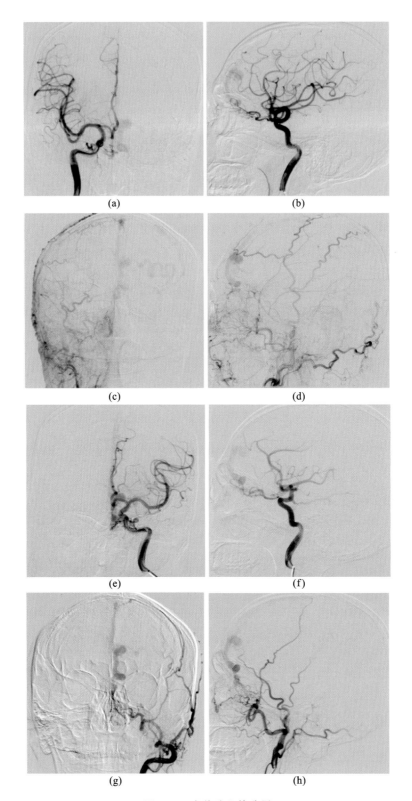

(a)

(b)

(c)

(d)

(e)

(f)

(g)

(h)

图 3-68 术前脑血管造影

提示大脑前动脉及眼动脉众多分支参与供血，动静脉瘘与颅内的主干静脉窦无关，几乎都由皮质静脉引流。余血管未见明显异常

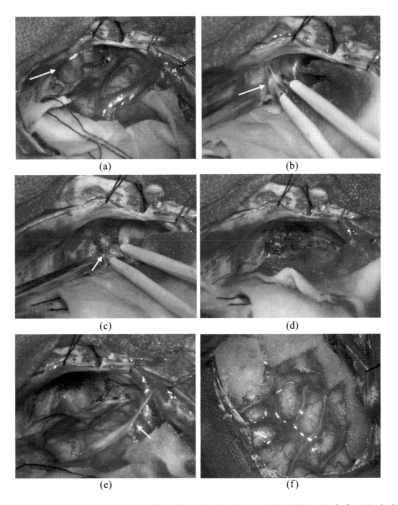

图 3-69　术前诊断前颅底硬脑膜动静脉瘘（左侧），采用左侧额下入路瘘口闭塞术

手术过程以眶顶为基底，"U"形或"十"字形切开硬脑膜，注意探查和保护下方附着在硬脑膜上的动脉化静脉。（a）（b）当硬脑膜被最大限度地翻起后，轻轻抬起额叶，沿着前筛板可找到动脉化引流静脉与脑膜的连接处，该处 DAVF 由筛动脉供血，将静脉或曲张静脉与周围脑组织分开，暴露引流静脉（箭头）。（c）（d）在颅底动脉化引流静脉起源烧灼，可见静脉血恢复至暗蓝色（箭头），烧灼满意后离断。（e）（f）可见皮质引流静脉自然塌陷（箭头）

的静脉，则打开硬脑膜后找到并离断这些动脉化静脉，如有条件，术中行 DSA 或吲哚菁绿荧光造影以确认这些静脉是否成功阻断。如果手术目标是切除闭塞静脉窦内形成瘘的部分节段，以磨钻快速磨除单侧乳突部即可切除，需要暴露乙状窦外侧和前方硬脑膜者，在横窦/乙状窦上方、下方以平行于长轴的方向切开硬脑膜，逐一电凝闭塞切断供血动脉。在无功能的横窦和乙状窦节段后用两根丝线穿过小脑幕，以结扎病变的静脉窦节段，术中轻柔抬起枕叶牵开小脑以进一步显露小脑幕，这样可以方便离断所有向结扎的静脉窦节段的供血动脉，并以平行于该节段的方向切开小脑幕，则病变节段硬脑膜窦完全游离。术中应注意保护未动脉化的 Labbe 静脉，如手术中 Labbe 静脉也发生动脉化，应予以电凝切断。病变切除后缺损的硬脑膜可用人工脑膜或自体筋膜修补，然后常规逐层缝合关颅。此手术中每一步骤都可能发生大出血，因此应注意止血和输血，以保证手术安全。

（三）岩上窦（岩部区）DAVF 手术

1. 应用解剖　该区域的供血动脉来源于颈内动脉小脑幕支、脑膜垂体干，也可来自颈外动脉分支如脑膜中动脉和咽升动脉。静脉向岩静脉引流，可导致幕上或幕下引流静脉动脉化。临床实践发现，无论是静脉途径还是动脉途径都很难经血管内方法处理该部位 DAVF。

2. 手术适应证　未经治疗、伴有皮质静脉引流的 DAVF 有较高的发病率和死亡率，因此明确诊断后应积极治疗。

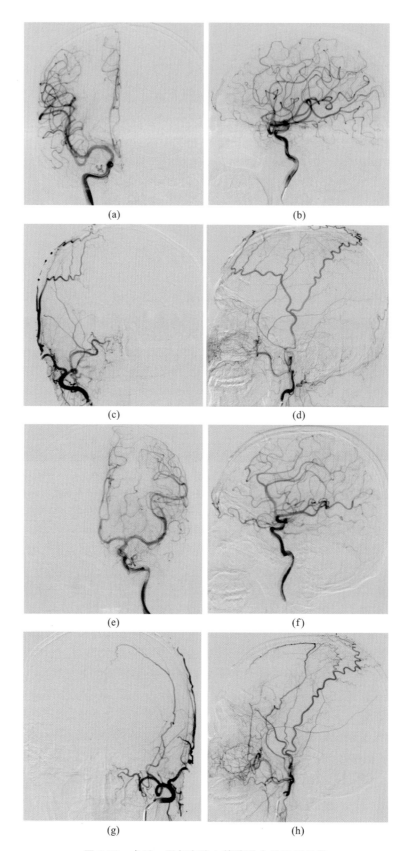

图 3-70　术后一周复查脑血管造影未见明显异常

3. 手术方法 此部位的 DAVF 治疗时,单纯阻断供血动脉不能持久有效治愈,必须夹闭其静脉端,另外其也不像硬脑膜动静脉畸形,患者脑实质内并无病灶,在手术中供血动脉阻断之前先阻断引流静脉可导致灾难性后果。DAVF 病灶位于较厚的硬脑膜间,因此阻断引流静脉是安全、有效的。手术一般采用乙状窦后桥小脑角(CPA)入路,常规开颅,弧形或"十"字形剪开硬脑膜并提起拉开,显露岩骨和小脑幕交界处,并以此作为寻找岩静脉入小脑幕的标志。稍牵开小脑,在周围正常静脉和三叉神经之间分离主要的动脉化静脉,显露清楚后以永久性动脉瘤夹夹闭静脉,此时可见静脉颜色由红变蓝。动脉化的静脉可以是一支,也可以是多支,可先造影确定目标静脉,然后将其从硬脑膜附着处电凝离断。对于有多支引流静脉的复杂瘘,常需要电凝离断浅表的动脉化静脉,才能显露深部和更主要的引流静脉,否则可能发生残留。如有复合手术条件,术中 DSA 有助于确认有无遗漏的动脉化静脉。在处理这些动脉化静脉时,应注意避免仅电凝瘘而不夹闭,因为这些充盈的静脉壁很薄,电凝时易破裂,导致难以控制的汹涌出血。如果瘘已经破裂出血,则用明胶海绵在小脑幕水平压迫止血并电凝另一端。瘘巢通常位于小脑幕,为避免大出血不需要切除,病变处理彻底止血后,常规逐层缝合关颅。

(四)小脑幕 DAVF 手术

1. 应用解剖 该部位 DAVF 供血动脉来自小脑幕动脉、脑膜中动脉和椎动脉的脑膜支,引流静脉复杂。一般将该部位 DAVF 分为 6 种亚型:Gallen 静脉型、直窦型、窦汇型、小脑幕型、岩上窦型和小脑幕切迹型。

2. 手术适应证 这 6 型中,除了岩上窦型(上文已做介绍)、小脑幕切迹型外,其他类型相对少见或罕见或主要采用介入治疗。

3. 手术方法 手术入路根据病变部位而定,如病灶靠前则采用颞下入路,如果病灶靠后则采用枕部入路。常规开颅后轻柔抬起或牵开枕叶,电凝处理入路中桥静脉,显露小脑幕直至其边缘,看到畸形血管团后仔细辨别供血动脉及引流静脉,如果范围太大,并且未直接引流入静脉窦者,就直接将之切除;如果术中发现引流静脉仅 1~2 支往蛛网膜下腔注入皮质静脉,可先将引流静脉靠异常血管交通处夹闭,然后电凝切断,此时常见畸形血管团立即变小塌陷,说明病灶处动静脉之间异常分流已消失,彻底止血后关颅,该部位其他类型的 DAVF 手术入路文献上有推荐,可供参考(图 3-71)。笔者认为 Gallen 静脉型采用后纵裂入路;直窦型由于位置并不深在可采用小脑幕上下入路;窦汇型采用窦汇部开颅,目的是暴露包含供血动脉的 8 个硬脑膜部分,即大脑镰、双侧小脑幕、双侧枕部硬脑膜、双侧枕下硬脑膜及小脑幕。小脑幕切迹型可采用经侧裂或颞下外侧入路。

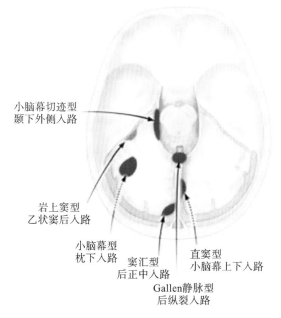

小脑幕切迹型
颞下外侧入路

岩上窦型
乙状窦后入路

小脑幕型
枕下入路

窦汇型
后正中入路

直窦型
小脑幕上下入路

Gallen静脉型
后纵裂入路

图 3-71 小脑幕区动静脉瘘 6 种亚型手术入路

（五）枕骨大孔区 DAVF 手术

1. 应用解剖   瘘口位于枕骨大孔区的动静脉瘘,较为少见但常引起蛛网膜下腔出血、颅神经麻痹、脊髓功能障碍等,极具危害性。该部位血供主要来自椎动脉的脑膜前支、后支,咽升动脉的脑膜支,枕动脉的脑膜支。有文献报道该区的 DAVF 患者中,瘘口的供血动脉多数来源于右侧椎动脉的脑膜支,其原因不明。DSA 是诊断的金标准,因此在做 DSA 检查时必须分别行双侧颈外动脉、颈内动脉、椎动脉的造影检查,并仔细检查椎动脉、咽升动脉和枕动脉,因为这三支是枕骨大孔区 DAVF 的供血动脉。引流静脉可分为两类,一种是向上引流进入颅内最终汇入静脉窦的静脉,这种引流静脉内血流量大,易导致血管扩张形成静脉球而引起颅内出血;另一种是不汇入静脉窦、血流量不大的静脉,不易出血。DSA 可以显示供血动脉、瘘口、引流静脉,有助于手术进行和提高疗效、改善预后。

2. 手术适应证   由于本病的自然病程是逐渐加重的神经功能损害,到疾病晚期这种损害是不可逆的,因此应在缺血或静脉血栓引起脊髓梗死导致脊髓功能不可逆损害之前进行手术治疗,阻断瘘口,消除脊髓静脉血管的充血症状并保持正常的静脉引流,以取得良好的疗效。该部位 DAVF 瘘口多在椎动脉入颅处硬脑膜附近,手术显露较容易,且无须切除病灶,因此应以直接手术为主。应用液态栓塞材料经动脉途径到达瘘口彻底进行闭塞也可获得良好疗效,但部分存在血管再通或闭合不全的问题,且其瘘口与椎动脉靠近,易发生椎动脉栓塞,因此该部位 DAVF 采用介入治疗者较少。

3. 手术方法   采用枕颈部后正中切口,显露枕骨大孔区和寰椎后弓,颅骨上钻孔后,以铣刀切开颅骨形成骨窗,咬除寰椎后弓,打开硬脑膜后在硬脑膜内椎动脉入颅处周围找到来自硬脑膜的引流静脉近端,分离神经根后电凝,灼烧硬脑膜上的瘘口,并在硬脑膜内紧贴入口处电凝切断引流静脉,此时可见红色迂曲粗大的静脉逐渐变为暗红色并萎陷。彻底止血后常规关颅。

DAVF 早期的外科治疗策略包括通过手术大范围切除瘘,涉及电凝切断供血动脉,切除受累的硬脑膜,切除动脉化的软脑膜静脉,并可能牺牲受累的静脉窦,因此并发症发生率和死亡率高。并发症包括手术过程中的大出血,比如开颅时切开充盈的头皮血管或颅骨内外沟通的血管,以及硬脑膜的血管等都可能造成大量失血。但随后学者们认识到只需将瘘的引流静脉切断即可治愈,这种全切的方式在很大程度上被弃用。

目前手术策略是切断至瘘口的引流静脉。这种方法可有效降低手术风险,包括颅内出血和神经功能缺损的风险。直接切断皮质引流静脉比广泛全切除更简单。直接切除瘘口,并发症的发生率更低。在暴露瘘口过程中要电凝遇到的所有供血动脉,动脉化静脉应尽可能显露到瘘口并予以电凝。为防止大量失血,应对静脉仔细电凝灼烧并确保其完全阻断,但应保留非动脉化静脉。术中血管造影和吲哚菁绿荧光造影有助于确定瘘口是否完全闭塞等。术中多普勒超声具有明确地识别来自瘘口的皮质/深部静脉引流静脉,验证瘘口闭塞的完整性,以及识别在显微镜下看不到的硬脑膜供血动脉这三个优点,有助于保证 DAVF 显微手术切除中的安全、有效和可靠性。

总之,近年来 DAVF 治疗的许多进展都在血管介入领域,过去十年开放式显微外科手术治疗 DAVF 的进展主要集中在神经外科工具的改进上。联合血管内治疗和显微外科手术切除提高了治疗的安全性和有效性,特别是对于以前难以接近和治疗的 DAVF。显微外科手术和颅底入路的改进使外科医生能够在几乎没有切除脑叶的情况下到达瘘口的同时消除瘘口。神经导航系统还可以进行更好的定位和帮助实施更小、更有效的入路。术中 CTA 已成功应用于手术计划的制订和病灶定位中。最后,使用术中血管造影或吲哚菁绿荧光造影确认瘘口完全断开,防止瘘口残留而再次手术很有必要。

参 考 文 献

[1]   刘承基,凌锋.脑脊髓血管外科学[M].北京:中国科学技术出版社,2013.

[2]   张力,王汉东,潘云曦,等.前颅窝底硬脑膜动静脉瘘的临床特点及显微手术治疗效果[J].中国脑血管病杂志,2018,15(9):472-477.

[3]   常海春,张鹏,叶明.枕大孔区硬脑膜动静脉瘘的手术治疗策略[J].中国医师进修杂志,2014,37

(20):26-28.

［4］　Robert F. Spetzler，M. Yasher S. Kalani，Peter Nakaji. 神经血管外科学［M］.张建民，王硕，毛颖，等译.上海：上海科学技术出版社，2020.

［5］　Elhammady M S，Ambekar S，Heros R C. Epidemiology，clinical presentation，diagnostic evaluation，and prognosis of cerebral dural arteriovenous fistulas［J］. Handb Clin Neurol，2017，143：99-105.

［6］　Gomez J，Amin A G，Gregg L，et al. Classification schemes of cranial dural arteriovenous fistulas［J］. Neurosurg Clin N Am，2012，23(1)：55-62.

［7］　Lawton M T，Sanchez-Mejia R O，Pham D，et al. Tentorial dural arteriovenous fistulae：operative strategies and microsurgical results for six types［J］. Neurosurgery，2008，62(3 Suppl 1)：110-125.

［8］　Peto I，Abou-Al-Shaar H，Dehdashti A R. Multimodal treatment of occipital tentorial dural arteriovenous fistula cognard Ⅲ［J］. World Neurosurg，2019，126：171.

［9］　Youssef P P，Schuette A J，Cawley C M，et al. Advances in surgical approaches to dural fistulas［J］. Neurosurgery，2014，74(Suppl 1)：S32-S41.

［10］　Zhao J，Xu F，Ren J，et al. Dural arteriovenous fistulas at the craniocervical junction：a systematic review［J］. J Neurointerv Surg，2016，8(6)：648-653.

(许民辉)

第八节　颈动脉内膜切除术

一、概述

颈动脉内膜切除术(CEA)是治疗颈动脉硬化狭窄的标准外科手术，1953年诞生至今已经有约70年的历史，具有充分的循证医学依据，在指南中被列为首选外科治疗方案(Ⅰ级推荐，A级证据)。我国1983年开始开展CEA，初期CEA普及率非常低，近十几年CEA逐步普及到市县级医院，但全国CEA例数每年仅有一万例左右，远远无法满足临床需求。

CEA在我国普及缓慢的原因包括：

(1) CEA技术属于神经外科、血管外科、心脏外科的交界技术，需要三个科室的医生相互交流学习，取长补短，提高手术技术，控制手术质量。

(2) CEA的病例选择和质量控制高度依赖团队配合，外科、麻醉科、手术室、神经内科、循环内科等医护人员的默契配合才能筛选出能从CEA中获益的患者，并且使患者获得高质量的手术治疗。

(3) 颈动脉硬化狭窄患者的健康管理和CEA普及宣教不足，患者普遍存在对外科手术恐惧的心理和对脑血管健康管理的误区。

因此，提高全民的医疗素养和医疗团队的诊治能力是推广CEA、使更多患者得到高质量外科手术治疗的必经之路。

二、CEA相关解剖

颈动脉三角：胸锁乳突肌前缘、二腹肌后腹、肩胛舌骨肌上腹围绕组成颈动脉三角。颈动脉三角被颈阔肌覆盖。

颈动脉鞘包裹颈总动脉、颈内动脉、颈内静脉、迷走神经、舌下神经等。

颈动脉分叉位于C3～C6椎体水平。颈外动脉的第一个分支为甲状腺上动脉，向前下内走行。切断甲状腺上动脉对患者影响不大，但通常神经外科医生主张保留甲状腺上动脉。30%的甲状腺上动脉起源于颈总动脉。

咽升动脉起始于颈外动脉起始部的外侧,毗邻颈内动脉。术中和颈外动脉一起临时阻断。但有时咽升动脉起始于颈动脉分叉或颈内动脉起始部内侧,切开颈动脉可见咽升动脉逆流。

有两种方法阻断咽升动脉逆流:

(1) 在颈外动脉和颈内动脉之间找到咽升动脉,临时夹闭阻断。

(2) 用 7-0 血管线由颈动脉内侧临时缝扎咽升动脉起始部。

枕动脉由颈外动脉外侧发出后,在二腹肌背侧向后上方走行在颈内动脉腹侧。当颈动脉分叉高位或颈内动脉斑块较长时,需要分离枕动脉,使用钛结扎夹夹闭后切断。枕动脉可以发出细小动脉供应胸锁乳突肌,这个分支通常与舌下神经交叉,影响舌下神经的游离和松解,术中可以使用钛结扎夹夹闭后切断细小的胸锁乳突肌动脉。

颈内静脉的分支包括面总静脉和下颌后静脉丛,这些静脉分支横行在颈动脉腹侧,因此 CEA 中需要切断这些静脉。颈部静脉壁比颅内静脉厚韧,而且颈部经常活动,因此神经外科医生如果借助颅内血管止血的经验使用双极电凝灼烧后切断颈部静脉,术中和术后静脉出血风险较大。颈部静脉的止血方式包括结扎、缝扎、钛结扎夹夹闭、应用超声刀等。由于超声刀不是神经外科常用设备,所以在神经外科 CEA 中很少使用。即使双重结扎静脉,也可能出现结扎线结脱落。因此,最实际的面总静脉和下颌后静脉丛的止血方法为缝扎和钛结扎夹夹闭。可以选用 3 mm 或 5 mm 长度的钛结扎夹。夹闭静脉的过程中,不需要完全解剖游离静脉,可以边夹闭边解剖推进,简便快捷。钛结扎夹生物相容性佳,廉价,CT 和磁共振检查没有伪影,不影响术后复查。

舌下神经在二腹肌背侧,由后上方向前下方走行于颈内动脉和颈外动脉腹侧,向下发出细小的舌下神经降支(为 C1 神经前支部分纤维随舌下神经走行一段后,离开舌下神经)和 C2～C3 神经前支汇合形成颈袢(又称舌下神经袢)。术中如果舌下神经袢影响操作,可以切断,不会影响患者。必须小心确认、分离、悬吊、保护舌下神经主干。可以使用黄色的细血管吊带悬吊舌下神经主干,避免误伤。

迷走神经位于颈内静脉和颈动脉之间,背侧紧贴颈动脉鞘。打开颈动脉鞘后,需要确认迷走神经,避免与颈总动脉一起被血管吊带悬吊而钳夹损伤。迷走神经下节发出喉上神经,在 C2～C3 椎体水平,由后上向前下走行在颈内动脉和颈外动脉背侧。术中不需要特意分离确认喉上神经,但必须随时注意喉上神经的位置,避免夹闭、牵拉、误伤喉上神经。

三、术前辅助检查

术前常规检查颈动脉超声、经颅多普勒超声(TCD)、头颈部计算机体层血管成像(CTA),评估:颈动脉狭窄程度;颈内动脉和颈外动脉的相对位置关系;颈内动脉走行是否迂曲;颈总动脉中段是否狭窄;颈动脉硬化斑块的结构特点,术中脱落风险;颅内动脉硬化狭窄程度;是否伴发颅内动脉瘤和血管畸形;前交通动脉和后交通动脉的发达程度;眼动脉是否逆流;通过压颈试验评估术中是否需要使用颈动脉转流技术等。

术前常规检查颅脑磁共振平扫和弥散加权成像(DWI),确认是否有近期脑组织缺血梗死及其程度。DWI 图像上少量小点状高信号不影响手术时机,但术中使用颈动脉转流技术可能性较大。DWI 图像上大片高亮信号提示近期脑梗死较为严重,建议延期手术,降低围手术期脑出血和脑梗死加重的风险。根据 DWI 图像高信号分布特点,判断为动脉到动脉栓塞时,需要行颈动脉超声和颈动脉高分辨率磁共振检查,以确认颈动脉斑块脱落或斑块内血栓脱落的风险,建议术中轻柔分离解剖颈动脉。

术前常规检查心电图、心脏超声、冠状动脉(简称冠脉)CTA,评估:围手术期心肌梗死和心力衰竭的风险。对于冠脉重度狭窄的患者,按照下面介绍的颈动脉狭窄合并冠脉狭窄的治疗策略处理。

四、术前药物准备

术前常规备阿司匹林 100 mg,氯吡格雷 75 mg,每日一次口服,双联抗血小板治疗一周以上。需要测定血小板聚集功能,花生四烯酸诱导(AA 抑制率)和腺苷二磷酸诱导(ADP 抑制率)确认抗血小板药物的疗效。AA 抑制率<20% 为达标。如果未达标,可以将阿司匹林调整为每日 200 mg 或 300 mg,直到确认 AA 抑制率达标。ADP 抑制率为 30%～50% 为达标。围手术期不停用抗血小板药物。

如果术前两个抗血小板指标均达标,可以采用补片 CEA;如果其中一个指标达标,可以采用外翻 CEA 或标准 CEA。

术前需要控制血脂、血糖、血压,禁烟,尽量改善患者的内环境,有利于控制 CEA 的质量。

五、CEA 适应证

症状性颈动脉硬化中重度狭窄(50%～99%),无症状性颈动脉硬化重度狭窄(70%～99%),外科手术团队可以把围手术期并发症发生率控制在 6% 以内。

(1) 症状性指半年内,狭窄颈内动脉相关的脑组织和眼缺血的临床表现。

(2) 颈动脉狭窄程度的判断:使用颈动脉 CTA 和颈动脉超声,中度狭窄为 50%～69%,重度狭窄为 70%～99%。按照北美症状性颈动脉内膜切除术试验(NASCET)标准,把狭窄远心端颈内动脉正常直径作为 100%,计算狭窄最严重处颈动脉直径狭窄率。

(3) 对外科手术团队手术质量的要求是,围手术期 30 天内死亡、心肌梗死、脑出血、脑梗死的并发症发生率小于 6%。较简便的判断方法是年施行 CEA 的数量超过 50 例。

颈动脉炎、颈动脉夹层、颈内动脉闭塞、颈总动脉闭塞一般不作为 CEA 的适应证。

对侧颈内动脉闭塞、放疗后颈动脉狭窄、颈动脉支架置入后再狭窄不作为 CEA 的禁忌证。

六、CEA 时机

无症状性颈动脉狭窄患者,最好在确诊后 1 个月内接受 CEA;症状性颈动脉狭窄患者,最好在确诊后 2 周内接受 CEA。

DWI 显示少量小点状高信号不影响 CEA 时机,术中需要经验性使用颈动脉转流技术;DWI 显示近期有较大面积的脑梗死,一般需要等到发病后 4～6 周,复查 DWI 确认缺血脑组织高信号部分或完全恢复,此时行 CEA 的风险较小,但等待期间患者可能复发脑梗死,推后或错过手术时机。

七、颈动脉狭窄合并冠脉狭窄的治疗策略

CEA 术前常规评估心电图、心脏超声、冠脉 CTA。如果冠脉 CTA 发现冠脉重度狭窄,则请心内科医生会诊:评估病史,以及心电图运动试验的风险及可行性。

如果患者冠脉左主干及前降支近段重度狭窄,而且曾有心绞痛症状,则直接行冠脉 CTA。

如果既往没有心绞痛症状,可耐受心电图运动试验,心电图提示无完全性左束支阻滞(CLBBB)或完全性右束支阻滞(CRBBB),则行心电图运动试验。

如果既往没有心绞痛症状,不能耐受心电图运动试验(不能快走,平衡功能不佳,高龄),或心电图提示存在 CLBBB 或 CRBBB,则行负荷核素心肌灌注显像。

心电图运动试验阴性或负荷核素心肌灌注显像示心肌缺血面积<10%,则行 CEA。

心电图运动试验阳性或负荷核素心肌灌注显像示心肌缺血面积≥10%,则行冠脉造影。

冠脉造影评估通过,则行 CEA。

冠脉造影评估未通过,则行冠脉支架置入术(PCI),PCI 术后 1 个月行 CEA。

冠脉造影评估未通过,不适合行 PCI,则行冠脉旁路移植术(CABG)及同期 CEA。CEA 前冠脉狭窄评估流程见图 3-72。

八、术式选择

CEA 的常见术式包括:标准 CEA、补片 CEA 和外翻 CEA。外翻颈动脉内膜切除术与标准试验研究

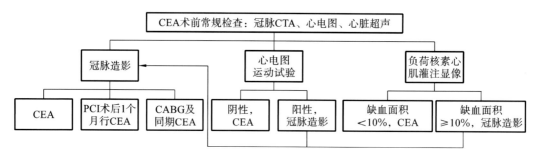

图 3-72　CEA 前冠脉狭窄评估流程

(eversion carotid endarterectomy versus standard trial,EVEREST)表明 CEA 后 4 年颈动脉累积再狭窄率,标准 CEA 为 12.6%,补片 CEA 为 1.7%,外翻 CEA 为 3.5%;外翻 CEA 和补片 CEA 的术后颈动脉再狭窄率相当($p=0.3$);外翻 CEA 后颈动脉再狭窄率明显低于标准 CEA($p=0.0002$);补片 CEA 后颈动脉再狭窄率明显低于标准 CEA($p=0.0008$)。因此,常规推荐补片 CEA 或外翻 CEA。

虽然补片 CEA 和外翻 CEA 的疗效优于标准 CEA,但由于标准 CEA 的外科操作技术更简单,对于刚开始开展 CEA 的医生,建议由标准 CEA 开始,熟练掌握标准 CEA 后逐步升级到补片 CEA 或外翻 CEA。

选择补片 CEA 和外翻 CEA 主要依据颈动脉的解剖因素和抗血小板药物的疗效。

补片 CEA 的适应证:颈内动脉迂曲不严重;颈总动脉硬化斑块较长,到达颈总动脉中段;阿司匹林和氯吡格雷双联抗血小板疗效满意(AA 抑制率<20%,ADP 抑制率:30%~50%);保护伞滞留在颈动脉支架内;颈动脉支架术后颈动脉再狭窄。

外翻 CEA 的适应证:颈内动脉迂曲严重;颈总动脉斑块较短,位于颈总动脉远心段;患者只能用单抗血小板治疗(患者有颅内动脉瘤或血管畸形、眼底出血、消化道出血、计划近期行肿瘤手术、哮喘、痛风等时);使用双联抗血小板治疗一周以上,AA 抑制率或 ADP 抑制率不达标;行 CABG 及同期 CEA(为了减少 CABG 中失血,CABG 前不使用抗血小板药物);复合手术开通闭塞颈内动脉(复合手术中先行 CEA,然后追加肝素,行颈内动脉球囊扩张或支架置入,介入手术操作过程中颈动脉补片渗血较多)。

斑块远心段颈内动脉的直径的大小,不作为选择补片 CEA 或外翻 CEA 的条件。因为这两种术式都可以有效重建颈内动脉起始部的外形和直径,可以避免标准 CEA 缝合缩小颈内动脉直径。

九、补片 CEA

(一)显露颈动脉鞘

患者头后仰,偏向对侧(有利于显露颈内动脉,减少颈外动脉和下颌角遮挡),通常取胸锁乳突肌前缘斜行切口,切开皮肤,结扎切断颈外静脉,切开颈阔肌,沿胸锁乳突肌前缘分离进入,显露颈动脉鞘,静脉推注肝素 3000 U。在使用肝素前,测量活化凝血时间(ACT)基础值。部分肝素化后 10 min,重新测量ACT。如果 ACT 低于基础值的 1.5 倍,追加肝素 1000~2000 U,直至 ACT 达到基础值的 1.5~2 倍。

(二)切开颈动脉鞘

使用钛结扎夹夹闭后切断面总静脉,显露颈总动脉,确认迷走神经,用粗硅酮血管吊带将颈总动脉环绕两周(保持 CEA 中随时控制颈总动脉止血的能力,是保证手术安全的核心之一)。沿颈总动脉向头侧解剖、分离,确认颈外动脉和颈内动脉。确认二腹肌、下颌后静脉丛,仔细确认其背侧的舌下神经。缝合并向上悬吊二腹肌,用钛结扎夹逐步夹闭后切断下颌后静脉丛,注意避免误伤舌下神经。用细硅酮血管吊带环绕,并向上牵拉舌下神经主干。如果舌下神经袢遮挡术野,可以切断舌下神经袢(不会影响患者预后)。沿舌下神经和颈内动脉间隙分离进入,显露动脉硬化斑块远心端的颈内动脉,用细硅酮血管吊带环绕该处颈内动脉。解剖分离颈内动脉和颈外动脉间隙,用粗硅酮血管吊带环绕颈外动脉起始部和甲状腺上动脉两周(不单独分离甲状腺上动脉,降低喉上神经损伤风险)。使用 1%利多卡因封闭颈动脉窦,使用亚甲蓝标记颈内动脉和颈总动脉的中轴线(避免颈动脉切开偏位)。

（三）切开颈动脉，切除硬化斑块

提升血压至操作前的 1.2 倍(兼顾心脏功能和冠脉狭窄程度)，缝合悬吊颈动脉背侧颈动脉鞘 4～5 针，将颈动脉牵拉到较浅的位置，便于操作。临时阻断颈内动脉(使用动脉瘤临时阻断夹或钛合金颈内动脉阻断血管钳，轻柔操作，避免钳夹损伤颈内动脉)、颈外动脉和甲状腺上动脉(收紧血管吊带)、颈总动脉(使用专用血管钳，神经外科常用的动脉瘤夹无法阻断颈总动脉)。根据 TCD、脑氧饱和度、脑电监测变化的幅度决定是否使用颈动脉转流技术。沿亚甲蓝标记线切开颈总动脉和颈内动脉(更换不同角度的 Potts 剪刀。如果遇到钙化严重的斑块，可选择仅切开颈动脉外膜，切开坚硬的斑块可能损伤剪刀)，确认颈动脉硬化斑块的位置、质地、颜色、是否有内出血、纤维帽是否完整及动脉狭窄程度。颈动脉切开范围必须超过颈内动脉硬化斑块远心端，显露白色的正常颈内动脉内膜(根据术前检查资料和术中所见，判断颈内动脉斑块的长度，颈内动脉游离解剖的范围应该到达斑块远心端 1 cm)，用剥离子沿颈动脉外膜和斑块间隙分离颈总动脉处斑块(成熟的动脉硬化斑块，很容易找到剥离间隙，不需要锐性切割)，使用直角钳沿间隙剥离颈总动脉斑块，用 Potts 剪刀横向切断颈总动脉内中膜(注意不要损伤颈总动脉外膜)，然后向头侧剥离颈外动脉内斑块，尽量长一些剥离颈外动脉斑块，使用 Potts 剪刀横向切断颈外动脉内中膜(也可以牵拉拽断斑块与正常颈外动脉内中膜移行处)，继续向头侧剥离颈内动脉斑块，轻柔牵拉拽断斑块与正常颈内动脉内中膜移行处(移行处最为薄弱，容易拽断。正常动脉内中外膜结构紧密，不易分层，内膜和中膜均为白色)。

（四）清理残余斑块和内中膜组织

使用 7-0 血管线，对称缝合悬吊颈动脉外膜 4～6 针(这样颈动脉的背侧面和颈动脉鞘连接在一起，腹侧面颈动脉外膜被悬吊线牵拉，纵向切开的颈动脉外膜位置固定，便于清理残余的斑块)。使用 1～2 mm 直径的圈镊子清理残余的斑块和可漂浮移动的内中膜组织。如果遇到外膜滋养血管逆流渗血，不需要特殊处理(通常血流量较小，而且重建颈动脉后，滋养血管恢复顺流供应外膜和周围结缔组织)。仔细确认外膜完整性，如果发现外膜被钙化严重的斑块或剥离操作损伤，使用 6-0 或 7-0 血管线缝合修补，线结打在外膜的外面。颈内动脉的斑块必须完全切除，远心端内中膜为白色，贴壁良好。如果遇到内中膜贴壁不理想的情况，可能是未完全切除斑块造成的，建议继续向远心端切除斑块，直至确认内中膜贴壁良好。如果很难继续显露确认颈内动脉远心端，则使用 7-0 血管线钉合固定内中外膜，线结打在外膜外面。通常在 4 点、8 点钟方向钉合两针即可。通过颈外动脉开口，清理可及的颈外动脉硬化斑块和内中膜断端，不必追求完全切除(如果追求完全切除，需要纵向切开颈外动脉)。如果术前检查确认颈外动脉起始部闭塞(由于颈外动脉起始部分支密集，所以闭塞长度通常为 1～2 cm)，可以在距离颈内动脉和颈总动脉切口头侧 1 cm 处追加颈外动脉纵向切口，剥离颈外动脉斑块，开通颈外动脉，然后使用 6-0 血管线连续缝合颈外动脉切口。颈总动脉内中膜组织较厚，可有部分黄化增厚，修剪整齐，一般不需要钉合处理。如果术前检查确认颈总动脉中段狭窄超过 50%(斑块通常位于内侧壁)，需要向近心端追加颈总动脉纵向切口，完全切除斑块。不需要完全切除残余的颈总动脉内中膜增厚或轻度狭窄斑块(可以延续到颈总动脉起始部，并不影响颈内动脉的血流)。

（五）颈动脉补片成形缝合重建

根据切除斑块的长度选择 75 mm 或 120 mm 长的颈动脉补片，根据希望重建颈动脉的直径和外形，选择 8 mm 或 10 mm 宽的颈动脉补片。注意不同品牌的颈动脉补片内外面的区别。多层编织的涤纶颈动脉补片外面稍黄，内面为白色。修剪补片的远心端使之呈梭形。

使用"降落伞缝合法"(PST)缝合颈内动脉切口的远心端和补片：使用 6-0 血管线，双针由颈内动脉内向外缝合内中外膜全层(起到 12 点钟位置钉合作用)，两侧颈内动脉和补片分别连续缝合 4～5 针，形成降落伞样结构，这样的缝合方法便于掌握针距和缘距(图 3-73)。然后收线，使补片贴合在颈内动脉外膜上。

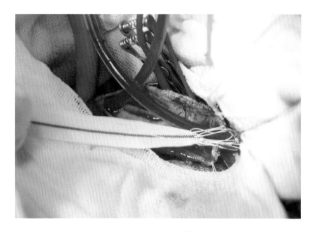

图 3-73　降落伞缝合法

　　由头侧向足侧连续缝合颈动脉和补片的两个边缘,通过调整缘距来控制颈动脉直径和外形,通过调整针距防止颈动脉和补片长度不匹配而形成"猫耳朵"。连续缝合到颈动脉切开中点后,修剪颈动脉补片的足侧端使之呈梭形,同样使用 6-0 血管线,PST 缝合颈总动脉切口近心端和补片,收线时如果遇到困难,可以使用特制的"收线钩"辅助收线。

　　由足侧向头侧连续缝合颈动脉和补片的两个边缘。两个方向的缝合线汇合后,先将颈动脉外侧缝合线打 8～10 个线结(注意:在清理残余斑块、内中膜组织、缝合颈动脉、打结过程中,助手使用肝素生理盐水冲洗、湿化动脉、补片、缝合线和术者打结的手指)。依次短暂放开颈内动脉、颈外动脉、颈总动脉,排出阻断颈动脉血流期间形成的微小血栓,然后由颈动脉内侧补片和动脉壁间隙,向颈动脉内冲洗肝素生理盐水,排除空气和细小残余物,收紧缝合线,打 8～10 个线结。

（六）解除颈动脉临时阻断

　　逐步下调血压,先放开颈外动脉临时阻断,然后放开颈总动脉临时阻断(这样可以将可能的细小残余物、气栓、血栓排放到颈外动脉系统,降低脑梗死的风险)。确认颈动脉补片缝合处无严重渗漏。10 s 后,放开颈内动脉临时阻断(图 3-74)。TCD、脑氧饱和度、脑电监测确认颅内血流、脑电活动、脑氧代谢恢复情况,判断颈动脉通畅程度,是否有栓子进入颅内,是否过度灌注。根据 TCD 监测结果,调整血压,避免过度灌注。如果确认补片缝合处渗漏,使用 7-0 血管线加针缝合止血。不常规使用鱼精蛋白中和肝素。如果多处缝合针孔渗血,静脉缓慢推注鱼精蛋白 10 mg,复查确认 ACT 恢复至基础值水平。

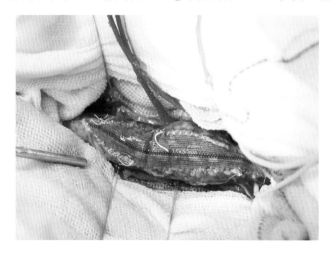

图 3-74　颈动脉补片成形

（七）缝合关闭切口

　　连续缝合关闭颈动脉鞘,留置负压球一枚进行外引流,连续缝合颈阔肌,减张连续缝合皮下、皮内。

十、外翻 CEA

外翻 CEA 和补片 CEA 的区别在于颈动脉的切开方式、斑块的剥离切除方式、颈动脉缝合重建方法。

（一）切开颈动脉

用亚甲蓝标记颈内动脉和颈总动脉交界的斜向切开线（尽量广泛切开颈总动脉，获得理想的切除颈外动脉和颈总动脉斑块的操作空间），依次临时阻断颈内动脉、颈外动脉和甲状腺上动脉、颈总动脉。按照标记线切开颈动脉，换用 Potts 剪刀剪断硬化斑块和颈动脉（当斑块钙化严重时，换用组织剪剪断坚硬的斑块，避免损伤 Potts 剪刀）。牵拉颈内动脉，锐性切割游离颈内动脉到达斑块远心端 1 cm。注意保护颈内动脉背侧由后上向前下走行的喉上神经。

（二）切除硬化斑块

用剥离子沿颈内动脉外膜和斑块间隙分离颈内动脉的硬化斑块，用两把镊子分别夹持颈内动脉外膜和斑块，向头侧外翻牵拉颈内动脉外膜，显露斑块和正常内中膜组织。轻柔牵拉斑块，拽断斑块和正常内中膜移行处。用 1 mm 直径的圈镊子清理残余斑块直至正常内中膜边缘整齐，贴壁良好。钉合颈内动脉内中膜的操作比较困难。获得良好内中膜贴壁的关键是向头侧更广泛地游离颈内动脉，这样可以外翻显露完全正常的白色内中膜。

用剥离子沿颈总动脉外膜和斑块间隙分离颈总动脉的硬化斑块，使用直角钳沿间隙剥离颈总动脉斑块，用 Potts 剪刀横向切断颈总动脉内中膜（注意不要损伤颈总动脉外膜），然后向头侧剥离颈外动脉内斑块，尽量长一些剥离颈外动脉斑块，使用 Potts 剪刀横向切断颈外动脉内中膜（也可以牵拉拽断斑块与正常颈外动脉内中膜移行处）。

使用 7-0 血管线，对称缝合悬吊颈总动脉外膜 2 针，使用 1～2 mm 直径的圈镊子清理残余的斑块和可漂浮移动的内中膜组织。

（三）缝合重建颈动脉

使用 Potts 剪刀追加颈内动脉内侧壁纵向切口，根据颈内动脉迂曲程度，决定切口的长度，目的是拉直迂曲的颈内动脉，获得理想的血液层流。将颈内动脉和颈总动脉端侧吻合，重建颈动脉。

使用 6-0 血管线，两针分别从颈内动脉切口远心端由内向外，从颈总动脉切口远心端由内向外缝合，在动脉外打 8～10 个线结。缝合采用"反转针"：由线结背侧动脉外向内缝合，这样可以方便在背侧动脉的腔内行连续缝合操作。采用"水平褥式连续缝合法"缝合背侧颈动脉切口，使颈动脉壁外翻。缝合至颈总动脉切口近心端。由于背侧颈动脉缝合时出现渗漏，很难加针止血，在开始缝合腹侧颈动脉之前，应仔细观察确认背侧颈动脉缝合情况，确认是否需要马上加针修补。缝合腹侧颈动脉后，将丧失珍贵的腔内观察和加针机会。

用另一根针连续缝合腹侧颈动脉，到达颈总动脉切口近心端。依次短暂放开颈内动脉、颈外动脉、颈总动脉，排出阻断颈动脉血流期间形成的微小血栓，然后由颈动脉切口间隙，向颈动脉内冲洗肝素生理盐水，排除空气和细小残余物，收紧缝合线，打 8～10 个线结。依次放开颈外动脉和颈总动脉，观察是否有严重渗漏。10 s 后，放开颈内动脉。

由于颈动脉端侧吻合前追加了颈内动脉纵向切口，牵拉下移了颈内动脉，这样制造出"多余"的颈内动脉壁面积，正好用于构建颈动脉球，恢复颈动脉分叉的"生理"立体结构，重建颈动脉分叉的理想血流。

十一、CEA 治疗高位颈动脉狭窄

高位颈动脉狭窄是指颈动脉硬化狭窄远心端到达 C2 椎体水平以上。高位颈动脉狭窄使 CEA 中控制颈内动脉远心端操作难度增大，导致颈内动脉残余狭窄或颈内动脉闭塞。原则上高位颈动脉狭窄首选颈动脉支架置入术（CAS）。

（一）高位颈动脉狭窄 CEA 涉及的解剖因素

（1）颈内动脉狭窄远心端相对于颈椎椎体的水平。

（2）下颌角的发达程度。

（3）腮腺的发达程度。

（4）需要处理的毗邻解剖结构的复杂程度（舌下神经、下颌后静脉丛、枕动脉、二腹肌、茎突等）。

其中（1）最重要；术前容易忽略（2）和（3）；（4）最考验术者的手术熟练程度。

（二）高位颈动脉狭窄 CEA 的技巧

（1）使用钛结扎夹夹闭后切断下颌后静脉丛和枕动脉。

（2）缝合牵拉二腹肌。

（3）使用带拉钩的牵开器，牵拉二腹肌（图 3-75）。

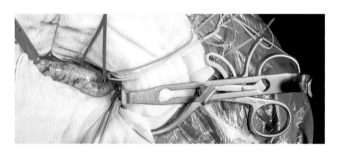

图 3-75　带拉钩的牵开器

（4）充分游离舌下神经。

（5）在复合手术室，血管造影确认 CEA 后颈内动脉的通畅程度。

（6）经鼻气管插管。

这样可以游离、解剖、显露、控制 C1 椎体下缘水平颈内动脉，并保证颈内动脉通畅。

十二、补片 CEA 治疗 CAS 后颈动脉再狭窄

2016 年新英格兰医学杂志上发表的一项研究结果显示：在超声检查颈动脉狭窄 70％以上的患者中，行 CAS 10 年后再狭窄率为 12.2％，行 CEA 10 年后再狭窄率为 9.7％，差异没有统计学意义。

（一）CAS 后颈动脉重度再狭窄的外科治疗建议

（1）支架近心端狭窄，推荐补片 CEA 或 CAS。

（2）支架中段狭窄，推荐补片 CEA（斑块钙化严重或为不稳定斑块）。

（3）支架远心端狭窄，推荐补片 CEA 或 CAS。

（二）CAS 后颈动脉再狭窄的 CEA 指征

（1）无症状性颈动脉重度再狭窄。

（2）症状性颈动脉中、重度再狭窄。

（3）狭窄和支架上端位于 C1 椎体水平以下。

（4）外科手术团队可以把围手术期并发症发生率控制在 3％～6％。

如果 CAS 后颈动脉狭窄远心端位于 C1 椎体水平以上，推荐 CAS。

由于通常颈动脉支架直径大于颈内动脉远心端直径，而且支架覆盖斑块远心端正常颈内动脉，CEA 中会发现支架远心端颈内动脉直径突然变小。注意游离解剖颈内动脉时操作轻柔，避免支架损伤颈内动脉。

CEA 中切开颈动脉外膜，将斑块和支架一起切除，不需要纵向切开斑块和支架，避免剪切支架而损伤剪刀。缝合颈动脉补片，降低 CEA 后颈动脉再狭窄的风险。

十三、颈动脉转流技术

CEA 中是否需要使用颈动脉转流技术尚无定论。目前有三种观点：一种认为均应使用转流技术，另

一种认为均不应使用转流技术，还有一种认为应选择性使用转流技术。这里仅介绍根据 TCD 监测选择性使用颈动脉转流技术的指征和目的，并以补片 CEA 为例介绍颈动脉转流管的置入和取出流程。

为降低 CEA 中阻断颈动脉后颅内侧支循环不充分而引起脑梗死的风险，可根据 TCD 监测指标，选择性使用颈动脉转流技术。

术中阻断颈动脉血流后，如果 TCD 监测显示：术侧大脑中动脉血流下降幅度超过基础值的 50%，则需使用颈动脉转流管建立颈动脉临时血流。

（一）颈动脉转流管置入流程

（1）首先根据术中测量的颈内动脉直径，选择合适型号的颈动脉转流管，避免转流管置入困难或流量不足。颈动脉转流管有三种直径：8F、9F 和 10F（3F＝1 mm）。尽量选择粗一些的转流管，增加脑血流量。

（2）预冲洗转流管待用：用肝素生理盐水充盈转流管两端球囊，检查球囊是否正常膨胀，有无破损。检查正常后，放瘪球囊。用肝素生理盐水充满转流管管腔，用阻断钳夹住靠近转流管中间"T"形管位置的管路，放在无菌盘中待用。

（3）依次阻断颈内动脉、颈外动脉、颈总动脉后，纵向切开颈内动脉和颈总动脉，显露斑块两端正常颈动脉内膜。

（4）将颈内动脉端转流管（白色标识）置入颈内动脉，取下颈内动脉阻断钳，将转流管置入颅底，松开转流管阻断钳，确认颈内动脉逆流血通畅性，冲出可能蹭落的血栓或者斑块。

（5）再次用阻断钳阻断转流管中间"T"形管的颈内动脉端管路。

（6）推开与颈内动脉端转流管相连接的"安全鞘"，显露"安全球囊"，使用 1 mL 注射器向白色阀门注入适量（不超过 0.25 mL）肝素生理盐水扩张转流管球囊，阻断颈内动脉和转流管间隙的逆流血。

（7）确认"安全球囊"处于没有扩张的最佳压力状态。如有扩张，回抽注射器减小转流管球囊压力，避免转流管球囊压力过高损伤颈内动脉。关闭白色阀门。将"安全鞘"套回"安全球囊"。

（8）将颈总动脉端转流管（蓝色标识）置入颈总动脉，取下颈总动脉阻断钳，继续置入转流管，确认转流管置入深度，不宜超过 5 cm。使用 3 mL 注射器向蓝色阀门注入适量（不超过 1.25 mL）肝素生理盐水扩张转流管球囊，配合血管吊带阻断颈总动脉和转流管间隙的血流。关闭蓝色阀门。

（9）使用 5 mL 注射器由红色阀门抽出血液，确认颈总动脉血流通畅性，排除可能蹭落的血栓或者斑块。移除转流管上的阻断钳，此时动脉血由颈总动脉经过转流管流入颈内动脉，供应术侧大脑组织，可降低脑梗死风险。

（10）TCD 监测确认颅内血流回升幅度满意。

（二）颈动脉转流管取出流程

（1）切除颈动脉硬化斑块后，使用颈动脉补片缝合颈动脉成形，完成大部分缝合。

（2）使用 5 mL 注射器由红色阀门抽吸动脉血 10 mL，排出可能形成的转流管附壁血栓。

（3）使用阻断钳夹闭转流管中间"T"形管位置的管路，阻断颈动脉转流。

（4）使用 3 mL 注射器由蓝色阀门抽出颈总动脉内转流管球囊的肝素生理盐水，放瘪球囊。取出颈总动脉内转流管，用阻断钳阻断颈总动脉。

（5）使用 1 mL 注射器由白色阀门抽出颈内动脉内转流管球囊的肝素生理盐水，放瘪球囊。取出颈内动脉内转流管，确认颈内动脉逆流血，用阻断钳阻断颈内动脉。

（6）继续完成颈动脉补片成形缝合，依次放开颈外动脉和颈总动脉，10 s 后，开放颈内动脉。

（7）TCD 监测确认颅内血流回升幅度满意。

十四、术中监测

CEA 的术中监测包括：TCD、颈内动脉残端压力（SP）、脑电图、脑氧饱和度、ACT 等监测。各种监测有各自的特点，构建合作默契的团队，熟练地应用其中一两种监测方法就可以获得满意的手术质量。

（一）各种术中监测的特点

（1）TCD 和 SP 监测指标判断迅速，脑电图和脑氧饱和度监测指标判定会延后 5 min。

（2）利用 TCD 监测术者可以判断颅内侧支循环开放的程度，是否需要使用颈动脉转流技术；还可以监测是否有栓子进入颅内，是否有过度灌注，并指导控制降压的目标值（放开颈动脉后，如果 TCD 监测显示大脑中动脉血流量上升超过基础值的两倍，判定为过度灌注。需要临时压迫颈动脉，降低血压）。有部分老年女性患者的颞窗不佳，可以采用眼窗监测，增加了 TCD 监测的难度。

（3）SP 监测简便易行，易于推广使用。相对于其他监测指标，SP 监测为对单一压力绝对值的监测，不能提供颈动脉阻断前后指标对比，应该注意判断应用 SP 判断颅内侧支循环情况是否充分，是否需要使用颈动脉转流技术。

（4）利用脑电图监测术者可以观察脑组织电生理活动的变化幅度，判断是否需要使用颈动脉转流技术；还可以提示舌下神经、迷走神经、面神经的位置，有利于降低神经损伤风险。

（5）脑氧饱和度监测常见的问题是脑氧饱和度电极放置的位置通常为双侧额部皮肤，以监测额叶脑组织的脑氧饱和度变化幅度。颈内动脉的主要供血动脉是大脑中动脉，因此需要解决颞部脑氧饱和度电极的放置，监测额颞叶脑组织脑氧饱和度变化幅度的难题。

（6）ACT 监测肝素抗凝是否满意，是否需要追加肝素，是否需要使用鱼精蛋白中和肝素等。

（二）需要使用颈动脉转流技术的监测指标阈值

（1）TCD：大脑中动脉血流速度下降超过 50%。

（2）SP：低于 40 mmHg。

（3）运动诱发电位（MEP）：波幅下降 60%，刺激量增加 100 V，或无波形。

（4）躯体感觉诱发电位（SEP）：振幅下降 50% 或中枢传导时间潜伏期增加 100%。

（5）脑电图（EEG）：单侧持续衰减 8～15 Hz 或双侧有 2 倍 1 Hz 的 δ 波。

（6）脑氧饱和度：下降超过 15%。

十五、CEA 并发症

CEA 围手术期主要的并发症为脑梗死、脑出血、心肌梗死。围手术期 1 个月内，这些主要并发症需要控制在 6% 之内才能使颈动脉硬化狭窄的患者获益。次要并发症包括感染、神经损伤、术区血肿、皮肤切口瘢痕等。

控制 CEA 质量，降低并发症的关键：构建稳定的团队，持续更新手术器械，持续学习并提高手术技术水平，配备监测设备，合理应用各种监测指标，重视心脑同治。CEA 年手术量超过 50 例，才能维持系统的稳定性，控制并发症发生率。

十六、CEA 后管理和随访

CEA 后继续使用抗血小板药物，不使用止血药物和抗凝药物。一般不使用甘露醇等脱水药物（血管外科医生习惯在 CEA 后使用甘露醇治疗脑水肿和过度灌注，这是常见的误区）。如果根据术后 TCD 和（或）临床表现考虑过度灌注，可以根据 TCD 监测指标行降血压治疗（需要兼顾对侧脑血流和冠脉狭窄）。

对 CEA 后需要长期门诊随访的患者进行脑血管健康管理。随访时间节点：术后 1 个月、3 个月、半年、1 年、2 年，之后每年一次。门诊随访管理团队包括外科、心内科、内分泌科、全科、血管超声科等专业人员。团队合作监控管理患者的心脑血管健康情况、抗血小板指标、内分泌指标、心理状态和生活习惯（禁烟、健康饮食、运动）等。

补片 CEA 后应用双联抗血小板治疗，3 个月后改为单抗血小板治疗，需要兼顾冠脉手术治疗后的用药要求。外翻 CEA 后用单抗血小板治疗。CEA 后 1 个月，若随访结果满意，可以实施其他部位的外科手术。一般用单抗血小板治疗不会影响其他手术的难度和质量。

标准 CEA 后随访，如果发现颈动脉重度再狭窄，可以行 CAS 或补片 CEA 治疗。

参 考 文 献

［1］ 佟志勇，刘源，铁欣昕，等.经颅多普勒超声监测下颈动脉内膜切除术后脑血流过度灌注临床研究［J］.中国现代神经疾病杂志，2014，14(1)：25-29.

［2］ 佟志勇，刘源，王刚，等.颈动脉内膜切除术中监测指标间的相关性研究［J］.中国微侵袭神经外杂志，2016，21(5)：196-198.

［3］ 佟志勇，谷天祥，刘源，等.颈动脉转流技术在冠状动脉旁路移植术同期颈动脉内膜切除术中的应用［J］.中华医学杂志，2019，99(39)：3085-3088.

［4］ Brott T G，Halperin J L，Abbara S，et al. 2011 ASA/ACCF/AHA/AANN/AANS/ACR/ASNR/CNS/SAIP/SCAI/SIR/SNIS/SVM/SVS guideline on the management of patients with extracranial carotid and vertebral artery disease［J］. Stroke，2011，42(8)：e464-e540.

［5］ Brott T G，Howard G，Roubin G S，et al. Long-term results of stenting versus endarterectomy for carotid-artery stenosis［J］. N Engl J Med，2016，374(11)：1021-1031.

［6］ Cao P，Giordano G，De Rango P，et al. 2000. Eversion versus conventional carotid endarterectomy：late results of a prospective multicenter randomized trial［J］. J Vasc Surg，2000，31(1 pt 1)：19-30.

［7］ Furie K L，Jayaraman M V. 2018 guidelines for the early management of patients with acute ischemic stroke［J］. Sroke，2018，49(3)：509-510.

［8］ Guo Z，Liu C S，Huang K，et al. Meta-analysis of redo stenting versus endarterectomy for in-stent stenosis following carotid artery stenting［J］. J Vasc Surg，2021，73(4)：1282-1289.

［9］ Illuminati G，Schneider F，Pizzardi G，et al. Dual antiplatelet therapy does not increase the risk of bleeding after carotid endarterectomy：results of a prospective study［J］. Ann Vasc Surg，2017，40：39-43.

［10］ Rosenfield K，Matsumura J S，Chaturvedi S，et al. Randomized trial of stent versus surgery for asymptomatic carotid stenosis［J］. N Engl J Med，2016，374(11)：1011-1020.

［11］ Villwock M R，Singla A，Padalino D J. Optimum timing of revascularization for emergent admissions of carotid artery stenosis with infarction［J］. Clin Neurol Neurosurg，2014，127：128-133.

（佟志勇）

第九节　内镜在脑血管外科中的应用

内镜作为神经外科近十几年新兴的应用工具，无论是设备还是技术均取得长足发展。目前，在脑血管病领域主要应用的是硬质内镜，直径有 2.7 mm 和 4.0 mm 两种规格，镜头角度从 0°～110°不等。2010 年 Ebner 等报道在尸头解剖中使用可变角度镜，可变角度范围为－10°～120°，避免术中临时更换镜头，应用于临床的报道较少。国内很多单位，在脑血管病手术中应用内镜并不是很普遍，但是随着微创理念的发展，一直也有相关论文对其进行论述，从内镜辅助下动脉瘤夹闭术到纯内镜下动脉瘤夹闭术，从经颅入路内镜的应用到经鼻内镜的应用，方式多样。尤其是经鼻内镜下夹闭颅内动脉瘤，从技术层面来说达到了内镜技术的极高水平，从创新层面来说为颅内动脉瘤治疗方案提供了第三种可能性。

本节就从经颅内镜和经鼻内镜两种方式在脑血管外科中的应用做概要介绍。

一、经颅内镜的应用

早在 1977 年，Apuzzo 等就在夹闭一例基底动脉顶端动脉瘤术中应用了内镜，随后陆续有报道描述了内镜在显微镜手术中发挥的巨大作用。其具备以下几点优势：增强照明下抵近观察、清晰显示周围结构细节、广角视野。

（一）设备介绍

动脉瘤夹闭术中常规通过造影检查动脉瘤颈夹闭情况及载瘤血管血流通畅情况，但是在显微镜下还是存在一定死角，通过内镜下荧光造影观察，能够弥补显微镜下荧光造影观察下的一些缺点。有文献认为 0°镜下的视野相比显微镜并不具明显优势，所以推荐使用中等角度（30°或 45°）镜。也有习惯使用 70°镜者，但还是建议在中等角度镜下操作后，有必要换用 70°镜作为观察镜来观察动脉瘤后部的情况。

持镜的方式有多种，主刀医生左手持镜右手操作，或者助手持镜主刀医生双手操作。近年，内镜固定系统的研发解放了术者双手，同样能实现显微镜下的精细显微操作，从而避免过度牵拉瘤体或载瘤血管。有些学者也尝试在纯内镜下夹闭颅内动脉瘤，从剪开硬脑膜阶段开始，到动脉瘤夹闭再撤出内镜，整个动脉瘤颈显露过程、夹闭过程及造影核实过程均在内镜下完成。

但在内镜经颅手术中需注意避免镜头对正常结构的损伤以及镜后盲区的器械损伤，因此又有学者提出双镜联合的解决方案，即在显微镜视野或外置无菌摄像头监视下使用内镜抵近观察，弥补内镜后方有盲区的弱点。双镜联合的显示有多种模式：①通过显微镜目镜观察显微镜图像，在外置屏幕上观察内镜图像；②通过显微镜的目镜观察显微镜图像，在头戴式液晶屏幕上观察内镜图像；③在同一个外置屏幕上观察显微镜图像和内镜图像；④通过专门设计的显微镜目镜观察显微镜和内窥镜图像；⑤在头戴式液晶屏幕上观察显微镜图像和内镜图像。

（二）手术步骤

目前通用的手术步骤是，先在显微镜下剪开硬脑膜、分离脑间隙、解剖蛛网膜和磨除骨质，然后进入动脉瘤夹闭阶段，分三个步骤。①暴露及评估阶段：将内镜固定在固定臂上，在显微镜监视下置入内镜，当内镜视野能清晰显露动脉瘤和周围结构关系时锁止固定臂。②夹闭阶段：这个过程在显微镜和内镜联合中完成，先分离动脉瘤颈附近穿支血管，临时阻断载瘤血管后上动脉瘤夹。③查验阶段：需要评估动脉瘤的夹闭程度和载瘤血管及穿支血管的通畅情况。

内镜和显微镜联合的方式更安全，但前提是保证内镜视野后方的操作安全，因此需要重视显微镜的观察。同时，需要提醒手术室内人员注意避免触碰或移动手术床、内镜固定支架等，避免造成损伤。对于已出血并形成血肿的病例，需要先清除对内镜观察造成影响的血肿，但是无须过度清理，能达到良好观察视野即可。

（三）应用

内镜在手术中能提供良好的照明和广阔的视野，分离动脉瘤周围结构时更安全，同时提供更优良的术中视角。Fischer 等报道了 180 例应用内镜夹闭动脉瘤的病例，其中 150 例（83.3%）在夹闭前获得了更加详细的信息。4 例是在纯内镜下夹闭的。夹闭后，共 130 例使用内镜观察，其中的 26 例（20%）基于内镜观察做了动脉瘤夹的调整。Galzio 等在其病例组里获得了更进一步的参考信息，病例组共 147 例（占总人数的 71.4%），42 例（20.4%）在内镜下夹闭，42 例（20.4%）在内镜观察后重新调整动脉瘤夹。

主要决定内镜下观察获得进一步信息多少的影响因素包括动脉瘤大小和位置等。小动脉瘤可以获得更多信息。内镜在深部动脉瘤手术中的应用相较显微镜更具优势。

当然，内镜的应用还是存在一定短板：①内镜存在造成动脉瘤破裂的风险；②二维画面无立体感（现可使用三维内镜解决）；③目前内镜专用器械的研发尚缺乏。

1. 床突旁动脉瘤　包括颈内动脉前床突旁段动脉瘤、眼动脉段瘤、后床突段动脉瘤、海绵窦段动脉瘤及床突下动脉瘤。这类动脉瘤除前床突旁动脉之外，大多起自颈内动脉内侧或后方，通常被颈内动脉、眼动脉或骨性结构遮挡。显微镜下的视野受限制而不得不采取对侧入路或磨除前床突等骨性结构。

内镜尤其适于床突旁动脉瘤夹闭术，Yoshioka 等报道了一系列朝向内后方、显微镜下完全不可见的此类动脉瘤，在内镜下使用跨血管动脉瘤夹实现完整夹闭。为了观察到颈内动脉的内侧，可将内镜置于视交叉上池或第二间隙内,这个位置的视野可获得对侧入路的视觉效果,对确定动脉瘤与远环关系、动脉瘤颈远心端位置、眼动脉位置和垂体上动脉位置有重要作用。

2. 床突上动脉瘤　包括颈内动脉后交通动脉瘤(IC-PComA)、颈内动脉脉络膜前动脉瘤(IC-AChorA)两类。这类动脉瘤的后方会有穿支血管存在,在显微镜下是不能直视的,需要拨动血管或动脉瘤,而在内镜下无须这样操作就能达到目的,尤其是小动脉瘤。内镜置于内侧时可以观察动脉瘤夹与穿支血管的关系,置于外侧时可以观察动脉瘤夹与动脉瘤颈的关系。尤其是脉络膜前动脉瘤,更需要使用内镜观察,可以避免牵拉而导致动脉闭塞。

显微镜无法观察朝向后方的床突上大动脉瘤的内侧,通常此方向会有穿支血管粘连,但是结合内镜可以直视下分离这些血管。夹闭宽颈动脉瘤时,有时需要使用跨血管动脉瘤夹,血管背面的视野显微镜是无法达到的,但是在内镜下可以清晰显示。

3. 前交通动脉瘤　下丘脑动脉通常从前交通动脉的后壁上发出,经翼点入路时,显微镜下是无法直视的,此时就需要用到内镜。比较复杂的前交通动脉瘤,通常采用经纵裂入路,此入路空间大,有的学者认为显微镜下视野是足够的,因此不使用内镜。

4. 基底动脉尖动脉瘤　基底动脉尖动脉瘤位置深在,被重要血管、神经遮挡,是较难夹闭的动脉瘤之一,特别适合内镜下手术。其周围脑池空间充足,内镜置入位置选择性多样。采用颞下入路,显微镜下动脉瘤的对侧是无法观察到的。丘脑穿通动脉通常从大脑后动脉P1段发出,并走行在基底尖动脉瘤壁附近,两者甚至粘连。所以,夹闭此类动脉瘤前分离这些血管是手术中非常重要的步骤。内镜可以从动眼神经上或下间隙进入观察,并固定在动脉瘤前方,这个视角基本可以等同经翼点入路的视角,内镜的广角视野可清晰显示穿通血管,指导完美夹闭动脉瘤。

5. 椎动脉瘤　多见的是小脑后下动脉瘤和椎动脉夹层动脉瘤。

夹闭小脑后下动脉瘤术中关键点之一是要确定椎动脉远段:动脉瘤夹闭过程中通常要阻断载瘤动脉近心端,但是对于椎动脉而言,光阻断近心端显然不够,因为远心端会从对侧回血,显露椎动脉远端正是为了术中方便阻断。内镜视野下可以看到椎动脉从入颅到汇合处的全程。

椎动脉夹层动脉瘤的主要治疗方式是介入治疗,开颅的病例较少。但是当病灶累及小脑后下动脉起始处时,就需要考虑开颅孤立动脉瘤并重建小脑后下动脉。术中需要确定夹层范围及保护椎动脉分支,内镜视野较显微镜有突出优势。

（四）术中造影

术中造影已广泛应用于动脉瘤夹闭术中,但是显微镜下荧光造影的观察还是受到一定限制,有些病例还是无法确定载瘤动脉是否受影响。Yoshioka等为克服现有缺陷设计了一套内镜下造影设备:氙光源装置(Visera CLV-S40Pro,奥林巴斯光学有限公司)、视频处理系统(Visera OTV-S7Pro,奥林巴斯光学有限公司)、红外光高敏图像传感摄像头、ICG荧光滤波器。并应用于9例病例,所有病例均取得良好结果。Mielke等也报道了30例应用内镜ICG荧光造影的动脉瘤手术病例,其中42.3%提供了显微镜下无法观测到的信息。

二、经鼻内镜的应用

经鼻内镜下夹闭颅内动脉瘤是2006年Kassam等首先报道的,一例未破裂椎动脉瘤被成功夹闭,2007年又报道了一例垂体上动脉瘤。洪涛等在2018年报道了一组前循环动脉瘤病例,共成功夹闭了7例患者的9个动脉瘤。同时,文中对以往文献报道病例进行了统计,共22例患者24个动脉瘤。作者认为经鼻内镜入路在前循环动脉瘤手术中存在以下优势:清晰的视野和优良的照明使动脉瘤和周围结构无死角;无重要结构牵拉情况下直抵动脉瘤和载瘤动脉;脑组织零牵拉;无须解剖侧裂;轻松控制动脉近心端;患者术后反应轻,恢复快;对于合并烟雾病患者可避免损伤颞浅动脉。截至其文章发表,英文文献共报道29例患者33个动脉瘤,其中前循环动脉瘤病例20例共24个动脉瘤,后循环动脉瘤病例9例共9个动脉瘤,已破裂动脉瘤和未破裂动脉瘤均有应用。2018年12月Jonatnan的综述统计了涉及经鼻内镜夹闭颅内动脉瘤解剖研究的文章共13篇。

有内镜圣殿之称的美国匹兹堡大学颅底内镜中心定义了经鼻内镜手术能力培训的难度级别,由易及难分为5个等级,第5级中又分为A级和B级,动脉瘤便是5B级中的两种疾病之一,由此可见经鼻内镜下颅内动脉瘤夹闭术对手术团队技术掌握程度要求之高。目前来看,内镜应用相对成熟的单位有匹兹堡大学颅底内镜中心和江西南昌大学第一附属医院,是内镜治疗病例数较多的两个中心。

（一）设备介绍

经鼻内镜动脉瘤夹闭术的要求较高,要求操作面积足够容纳数个手术设备,留足人员通过空间,避免对手术团队其他成员造成干扰。

经鼻内镜手术建议采用助手持镜的模式,相对固定系统持镜具有更好的灵活性,当出现突发情况时可以及时配合处理。

采用的是直径4 mm 0°硬质神经外科专用内镜,这种内镜的镜杆较长,并且其尾端近摄像头连接处折角45°,通过调整方位,可避免持镜助手及摄像连接系统对术者的干扰。

术中使用锁孔专用动脉瘤夹钳,需备好各种角度阻断夹和各种大小的动脉瘤夹。手术在神经电生理脑电监测和躯体感觉诱发电位监测下进行。

（二）手术步骤及应用

常用的入路包括经鼻蝶-鞍结节入路、经鼻蝶-蝶骨平台入路、经鼻蝶-蝶鞍入路（垂体移位）、经鼻蝶-上/下斜坡入路、经鼻蝶-前床突入路等。经鼻内镜备右侧鼻中隔带蒂黏膜瓣后,根据动脉瘤所在位置充分暴露并磨除蝶窦前壁,清除蝶窦黏膜,并将蝶窦内分隔磨除,使颅底骨质相对平坦。之后,磨除颅底骨质范围及切开硬脑膜范围需根据各动脉瘤所在位置做个体化调整（图3-76）。

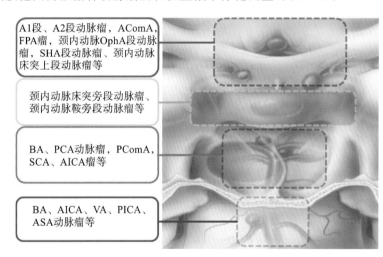

图3-76　经鼻内镜下各类型动脉瘤夹闭术的骨窗及硬脑膜开放区域示意图

AComA,前交通动脉瘤;FPA,额极动脉;OphA,眼动脉;SHA,垂体上动脉;ICA,颈内动脉;BA,基底动脉;PCA,大脑后动脉;PComA,后交通动脉瘤;SCA,小脑上动脉;AICA,小脑前下动脉;VA,椎动脉;PICA,小脑后下动脉;ASA,脊髓前动脉

1. 前循环动脉瘤　主要包括 A1 段动脉瘤、前交通动脉瘤（anterior communicating artery,AComA）、眼动脉（ophthalmic artery,OphA）段动脉瘤、垂体上动脉（superior hypophyseal artery,SHA）段动脉瘤及颈内动脉床突上段（sup-clinoid ICA）动脉瘤等,主要采用经鼻蝶-鞍结节入路。对于较少见的A2段动脉瘤、额极动脉（frontopolar artery,FPA）瘤等需采用经鼻蝶-蝶骨平台入路。更加少见的颈内动脉床突旁段、鞍旁段动脉瘤,采用经鼻蝶-蝶鞍/海绵窦入路。

经鼻内镜入路夹闭朝上或朝内的颈内动脉床突段、眼动脉段、垂体上动脉段动脉瘤是具有明显优势的（图3-77）,而对于前交通动脉瘤若采用经鼻内镜入路则更适宜选择朝上、朝前的动脉瘤（图3-78）。内镜下抵近观察,可以清晰显示动脉瘤颈及后方穿支血管,这种优势同开颅手术应用内镜有异曲同工之妙,但是相对于经颅内镜手术而言,经鼻内镜手术的镜后盲区的操作更安全。对于颈内动脉朝外侧的动脉瘤,一般来讲,行开颅或介入手术更合适,但是当病例同时合并上述几类适宜经鼻内镜入路手术操作的动脉瘤,以及一些特殊类型的动脉瘤,也可以采取经鼻内镜入路一期夹闭。但是需要应用经鼻内镜下的颈内动脉移位技术来实现,如图 3-77 所示,眼动脉段动脉瘤合并朝外上的床突旁段动脉瘤,也能实现夹闭。

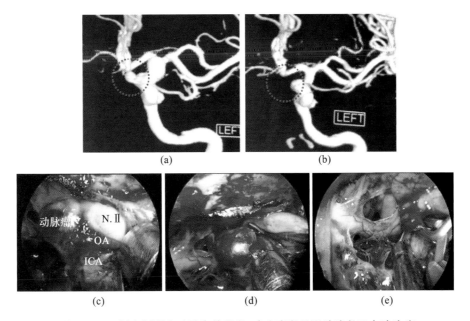

图 3-77 一例左侧颈内动脉海绵窦段、床突旁段及眼动脉段三个动脉瘤

(a)术前 DSA 三维重建;(b)术后 DSA 三维重建;(c)动脉瘤与视神经(N. Ⅱ)、眼动脉(OA)及颈内动脉(ICA)的关系;(d)保留动脉瘤颈;(e)夹闭动脉瘤

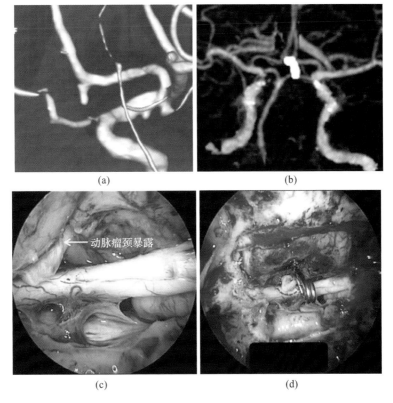

图 3-78 一例三叉神经鞘瘤合并前交通动脉瘤

(a)术前 CTA;(b)术后 MRA;(c)夹闭前显露动脉瘤;(d)动脉瘤夹闭后

对于眼动脉段动脉瘤,介入手术有导致视网膜动脉梗死或迟发性视功能障碍的风险,开颅手术中因其与海绵窦、颈内动脉虹吸段、视神经等关系密切而存在很大的风险。对于前交通动脉瘤,因其位置深、解剖变异性大,且周围穿支血管众多,不管是开颅还是介入都存在一定的难度和风险。而经鼻内镜入路夹闭前交通动脉瘤前,可以完全显露双侧 A1 段、双侧 A2 段,通过阻断这四根血管(图 3-79),可以做到完全控制前交通动脉瘤的近、远心端,使手术变得非常安全,对于一些存在某侧优势供血的病例,其近、远心端控制会变得更加容易。经鼻内镜下夹闭颈内动脉瘤时,可在动脉瘤的近、远心端进行控制,若动脉瘤比较靠近远环,或者跨越远环时,近心端的阻断点选在斜坡旁段颈内动脉也是非常方便的(图 3-80)。因此,经鼻蝶入路(经鼻蝶-鞍结节/蝶骨平台入路)内镜下处理前循环动脉瘤可以作为一个治疗选择。

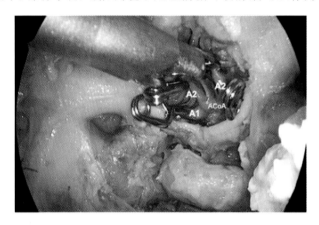

图 3-79　前交通动脉瘤双侧 A1 段及双侧 A2 段的阻断(解剖图)

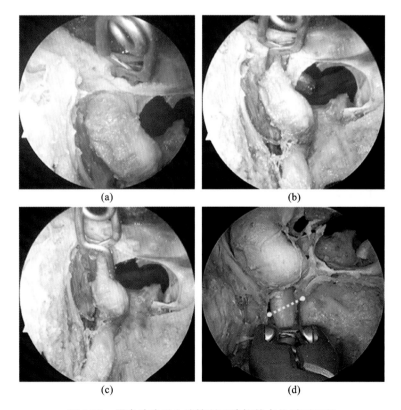

(a)　　　　　　　(b)

(c)　　　　　　　(d)

图 3-80　颈内动脉近心端控制可选择的点位(解剖图)
(a)远环以远;(b)近环点;(c)前膝点;(d)斜坡旁段

2. 后循环动脉瘤　经鼻内镜下夹闭后循环动脉瘤需采取经鼻蝶-上/下斜坡入路,解剖研究表明,此入路在操作角度及操作深度等方面没有其他一些手术入路那么方便,因此角度镜在后循环动脉瘤夹闭术后的需求性可能更大。但是,2006 年 Kassam 等报道的世界第一例接受经鼻内镜颅内动脉瘤夹闭术的即是一例后循环动脉瘤病例。后循环动脉瘤的首选治疗方式依然是介入或开颅手术,只有在极少部分病例经介入治疗和开颅手术均不能完美解决问题时,才可适当考虑行经鼻内镜入路手术。目前至少有 9 例病例被报道。从报道的病例分析,经鼻内镜后循环动脉瘤夹闭术后的并发症发生率比前循环动脉瘤夹闭术更高,主要体现在脑脊液循环、神经功能缺损等方面。

(三)展望

目前颅内动脉瘤还是以介入治疗和传统开颅手术治疗为主要手段,使用经鼻内镜前需要对病例进行非常细致的评估,应用广度肯定是有限的。随着技术及设备的进一步发展,如机器人的应用、三维内镜的普及等,经鼻内镜入路在动脉瘤手术中的应用可能会得到进一步的发展,届时,在经鼻内镜下可能可以解决更多问题。

参 考 文 献

[1] Apuzzo M L, Heifetz M D, Weiss M H, et al. Neurosurgical endoscopy using the side-viewing telescope[J]. J Neurosurg,1977,46(3):398-400.

[2] Bruneau M, Appelboom G, Rynkowski M, et al. Endoscope-integrated ICG technology: first application during intracranial aneurysm surgery[J]. Neurosurg Rev,2013,36(1):77-85.

[3] Chen D Y, Xu C S, Fu K, et al. [Application of neuroendoscopy combined with fluorescence angiography in anterior circulation aneurysm clipping][J]. Zhonghua Yi Xue Za Zhi,2021,101(4):254-258.

[4] Ebner F H, Marquardt J S, Hirt B, et al. Visualization of the anterior cerebral artery complex with a continuously variable-view rigid endoscope: new options in aneurysm surgery[J]. Neurosurgery, 2010,67(2 Suppl Operative):321-324.

[5] Fisher G, Oertel J, Perneczky A. Endoscopy in aneurysm surgery[J]. Neurosurgery,2012,70(2 Supple Operative):184-191.

[6] Fries G, Perneczky A. Endoscope-assisted brain surgery: part 2—analysis of 380 procedures[J]. Neurosurgery,1998,42(2):226-231.

[7] Froelich S, Cebula H, Debry C, et al. Anterior communicating artery aneurysm clipped via an endoscopic endonasal approach: technical note[J]. Neurosurgery,2011,68(2 Suppl Operative):310-316.

[8] Gao Wenbo, Liu Pengfei, Deng Guozhi, et al. Fully endoscope-controlled clipping ruptured intrameatal anterior inferior cerebellar artery aneurysm: report of 2 cases[J]. J Craniofac Surg, 2021,32(5):e470-e472.

[9] Galzio R J, Di Cola F, Raysi Dehcordi S, et al. Endoscope-assisted microneurosurgery for intracranial aneurysms[J]. Front Neurol,2013,4:201.

[10] Gardner P A, Vaz-Guimaraes F, Jankowitz B, et al. Endoscopic endonasal clipping of intracranial aneurysms: surgical technique and results[J]. World Neurosurg,2015,84(5):1380-1393.

[11] Germanwala A V, Zanation A M. Endoscopic endonasal approach for clipping of ruptured and unruptured paraclinoid cerebral aneurysms: case report[J]. Neurosurgery, 2011, 68 (1 Suppl Operative):234-240.

[12] Kassam A B, Prevedello D M, Carrau R L, et al. Endoscopic endonasal skull base surgery: analysis of complications in the authors' initial 800 patients[J]. J Neurosurg,2011,114(6):1544-1568.

[13] Kassam A B,Thomas A J,Zimmer L A,et al. Expanded endonasal approach:a fully endoscopic completely transnasal resection of a skull base arteriovenous malformation[J]. Childs Nerv Syst, 2007,23(5):491-498.

[14] Kassam A B,Mintz A H,Gardner P A,et al. The expanded endonasal approach for an endoscopic transnasal clipping and aneurysmorrhaphy of a large vertebral artery aneurysm:technical case report[J]. Neurosurgery,2006,59(1 Suppl):ONSE162-ONSE165.

[15] Kinouchi H,Yanagisawa T,Suzuki A,et al. Simultaneous microscopic and endoscopic monitoring during surgery for internal carotid artery aneurysms[J]. J Neurosurg,2004,101(6):989-995.

[16] Lai L T,Morgan M K,Dalgorf D,et al. Cadaveric study of the endoscopic endonasal transtubercular approach to the anterior communicating artery complex[J]. J Clin Neurosci, 2014,21(5):827-832.

[17] Lai L T,Morgan M K,Snidvongs K,et al. Endoscopic endonasal transplanum approach to the paraclinoid internal carotid artery[J]. J Neurol Surg B Skull Base,2013,74(6):386-392.

[18] Mielke D,Malinova V,Rohde V. Comparison of intraoperative microscopic and endoscopic ICG angiography in aneurysm surgery[J]. Neurosurgery,2014,10(Suppl 3):418-425.

[19] Nutik S. Carotid paraclinoid aneurysms with intradural origin and intracavernous location[J]. J Neurosurg,1978,48(4):526-533.

[20] Nishiyama Y,Kinouchi H,Senbokuya N,et al. Endoscopic indocyanine green video angiography in aneurysm surgery:an innovative method for intraoperative assessment of blood flow in vasculature hidden from microscopic view[J]. J Neurosurg,2012,117(2):302-308.

[21] Perneczky A,Fries G. Endoscope-assisted brain surgery:part 1—evolution,basic concept,and current technique[J]. Neurosurgery,1998,42(2):219-224.

[22] Qin K,Guo W,Zheng J,et al. Endoscopic endonasal approach for clipping anterior communicating artery aneurysms from cadaver studies and three-dimensional printed models to a clinical case [J]. J Craniofac Surg,2021,32(8):2854-2858.

[23] Sanmillan J L,Lawton M T,Rincon-Torroella J,et al. Assessment of the endoscopic endonasal transclival approach for surgical clipping of anterior pontine anterior-inferior cerebellar artery aneurysms[J]. World Neurosurg,2016,89:368-375.

[24] Somanna S,Babu R A,Srinivas D,et al. Extended endoscopic endonasal transclival clipping of posterior circulation aneurysms—an alternative to the transcranial approach[J]. Acta Neurochir (Wien),2015,157(12):2077-2085.

[25] Xiao L M,Tang B,Xie S H,et al. Endoscopic endonasal clipping of anterior circulation aneurysm:surgical techniques and results[J]. World Neurosurgery,2018,115:e33-e44.

（洪　涛）

第十节　复合手术技术在脑血管病中的应用

神经外科显微技术的发展为现代脑血管病外科治疗开创了新篇章,尽管显微外科手术在过去的几十年里为大多数的脑血管病患者提供了一种行之有效的治疗方法,但是开放手术治疗过程中存在的创伤以及由此带来的相应并发症,使得人们对这一技术的局限性有了更加客观的认识。在脑血管病微创介入诊疗技术高速发展的今天,传统神经外科显微技术的应用受到很大的冲击。目前神经介入技术几乎能够处理绝大部分常见的脑血管病,譬如最常见的颅内动脉瘤的治疗,介入技术的理念已从业界人士普及到普通患者。但是对于一些颅内巨大型动脉瘤、特殊部位和特殊类型的动脉瘤、高级别的脑动静脉畸形、颅内外动脉串联狭窄或闭塞病变以及一些复杂脊髓血管疾病的处理,单一治疗方式或是创伤较大,或是治疗费用高昂,或是疗效不尽如人意,因而临床上需要一种更为安全、有效的治疗模式来处理此类疾病,脑血管病复合手术(hybrid surgery)治疗模式应运而生。

一、复合手术技术的发展简史

1975 年 Herrmann 等通过开放手术显露颈动脉,采取直接穿刺后置鞘的方法,应用 Forgarty 球囊治疗颈内动脉海绵窦瘘及其他颅底病变,尽管当时未提出"复合手术"这一概念,却同时应用了外科手术和血管内治疗技术,可以称之为早期的脑血管病复合手术雏形。随着数字减影血管造影(DSA)设备的发展,英国心脏外科医生 Angelini 教授团队于 1996 年首次将复合手术技术应用到复杂冠状动脉病变的治疗中,这标志着血管病复合手术时代的到来。借鉴心脏外科和血管外科应用复合手术技术处理血管性病变的成熟经验,神经外科复合手术的理念和实践逐步得到了业界的认可与应用。2006 年,日本东海大学医学部附属医院开放了世界首个融合 MRI、CT 及 DSA 血管机的复合手术室,人们认为此复合手术室的应用是神经外科诊断与治疗技术精准化提升的一个重要里程碑。2011 年之后,融合了 DSA 血管机的专用复合手术室应用于临床脑血管病外科治疗领域,翻开了复合手术技术应用于神经外科的崭新篇章。

20 世纪 60 年代,王象昌教授在首都医科大学宣武医院采取"手术切除＋术中 X 线透视下的造影评估"对一例脑动静脉畸形进行了治疗,完整的病历记载展示了中国神经外科医生应用复合手术技术治疗脑血管病的探索之路。马廉亭教授在 20 世纪 70 年代后期陆续采用"开放手术＋术中 X 线透视下的造影评估"模式,治愈了一批外伤性脑血管病患者,这是复合手术启蒙阶段的国内较早应用的病例报道;随着设备的进步和技术的发展,2006 年首都医科大学附属北京天坛医院赵继宗院士和王硕教授团队采用"手术＋介入"的复合理念对颅内动脉瘤、脑动静脉畸形进行了治疗,术中对脑血管造影即时发现的残余动脉瘤或动静脉畸形,进行即时的动脉瘤夹调整或手术切除,避免了再次手术,有效减少了手术并发症,提高了影像学治愈率。近年来,随着硬件设施和手术条件的改善,复合手术逐步在国内一些大的中心推广应用,截至 2017 年 3 月,首都医科大学附属北京天坛医院使用复合手术室开展一站式复合神经外科手术治疗复杂性脑血管病,完成病例数超过 200 例。中国脑血管病复合手术技术尽管起步略晚,但发展势头强劲,四川大学华西医院、山东大学齐鲁医院、首都医科大学宣武医院等一大批大型神经外科中心作为国内较早配置了复合手术室的单位,卓有成效地开展了复杂脑血管病的复合手术临床应用。目前欧美同道在复合手术技术应用方面以出血性脑血管病的治疗为主,而缺血性脑血管病的应用相对较少。近年来,国内同道在缺血性脑血管病的复合手术技术应用方面多有突破,尤其是在复杂缺血性脑血管病和脊髓血管疾病的治疗方面。首都医科大学宣武医院神经外科对复合手术技术的应用更为全面。作为脑血管病学科热点之一,复合手术技术的应用在国内外均呈良好发展势头。

血管疾病的复合手术在血管外科和心脏外科更多地被学界称为杂交手术,国内神经外科界也有类似的叫法。中国神经介入开拓者之一马廉亭教授认为,杂交产生的是新物种而不是技术门类,作为一种技术与理念,将所谓的脑血管病杂交手术称为复合手术更为合理,杂交手术室应该统一称为复合手术室,马廉亭教授多次在脑血管病专业学术会议上反复强调这一观点,并曾针对这一观点撰文阐述。目前,中国医师协会介入医师分会和中国卒中学会均设置了脑血管病复合手术专委会,从侧面反映了脑血管病治疗领域中亚专科学科发展的趋势。

二、复合手术在脑血管病治疗中的应用

脑血管病复合手术技术的应用已有十余年的历史,早期主要集中在颅内动脉瘤和脑动静脉畸形的治疗方面,近年来在缺血性脑、脊髓血管疾病领域的应用也多有报道,尽管大多数单中心报道均有不错的临床疗效,但截至目前仍缺乏系统性的、多中心的系列临床研究结果。

（一）颅内动脉瘤的复合手术治疗

在颅内动脉瘤的治疗方面,大宗病例的开颅动脉瘤夹闭术中造影发现动脉瘤残留率为8.2%～12.4%,主干血管闭塞率约为5%,术中即时造影评估作为一种复合手术基本模式,通过术中调整动脉瘤夹提高疗效,验证了复合手术模式的临床价值。近年来,复合手术技术应用于颅内动脉瘤的治疗模式中取得了明显的进步,主要包括球囊或球囊导管载瘤动脉近端阻断术、球囊动脉瘤颈阻断辅助动脉瘤颈塑形夹闭术、颅内动脉瘤血管搭桥+载瘤动脉栓塞术、颅内动脉瘤栓塞术中破裂行一期开放手术清除血肿或外引流术、复杂颅内动脉瘤夹闭术中残留瘤体一期补充性栓塞术等。

本中心自2011年开展脑血管病复合手术以来,在颅内动脉瘤治疗方面进行了上述多种技术的应用尝试,总体而言,血管搭桥+动脉瘤孤立和球囊动脉瘤颈阻断辅助动脉瘤颈塑形夹闭技术在临床上拥有更高的安全性和更好的应用价值。与术中荧光造影相比,术中脑血管造影具有更好的指导意义。一例荧光造影提示夹闭不全的后交通动脉瘤患者,术中脑血管造影提示动脉瘤颈残留,动脉瘤夹后下方存在夹闭不全,对比剂向动脉瘤腔溢入,向深部补充夹闭一枚动脉瘤夹,再次造影见动脉瘤夹闭完全,载瘤动脉通畅(图3-81)。采用血管搭桥+载瘤动脉近端栓塞术可以减少创伤和提高手术效率,临床上该术式的应用日渐成熟。一例大脑前动脉A2段起始部长节段破裂夹层动脉瘤,先行A3段血管的侧侧搭桥,术中造影证实吻合口血管通畅,继而一期手术进行夹层段病变血管的介入闭塞孤立(图3-82和图3-83),患者获得了影像学治愈,术后恢复良好。介入技术与材料的发展推动了复合手术治疗动脉瘤理念和技术的进步,采用球囊阻断技术辅助颅内大动脉瘤的治疗方面,球囊动脉瘤颈阻断辅助动脉瘤颈塑形夹闭术的应用对颈内动脉床突段邻近区域动脉瘤的治疗有较好的临床效果,该技术既可以防止术中夹闭导致的载瘤动脉狭窄,又可以降低术中分离和夹闭过程中动脉瘤破裂的出血风险,还可以通过手术切除动脉瘤,减少颅内占位效应。一例床突段大动脉瘤行球囊动脉瘤颈阻断辅助动脉瘤颈塑形夹闭术的患者,术中即时造影见动脉瘤夹闭完全,载瘤动脉通畅,患者术后恢复良好(图3-84和图3-85)。

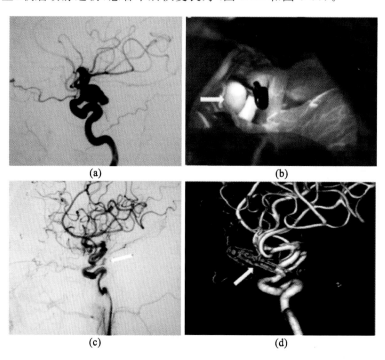

(a)　　　　　　　　　　　(b)

(c)　　　　　　　　　　　(d)

图 3-81　后交通动脉瘤复合手术

(a)一例后交通动脉破裂动脉瘤,侧位造影见动脉瘤宽颈,远端有子囊;(b)动脉瘤夹闭术中同期进行动脉瘤的荧光造影检查,可见动脉瘤内荧光对比剂显影(白色箭头示),提示夹闭不全,但无法明确何处残留;(c)本例患者采取复合手术夹闭术,术中造影见动脉瘤颈深部存在线状残留,可见对比剂溢入动脉瘤腔(白色箭头示);(d)术中造影提示,在动脉瘤颈向深处补夹一枚动脉瘤夹,再次造影未见动脉瘤显影,三维重建可见夹闭动脉瘤颈的两枚动脉瘤夹(白色箭头示)

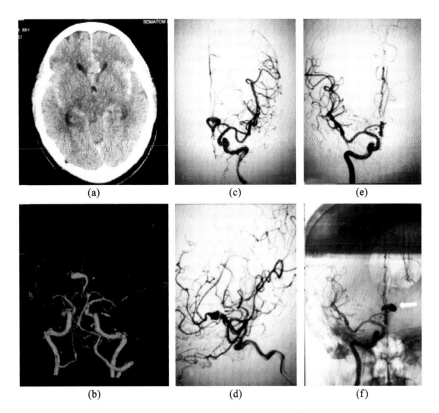

图 3-82　左侧大脑前动脉 A2 段夹层动脉瘤复合手术(一)

行 A3 段血管侧侧搭桥+载瘤动脉近端栓塞术。(a)患者以蛛网膜下腔出血起病,可见纵裂及双侧裂高密度出血影;(b)CTA 见左侧 A2 段长节段夹层,局部血管扩张改变;(c)L-ICA 正位造影可见 A2 段远端扩张迂曲,局部夹层动脉瘤改变;(d)L-ICA 侧位见 A2 段局部扩张明显,远端血管正常;(e)A3 段血管侧侧搭桥后行 R-ICA 造影,见双侧 A3 段以远同时显影;(f)蒙片见左侧 A2 段夹层段栓塞的弹簧圈影像(白色箭头示)

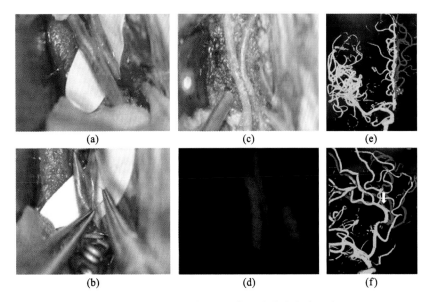

图 3-83　左侧大脑前动脉 A2 段夹层动脉瘤复合手术(二)

行 A3 段血管侧侧搭桥+载瘤动脉近端栓塞术。(a)经纵裂入路显露双侧胼周动脉,充分显露后准备搭桥;(b)阻断双侧胼周动脉后纵向切开胼周动脉,染色后进行搭桥;(c)双侧胼周动脉搭桥术后撤出临时阻断夹,见吻合口无渗血,胼周动脉充盈良好;(d)术中荧光造影见双侧搭桥血管通畅,侧侧搭桥手术效果良好;(e)双侧颈内动脉三维造影重建,可见左侧 A2 段夹层孤立后搭桥血管由右侧胼周动脉供血,显影良好,红色血管为左侧 A3 段以远血管;(f)双侧颈内动脉三维造影重建,可见红绿血管之间的侧侧吻合口供血对侧 A3 血管,可见吻合口位于 A3 段(白色箭头示)

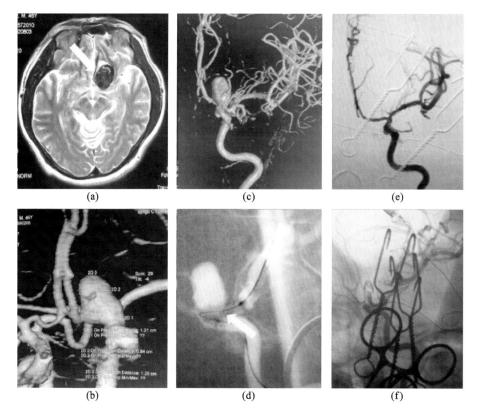

图 3-84 左侧床突段动脉瘤复合手术（一）

（a）MRI T2 像见左侧鞍旁占位性病变，有流空征象，考虑动脉瘤（白色箭头示）；（b）CTA 见床突上段动脉瘤，较 MRI 上的体积小，考虑瘤内血栓形成；（c）DSA 三维成像见动脉瘤囊性，瘤体指向鞍上；（d）术中分离显露动脉瘤，DSA 路径图下球囊到位后充盈封堵颈动脉床突段及载瘤动脉（白色箭头示阻断球囊）；（e）球囊阻断下夹闭动脉瘤，夹闭后即刻造影，见动脉瘤夹闭完全，载瘤动脉无狭窄；（f）动脉瘤夹闭后术中即刻造影，可见术野内动脉瘤夹显影

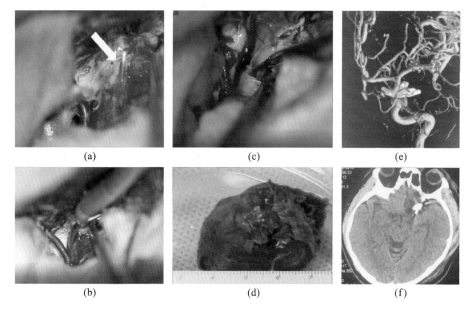

图 3-85 左侧床突段动脉瘤复合手术（二）

（a）右侧翼点开颅显露动脉瘤及动脉瘤颈（白色箭头示）；（b）充盈球囊封堵颈内动脉，并行动脉瘤颈成形夹闭动脉瘤；（c）由于动脉瘤内血栓形成，瘤体巨大有占位效应，术中自动脉瘤颈稍远处切开动脉瘤，行动脉瘤切除术；（d）术中切除瘤体的大体标本；（e）术中三维脑血管造影重建，可见载瘤动脉通畅，动脉瘤夹闭完全；（f）术后复查 CT，见术野无出血，无新发梗死

每一项新技术只有被普及才会有生命力,脑血管病复合手术时代的到来为急诊蛛网膜下腔出血和栓塞术中动脉瘤破裂的处置提供了更安全、高效的手段。随着神经介入技术的普及,掌握动脉瘤夹闭技术的年轻一代神经外科医生相比于神经介入医生群体而言日渐式微,对于年轻医生而言,开展急诊动脉瘤的一站式复合手术治疗,有助于他们明确动脉瘤的形态、位置、数量,同时有助于他们在夹闭动脉瘤后能够即时进行疗效评估,对夹闭不全或载瘤动脉狭窄的病例在术中即时调整瘤夹,切实提高救治效率。颅内动脉瘤是最常见的脑血管病病种,开展破裂动脉瘤的急诊复合手术,对于年轻的神经外科医生的成长有着重要的现实意义。

(二)颅内血管畸形的复合手术治疗

脑动静脉畸形是第二常见的出血性脑血管病,血管畸形的最终治疗目标是影像学治愈。颅内血管畸形的传统治疗模式是显微切除术,显微切除术中单纯造影评估的意义临床上尚有不同声音。采取传统手术方法切除脑动静脉畸形有 $3.7\%\sim27.3\%$ 的残留率,而对于选择外科治疗的动静脉畸形患者,采取复合手术治疗模式有助于实现影像学治愈的目标。一项研究报道了 101 例脑动静脉畸形患者的复合手术治疗,术中即时造影提示 8.5% 的病例存在畸形血管团残留,给予术中同期切除,提高了治疗效果,但作者认为 Spetzler-Martin Ⅰ级的病变术中残留概率极低,因此无须进行术中造影。近年来,颅内血管畸形手术、介入和放射外科的联合治疗模式得到了业界的认可,笔者认为该模式实际上只是在技术不够成熟阶段的一种相对稳妥的治疗选择,由于难以一期获得影像学的满意结果,患者在治疗窗内仍有再次出血风险。复合手术治疗模式在一定程度上较好地解决了这个问题,对于部分显微切除术无法企及的深部供血区或功能区病变,我们可以通过介入栓塞先行处理,由于采取了术中造影即时评估,可以将术中造影发现的残留畸形血管团进一步行同期切除或栓塞治疗,为获得一期影像学治愈脑动静脉畸形提供了技术上的可能性。

颅内血管畸形的复合手术技术应用,在临床上的主要作用包括通过术中即时造影发现残留病灶、栓塞开放手术显露困难的供血动脉以降低切除难度和减少副损伤,通过外科手术为神经介入技术治疗畸形血管团提供通路。而对于急性期破裂出血的动静脉畸形,复合手术的应用价值在于早期清除血肿,全切病变,有效降低颅内压,为患者早期康复创造更好的条件。

据笔者所在中心脑动静脉畸形复合手术应用的经验,小型脑动静脉畸形,尤其是位于皮质下或深部的,术中应用三维造影与血管造影三维软组织成像技术(DynaCT)融合有助于畸形血管团的准确定位和切口设计的优化,能够减少患者的术中损伤,操作简单,所以临床上可有选择地应用(图 3-86 和图 3-87);对于高级别的大型脑动静脉畸形,可以对深部供血动脉或早期无法显露切断的供血动脉进行栓塞,然后在血管畸形低压力血流灌注的情况下进行切除,术中出血少,切除边界清楚,提高了手术效率和影像学治愈率(图 3-88 和图 3-89)。对于颅内硬脑膜动静脉瘘等一些特殊类型的颅内血管畸形,尤其是常规介入通路无法到达的病例,采用外科手段进行通路显露与建立,继而采取介入方式完成栓塞治疗的方法在临床上也有较好的应用。一例海绵窦区低流量 DAVF,经常规动静脉入路反复尝试微导管均无法到位,后由眉弓切口经眼上静脉入路采用 18 号穿刺针穿刺成功,直接插入栓塞导管进行栓塞治疗,患者最终获得影像学治愈(图 3-90 至图 3-92)。

(三)脊髓血管疾病的复合手术治疗

脊髓血管疾病由于发病率低,大多数中心的诊治能力有限,目前国内外在脊髓血管疾病的复合手术应用方面,首都医科大学宣武医院做了许多有益探索。由于脊髓血管畸形的复合手术需患者处于俯卧位或侧卧位,该中心在股动脉穿刺后置入长鞘,患者翻身摆好手术体位,通过长鞘通道进行术中造影评估或栓塞治疗,取俯卧位切口打开椎管,继而对腰骶部的脊髓血管病变采取造影直视下穿刺病变血管进行介入栓塞治疗,获得了良好的临床效果。

在脊髓血管疾病的治疗方面,置入长鞘配合俯卧位手术切除病变或显露栓塞目标血管,有着很好的应用体验。长鞘置入可以使患者在俯卧位情况下接受脊髓造影和术中介入栓塞,可较方便地完成患者的复合手术治疗,很大程度上提高了脊髓血管疾病的治愈率和治疗效率。一例脊髓髓周动静脉瘘患者,采

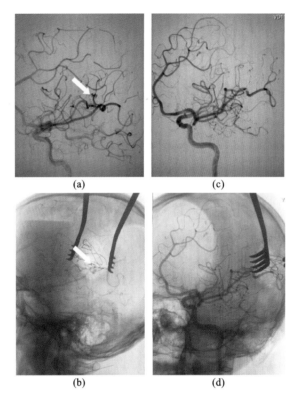

图 3-86 颞顶部破裂动静脉畸形复合手术切除（一）

（a）术中清除血肿和术野内畸形血管团后造影可见动静脉畸形少量残留（白色箭头示）；（b）蒙片见残留部分畸形在动脉瘤夹的后下方，根据动脉瘤夹指示切除残留病变（白色箭头所指为动脉瘤夹）；（c）二次切除残留病变后即刻造影，见动静脉畸形切除完全；（d）造影蒙片未见异常

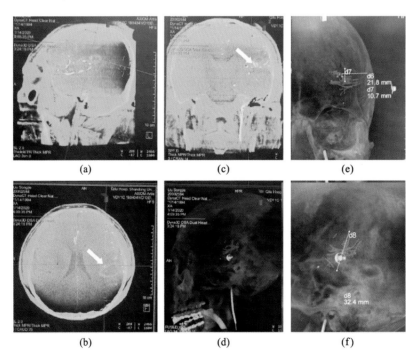

图 3-87 颞顶部破裂动静脉畸形复合手术切除（二）

（a）DSA 三维重建图像与 DynaCT 图像融合重建，矢状位见畸形血管团位于血肿前方；（b）轴位重建见畸形血管团位于血肿前内侧（白色箭头示）；（c）冠状位重建见畸形血管团位于血肿前内侧；（d）将头皮标记与畸形血管团进行融合重建，指导切口设计；（e）正位测量畸形血管团距颅骨的位置，指导术中切除畸形血管团；（f）根据侧位畸形血管团的投影和头皮标记的位置，确定开颅骨窗长度

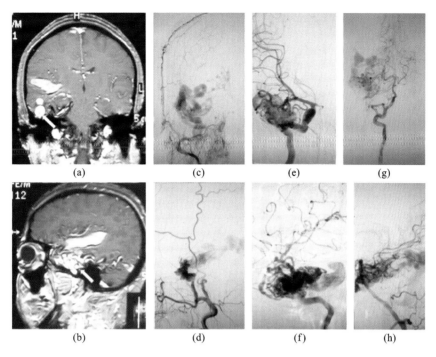

图 3-88　右侧颞叶破裂脑动静脉畸形复合手术切除（一）

（a）冠状位 MRI 强化见侧裂区血肿及颞底异常迂曲增粗的畸形血管团（白色箭头示）；（b）矢状位 MRI 强化见侧裂下方血肿，颞底迂曲扩张畸形血管团（白色箭头示）；（c）右侧脑膜中动脉正位造影，见脑膜支粗大供血颞底畸形血管团；（d）右侧脑膜中动脉侧位造影，见脑膜支粗大供血颞底畸形血管团，可见粗大静脉向颞后方向引流；（e）右侧颈内动脉正位造影见大脑中动脉发出粗大颞支供血畸形血管团；（f）右侧颈内动脉侧位造影见颞窝内畸形血管团，可见向颞后的粗大引流静脉；（g）右侧椎动脉正位造影可见颞底软脑膜支血管供血颞后部分畸形血管团；（h）右侧椎动脉侧位造影见大脑后动脉分支供血颞后部分畸形血管团，可见向乙状窦引流的粗大引流静脉

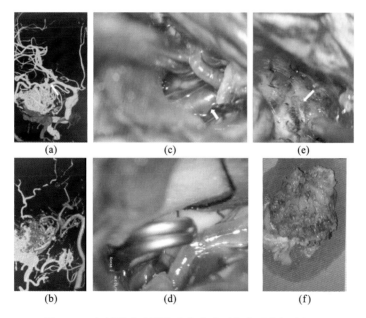

图 3-89　右侧颞叶破裂脑动静脉畸形复合手术切除（二）

（a）脑膜中动脉供血畸形血管团（红色部分）与大脑中动脉供血畸形血管团（绿色部分）融合重建，见颅外血管供血部分畸形血管团主要位于颅中窝底，白色箭头示大脑中动脉的一粗大颞支供血畸形血管团；（b）脑膜中动脉供血畸形血管团（绿色部分）与大脑后动脉供血畸形血管团（红色部分）融合重建，大脑后动脉供血主要为软脑膜支供血；（c）采取右侧翼点开颅，打开侧裂寻找供血畸形血管团的粗大颞支供血动脉；（d）临时动脉瘤夹阻断畸形血管团，在低灌注压下切除畸形血管团；（e）切除畸形血管团达颅中窝底，可见复合手术中栓塞的脑膜中动脉供血分支，供血血管近颅底处为暗蓝色的 Onyx 透过血管显影（白色箭头示）；（f）术中切除的畸形血管团大体标本

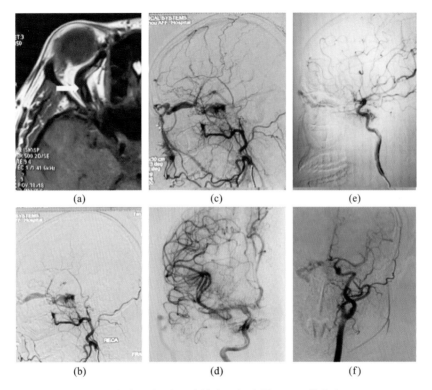

图 3-90　复合手术：右侧海绵窦区低流量 DDVF 栓塞术（一）

（a）MRI 见右侧眶内粗大引流静脉（白色箭头示）；（b）右侧颈外动脉侧位造影早期见海绵窦内对比剂聚集并经眼上静脉向颅外引流，供血动脉为脑膜中动脉及颌内动脉细小分支；（c）右侧颈外动脉侧位造影晚期见海绵窦内对比剂聚集并经眼上静脉向颅外引流，未见岩下窦引流；（d）右侧颈内动脉正位造影见海绵窦内异常对比剂聚集，经眼上静脉向面静脉方向引流，未见明显供血动脉；（e）右侧颈内动脉侧位造影见海绵窦内异常对比剂聚集，经眼上静脉向面静脉方向引流，供血动脉为脑膜垂体干的细小分支，未见向岩下窦方向引流；（f）左侧颈总动脉正位造影，可见海绵窦早显，经右侧眼上静脉引流

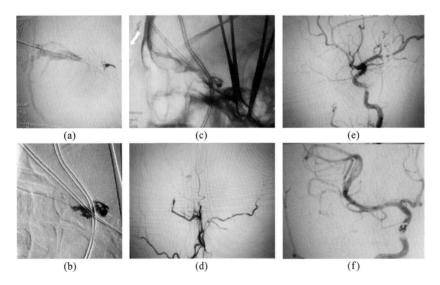

图 3-91　复合手术：右侧海绵窦区低流量 DDVF 栓塞术（二）

（a）应用套管针经显露的眼上静脉进行穿刺，然后经套管针鞘导入漂浮微导管（Marathon）超选性血管造影，见海绵窦及眼上静脉显影，微导管到位良好；（b）经漂浮微导管（Marathon）向右侧海绵窦内注入 18％Onyx，封堵瘘口，可见黑色 Onyx 铸型；（c）蒙片可见海绵窦内 Onyx，可见呈喇叭状的穿刺套管针的针尾（白色箭头示）；（d）右侧颈外动脉造影未见海绵窦内异常显影，颅外供血瘘口消失；（e）右侧颈内动脉侧位造影未见海绵窦显影，脑膜垂体干来源供血瘘口消失；（f）右侧颈内动脉正位造影未见海绵窦显影，脑膜垂体干来源供血瘘口消失

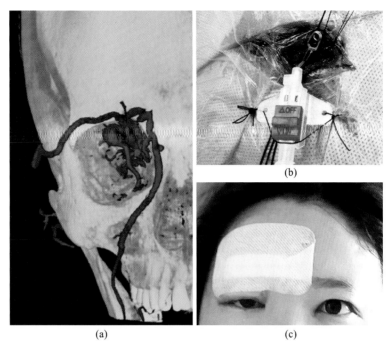

(a)　　　　　　　　　　　　　　　(b)

(c)

图 3-92　复合手术：右侧海绵窦区低流量 DDVF 栓塞术（三）

（a）复合术中 DynaCT 与三维血管造影成像图像融合，可见内眦静脉和眼上静脉与眶内切迹的位置关系；（b）循眉毛横向切口切开眼眶，下拉皮缘向深部显露，见眼上静脉与内眦静脉转折处，用套管针进行穿刺，造影证实进入眼上静脉，给予动脉瘤夹固定套管针，同时将套管针尾段与敷料缝合固定以便于术中操作；（c）术后第二天，患者眼部伤口肿胀不明显，结膜充血水肿不明显

取长鞘置入后俯卧位手术切开显露椎管内血管，通过亚甲蓝造影确认供血动脉，继而将栓塞导管插入供血动脉，直接栓塞封堵瘘口，患者获得即刻影像学治愈（图 3-93 和图 3-94）。对于症状性或破裂出血的脊髓血管畸形，尤其是脊髓后动脉供血动脉病变，采取长鞘置入后俯卧位手术，术中进行亚甲蓝造影确定供血动脉，对供血动脉进行早期阻断或切断供血分支，术者可以在低灌注压力下对畸形血管团进行显微切除，分离过程中畸形血管团变得相对不易破裂出血，一旦破裂出血止血操作也非常方便，有利于保持畸形血管团与脊髓间的清晰界面，便于解剖分离，切除病灶后可以即时通过亚甲蓝造影或脊髓血管造影证实手术疗效。脊髓复合手术治疗中，亚甲蓝造影和术中脊髓血管造影评估，对于脊髓血管疾病的治疗有着很高的应用价值（图 3-95 和图 3-96）。

（四）缺血性脑血管病的复合手术治疗

缺血性脑血管病早期的临床治疗以药物治疗为主。对于药物治疗无效的患者，缺血性脑血管病的临床治疗经历了从开放手术血管重建到微创介入的发展历程，但是一些颈动脉颅外段闭塞性病变和长节段狭窄病变的处理一直以来都是治疗的难点，颅外血管闭塞性病变的部分病例由于缺少理想的介入通道，介入治疗效果不尽如人意，而对于闭塞性病变或长节段狭窄病变采用单纯开放手术进行斑块切除，进颅底以远的闭塞段或串联病变无法通过外科方法有效解决。复合手术结合了颈动脉内膜切除术和支架置入术的优点，代表了目前治疗颈内动脉慢性闭塞性及长节段串联狭窄的发展方向，一组单中心数据显示症状性颈动脉闭塞及串联病变的再通成功率达到 92%。在颈动脉慢性闭塞复合手术再通治疗的基础上，症状性椎动脉闭塞以及椎动脉支架置入术后闭塞病例的复合手术再通也在临床上得以尝试。由于病变性质及治疗技术的高度一致性，近年来国内学者不断增加复合手术技术的临床应用，该项技术成为复杂缺血性脑血管病复合手术治疗新的拓展方向。

笔者所在单位开展症状性颈动脉慢性闭塞复合手术再通治疗已有多年的经验，缺血性脑血管病实施复合手术再通，其围手术期评估和术后管理是非常重要的环节，此类患者临床上首先应为症状性患者，其次需要进行多模态的影像评估，获得患者进行复合手术的必要性和安全性的相关信息，手术实施过程中

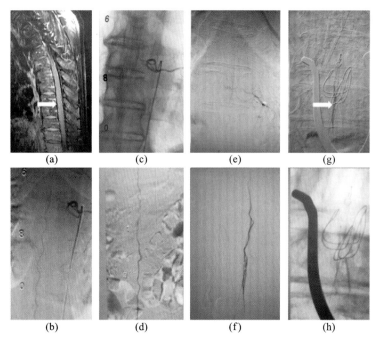

图 3-93　复合手术:马尾部髓周动静脉瘘栓塞术(一)

(a)强化 MRI 可见脊髓周边强化血管影(白色箭头示),考虑血管畸形可能性大;(b)左侧 T7 肋间动脉发出一支粗大的脊髓前动脉,向下方走行;(c)蒙片确定脊髓前动脉发自 T7 节段;(d)T7 节段发出的脊髓前动脉继续向下显影,可见该动脉自马尾区向上方反折发出迂曲扩张的静脉,考虑髓周动静脉瘘;(e)复合手术中经预置的长鞘导入 Cobra 导管,进行微导管超选择性肋间动脉造影,可见 T7 节段发出的下行脊髓前动脉;(f)经切开的脊髓前动脉插入漂浮微导管(Marathon)进行超选性血管造影,可见瘘口向上方的引流静脉显影;(g)空白路径图下经术中置入微导管注胶,可见 Onyx 在马尾部血管中弥散(白色箭头示);(h)蒙片可见固定微导管和供血动脉残端的动脉瘤夹以及微导管远端的条状 Onyx

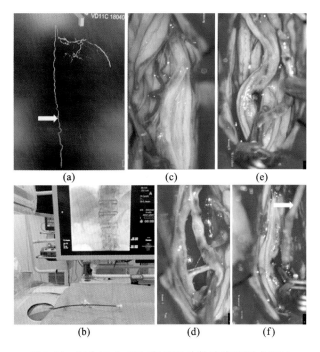

图 3-94　复合手术:马尾部髓周动静脉瘘栓塞术(二)

(a)术中行三维造影血管重建,绿色部分为脊髓前动脉,红色部分为瘘口位置;(b)患者仰卧,行 70 cm 长鞘穿刺,然后患者翻身处于俯卧位进行开放手术,经预置长鞘术中可行亚甲蓝造影或直视下穿刺注胶;(c)术中打开椎管显露马尾丛中的瘘口供血动脉;(d)术中亚甲蓝造影见脊髓前动脉由上向下显影;(e)术中临时用阻断夹阻断供血动脉,行脊髓造影证实该血管为供血瘘口的责任血管;(f)切断供血动脉,直视下置入微导管,应用临时动脉瘤夹固定微导管,进行注胶封闭瘘口

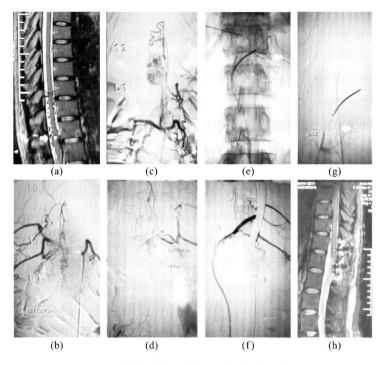

图 3-95　复合手术：L1 脊髓血管畸形切除术（一）

（a）MRI T2 像见胸腰段脊髓蛛网膜下腔流空影，L1 水平髓内出血影（白色箭头示），考虑脊髓血管畸形；（b）右侧 T12 肋间动脉造影，见发出的脊髓后动脉下行供血畸形血管团；（c）左侧 L2 造影见脊髓后动脉上行供血畸形血管团；（d）复合手术中经左侧 L2、右侧 T12 预置的微导管同时造影，可见两支脊髓后动脉供应同一畸形血管团，畸形血管团位于 L1 节段；（e）蒙片可见左侧 L2、右侧 T12 预置的微导管头端均位于肋间动脉发出脊髓后动脉开口处（白色箭头示），便于术中进行亚甲蓝造影；（f）畸形血管团切除后，右侧 T12 肋间动脉造影，未见畸形血管团显影；（g）畸形血管团切除后，左侧 L2 肋间动脉造影，未见畸形血管团显影，可见远端圆锥动脉显影；（h）1 个月后复查 MRI，见脊髓蛛网膜下腔血管流空影消失，局部出血尚未完全吸收

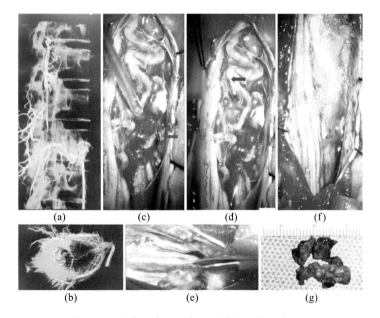

图 3-96　复合手术：L1 脊髓血管畸形切除术（二）

（a）三维矢状位重建提示脊髓后动脉供血畸形血管团；（b）三维轴位重建提示脊髓血管畸形主要位于后方，畸形血管团部分位于脊髓右侧方；（c）通过预置于右侧 T12 的微导管注入亚甲蓝造影，见供血动脉处亚甲蓝染色早显（红色箭头示），为术中阻断或早期切断供血动脉提供指导；（d）通过预置于左侧 L2 的微导管注入亚甲蓝造影，见供血动脉处亚甲蓝染色早显（红色箭头示）；（e）切除位于脊髓右前方的畸形血管团；（f）完全切除位于脊髓背侧及右前方的畸形血管团，术区止血后术野所见；（g）术中切除的畸形血管团大体病理所见

根据术中造影即时评估再通效果或调整治疗策略,将开放手术斑块剥离技术和球囊扩张、支架置入等介入技术有机结合,提高手术效率和再通率。一例症状性颈动脉慢性闭塞的病例,高分辨率 MRI 提示闭塞段颈动脉管腔内为机化的栓子,颈动脉侧位造影提示反向血流到达岩骨段,给予开放手术剥除斑块,缝合后对远端夹层所致狭窄节段进行支架置入,患者再通手术获得成功(图 3-97 和图 3-98)。椎动脉慢性闭塞由于存在双侧椎动脉供血和广泛的肌支吻合,大多数患者不需要进行再通治疗,但是部分患者对侧椎动脉不发育或闭塞,肌支代偿差,Willis 环发育不完善,缺乏前循环向后循环的代偿,患者反复有 TIA 或出现脑梗死,针对此类患者,复合手术再通成功率高于介入手术。一例长节段椎动脉闭塞患者,造影测量闭塞节段约 5 cm,高分辨率 MRI 提示为机化栓子,该段血管比较平直,采用复合手术切开椎动脉开口段后进行球囊机械拉栓,继而对椎动脉远端夹层段行支架置入,血管再通成功(图 3-99 和图 3-100)。

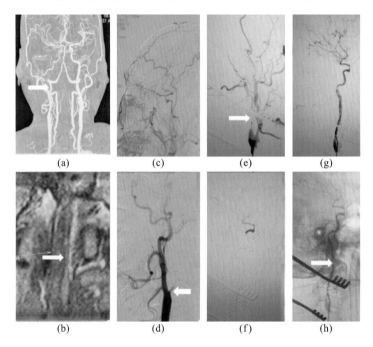

图 3-97　复合手术:右侧颈动脉慢性闭塞再通术(一)

(a)MRA 提示右侧颈内动脉分叉以远至岩骨段不显影,考虑慢性闭塞;(b)高分辨率 MRI 见患者右侧颈内动脉内容物为机化的纤维组织,血管壁内膜完整(白色箭头示);(c)右侧颈动脉造影可见颅内血管通过眼动脉逆向供血,向颈内动脉近端反向血流达岩骨段;(d)右侧颈动脉颅外段造影见颈动脉分叉以远闭塞,可见颈内动脉残端(白色箭头示);(e)CEA后缝合颈动脉,即刻造影见颈动脉远端仍欠通畅,考虑由夹层存在导致(白色箭头示);(f)微导丝配合微导管超选至夹层远端,微导管造影见位于血管真腔内,远端血管造影显影好;(g)给予 2 枚阿波罗(Apollo)球扩支架于夹层段打开,造影见颈内动脉恢复前向血流;(h)蒙片见患者颈内动脉开通段仍有附壁血栓存在(白色箭头示),患者术后需要强化抗血小板治疗并进行定期复查

三、脑血管病复合手术的适应证

现代复合手术室配备的 DSA 具有二维造影、三维血管重建和图像融合、DynaCT、术中导航、评估脑血流灌注等功能,术中可对复杂脑脊髓血管疾病做到即时评估;多学科合作诊疗,神经外科显微技术与神经介入治疗一站式完成,患者无转运与反复麻醉的风险,能够快速处理脑血管病介入手术中的意外情况和并发症,并能将复杂脑血管病的外科手术中残留病变及时进行有效处理,极大地提高了复杂脑血管病的诊治效率,这是既往任何单一诊疗模式所不具备的独特优势。

综合文献及笔者所在单位复合手术临床应用的经验,其适应证归纳为以下三大类:①现有神经外科显微技术或神经介入技术单一方式难以安全有效处理的病例,如巨大型或复杂型动脉瘤、高级别脑动静脉畸形等。②为神经介入创造通路,如一些介入入路困难的硬脑膜动静脉瘘、一些特殊类型的脊髓血管疾病变和颅外血管闭塞性病变等。③部分复杂脑血管病、神经介入术中并发症的应急外科处理,脑血管病开放手术中残留病变的"补充性"介入治疗。

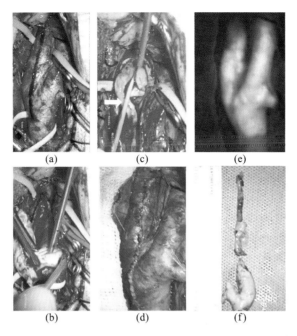

图 3-98 复合手术：右侧颈动脉慢性闭塞再通术（二）

（a）标记颈动脉切开长度与切口位置；（b）剥离切除斑块；（c）4F Forgarty 球囊进入闭塞段颈动脉进行拉栓操作，可见拉出的机化栓子（白色箭头示）；（d）颈动脉切口缝合后切口无渗血；（e）术中即刻荧光造影，见颈内动脉远端显影差，考虑有夹层或串联病变存在；（f）术中取下的斑块和栓子，可见栓子表面有损伤的内膜残片

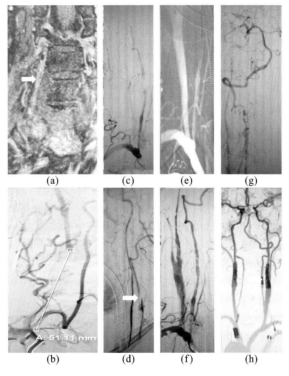

图 3-99 复合手术：症状性右侧椎动脉闭塞再通术（一）

（a）高分辨率 MRI 见右侧椎动脉长节段闭塞，椎动脉管腔内为软组织信号；（b）DSA 测量右侧椎动脉闭塞节段达 5 cm，可见肌支血管向闭塞段以远供血；（c）行椎动脉内膜切除及球囊拉栓缝合椎动脉后造影，见椎动脉全程显影；（d）右侧椎动脉造影晚期，可见闭塞段以远椎动脉呈双腔征，考虑术中拉栓导致椎动脉夹层（白色箭头示）；（e）路径图下微导丝引导微导管进入夹层以远管腔，给予 1 枚阿波罗球扩支架行血管成形术；（f）支架置入术后造影见夹层消失，前向血流通畅；（g）右侧椎动脉造影见颅内椎基底动脉显影良好；（h）术后 3 个月复查 MRA，见右侧椎动脉全程显影，可见术中置入 1 枚支架呈黑色改变（白色箭头示）

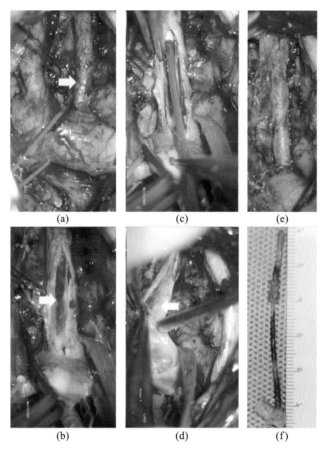

图 3-100　复合手术：症状性右侧椎动脉闭塞再通术（二）

(a)分离显露右侧椎动脉,见右侧椎动脉纤细(白色箭头示);(b)切开右侧椎动脉见管腔内尚未完全机化的血栓;(c)3F Forgarty 球囊进入闭塞椎动脉进行拉栓操作;(d)拉栓后对椎动脉内膜斑片进行清理,可见椎动脉光滑内腔;(e)椎动脉切口缝合后所见;(f)切下的椎动脉内膜斑块及长节段机化栓子大体病理标本

作为脑血管病的有效评估方法,脑血管造影是诊断与疗效评估的金标准,国外某些大型中心常规采取术中造影对颅内动脉瘤和脑动静脉畸形的疗效进行即时评估,效果满意。但是所有脑血管病患者均采取复合手术模式在临床工作中会带来大量不必要的医疗资源浪费和过度的医疗费用支出,因为大多数的脑血管病为常见病,采取单一模式多能满足治疗需求,从这个角度而言复合手术在临床上不应被过度应用。

四、脑血管病复合手术的质量控制和团队要求

(一)复合手术的场地及设备要求

开展脑血管病复合手术需要百级洁净的复合手术室,通常至少需要 60 m² 的场地才能满足设备展开的需要,而且复合手术需要配置相对高端的 DSA 机,应具备图像融合、术中 CT 等一系列功能。单纯的 DSA 造影室勉强可以从事一些简单的缺血性脑血管病的复合手术治疗,但是无法满足复杂颅脑或脊髓血管疾病复合手术的无菌要求,会增加术后感染风险。目前应用于复合手术的 DSA 机分为落地式、悬吊式和移动式三种机型,落地式和悬吊式目前技术成熟,临床应用经验较多,能够较好满足临床需求。另外,复合手术室尚需配备保障手术实施的麻醉机、电生理监测设备、手术显微镜、开颅手术铣刀磨钻、电凝等一大批精密配套设备,设备的配备需要满足多学科合作实施完成的需求(图 3-101)。

(二)术中无菌要求及肝素化的处理

在复合手术实施过程中,缺血性脑血管病患者口服抗血小板药物以及介入操作过程中肝素的应用增

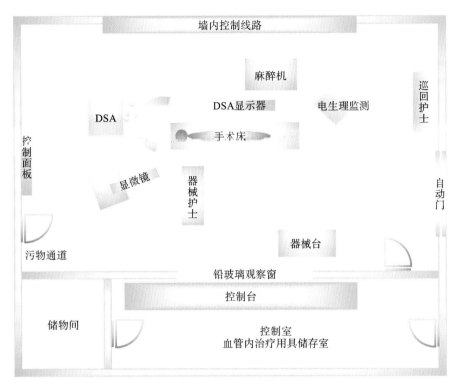

图 3-101　复合手术室布局平面示意图

加了开放手术术中和术后出血的风险,在开放手术与介入治疗之间转换时需要进行创面保护,并尽可能减少开放手术操作时间以降低可能增加的术区暴露感染的机会,而且由于开放伤口的存在,患者住院时间随之延长,上述这些方面现有文献中没有确切、翔实的数据支撑,缺少一个学界公认的复合手术标准流程,以上方面均需优化和改进。

对缺血性脑血管病进行复合手术,尤其是颅外段血管重建,单抗血小板治疗是基本的术前药物治疗,良好的止血通常不会造成患者术后额外的出血风险。术中通常根据手术时间长短和手术操作类型确定肝素应用的剂量。对于复杂的颅内血管畸形,进行深部供血动脉栓塞时,如预计介入手术时间超过 1 h,可考虑全量肝素(0.5~1 mmg/kg)静脉应用;对于动脉瘤术中球囊阻断动脉瘤颈或载瘤动脉,为节省手术时间,阻断球囊应预置在导引导管中,单纯阻断颈动脉可将球囊自导引导管中推出,以减少肝素应用对术区、术野渗血的影响,必须应用肝素时应小剂量(≤0.5 mg/kg)单次应用。

对于复合手术中开放手术与介入评估或治疗之间的转换,大多数中心采取多层敷料覆盖术区的方法来进行术区保护,由于覆盖的敷料不能有效防水、防尘,较长时间的介入操作以及造影机 C 臂旋转均会增加术区污染的机会。近 5 年来,笔者所在单位采用显微镜套自头端向身体远心端套盖的方法,将术区包裹覆盖后在 DSA 手术台的下方收紧显微镜套的束带,既可将术区相对密封保护,又可减少无菌单对造影机 C 臂旋转造成的影响,对于减少术区污染和降低复合手术的感染率有着较好的应用价值。

(三)复合手术的团队建设

复合手术是神经外科显微手术技术与神经介入技术的完美结合,其实施需要麻醉、护理、神经电生理和放射技术人员的团结协作,但复合手术团队的核心运作模式主要分为由神经外科医生＋神经介入医生联手实施以及由掌握神经介入技术的神经外科医生团队独立实施两种模式。

目前,山东大学齐鲁医院是由掌握神经介入技术的神经外科医生团队作为核心来完成复合手术的评估与实施,复旦大学附属华山医院和首都医科大学宣武医院复合手术也是以该模式进行的。掌握神经介入和神经外科显微技术,已成为新一代的神经血管外科医生开展复合手术的必备技能。从技术发展角度看,以后一种模式从事神经血管疾病的复合手术更加便捷、高效,尤其对于脑血管病专科医院或大型神经外科中心,由于复杂脑血管病的占比较高、患者数量较大,建立神经外科医生团队为主导的复合手术团队更加符合学科发展的方向。但是由于学科发展渊源,许多单位受制于硬件设施、科室业务运作模式和人才培养体系,无法打造高效的复合手术团队。

五、小结

复合手术对复杂颅内动脉瘤和高级别脑动静脉畸形的应用价值已为业界所认同,由于存在人才、相关设备和场地的限制,目前在国内外尚难普及。随着学科进步和经济的发展,以及老龄化社会的到来,缺血性脑血管病患者群可能会日益扩大,而随着介入技术的普及,支架内狭窄和闭塞的复杂病例也会日益增多,复合手术将会在复杂缺血性脑血管病治疗方面得到进一步发展,而急诊脑血管病的复合手术也将会撑起另一片天地。此外,多中心的系列应用研究也将进一步明确复合手术的适应证和疗效,在不久的将来,复合手术技术定会在脑血管病治疗领域绽放异彩。

参 考 文 献

[1]　马廉亭.关于"Hybrid operation"译名的商榷及我院开展"复合手术"的历史[J].中国临床神经外科杂志,2015,20(5):319-320.

[2]　齐铁伟,陈晓雷,吴建新,等.血管内栓塞辅助显微手术治疗复杂难治性脑动静脉畸形[J].中华显微外科杂志,2004,27(4):266-267.

[3]　王东海.关注复合手术技术治疗复杂脑血管疾病[J].中国脑血管病杂志,2019,16(1):3-5.

[4]　王亚冰,焦力群,谌燕飞,等.复合手术技术治疗复杂颈动脉狭窄和闭塞性疾病[J].中国现代神经疾病杂志,2014,14(2):93-98.

[5]　吴红星,帕尔哈提·热西提,冯冠军,等.复合手术治疗颅内动静脉畸形的临床应用[J].中华医学杂志,2017,97(11):817-821.

[6]　向思诗,胡鹏,何川,等.复合手术夹闭颈内动脉床突旁大型和巨大型未破裂动脉瘤[J].中华神经外科杂志,2017,33(8):770-774.

[7]　游潮.不断挑战复杂难治性颅内动脉瘤[J].中华神经外科杂志,2018,34(5):433-436.

[8]　张轶群,仇汉诚,陶冶飞,等.复合手术治疗颅内复杂动静脉瘘 3 例[J].中华医学杂志,2017,97(11):822-826.

[9]　赵继宗,王硕,袁葛,等.手术中脑血管造影在治疗脑血管疾病中的应用[J].中华医学杂志,2006,86(15):1044-1047.

[10]　赵继宗,于洮.复合手术在脑血管疾病治疗中的临床应用及要解决的问题[J].中华医学杂志,2017,97(11):801-803.

[11]　Angelini G D,Wilde P,Salerno T A,et al. Integrated left small thoracotomy and angioplasty for multivessal coronary artery revascularization[J]. Lancet,1996,347(9003):757-758.

[12]　Chalouhi N,Theofanis T,Jabbour P,et al. Safety and efficacy of intraoperative angiography in craniotomies for cerebral aneurysms and arteriovenous malformations: a review of 1093 consecutive cases[J]. Neurosurgery,2012,71(6):1162-1169.

[13]　Herrmann H D,Fisher D,Loew F. Experiences with intraluminal occlusion with the Forgarty catheter in the treatment of carotid cavernous sinuss fistula and other lesions at the base skull[J]. Acta Neueochir(Wein),1975,32(12):35-54.

[14]　Fandino J,Taussky P,Marbacher S,et al. The concept of a hybrid operating room:applications in cerebrovascular surgery[J]. Acta Neurochir Suppl,2013,115:113-117.

[15]　Li J,Li G,Bian L,et al. Concomitant lumbosacral perimedullary arteriovenous fistula and spinal dural arteriovenous fistula[J]. World Neurosurg,2017,105:1041.

[16]　Lu X,Ma Y,Yang B,et al. Hybrid technique for the treatment of refractory vertebrobasilar

insufficiencies[J]. World Neurosurg,2017,107:1051.

[17] Martin N A,Bentson J,Viñuela F,et al. Intraoperative digital subtraction angiography and the surgical treatment of intracranial aneurysms and vascular malformations[J]. J Neurosurg,1990, 73(4):526-533.

[18] Matsumae M,Fukuyama H,Osada T,et al. Fully functional MR-compatible flexible operating table resolves the neurosurgeon's dilemma over use of intraoperative MRI[J]. Tokai J Exp Clin Med,33(1):57-60.

[19] Matsumae M,Koizumi J,Fukuyama H,et al. World's first magnetic resonance imaging/x-ray/ operating room suite:a significant milestone in the improvement of neurosurgical diagnosis and treatment[J]. J Nerrosurg,2007,107(2):266-273.

[20] Thorell W,Rasmussn P,Perl J,et al. Balloon-assisted microvascular clipping of paraclinoid aneurysms. Technical note[J]. J Nurosurg,2004,100(4):713-716.

[21] Yang B,Ma Y,Lu X,et al. Hybrid Recanalization for symptomatic long-segmental occlusion post vertebral artery stenting. World Neurosurg,2018,110:349-353.

（王东海　李茂桂）

第四章　脑血管介入概述

第一节　常用神经介入材料

选择合适的鞘和导管,并使用合理的技术,对神经介入操作的成功至关重要,同时可以减少灾难性并发症的发生。合理的器械选择取决于到达目标区域的血管路径的解剖条件和介入操作的类型。

一、血管鞘

经股动脉或桡动脉造影和治疗中使用血管鞘,可实现导管的快速交换,减少对动脉穿刺部位的损伤。血管鞘一般以 F 标注,标号指内径,而外径常大于标记型号 1.5～2.0F。短鞘最常用,包括泰尔茂(Terumo)4～7F 血管鞘(长度 10 cm)和康蒂思(Cordis)4～11F 血管鞘(长度 11～23 cm)。

当髂股动脉严重粥样硬化或迂曲、主动脉扭曲严重等,妨碍导管前进时,可考虑使用长鞘。Cook shuttle 长鞘(长度 70 cm/90 cm)可到达颈动脉或锁骨下动脉,作为支撑导引导管或中间导管的稳定装置。置入长鞘时可以使用泥鳅导丝进行引导,也可以配合 125 cm MPA1 导管(Cordis)或 125 cm VTK 导管(Cook)进行弓上动脉的超选。使用过程中需要注意,长鞘因其头端硬、口径较大易损伤血管,因此长鞘头端不宜放在血管迂曲处。Neuron Max 长鞘(Penumbra)则具备长鞘支撑力好、头端柔软不易损伤血管的特点,同时也具备了导引导管的特点。长鞘使用中,需要使用肝素生理盐水以动脉压力持续加压冲洗内腔,避免内腔积聚大量血液而形成大量的血栓。

二、导管

导管按用途可分为造影导管、导引导管、中间导管和微导管。

(一)造影导管

用于脑血管造影的标准导管是 4F 或 5F 导管,一般长度为 100 cm。造影导管又可分为非选择性造影导管和选择性造影导管。常用的非选择性造影导管有 5F 多侧孔猪尾造影导管(Terumo),多用于主动脉弓造影。选择性造影导管多数不带侧孔,最常用的是 5F Vertebra 导管(Cordis),常用于血管条件较好的患者。5F 西蒙(Simmons)导管(Cook)和 5F Headhunter 导管(Cook)常用于主动脉弓血管迂曲(如Ⅲ型主动脉弓以及复杂主动脉弓)的患者。造影导管需要在泥鳅导丝的支撑下前行,导丝头端自进入血管鞘开始就应该持续保持在透射下进行追踪,同时导丝头端需要长出导管 8～10 cm 以避免血管夹层。

(二)导引导管

导引导管可提供一个稳定的管腔,来输送柔软的微导管到达颅内更远、更细的血管处。导引导管以 F 标注,标号指外径。6F 导引导管适用于大多数的手术。如果需要,可以使用管腔更大的 7F 和 8F 导引导管。球囊导引导管则具备近端球囊阻断血流的特点,可以预防术中正向血流导致栓子远端逃逸事件,如 Merci BGC(Stryker)和 Flowgate2(Stryker)。导引导管可以直接利用泥鳅导丝超选至靶位置。在血管迂曲等弓上血管条件不好时,可内衬 5F 125 cm MPA1 导管(Cordis)或 5F 125 cm VTK 导管(Cook),利用同轴技术辅助弓上血管的超选,或使用 5F 100 cm Simmons 导管(Cook)辅以 2.6 m 泥鳅导丝,利用交换技术辅助导引导管到达弓上靶位置。

所有的导引导管在使用过程中均需要用肝素生理盐水以动脉压力持续加压冲洗内腔,避免发生血栓事件。常用的导引导管及其参数见表 4-1。

表 4-1 常用的导引导管及其参数

导引导管	型号	工作长度/cm	内径/(in/mm)	品牌
ENVOY	5F/6F/7F MPD	90/100	0.056/1.42;0.070/1.78;0.078/1.98	Cerenovus
ENVOY DA	6F DA/MPD	95/105	0.071/1.80	Cerenovus
ENVOY DA XB	6F DAXB/MPD/MPC	95/105	0.071/1.80	Cerenovus
Chaperon	5F/6F MP2	95	0.059/1.50;0.071/1.80	MicroVention
Vista Brite Tip	6F/7F/8F MP	90	0.070/1.78;0.078/1.98;0.088/2.24	Cordis
Mach 1	6F/7F/8F MP	90	0.070/1.78;0.081/2.06;0.091/2.31	Boston Scientific
Guider Softip	5F/6F/7F/8F	90/100	0.053/1.35;0.064/1.63; 0.073/1.85;0.086/2.18	Stryker
Merci BGC	8F/9F	80/95	0.078/1.98;0.085/2.16	Stryker
Flowgate2	8F	85/95	0.084/2.13	Stryker

注:1 in=25.4 mm。

(三)中间导管

中间导管又称远端通路导管。当脑血管严重扭曲或需要导管到达颅内血管较高位置以提供强有力的支撑(如释放血流导向装置和抽吸取栓)时,常使用中间导管配合长鞘以提供更好的支撑力。使用中间导管时,一定要注意中间导管的长度以及计划到达的靶血管的高度。中间导管选择过长或到达位置不够高时,有可能造成微导管因长度不够不能到达靶目标,特别是治疗远端血管病变时。中间导管同样需要使用肝素生理盐水以动脉压力持续加压冲洗内腔,以避免血栓事件发生。近年来随着急性缺血性卒中取栓技术的推广,更大内腔且可以到达颅内更远位置的中间导管在临床上开始广泛应用。这类新的中间导管相比初期的导引导管有更高的远端到位能力、持久抗折能力,良好的管腔和头端形状保持能力,更大的内腔和更小的血管壁损伤。同时,这类导管还能兼容取栓支架。常用的中间导管及其参数见表 4-2。

表 4-2 常用的中间导管及其参数

中间导管	型号	工作长度/cm	近端外径/in	远端外径/in	远端内径/in	品牌
Navien	5F/6F	95/105/115/125/130	0.070/0.083	0.070/0.079	0.058/0.072	Medtronic
AXS Catalyst	5F/6F	115/132	0.069/0.079	0.058/0.074	0.058/0.060	Stryker
Sofia	5F/6F	115/125/131	0.068/0.0825	0.068/0.0815	0.055/0.070	MicroVention
DAC	3.9F/4.3F/ 5.2F/6.3F	105/115/120/ 125/130/136	0.050/0.057/ 0.068/0.082	0.050/0.057/ 0.068/0.082	0.038/0.044/ 0.057/0.070	Stryker
ACE 60/64/ 68/72	6F	132	0.080/0.080/ 0.082/0.085	0.071/0.074/ 0.082/0.085	0.060/0.064/ 0.068/0.072	Penumbra
React 68/71	6F	132	0.083/0.085	0.083/0.085	0.068/0.071	Medtronic
Esperance	6F	115/125/131	0.082	0.081	0.071	沃比
ExtraFlex	6F	105/115/125/130	0.082	0.082	0.071	心玮
银蛇	6F	95/105/115/125/130	0.082	0.082	0.070	通桥
Tethys	6F	105/115/125	0.082	0.082	0.071	加奇
TracLine	5F/6F	95/105/117/127	0.068/0.083	—	0.055/0.071	禾木

注:1 in=25.4 mm。

(四)微导管

大多数微导管由纤维或金属编织制作而成,微导管弯曲时可保持内腔形状以提高推送性。微导管头端有双标记点和单标记点两种。填塞弹簧圈的微导管一般头端设计有 2 个标记点，且 2 个标记点的间距是 3 cm，用来确定弹簧圈是否准确到位和完全解脱。某些情况下该间距也可用于校准和测量。单标记微导管一般不用于填塞弹簧圈，只用于注射栓塞剂或输送特殊材料如血流导向装置。

1. 按操控方式划分　微导管按操控方式可分为微导丝导引微导管、漂浮微导管和可控微导管。

（1）微导丝导引微导管：微导丝导引微导管是最常用的。这种微导管通过头端塑形的微导丝向靶位置前行，微导管被动地沿微导丝前进。当微导管到达靶位置时，轻回撤或旋转微导丝使得微导管进入理想位置。微导管到位后需在透视下撤出微导丝，防止积蓄在微导管上的能量在微导丝回撤后使微导管头端向前进，造成微导管移位和动脉瘤穿孔等。常用的微导丝导引微导管有 Headway-17（MicroVention）、Echelon-10/14（Medtronic）、Excelsior SL-10（Stryker）、Prowler-10/14（Cerenovus）、Rebar-18/27（Medtronic）、Prowler Select Plus（Cerenovus）、Excelsior XT-17/27（Stryker）和 T-Track（微创）等。微导丝导引微导管的缺点是头端略硬，难以到达迂曲、细小的血管。微导丝通常在微导管头端进行引导，微导丝超选过程中有损伤或刺穿小血管分支的风险。

（2）漂浮微导管：漂浮微导管的代表是 Magic（Balt）、Marathon（Medtronic）、Apollo（Medtronic）和 Sonic（Balt）等。此类导管头端很软，管径较细，血流可带动其头端到达靶位置，尤其适用于高血流病变如 AVM。导管非常柔软，对血管创伤很小，可到达迂曲血管的远端，对于管径小至 1 mm 的小血管是非常理想的选择。同时，漂浮微导管减少了微导丝的使用，从而降低了微导丝在小血管中的操作所带来的损伤风险。使用漂浮微导管时需将微导丝置于微导管头内，当需要改变微导管头端方向时仅需旋转微导丝即可。仅在少数情况下如通过成角很小的血管时，需要将微导丝伸出微导管头以指引微导管通过。因漂浮微导管的头端较细，且管径较小，需要选用适配的微导丝操作。某些情况下选用扭控性更好的 Traxcess 14 微导丝（MicroVention，远/近端直径为 0.012 in/0.014 in）时，超选过程中需要避免微导丝伸出微导管过多，避免发生微导丝无法回撤的情况。漂浮微导管的不足是其稳定性比微导丝导引微导管差，通常被用来注射栓塞剂如 Onyx（Medtronic）和 Glubran2（GEM）。Sonic 和 Apollo 又称为头端可解脱微导管。它们的头端是一种袖套式结构，可解脱头端与套管通过摩擦力契合，当微导管的回拉力超过设计的摩擦力阈值后，头端与套管分离。头端可解脱长度有 1.5 cm 和 3 cm 两种，多用于"高压锅"技术栓塞畸形血管。栓塞过程中，头端可解脱设计允许 Onyx 或 Glubran2 反流至安全标记点，也方便安全地进行拔管，降低拔管导致的血管出血风险，减少微导管滞留事件的发生。

（3）可控微导管：可控微导管是最少见的，基础是微导丝导引微导管，增加了头端可控的特点。其优点是便于通过复杂成角的血管。缺点是，其在三种微导管中最硬，不适于小血管操作。目前可控微导管在临床上应用较少。

2. 按用途划分　微导管按用途分为弹簧圈栓塞微导管、支架输送微导管等。

（1）弹簧圈栓塞微导管：弹簧圈栓塞微导管主要用来输送弹簧圈，根据导管内腔直径分为 10 系统、14 系统和 18 系统。微导管内腔与弹簧圈的直径越匹配，弹簧圈在微导管里推送时越不容易出现拥塞现象。10 系统微导管如 Echelon-10 导管较柔软，但不如漂浮微导管柔软。较大的 14 系统微导管稍硬，是临床使用最多的弹簧圈栓塞微导管，如 Echelon-14、Headway-17 和 Powler-14 等微导管。而 18 系统微导管很硬，但是管腔大。弹簧圈栓塞微导管头端形状有直头和预塑形（45°和 90°）两种。直头微导管头端可以蒸汽塑形。蒸汽塑形的微导管塑形精确，微导管到位以及栓塞过程中的稳定性好，但栓塞过程中也可能出现头端变形。这类微导管在临床使用最广泛。预塑形的微导管比蒸汽塑形的微导管有更好的保持形状的能力，在不需要精准塑形的动脉瘤治疗中可以选择使用。除用于填塞弹簧圈外，部分与二甲基亚砜（DMSO）溶剂兼容的微导管也被用于注射 Onyx。

（2）支架输送微导管：支架输送微导管主要用来输送和释放支架。微导管内腔一般需要与支架尺寸相匹配。如选择的微导管内腔过小，会造成支架无法通过和释放，甚至支架和支架导丝在微导管内断裂；如微导管内腔过大，可能会造成支架提前在微导管内释放。

（3）其他：其他用途的微导管还包括球囊扩张微导管和辅助性球囊微导管等。

　　球囊扩张微导管用于颅内和颅外脑血管狭窄的介入治疗,均是非顺应性球囊,包括同轴交换系统和快速交换系统两种类型。常用于颅内动脉扩张的球囊导管包括 Gateway(Boston Scientific)、Neuro RX(赛诺)和白驹(通桥)。用于颅外动脉扩张的球囊导管种类较多,包括 Aviator Plus(Cordis)和 Maverick2(Boston Scientific)等,通常由快速交换系统设计。

　　辅助性球囊微导管多用于辅助动脉瘤弹簧圈栓塞、颅内动脉闭塞试验以及辅助微导丝超选锐角血管分支等。常用的包括 HyperForm(Medtronic)、HyperGlide(Medtronic)和 Sceptor C(MicroVention)。这类球囊为顺应性球囊。HyperForm 和 HyperGlide 球囊微导管有一单腔,当配套导丝 X-pedion-10 露出导管头后,球囊微导管的"O"形环瓣封住导管头,可充盈球囊。撤出导丝可以使球囊快速地去充盈。这种特点是其他类型的球囊所没有的,但这两种球囊必须配合 X-pedion-10 导丝使用,否则可能导致球囊充盈失败。缺点是导丝头端必须伸出球囊导管一定长度,因此需要注意导丝头端避免进入远端小血管分支导致血管夹层或刺穿出血。对于颅内远端小血管,可以使用 Sceptor C 球囊导管进行闭塞试验、辅助动脉瘤弹簧圈栓塞或"高压锅"技术注胶。Sceptor C 球囊导管是双腔导管,一腔容纳微导丝进行超选引导,另一腔用来充盈球囊。Sceptor C 球囊的去充盈则需要回抽球囊中的对比剂。

　　还有一种球囊导管是头端可分离的栓塞性球囊(GoldBal,Balt),常用于颈动脉海绵窦瘘、颅内大动脉的栓塞或血管畸形的供血动脉栓塞。可分离球囊是配有单向阀的不透 X 线的乳胶球囊,使用前安装到 Magic BD PE(Balt)微导管上。球囊到达合适位置后,注射对比剂充盈球囊。当球囊充盈满意、位置稳定后,缓慢后撤微导管即可解脱球囊。使用可解脱球囊闭塞大动脉时,一般需使用 2 枚球囊,近端球囊作为保险球囊,防止远端球囊向远端移位。

　　各种微导管的长度、内外径和兼容导丝均有所不同。常根据以下几点选择合适的微导管:①通过微导管输送的器械类型和栓塞剂种类;②导引导管或中间导管允许通过的微导管外径;③到达靶血管位置必须克服的血管解剖或迂曲。临床常用的微导管及其参数见表 4-3 至表 4-7。

表 4-3　常用的弹簧圈栓塞微导管及其参数

弹簧圈栓塞微导管	工作长度/cm	外径（近/远端）	内径/in	头端标记	兼容导丝/in	生 产 商
Echelon-10	150	2.1F/1.7F	0.017	2	0.014	Medtronic
Echelon-14	150	2.4F/1.9F	0.017	2	0.014	Medtronic
Excelsior SL-10	150	2.4F/1.7F	0.0165	2	0.014	Stryker
Excelsior XT-17	150	2.4F/1.7F	0.017	2	0.014	Stryker
Headway-17	150	2.4F/1.9F	0.017	2	0.014	MicroVention
Headway duo	156	2.1F/1.6F	0.0165	2	0.014	MicroVention
Prowler-10	150	2.3F/1.7F	0.015	2	0.012	Cerenovus
Prowler-14/LPES	150	2.3F/1.9F	0.0165	2	0.014	Cerenovus
Frepass	150	2.3F/1.9F	0.0165	2	0.014	泰杰
Wissky	150	2.3F/1.7F	0.017	2	0.014	瑞康通
Presgo	150	2.1F/1.7F	0.017	2	0.014	加奇

注:1 in=25.4 mm。

表 4-4　常用的支架输送微导管及其参数

支架输送微导管	工作长度/cm	外径（近/远端）	内径/in	头端标记	配套支架	生 产 商
Rebar-18	130/153	2.8F/2.4F	0.02	2	SAB 4 mm	Medtronic
Rebar-27	130/145	2.8F/2.8F	0.027	2	SAB 6 mm	Medtronic

续表

支架输送微导管	工作长度/cm	外径（近/远端）	内径/in	头端标记	配套支架	生产商
Phenom-21	150/160	2.6F/2.3F	0.021	2	SAB 4 mm/SFR 4 mm	Medtronic
Excelsior XT-17	150	2.4F/1.7F	0.017	2	Neuroform Atlas/LVIS Jr/LEO+baby	Stryker
Excelsior XT-27	135/150	2.9F/2.7F	0.027	1	Neuroform EZ	Stryker
Prowler Select plus	150	2.8F/2.3F	0.021	2	Enterprise/SAB 4 mm	Cerenovus
Headway-17	150	2.4F/1.9F	0.017	2	LVIS Jr/LEO+baby	MicroVention
Headway-21	150	2.5F/2.0F	0.021	2	LVIS	MicroVention
VASCO+	135~155	2.2~5.1F/1.9~5.1F	0.017~0.040	1~3	LEO+	Balt
Marksman	105/135/150/160	3.2F/2.8F	0.027	1	Pepeline/SAB 6 mm/SFR 6 mm/SFR2 6 mm/SFR3 6 mm	Medtronic
Phenom-27	150/160	3.1F/2.8F	0.027	1	Pipeline	Medtronic
Fastrack	151	3.4F/3.0F	0.029	2	Tubridge	微创

注：1 in=25.4 mm。

表 4-5　常用的 Onyx 匹配微导管及其参数

Onyx 匹配微导管	工作长度/cm	外径（近/远端）	内径/in	导管无效腔/mL	兼容导丝/in	生产商
Marathon	165	2.7F/1.5F	0.013	0.23	0.012	Medtronic
Rebar-18	153	2.8F/2.3F	0.021	0.34	0.014	Medtronic
Echelon-10	150	2.1F/1.7F	0.017	0.34	0.014	Medtronic
Echelon-14	150	2.4F/1.9F	0.017	0.34	0.014	Medtronic
Headway-17	150	2.4F/1.9F	0.017	0.34	0.014	MicroVention
Headway duo	156	2.1F/1.6F	0.0165	0.34	0.014	MicroVention
Headway duo	167	2.1F/1.3F	0.013	0.35	0.012	MicroVention
Prowler-10	150	2.3F/1.7F	0.015	0.20	0.014	Cerenovus
Apollo	165	2.7F/1.5F	0.013	0.23	0.012	Medtronic
Sonic	165	2.7F/1.2F；2.7F/1.5F	0.009/0.011	0.28~0.30	0.007/0.008	Balt

注：1 in=25.4 mm。

表 4-6　常用的球囊扩张微导管及其参数

球囊扩张微导管	球囊直径/mm	球囊长度/mm	部　位	交换方式	兼容导丝/in	生产商
Gateway	1.5~3.5	9/15	颅内	同轴交换	0.014	Boston Scientific

续表

球囊扩张微导管	球囊直径 /mm	球囊长度 /mm	部　位	交换方式	兼容导丝/in	生　产　商
Neuro RX	1.5～4.0	6～25	颅内	快速交换	0.014	赛诺
白驹	1.0～5.0	6～30	颅内	快速交换	0.014	通桥
Aviator Plus	4.0～7.0	15/20/30/40	颅外	快速交换	0.014	Cordis
Maverick 2	1.5～4.0	9～30	颅外	同轴交换	0.014	Boston Scientific
Ultra-soft SV	3.0～4.0/ 4.0～5.0	20～30/ 15～20	颅外	快速交换	0.014/0.018	Boston Scientific
Sprinter Legend	2.5/3.0, 以 0.25 递增	12/15/20	颅外	快速交换	0.014	Medtronic
Viatrac-14 plus	4.0～7.0	15～40	颅外	快速交换	0.014	Abbott
NC TREK	2.5～4.5	6/8/12/15/20	颅外	快速交换	0.014	Abbott

注:1 in=25.4 mm。

表 4-7　常用的辅助性球囊微导管及其参数

辅助性球囊微导管	球囊直径 /mm	球囊长度 /mm	尖端长度 /mm	外径 （近/远端）	兼容导丝/in	生　产　商
HyperForm	3/4/7	7/15/20	2	2.8F/2.2F； 2.8F/2.5F； 3.0F/2.8F	0.010，X-pedion-10	Medtronic
HyperGlide	3/4/5	10/15/20/30	4	2.5F/2.2F； 2.8F/2.2F	0.010，X-pedion-10	Medtronic
Sceptor C	4	15/20	5	2.8F/2.1F	0.014	MicroVention

注:1 in=25.4 mm。

三、导丝

导丝分为造影导丝和微导丝。

（一）造影导丝

造影导丝表面均覆有亲水膜,以保证其在血管腔内的润滑穿行,因此也被称为泥鳅导丝。造影导丝可分为普通(软)导丝和加硬导丝。普通(软)导丝在造影和治疗中最为常用,直径有 0.035 in 和 0.038 in,有一定硬度和扭控力,长度有 150 cm、180 cm 以及 260 cm。加硬导丝在需要极强支撑力的情况下使用,直径有 0.035 in 和 0.038 in,长度有 150 cm、180 cm 和 260 cm。

（二）微导丝

微导丝主要用来引导微导管前进,协助微导管选择性进入血管分支或病变部位。微导丝头端一般很柔软,可减少血管壁损伤;中间和尾端一般较硬,以更好地支撑微导管。用于神经介入的微导丝一般含有亲水涂层以减小阻力。微导丝头端均具有可塑形性,且在透视下可视。导丝直径由最细的 0.007 in(如Hydrid,Balt)、0.008 in(如 Mirage,Medtronic)、0.010 in(如 Synchro-10,Stryker)、0.014 in(如 Synchro-14,Stryker;Traxcess-14,MicroVention)到 0.018 in(如 V-18,Boston Scientific)。一般来说,0.007 in、0.008 in 和 0.010 in 的微导丝多用于漂浮微导管。0.014 in 的微导丝用于微导丝导引微导管。0.018 in 的微导丝常用于支撑和交换。

选择微导丝时需要综合考虑微导丝的以下性能:近/远端直径、柔韧性、扭控性、触觉反馈、可视性、可塑形性和形状保持能力等。每种导丝都具有不同的特性,这些特性由它们不同的设计以及构成微导丝骨架的核心丝成分所决定。常用的微导丝及其参数见表4-8。

表 4-8　常用的微导丝及其参数

微　导　丝	直径(近/远端)/in	长度/cm	头端显影长度/cm	生　产　商
Hybrid	0.007	220	8	Balt
Mirage	0.012/0.008	200	10	Medtronic
Sliverspeed-10	0.010	200	10	Medtronic
Sliverspeed-14	0.014	175/200	20	Medtronic
Avigo	0.014	205	38	Medtronic
X-pedion-10	0.010	200	10	Medtronic
Traxcess-14/14 EX	0.014/0.012	200	3/6	MicroVention
Synchro-10	0.012/0.010	200/300	10	Stryker
Synchro-14	0.014	200/300	15	Stryker
Synchro-2	0.014	200/300	10	Stryker
Transend-14(standard/ soft/floppy/platinum)	0.0155/0.014	182/205	39	Stryker
Transend-300	0.014	300	35	Stryker
Transend-10	0.010	200	61	Stryker
Pt-2	0.014	185/300	2	Boston Scientific
V-18	0.018	300	8	Boston Scientific
Presgo-10	0.012/0.010	200	5	加奇
Presgo-14	0.014/0.012	200	5	加奇
Chihai	0.010/0.008	200	9	Asahi
Chihai	0.010	200/300	3	Asahi
Chihai	0.014	200/300	5	Asahi
Chihai	0.018/0.016	200/300	5	Asahi

注:1 in＝25.4 mm。

四、弹簧圈

弹簧圈是介入治疗颅内动脉瘤最基本的材料。目前弹簧圈种类多样,弹簧圈大小、形态、设计理念、硬度、有无生物活性物质以及解脱释放系统等都有所不同。弹簧圈结构可分为一级螺旋和二级螺旋。弹簧圈按一级螺旋结构可分为10系列、14系列和18系列,与相应微导管的内径匹配。在选择弹簧圈时必须考虑所使用的微导管内径以确保弹簧圈能够顺利通过微导管。导管内径过小,较粗的弹簧圈无法通过微导管;导管内径过大,较细的弹簧圈则可能在微导管里折叠而无法推出。

弹簧圈按二级螺旋结构可分为2D圈和3D圈。弹簧圈按使用顺序分为成篮圈、填充圈和收尾圈。成篮圈多是3D圈,一般被设计成复杂的三维形态,使之能适应动脉瘤的形状,构建后续填充圈的框架结构。每个厂家的3D圈的三维形态均有所不同,手术中要根据动脉瘤的不同形状选择不同形态的3D圈成篮。弹簧圈按修饰材料分为裸铂金圈和生物活性圈。裸铂金圈不含任何生物活性物质。生物活性圈包括 PGLA 弹簧圈(Matrix,Stryker)、PGA 弹簧圈(Micrusphere Cerecyte,Cerenovus)、水凝胶修饰弹簧圈(HydroFrame、HydroSoft 和 HydroCoil,MicroVention)、Nylon 微纤毛修饰弹簧圈(Axium Nylon,Medtronic)和 PGLA 微纤毛修饰弹簧圈(Axium PGLA,Medtronic)等。弹簧圈的解脱方式有电解脱、水压解脱、机械解脱和热机械解脱。

术者在选择弹簧圈时必须详细了解弹簧圈的以下参数：

（1）直径：弹簧圈成袢后的直径，即二级螺旋直径，通常是弹簧圈包装规格上的第一项数值，单位为毫米（mm），这是选择弹簧圈最基本和最重要的因素。成篮圈的直径必须根据动脉瘤大小来选择。

（2）长度：通常是弹簧圈规格的第二项数值，单位为厘米（cm），表示弹簧圈在成袢前的长度。

（3）弹簧圈丝直径：一级螺旋直径，需要与使用的微导管内径相匹配。

每种弹簧圈都有不同的特点，了术中需要根据弹簧圈和动脉瘤特点，以及术者的习惯来选择弹簧圈。目前神经介入中常用的弹簧圈见表 4-9。

表 4-9　常用的弹簧圈

生 产 商	形 态	弹簧圈种类	生物活性成分	解 脱 方 式
MicroVention	2D	HyperSoft	—	电解脱
		HydroFrame 10&18；HydroSoft 10；HydroCoil 10&14&18	水凝胶	电解脱
	3D	HydroFrame 3D	水凝胶	电解脱
		Cosmos10 3D；Cosmos18 3D	—	电解脱
		Compass10&18 3D	—	电解脱
		Complex10&18	—	电解脱
		VFC	—	电解脱
Medtronic	2D	Axium-Helical；Axium 1/2 size Helix；Axium Prime Helix	—	机械解脱
		Axium PGLA Helix	PGLA 微纤毛	机械解脱
		Axium Nylon	Nylon 微纤毛	机械解脱
	3D	Axium-3D；Axium Prime Super Soft；Axium Prime Extra Soft；Axium Prime Framing Coils	—	机械解脱
		Axium PGLA 3D	PGLA 微纤毛	机械解脱
Stryker	2D	Target Helical Ultra；Target Helical Nano	—	电解脱
	3D	Target 360 Nano；Target 360 Standard；Target 360 Soft；Target 360 Ultra	—	电解脱
Cerenovus	2D	DeltaPaq；DeltaPlush；DeltaMaxx	PGA	热机械解脱
		Cashmere	PGA	热机械解脱
		Orbit Galaxy Xtrasoft Helical	—	水压解脱
	3D	Orbit Galaxy Xtrasoft；Orbit Galaxy Fill；Orbit Galaxy Frame	—	水压解脱
		Presidio	PGA	热机械解脱
		Micrusphere	—	
		Micrusphere Cerecyte	PGA	热机械解脱
		Galaxy G3；Galaxy G3 MINI	—	热机械解脱
加奇	2D	Jasper 2D；Jasper SS 2D	—	电解脱
	3D	Jasper 3D；Jasper SS 3D	—	电解脱

生产商	形态	弹簧圈种类	生物活性成分	解脱方式
维心	2D	Visee 2D	—	电解脱
	3D	Visee 3D	—	电解脱
微创	2D	Numen 2D	—	电解脱
	3D	Numen 3D	—	电解脱
泰杰	2D	Perdenser 2D	—	电解脱
		Perfiller 2D	水凝胶	电解脱
	3D	Perdenser 3D	—	电解脱
		Perfiller 3D	水凝胶	电解脱

五、液态栓塞剂

临床常用的经微导管输送的液态栓塞剂主要有 Glubran2(GEM)、Onyx(Medtronic)和 Eval(维心)等。

Glubran2(NBCA-MS)是由意大利 GEM 公司生产的一种黏附性液态栓塞材料,本质仍是氰基丙烯酸异丁酯(NBCA),因为加入了一种单体,其聚合时间比 NBCA 明显延长,由原来的 $15\sim40$ s 延长到 $60\sim90$ s,为充分、均匀弥散栓塞脑 AVM 提供了充分且宝贵的时间窗,规避了以往 NBCA 由聚合过早导致的微导管粘连而难以拔管的风险。Glubran2 通过加入油基对比剂(如碘油)来调整其聚合时间,配制简单,栓塞作用永久。但 Glubran2 仍有快速凝固和不可控制等特点,因此需要临床经验丰富的医生恰当地掌握胶的浓度来配制,注射过程中控制注胶速度和拔管时机等,才能取得理想效果。

Onyx 是另一种液态栓塞剂,是乙烯-乙烯醇共聚物(EVOH)溶解于二甲基亚砜(DMSO)形成的混合物,由于加入了微粒化钽粉,其在 X 线下可视。当 Onyx 与血液或水溶液接触时,DMSO 会迅速弥散,EVOH 结晶析出并逐渐固化,形成非黏附性的海绵状固态聚合物。其主要优点是不黏管,利于术者较长时间地持续缓慢注射以及中间暂停注射进行分析;聚合性好,可在整个畸形血管团内充分弥散;容易控制胶的走向。Onyx 根据 EVOH 和 DMSO 的不同配比制成三种浓度:Onyx-18(6%)、Onyx-34(8%)和 Onyx-HD(20%),适用于不同疾病的治疗。Onyx-18 最常用,多用于 AVM 和 DAVF 的栓塞。Onyx-34 比 Onyx-18 更黏稠,多用于血流量较大的动静脉瘘栓塞。Onyx-HD 最黏稠,用于动脉瘤栓塞,此时需要球囊(如 HyperGlide)辅助技术,确保 Onyx 不会逃逸到远端血管。国产 Eval 和 Onyx 同属于非黏附性栓塞胶。Eval 主要由 EVAL 聚合物溶液及显影剂钽粉组成。EVAL 聚合物溶液主要成分为乙烯-乙烯醇共聚物、DMSO 和无水乙醇。因为加入了无水乙醇,DMSO 的毒性降低,使注射过程更安全。

六、颅内外血管支架

神经介入治疗中常用到的支架包括颅内动脉支架和颅外动脉支架。

(一)颅内动脉支架

颅内动脉支架分为:①用于动脉瘤的常规辅助栓塞支架、血流导向装置、覆膜支架和瘤内扰流装置;②用于颅内狭窄的支架;③用于急性缺血性卒中的取栓支架。

血管支架的种类繁多,其根据打开方式可分为自膨式支架和球扩支架;根据制造工艺可分为激光雕刻支架和编织支架;根据网孔设计可分为开环支架和闭环支架;根据制作材料可分为不锈钢支架、镍钛合金支架和钴铬合金支架。自膨式支架一般由合金材料制成,具有记忆属性,释放简单,且具有良好的抗折性,适用于易扭曲受压的血管。球扩支架通常由不锈钢或铬制成,被安装在非顺应性球囊的外面,通过压力泵加压释放,其径向支撑力较好。

1. 颅内动脉瘤治疗支架　颅内动脉支架绝大多数为自膨式支架,仅 Willis 覆膜支架(微创)和 Apollo 支架为球扩支架。开环设计的颅内支架主要是自膨式 Neuroform 系列支架(Stryker),其由激光雕刻的镍钛合金材料制作而成,每一节段均呈独立状态,且孔径随着支架弯曲程度的增加而增加,具有良好的顺应性、更高的贴壁性和稳定性。缺点是其一旦释放就无法回收,不利于调整支架的位置。闭环设计的激光雕刻支架 Enterprise(Cerenovus)由镍钛合金材料制成,支架径向支撑力较好,且在释放小于自身全长 70% 的情况下仍可完全回收并调整位置。缺点是在直径变化较大的血管中易发生移位。闭环设计的编织支架有 LVIS(MicroVention)和 LEO(Balt),它们均为自膨式支架,较激光雕刻支架有更好的贴壁性和更高的金属覆盖率。编织支架的另一优点是显影的金属丝使支架在释放过程中全程可视,有助于观察支架打开情况和支架准确的释放位置。

血流导向装置也称密网支架,是由镍或铬钴金属丝编织而成的闭环支架。目前在国内使用的主要有 Pipeline Flex(Medtronic)、Tubridge(微创)和 Surpass(Stryker),均为自膨式支架。血流导向装置的金属覆盖率远超常规颅内支架,能够改变动脉瘤内的血流动力学,减少动脉瘤内血流量,促进动脉瘤内血栓形成及载瘤动脉重建。选择血流导向装置时型号的选择非常重要,应选择与载瘤动脉直径匹配的型号。Tubridge 是由我国自主研发的血流导向装置,其设计理念与 Pipeline Flex 相似。Tubridge 和 Pipeline Flex 均采用同轴系统方式释放,而 Surpass 则采用了 OTW 系统进行释放。

瘤内扰流装置主要设计应用在分叉部动脉瘤中,避免了使用支架和口服双抗药物。此类装置包括 Woven EndoBridge(WEB,MicroVention)和 LUNA AES(Nfocus Neuromedical)。WEB 系列有金属丝密集编织形成的单层或双层网状微孔结构,而 LUNA AES 是一种椭圆形的双侧镍钛合金双层网格结构。

更多的正在研发和处于临床试验阶段的新型支架很快会应用于临床,包括 PulseRider(Cerenovus)、Comaneci(Rapid Medical)、pCONUS(Phenox)、Barrel(Medtronic)和 eCLIPs(Evasc Medical)等。

2. 颅内狭窄治疗支架　对于粥样硬化斑块导致的颅内动脉狭窄,可使用的支架包括 Winspan(Stryker)和 Apollo(微创),它们比动脉瘤辅助栓塞的支架有更强的径向支撑力。用于动脉瘤治疗的支架(包括 Enterprise 和 Neuroform 等)也被报道用于颅内动脉狭窄。

3. 急性缺血性卒中取栓支架　取栓支架不同于动脉瘤治疗支架,其设计为可回收支架,且支架对血栓有较好的嵌合和捕获能力,支架放置到血栓栓塞的部位后将血栓嵌入支架网眼结构内,然后将血栓和支架一同从体内取出。除最早用于颅内取栓的一代 Solitaire FR(可解脱设计,Medtronic),还包括二代和三代的 Solitaire FR(不能解脱)、Trevo(Stryker)、Revive SE(Cerenovus)、EmbroTrap Ⅱ(Cerenovus)、Aperio(Acandis)等。国产取栓支架近来也开始应用于临床,包括 Reco(尼科)、蛟龙(通桥)和 Captor(心玮)等。

每种支架都有优势和不足,详细了解每种支架的特点和用途有助于术者选择适合患者的支架。表 4-10、表 4-11 展示了目前常用的颅内血管支架及其参数。

表 4-10　常用的颅内动脉瘤治疗支架及其参数

颅内动脉瘤治疗支架	支架设计	支架直径/mm	适用血管直径/mm	网孔大小/mm	标记点	匹配输送导管	解脱方式	生产商
Solitaire AB	自膨式/闭环	4/6	1.8~4.5/ 4.5~6.0	0.25~1.69/ 0.34~1.77	远 3/近 1; 远 4/近 1	Rebar-18/27	电解脱	Medtronic
Enterprise	自膨式/闭环	4.5	2.5~4.0	0.86~1.06	4 个; 支架两端	Prowler Select plus	自释放	Cerenovus
Enterprise 2	自膨式/闭环	5	2.5~4.0	0.86~1.06	4 个; 支架两端	Prowler Select plus	自释放	Cerenovus
LEO/LEO +baby	自膨式/编织	2.0/2.5/ 3.5/4.5/5.5	1.5~6.5	0.5~0.9	2 条纵线	VASCO+	自释放	Balt

续表

颅内动脉瘤治疗支架	支架设计	支架直径/mm	适用血管直径/mm	网孔大小/mm	标记点	匹配输送导管	解脱方式	生产商
LVIS/LVIS Jr	自膨式/编织	2.5/3.5/4.5/5.5	2.0～5.8	0.3～1.0	LVIS:两端各4个,2条绞丝;LVIS Jr:两端各4个,3条绞丝	Headway-17/21	自释放	MicroVention
Neuroform EZ	自膨式/开环	2.5/3.0/3.5/4.0/4.5	2.0～4.5	0.66～1.15	4个;支架两端	Excelsior XT-27	自释放	Stryker
Neuroform Atlas	自膨式/开环	3.0/4.0/4.5	2.0～4.5	0.6～1.1	3个;支架两端	Excelsior XT-17	自释放	Stryker
Wingspan	自膨式/开环	2.5/3.0/3.5/4.0/4.5	2.0～4.5	—	4个;支架两端	—	自释放	Stryker
Apollo	球扩/开环	2.5/2.75/3.0/3.5/4.0	2.0～4.0	—	2个,位于球囊头尾端	0.014 in	球扩	微创
Willis	球扩/覆膜	3.5/4.0/4.5	3.0～4.9	—	2个,位于球囊头尾端	6F导引导管	球扩	微创

表 4-11 常用的取栓支架及其参数

取栓支架	支架直径/mm	推荐血管直径/mm	显影标记(近/远端)	适配微导管	解脱性	取栓系统长度/cm	头端导丝长度	生产商
Solitaire FR/Solitaire FR2/Solitaire FR3	4/6	2～5.5	1～3/1～4	0.021 in/0.027 in	Solitaire FR一代可解脱,其他不能解脱	180	无	Medtronic
Trevo XP	3/4/6	2.0～6.5	全程显影	Trevo Pro-14/Trevo Pro-18/XT-27	不可解脱	180/190	无	Stryker
Trevo Provue	4	2.0～4.5	全程显影	Trevo Pro-18	不可解脱	180	4 mm	Stryker
Aperio	3.5/4.5/6	1.5～5.5	头端3个显影点	0.021 in/0.027 in	不可解脱	—	2 mm	Acandis
Reco	3/4/5/6	2～3	3～4支架的显影点:近端1远端3;5～6支架的显影点:近端1远端4	0.021 in	不可解脱	—	无	尼科

取栓支架	支架直径/mm	推荐血管直径/mm	显影标记（近/远端）	适配微导管	解脱性	取栓系统长度/cm	头端导丝长度	生产商
EmbroTrap Ⅱ	5～21/5～33	1.5～5.0	远端 4 mm 导丝＋支架远端 2 个＋支架近端 3 个＋近端不透射线线圈 20 mm	Prowler Select plus	不可解脱	190	4 mm	Cerenovus
Revive SE	4～22	1.5～5.0	远端 6 mm 导丝＋近端 13 cm 不透射线导丝	Prowler Select plus	不可解脱	174	6 mm	Cerenovus
蛟龙	3～6	1.5～5.5	3～4 支架的显影点：近端 1 远端 3；5～6 支架的显影点：近端 1 远端 4	0.021 in	不可解脱	190	无	通桥
Captor	4/6	2.0～5.5	4 mm 支架的显影点：近端 1 中间 6/9 远端 3；6 mm 支架的显影点：近端 1 中间 6 远端 4	0.021 in/0.027 in	不可解脱	1850/1860/1870	无	心玮

（二）颅外动脉支架

颅外动脉支架包括颈动脉支架和椎动脉支架。当前使用的颈动脉支架大多数为自膨式支架,采用激光切割或编织制作而成。其有直形和锥形两种设计,结构有开环和闭环两种,开环设计的支架网格可突出至血管腔内,柔顺性和贴壁性更好,但可能干扰栓子保护装置的回收过程。闭环设计的支架没有突出的网格,更容易回收,且径向支撑力较开环支架大,缺点是血管的贴壁性较差。

支架的选择应根据病变的血管迂曲程度和病理形态特征确定。如果血管迂曲,建议选择贴壁性较好的开环支架,如 Precise(Cordis)、Protege(Medtronic)。对于斑块不稳定或伴有斑块溃疡的患者,建议选择闭环支架,如 Wallstent(Boston Scientific)。对于颈内动脉和颈总动脉管腔直径差距显著者,可考虑锥形支架,如 Protege(Medtronic)、Xact(Abbott)和 Acculink(Abbott)。临床常用的颈动脉支架及其参数见表 4-12。

表 4-12 常用的颈动脉支架及其参数

颈动脉支架	支架材质	支架设计	支架直径/mm	支架长度/mm	适配微导丝/in	适配最小导引导管	生产商
Wallstent	Elgiloy 合金	闭环、自膨式	5/7/9	30/40/50	0.014	8F	Boston Scientific
Protege	镍钛	开环、自膨式	7～10;锥形 6～8/7～10	30/40;锥形 40	0.014	8F	Medtronic
Precise	镍钛	开环、自膨式	5～10	20/30/40	0.014	7F	Cordis
Palmaz/Blue	钴铬合金	闭环、球扩	4～7	15/17/20/25	0.014	6F	Cordis
Acculink	镍钛	杂环、自膨式	7～10;锥形 6～8/7～10	20/30/40	0.014	8F	Abbott
Xact	镍钛	闭环、自膨式	7～10;锥形 6～8/7～9/8～10	20/30/40	0.014	8F	Abbott

对于椎动脉开口部位的狭窄,多选择球扩支架,优点是定位准确、径向支撑力大,且短缩率小。也可以选择自膨式颅外支架。球扩支架包括裸支架和药物洗脱支架。球扩裸支架常用的为 Apollo(微创)、Genesis(Cordis)、Palmaz(Cordis)、Blue(Cordis)、Express(Boston)等。球扩裸支架可使内膜过度增生,再狭窄发生率高。药物洗脱支架能够降低支架内再狭窄发生率。临床常用的药物洗脱支架大部分来自冠脉支架和肾动脉支架,包括 Xience(Abbott)和 Excel(吉威)等。目前专门用于椎动脉狭窄的药物洗脱支架为 Maurora(信立泰)和 Bridge(微创),两者均为雷帕霉素靶向洗脱支架。

七、栓子保护装置

栓子保护装置是在颈动脉狭窄支架置入过程中,预防栓子脱落到颅内血管造成脑栓塞的一种保护装置。临床常用的栓子保护装置有远端保护伞装置,包括 Spider FX(Medtronic)、Angioguard(Cordis)、FilterWire EZ(Boston Scientific)和 Emboshield NAV6(Abbott),以及近端球囊保护装置 MO. MA 系统(Medtronic)。临床常用的栓子保护装置及其参数见表 4-13。

表 4-13　常用的栓子保护装置及其参数

栓子保护装置	设 计 类 型	规格 /mm	兼容导丝直径 /in	滤网孔径 /μm	导丝头端长度/cm	独立导丝技巧	生 产 商
Spider FX	远端保护伞	3～7	0.014～0.018	210/160/80	1.2	是	Medtronic
Angioguard	远端保护伞	5～8	0.014	100	3.5	否	Cordis
FilterWire EZ	远端保护伞	3.5～5.5	0.014	110	3	否	Boston Scientific
Emboshield NAV6	远端保护伞	5/7.2	0.014	120	1.2	是	Abbott
Proender	远端保护伞	3～7	0.014	160/80	3	是	泰杰
MO. MA	近端球囊保护	8F/9F	最小工作内径:0.069/0.083	近端球囊最大13 mm,远端球囊最大 6 mm	—	是	Medtronic

(张　鑫　文立利)

第二节　脑血管造影术

一、前言

脑血管造影术主要用于评估脑血管的异常,可以动态观察脑血流和侧支循环,是脑血管成像的金标准,掌握脑血管造影术也是学习神经介入技术的前提。脑血管造影术由葡萄牙医生莫尼兹于 1927 年首次成功实施,最初全脑血管造影需要直接暴露颈动脉或者经皮穿刺颈动脉、椎动脉注射对比剂完成,随着经皮动脉穿刺置鞘技术(Seldinger 穿刺法)以及 DSA 技术的出现,逐渐发展为现今临床常规进行的全脑血管造影术。

二、术前评估与准备

(一)适应证

(1)怀疑血管本身病变或寻找脑血管病病因。

(2)怀疑脑静脉病变。

(3)脑内或蛛网膜下腔出血病因检查。

(4)头面部富血管肿瘤术前检查。

（5）了解颅内占位性病变的血供与邻近血管的关系及某些肿瘤的定型。

（6）实施血管介入等治疗前明确血管病变与周围解剖关系。

（7）急性脑血管病需行动脉溶栓或其他血管内治疗。

（8）头面部及颅内血管性疾病的治疗后复查。

（9）动脉瘤手术中的辅助造影。

（二）禁忌证

（1）对碘对比剂过敏或不能耐受。

（2）对介入器材过敏。

（3）严重心、肝、肾功能不全。

（4）穿刺点局部感染。

（5）并发脑疝。

特殊情况可经过各方讨论，知情同意后采取个体化处理。

（三）术前评价

（1）术前做简要的神经系统查体，作为基线，以备术中、术后有神经系统方面的改变。

（2）询问患者有无碘过敏史。

（3）检查股动脉搏动，以及足背动脉、胫后动脉搏动情况，有异常者建议完善下肢血管超声或CTA检查。

（4）验血，进行肌酐、凝血功能等检查。

（5）如果已有血管超声、TCD、CTA、MRA等血管检查结果，可结合临床资料初步判断责任血管，以便造影时重点观察。

（6）如术前已有主动脉弓结构信息（图4-1），可在造影前提前判断可能的解剖变异或困难路径，提前做好造影器材的选择（图4-2）。

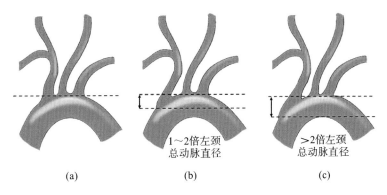

（a）Ⅰ型；（b）Ⅱ型；（c）Ⅲ型

图 4-1　主动脉弓分型

（a）Ⅰ型；（b）Ⅱ型；（c）Ⅲ型。主动脉弓分型是以主动脉弓顶至头臂干开口垂直距离，并与左颈总动脉直径倍数为参照进行的；垂直距离小于左颈总动脉直径为Ⅰ型弓，1～2倍直径的为Ⅱ型弓，大于2倍直径的为Ⅲ型弓

（四）术前药物调整

长期服用抗凝药物的患者，在DSA前如何调整抗凝治疗方案，目前还缺乏研究结论。参考心脏介入，根据《2016年欧洲房颤管理指南》，大部分心血管介入操作能在不停用华法林的情况下安全进行。

对于肾功能正常的患者，造影前不需要停用二甲双胍，但使用对比剂后应在指导下停用二甲双胍2～3天，复查肾功能正常再继续用药；对于肾功能异常者，造影前2天即停止服用二甲双胍，之后也需要停药2～3天，肾功能正常后方可继续用药。

（五）麻醉准备

过去在造影前要求患者禁食数小时，但造影一般在局部麻醉下进行，发生恶心、呕吐的可能性极小，

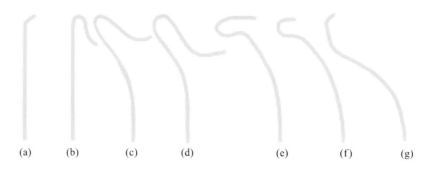

(a)　　(b)　　(c)　　(d)　　(e)　　(f)　　(g)

图 4-2　常用神经介入造影导管

(a)椎动脉导管;(b)西蒙 1 型导管(SIM1 导管);(c)西蒙 2 型导管(SIM2 导管);(d)西蒙 3 型导管(SIM3 导管);(e)Newt 导管;(f)CK1 导管;(g)猎人头 1 型导管(H1 导管)

吸入性肺炎的发生更加罕见。对于清醒且能够配合的患者,一般不必要求术前禁水禁食,有条件的中心可以在术前一段时间让患者服用营养液。

三、术中流程

(一)镇静镇痛

大多数患者造影术中仅需局部麻醉,如不能配合完成造影的患者,可给予最低程度的镇静治疗,以缓解患者的紧张情绪。可在术前肌内注射苯巴比妥,或术中静脉注射咪达唑仑、地西泮。术中监测患者的生命体征,包括血压、心率、呼吸、脉氧。

尽可能减少镇静剂的使用,因为过度镇静可能掩盖术中发生的病情改变。另外有报道称约有10.2%的患者使用镇静剂后出现反常激惹现象,尤其是年老、有酗酒史或精神疾病的患者。反常激惹发生后可用氟马西尼 0.2~0.3 mg 逆转。

(二)术中抗凝方案

为避免动脉穿刺置鞘处以及血管内的导丝、导管形成血栓,除活动性脑出血急诊造影等原因外,大部分造影中应给予抗凝药物。通常选择应用普通肝素。成年患者可首先行半量肝素化静脉推注(30~40 U/kg),之后每隔 1 h 追加肝素 1000 U;或者术中经滴注导管持续灌注肝素生理盐水(2~5 U/mL)。对于刚完成静脉溶栓,准备桥接介入治疗的患者,造影时不再需要静脉推注肝素,但仍应给予持续导管内肝素生理盐水灌洗。亦有中心做全脑血管造影时不进行肝素化操作。

(三)对比剂的选择

对比剂建议使用非离子型碘对比剂,可显著减少过敏反应和肾毒性(表 4-14)。非离子型碘对比剂是根据有机碘的含量来命名的。例如,欧乃派克 300 即每毫升含有 647 mg 的碘海醇,相当于每毫升含有 300 mg 的有机碘。随着现代数字成像中图像增强器性能的提高,人们可以使用较低浓度的对比剂进行脑血管成像,因此,需要控制对比剂用量时,可以将对比剂稀释后使用。非离子型制剂在现代机器上可提供足够的血管显影,其优点是碘的总剂量较低,对血脑屏障的渗透压挑战也较小。低浓度的对比剂与高浓度的对比剂相比,还有一个优势就是黏稠度较低。这是手工或高压注射器注射或血管成形术球囊扩张及收缩时需要考虑的一个因素。此外,使用前可将对比剂预热至 37 ℃以降低黏稠度。

表 4-14　介入常用对比剂名称、类别及理化特点

通用名	原研商品名	类别	渗透压/(mOsm/kg)	相对分子质量	浓度/(mg/mL)	37 ℃条件下的黏滞度/(mPa·s)
碘普罗胺	优维显®	非离子型次高渗单体	590	791	300	4.7
			770		370	10.0
碘海醇	欧乃派克®	非离子型次高渗单体	680	821	300	6.3
			830		360	10.4

续表

通 用 名	原研商品名	类 别	渗透压 /(mOsm/kg)	相对分子 质量	浓度 /(mg/mL)	37 ℃条件下的黏滞度 /(mPa·s)
碘帕醇	典比乐®	非离子型次 高渗单体	680	777	300	4.7
			800		370	9.4
碘佛醇	安射力®	非离子型次 高渗单体	710	807	320	5.8
			790		350	9.0
碘美普尔	典迈伦®	非离子型次 高渗单体	620	777	350	7.5
碘克沙醇	威视派克®	非离子型 等渗双体	290	1550	320	11.8
					270	—

（四）动脉穿刺置鞘

Seldinger 穿刺技术及其改良方法操作简便,损伤小,同期置入血管鞘可避免反复置入造影导管损伤血管,目前已成为 DSA 的基本操作技术。目前 10～13 cm 的 5F 短鞘是临床最常用的穿刺鞘,此外当股动脉或者髂动脉迂曲或粥样硬化而妨碍导管前进或操控时,可考虑使用长鞘(25 cm)。

股动脉穿刺置鞘的操作要点如下。

1. 定位 常见穿刺平面的定位是髂前上棘与耻骨联合连线平面下 3 横指水平,并且在选择的穿刺点术后可以压迫骨头止血,通常在腹股沟皱褶水平。

2. 消毒 双侧股动脉穿刺区域碘伏消毒 2 遍,范围:上界为脐平面,下界为大腿下 1/3 处,外侧界为腋中线延长线,内侧界为大腿内侧中线。首先消毒穿刺处,最后消毒会阴部。

3. 麻醉 以 5% 利多卡因在皮肤穿刺点(外口)和股动脉穿刺点(内口)两侧逐层浸润麻醉。

4. 穿刺 在外口做一与腹股沟方向大致平行的 2～3 mm 皮肤切口(目前也有直接穿刺,先不开皮肤切口,后根据需要再开的),右手拇指和食指持血管穿刺针,针与皮面成 30°～45°,缓慢进针,针尖接近股动脉时可有搏动感。若为单壁穿刺,继续推送穿刺针至穿透前壁,尾端鲜红色动脉血持续搏动性涌出为穿刺成功;若使用透壁穿刺法,则穿透血管前后壁,拔去针芯,缓慢后退穿刺针套管至尾端动脉血持续涌出为穿刺成功。

5. 置入导丝 换用左手持针,右手将"J"形导丝自尾端送入股动脉内,撤去穿刺针,左手随即压迫内口以防出血。进入动脉的最关键步骤是穿刺导丝输送,该过程有造成内膜损伤或剥离的风险。有瘢痕的腹股沟有时需要坚硬的导丝,如 Rosen 或 Amplatz 导丝。

6. 置鞘 以肝素生理盐水纱布擦拭导丝,通过导丝置入动脉鞘组件,到位后撤去导丝和扩张器。

7. 冲洗 以注射器回抽动脉鞘,回血良好,确认在动脉内,注入肝素生理盐水冲洗动脉鞘。

在脑血管造影中,桡动脉途径最初应用于经股动脉途径弓上血管难以到位的情况。而在心内科介入中由于部位特性,其已被广泛使用,心内科医生发现桡动脉途径与股动脉途径相比更安全,出血性和其他并发症更少,术后对动脉的控制要容易得多。近年桡动脉途径在脑血管造影中的应用逐渐增多,甚至部分神经介入治疗也开始应用桡动脉途径。今后随着经验的增加和认识的提高,桡动脉途径有可能得到更广泛的使用。

桡动脉途径建议使用专用的穿刺针及穿刺鞘,如 Radifocus 桡动脉穿刺鞘(泰尔茂)。桡动脉穿刺置鞘要点:桡动脉穿刺置鞘通常选择患者右臂以便于术者操作,根据弓上大血管形态和介入诊疗需要也可选择左侧入路。桡动脉位于肱桡腱和桡侧腕屈肌腱之间,从腕部到远端桡骨头有 2 cm 可以触及搏动。初始穿刺部位尽可能在远端,但至少在茎突近端 1 cm,以避免穿刺入屈肌支持带和桡动脉小的表浅分支。

当桡动脉痉挛严重时可采用"鸡尾酒"疗法(3000 U 肝素、2.5 mg 维拉帕米与 200 μg 硝酸甘油的混合液)。

经桡动脉途径进入颈动脉或对侧椎动脉相对较困难,该途径最常用的是 120 cm 的 Simmons 导管,需要用导丝技术通过主动脉瓣重建西蒙曲线(图 4-3)。

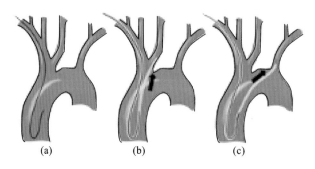

图 4-3　经桡动脉途径通过主动脉瓣重建西蒙曲线
(a)导丝越过主动脉瓣,西蒙导管沿着导丝成形;(b)超选右侧颈总动脉;(c)超选左侧锁骨下动脉

最后,在穿刺结束时,可以通过拇指按压、加压包扎、应用腕带装置(如 Terumo 带)或专用压迫器轻松压迫桡动脉。

(五)主动脉弓造影

在导丝尖端的引导下,导管从腹股沟推进到胸降主动脉。移除导丝并擦拭干净。在大多数患者中,"J"形导丝或任何弯曲的导丝可以从腹股沟一直推进到主动脉弓,注意推进过程中不要误入肾动脉造成肾动脉损伤。

当通过髂动脉遇到困难,或者髂动脉出现明显的迂回时,可以插入长鞘以拉直迂曲血管。同样的,当导管在主动脉弓旋转时,导管尖端的转动和自己的操控没有相对应运动,可能发生导管扭曲现象,最常见的扭曲部位在腹股沟或迂回的髂动脉中。此时需要非常小心地将导管鞘解开,并将其部分从身体中抽出,将损坏的部分抽出体外。然后,可以通过置换长鞘解决该问题。

主动脉弓造影可初步评估颅内、外总体的血管情况,便于寻找弓上血管开口,判断主动脉弓分型,根据主动脉弓分型选择合适的造影导管。

主动脉弓造影通常使用直径 0.035 in(1 in＝2.54 cm)亲水导丝和带侧孔的猪尾导管。采用自动注射的方式,将导管尾端直接连接于 DSA 高压注射器的压力延长管。主动脉弓造影时常选择左侧斜位 30°～45°(表 4-15),以便更好地展露弓上动脉开口。

表 4-15　目标血管显影的建议投射体位

目 标 血 管	投射体位参考
主动脉弓	后前位
	左侧斜位 30°～45°
颈动脉分叉处	侧位
	同侧斜位约 45°
颈动脉 C1～C7 段	侧位
	后前位
大脑前动脉	侧位
	同侧斜位约 30°
大脑中动脉 M1 段	后前位(头位 20°～30°)
大脑中动脉 M2～M4 段	侧位
	同侧斜位 30°～45°

续表

目 标 血 管	投射体位参考
椎动脉开口	对侧斜位 $10°\sim20°$（头位 $5°\sim10°$）
椎动脉 V1～V3 段	后前位
	侧位
椎动脉 V4 段	同侧斜位 $10°\sim20°$
基底动脉	后前位（足位 $5°\sim10°$）
	侧位

（六）选择性血管造影

标准的脑血管造影包括双侧颈内动脉＋双侧椎动脉的四血管造影,有时还需要行双侧颈外动脉造影。脑血管造影常用的导管有多用途导管（MPA 导管）、椎管导管（VERT 导管）、猎人头 1 型导管（H1 导管）,还有西蒙 2 型导管（SIM2 导管）、VTK 导管等（图 4-2）。

为降低导丝触碰动脉斑块导致斑块脱落的风险,多数情况下,双侧颈总动脉＋双侧锁骨下动脉的四血管造影能清晰显示颅内外血管。

下列情况还应考虑行颈外动脉造影。

（1）闭塞性疾病,如烟雾病,颅内或颅外的夹层。

（2）巨大型颅内动脉瘤或其他无法手术的动脉瘤,有时需闭塞载瘤动脉进行血管搭桥。

（3）大脑中动脉的蛇形或发育不良的动脉瘤。

（4）海绵窦动静脉瘘。

（5）脑动静脉畸形,当动静脉畸形延伸到大脑表面有硬脑膜支供血可能时。

（6）硬脑膜血管疾病可能。

通常使用 0.035 in 亲水导丝和单一弯曲造影导管（如椎动脉导管）完成四血管造影。

1. 连接　单弯导管内衬导丝,尾端连接"Y"阀,并通过三通管连接加压滴注和高压注射器,排尽管道内气体。

2. 导管到位　导管在造影导丝的指引下经过主动脉弓进入升主动脉,退出导丝,边旋转导管边缓慢后撤,直到导管头端弹入弓上一级血管开口,这时前送导丝,使导丝足以支撑前送导管,并且使导丝头端保持在安全范围内,固定导丝,沿导丝缓慢前送导管。颈动脉造影时,导管头端应放置在颈总动脉分叉段以下 2～3 cm 处；行锁骨下动脉椎动脉造影时,导管头端应放置在锁骨下动脉距离椎动脉开口 1～2 cm 处。有时还需将导管直接置入颈内动脉（进入 1～2 cm 处）或椎动脉内（进入 1～2 cm 处）造影。

3. 造影　对比剂自动注射建议参数见表 4-16。

表 4-16　对比剂自动注射建议参数

目 标 动 脉	注射速度/(mL/s)	注射总量/mL	最大压力限度/psi	注射延迟/s
主动脉弓	15～20	30～40	800	0～1
颈总动脉	4～6	8～10	200～300	0～1
颈内动脉	3～5	6～10	200～300	0～1
颈外动脉	2～3	4～6	200～300	0～1
锁骨下动脉	4～6	8～12	600	0～1
椎动脉	2～4	4～6	200～300	0～1
肋间动脉/腰动脉	1.0～1.5	2～5	100	0～1

注：1 psi＝6.89 kPa。

　　导管头端位于主动脉弓一级分支血管的造影称为选择性血管造影。进入二级甚至三级分支血管时称为超选择性血管造影,如颈内动脉和椎动脉。这些分支血管管径较小,建议在选择性血管造影的路径图指引下将导丝准确送入目标血管,然后使造影导管与目标血管保持同轴,向前送至适宜造影的稳定位置。

　　操作中需注意:超选择性血管造影前需谨慎评估目标血管管径、迂曲程度等,结合超选择性血管造影的必要性综合判断。若血管开口存在斑块或狭窄,慎行超选择性血管造影,避免造成斑块脱落引起远端栓塞。

　　目标血管开口扭曲、成角较大时,导丝难以进入,可使用导丝塑形技术增大导丝头端弯曲角度。目标血管远端迂曲时,导丝可通过但导管前送困难,可尽量将导丝送至血管远端相对安全区域,如送至颈外动脉(深度不能超过颈外动脉 3 cm)或腋动脉,推送导管时可稍加旋转,将导管沿着导丝推进至目标血管;有时可要求患者将头部转向对侧以减小张力。

　　复杂血管的插管技巧:①牛型主动脉弓,单弯椎管能搭在头臂干开口,但导丝在左侧颈总动脉前送困难,可嘱患者向右侧转头,或在前送导丝时轻轻咳嗽。②Ⅱ型主动脉弓,单弯导管难以搭在头臂干内,不能为导丝输送提供足够的支撑力,可考虑使用头端弯曲部分更大的猎人头型导管。Ⅱ型主动脉弓合并牛型或Ⅲ型主动脉弓可考虑使用西蒙导管或 VTK 导管,完成选择性血管造影。操作中切勿过度旋转导管以免导管打结。

　　西蒙导管的成形:

　　(1) 左侧锁骨下成形:导管沿亲水导丝上行至左侧锁骨下动脉,导管头在左侧的锁骨下动脉内。导管的主弯("肘部")在主动脉弓。后撤导丝,至导丝头位于主弯的近段,前推导管。直至主弯进入主动脉弓的近段,导管头已经自锁骨下动脉退出,并指向后面的管身(图 4-4)。

　　(2) 主动脉弓成形:沿亲水导丝上行,导管头至升主动脉内,后撤导丝至主弯近段,顺时针旋转导管,同时后撤导管,使管袢形成于降主动脉内。再上导丝,重建弯曲(图 4-5)。

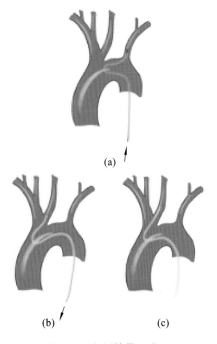

图 4-4　左侧锁骨下成形

导管沿导丝上行至左侧锁骨下动脉,导管头进入左侧锁骨下动脉内(a)。导管的主弯("肘部")在主动脉弓,同时后撤导丝,至主弯的近段(b),前推导管。直至主弯进入主动脉弓的近段(c),导管头已经自锁骨下动脉退出,完成成形

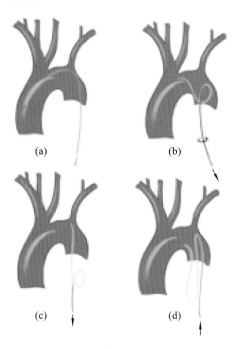

图 4-5　主动脉弓成形

西蒙导管沿导丝上行至升主动脉内(a),后撤导丝至主弯近段,顺时针旋转导管,同时后撤导管,使管袢形成于降主动脉内((b)~(c))。再上导丝(d),重建弯曲

（3）主动脉瓣成形：将导丝经主动脉瓣行至远方，导管沿着导丝前行成形即可。怀疑患有主动脉瓣疾病或冠状动脉疾病者，应禁止使用这种技术。

应尽量避免在诊断性脑血管造影中使用交换导丝技术。因导丝的外部被擦拭后可能看起来很干净，但正在插入的新导管可能会从交换导丝上刮去累积的碎片、血小板和血栓。移除交换导丝后，这些碎片就可能从导管顶端脱落成为栓子。在介入治疗过程中，使用交换导丝是不可避免的，建议操作时进行肝素化或用抗血小板药物进行预处理，导丝尖端尽量在颈外动脉循环时使用。

若血管过于迂曲，应避免使用一种方法长时间反复尝试；在改变操作方法、更换介入材料后，若导丝导管仍不能到位，应及时终止操作以免徒增并发症。

超选择性血管造影时目标血管更易受损，推送导丝应轻柔，并适度旋转，避免造成血管夹层。内膜剥离很可能是由于导丝的尖端被不经意地强行推到内膜下。因此，应控制导丝远端有足够长度，让远端导丝保持其灵活性。此外，进行高压注射时应注意导管头端位置，尤其预计在一个血管中进行若干次注射时。例如，标准注射速度对血管壁产生的剪切力可能足以使动脉粥样硬化斑块从血管壁上脱落，导致远端栓塞。因此，选择的注射部位应远离路径图上看到的动脉粥样硬化的任何不规则部位。同样，内膜的脆弱性可能会因与导丝有关的或导管引起的痉挛而被放大，紧邻注射可能会使微小的内膜撕裂恶化为全面的剥离。为了最大限度地减少导管对血管内膜的创伤，最好将导管定位在血管曲度一致处。

若目标血管存在严重狭窄或动脉瘤，多种投影位置显影效果不佳，有条件的机构建议使用 3D 成像以获得更全面的影像。

脑血管造影时每支血管常规正侧位造影，再根据需要选取特殊位置造影，目前常需要行 3D 旋转血管造影及 3D 重建，才能找到需要的工作位，并避免漏诊。

四、术后及并发症处理

（一）术后处理

拔鞘后手工按压仍是封闭股动脉穿刺点的最主要方法。通常可直接拔除动脉鞘（有时可用鱼精蛋白中和肝素后拔鞘，也可等待肝素代谢清除后拔鞘）。按压时，手指着力点位于股动脉穿刺内口或其近端，同时注意暴露外口，以便观察有无活动性出血。按压时间一般为 10~20 min，解除压力后确认外口无渗血，才可将无菌敷料置于内口上，以弹力绷带交叉加压包扎，继续沙袋压迫穿刺点 6~8 h。压迫过程中定时观察敷料是否干燥，伤口有无渗血肿胀，以及足背动脉的搏动情况，以便及早发现出血等并发症并及时处理。患者取平卧位，穿刺侧下肢制动 12 h。

手工按压止血法下肢制动时间长，易出现排尿困难和背部酸痛等不适。常常使用各种血管压迫器、止血贴、血管闭合器等快速闭合动脉穿刺口，止血过程简便，患者可更早下床活动，患者的术后舒适度提高，对使用抗凝、抗血小板药的患者也有益处。患者如果应用止血贴，应卧床 2 h，3 h 后可活动；患者若使用股动脉压迫器或股动脉闭合装置，仅需卧床制动 1~3 h，3 h 后可下床活动，甚至可以当天出院。但穿刺点并发症的发生率与手工压迫的效果有关。

血管闭合器种类较多，原理不一，通过缝合线、金属夹或胶原海绵等闭合动脉穿刺口。常用的股动脉闭合器有雅培公司（Abbott）的 StarClose SE 闭合器和 Perclose ProGlide 血管缝合器。注意使用血管闭合器前需行股动脉造影，明确股动脉穿刺处的位置、管径、有无粥样硬化和钙化斑块，确定是否适合使用闭合器。Chito-Seal™ pad 和 Syvek® NT Patch 是典型的止血贴，可用于拔鞘后的切口处，促进止血。股动脉 C 形弯钳压迫器可替代手工压迫。

桡动脉穿刺点拔鞘后可手工按压或使用桡动脉压迫器压迫止血，不影响患者下床活动，患者往往可以当天出院。

脑血管造影术后建议给予"水化"以促进对比剂排泄。关于水化，目前尚无一致建议。中国心血管领域专家共识推荐：对于估计肾小球滤过率（eGFR）<60 mL/(min·1.73 m²)的患者，对比剂注射前 3~12 h 至对比剂注射后 6~24 h，持续静脉输注生理盐水（1~1.5 mL/(kg·h)），并同时监测尿量。注意观察

并记录患者的生命体征,头晕、头痛、恶心、呕吐等全身症状,以及失语、肌力下降、癫痫等神经系统症状,并及时处理。

(二)并发症处理

脑血管造影术并发症包括神经系统并发症、局部或周围血管并发症、穿刺点并发症和对比剂并发症等。其中神经系统并发症发生率可达1.30%~2.63%。患者年龄、基础疾病及手术时间与并发症密切相关。

1. 短暂性脑缺血发作和脑梗死   术中血管壁斑块脱落、导管内血栓形成、气体栓塞等可造成缺血性卒中。预防方法:置管成功后进行全身肝素化,预防导管壁血栓形成;严格按照主动脉弓、弓上大血管及其分支的顺序进行超选择性血管造影,禁止导管或导丝超越血管壁斑块,防止斑块破损或附壁血栓脱落;仔细检查并排空管道中的空气,预防气栓的发生;当证实远端血管出现栓塞时,根据病情给予溶栓或机械取栓;当患者出现气栓时,可给予高压氧治疗。

2. 皮质盲   表现为双眼视力丧失,瞳孔对光反射正常,也可伴有遗忘、肢体偏瘫、头痛等其他症状,脑血管或冠状动脉造影后均可发生,但多见于椎动脉造影后。发病机制可能与脑血管痉挛、血脑屏障破坏有关,也可能是一种与可逆性后部白质脑病综合征类似的疾病类型。脑血管造影后的皮质盲尚无特效处理办法,完善头颅影像学检查排除后循环脑栓塞后,可适当补液,促进对比剂排泄,同时给予解痉处理。皮质盲通常预后良好,数小时或数天内可完全恢复。

3. 动脉夹层   发生于股动脉或髂动脉的夹层多由未及时发现穿刺针或导管、导丝进入内膜下所致。逆行夹层因内膜破口位于血管夹层的远心段,而血管夹层位于近心段,不易继续扩大,一般数小时或数天后可自行愈合(图4-6)。如血管夹层延伸过深可能累及对侧大血管供血,应及时行局部血管造影,必要时请血管外科协助处理。

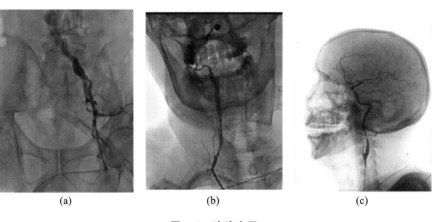

(a)   (b)   (c)

图4-6   动脉夹层

(a)股动脉夹层;(b)椎动脉夹层;(c)颈内动脉夹层

发生于弓上血管的动脉夹层则为顺行夹层。出现顺行夹层时应立即暂停介入操作,数分钟后行造影检查。如果未引起明显的管腔狭窄,血管壁没有明显的对比剂滞留,可不进行特殊处理。但如果管腔血流受到明显影响,可以考虑进行支架置入。

4. 血管迷走反射   患者因拔除血管鞘、手工按压、加压包扎时刺激周围血管,可出现迷走神经反射,主要表现为血压下降、心率下降,患者可有出冷汗、面色苍白、四肢湿冷等迷走神经反射症状。当高龄、心脏功能不全患者出现迷走神经反射时,可危及生命。处理方法为解除血管刺激、静脉推注阿托品,并适当补充血容量,必要时应用血管活性药物(如多巴胺)升压。

5. 血肿形成   腹股沟局部血肿是最常见的穿刺点并发症。原因如下:凝血功能异常或使用了抗凝药物;术中反复穿刺股动脉,或穿刺股动脉时累及股动脉的分支;术后股动脉穿刺处压迫止血方法不当、时间不足,以及患者合并剧烈咳嗽、便秘等腹压增加症状;穿刺侧下肢过早负重活动等。预防方法:术前明确患者无凝血功能障碍,根据手术时间合理控制肝素用量;尽量减少股动脉穿刺次数;术后按压部位准确,按压时间不少于 15 min;嘱患者避免剧烈咳嗽,卧床时间不少于 24 h。少量出血可用机械压迫法处理。血肿多为自限性,可自行吸收。腹膜后血肿是穿刺引起的严重并发症之一,若患者术后出现明显血容量不足的情况,应考虑腹膜后血肿的发生,必要时可予以覆膜支架处理(图 4-7)。

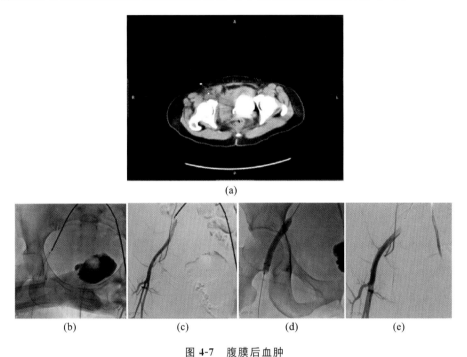

图 4-7　腹膜后血肿
(a)CT 显示腹膜后血肿;(b)(c)(d)(e)使用带膜支架处理动脉破口

6. 假性动脉瘤　股动脉穿刺后,血液可通过损伤的血管壁破口进入血管周围组织,形成腔隙,造成假性动脉瘤。收缩期动脉血液可经过动脉瘤颈流向动脉瘤腔,舒张期血液则可回流至动脉内。形成假性动脉瘤的原因:穿刺次数过多;穿刺点偏低,股动脉偏细,导致穿刺损伤相对较大;血管周围软组织较多,导致压迫止血效果欠佳;动脉鞘尺寸较大等。对于大部分假性动脉瘤,可在超声定位后局部对动脉瘤颈加压包扎,复查超声了解动脉瘤体闭塞情况,穿刺后 3～5 天动脉瘤腔可以闭合;部分难以压迫闭塞的假性动脉瘤可在超声引导下在动脉瘤腔内注射凝血酶;少数情况下可使用覆膜支架将假性动脉瘤闭塞或行外科手术切除或修补。

7. 对比剂引起的肾病　碘对比剂引起的肾病通常表现为术后 3～4 天出现急性肾功能不全。对比剂引起的肾病通常被定义为血肌酐高出基线值 25%～50%,或绝对值升高 0.5～1 mg/mL。肾功能不全的患者接受碘对比剂后,发生对比剂相关肾衰竭的风险是普通人群的 10 倍。肾功能不全的患者(肌酐＞1.5 mg/dL)需要采取措施减小对比剂相关肾衰竭的风险。术中,应尽可能用最小的对比剂剂量。如果需要连续用碘对比剂做介入手术,则两次手术时间至少间隔 48 h。预防性用乙酰半胱氨酸(600 mg,每天 2 次)及 0.45% 生理盐水静滴,较单纯生理盐水可显著降低患者血肌酐水平。钆剂也可作为脑血管对比剂,但目前缺乏钆剂在脑血管造影中安全性测试的研究。对于造影术后肌酐水平升高,血液透析可降低造影术后升高的肌酐水平。对于依赖透析的肾衰竭患者,应该与患者的肾脏科医生商量在造影后何时予以透析。

8. 急性对比剂反应　发生急性对比剂反应时可出现下列症状和体征:皮肤体征(潮红、荨麻疹、瘙痒),黏膜水肿,突然意识丧失,低血压及心率快(过敏反应),低血压及心率慢(血管迷走反射),呼吸窘迫等。

发生荨麻疹时,大多数情况不需要处理,如未完成手术,应停止手术。视情况给予 H1 受体阻滞剂,如苯海拉明口服、肌内注射、静脉推注 25～50 mg。如果荨麻疹严重或广泛发生,给予 α 受体拮抗剂肾上腺素(1∶1000)皮下注射 0.1～0.3 mL(0.1～0.3 mg)(如果无心脏禁忌证)。

　　当发生面部或喉头水肿时,给予 α 受体拮抗剂肾上腺素(1:1000)皮下或肌内注射 0.1~0.3 mL (0.1~0.3 mg),如有低血压,予以肾上腺素(1:10000)缓慢静脉推注 1 mL(0.1 mg)。可重复注射至最大量 1 mg。予以吸氧 6~10 L/min(面罩)。如果上述治疗无反应,或有明显的急性喉头水肿,应进行气管插管或切开。

　　支气管痉挛发生时,给予 β 受体拮抗剂的吸入剂。如果吸入剂无效,进行皮下、肌内注射或静脉注射肾上腺素,可重复注射至最大量 1 mg。

　　9. 迟发性对比剂反应　　患者使用对比剂后数小时到一周可出现各种迟发性反应(多数为皮肤潮红、瘙痒、丘疹、荨麻疹等,偶有头痛、呕吐、肌肉疼痛、发热等),通常为轻至中度,并且为自限性,通常由对比剂杂质导致,可用 H1 受体阻滞剂(如苯海拉明、马来酸氯苯那敏)、钙剂(如葡萄糖酸钙)等处理,必要时可用糖皮质激素。

参 考 文 献

[1]　王虎清,李燕玲,张晓娜,等.神经系统血管造影术后皮质盲患者临床分析[J].卒中与神经疾病, 2013,20(5):297-299.

[2]　中华人民共和国国家卫生健康委员会脑卒中防治工程委员会,中国医师协会介入医师分会神经介入专业委员会,中国医师协会神经外科医师分会神经介入专业委员会.神经介入诊疗中对比剂的规范化应用专家共识[J].中华医学杂志,2020,100(41):3207-3217.

[3]　中华医学会心血管病学分会,中华心血管病杂志编辑委员会.含碘对比剂在心血管疾病中临床应用的专家共识(2012)[J].中华心血管病杂志,2013,41(2):94-98.

[4]　Cohan R H,Ellis J H. Iodinated contrast material in uroradiology. Choice of agent and management of complications[J]. Urol Clin North Am,1997,24(3):471-491.

[5]　Heiserman J E,Dean B L,Hodak J A,et al. Neurologic complications of cerebral angiography[J]. Am J Neuroradiol,1994,15(8):1401-1407.

[6]　Heritz D M,Butany J,Johnston K W,et al. Intraabdominal hemorrhage as a result of segmental mediolytic arteritis of an omental artery:case report[J]. J Vasc Surg,1990,12(5):561-565.

[7]　Jolly S S,Yusuf S,Cairns J,et al. Radial versus femoral access for coronary angiography and intervention in patients with acute coronary syndromes(RIVAL):a randomised, parallel group, multicentre trial[J]. Lancet,2011,377(9775):1409-1420.

[8]　Kaufmann T J,Huston J 3rd,Mandrekar J N,et al. Complications of diagnostic cerebral angiography:evaluation of 19826 consecutive patients[J]. Radiology,2007,243(3):812-819.

[9]　Kirchhof P,Benussi S,Kotecha D,et al. 2016 ESC Guidelines for the management of atrial fibrillation developed in collaboration with EACTS[J]. Eur Heart J,2016,37(38):2893-2962.

[10]　Marenzi G,Marana I,Lauri G,et al. The prevention of radiocontrast-agent-induced nephropathy by hemofiltration[J]. N Engl J Med,2003,349(14):1333-1340.

[11]　Morcos S. Contrast media-induced nephrotoxicity—questions and answers[J]. Br J Radiol,1998, 71(844):357-365.

[12]　Rudnick M R,Goldfarb S,Wexler L,et al. Nephrotoxicity of ionic and nonionic contrast media in 1196 patients:a randomized trial[J]. Kidney Int,1995,47(1):254-261.

[13]　Saigal G,Bhatia R,Bhatia S,et al. MR findings of cortical blindness following cerebral angiography:is this entity related to posterior reversible leukoencephalopathy? [J]. Am J Neuroradiol,2004,25(2):252-256.

[14]　Solomon R. Contrast-medium-induced acute renal failure[J]. Kidney Int,1998,53(1):230-242.

[15]　Tepel M,van der Giet M,Schwarzfeld C,et al. Prevention of radiographic-contrast-agent-induced

reductions in renal function by acetylcysteine[J]. N Engl J Med,2000,343(3):180-184.

[16] Weinbroum A,Szold O,Ogorek D,et al. The midazolam-induced paradox phenomenon is reversible by flumazenil[J]. Eur J Anaesthesiol,2001,18(12):789-797.

[17] Willinsky R A,Taylor S M,TerBrugge K,et al. Neurologic complications of cerebral angiography:prospective analysis of 2,899 procedures and review of the literature[J]. Radiology,2003,227(2):522-528.

[18] Zwicker J C,Sila C A. MRI findings in a case of transient cortical blindness after cardiac catheterization[J]. Catheter Cardiovascu Interv,2002,57(1):47-49.

（刘仑鑫　谢晓东）

第三节　脑动脉瘤栓塞术

一、概述

脑动脉瘤是常见的脑血管病,人群发病率为 3%～5%,好发于 40～70 岁,女性多于男性。脑动脉瘤破裂率每年为 1%～3%,约 80% 的自发性蛛网膜下腔出血由动脉瘤破裂引起,其中约 1/3 的患者未到医院已经死亡,1/3 的患者得到相应治疗后会遗留不同程度的神经功能障碍,给家庭和社会带来沉重负担。动脉瘤一旦破裂,如未得到及时治疗,再破裂风险较高,研究显示 20% 的患者 1 周内发生再破裂,一旦出现再次破裂出血,死亡率高达 40%。脑动脉瘤治疗的目的是将动脉瘤孤立,防止破裂出血,脑动脉瘤的介入栓塞治疗具有创伤小、恢复快、住院时间短等优点,近些年来发展迅速,与外科夹闭相比具有独特的优势。随着材料和技术的不断进步,介入栓塞动脉瘤的治愈率不断提高,并发症发生率和复发率逐渐降低,脑动脉瘤栓塞术已经成为脑动脉瘤的首选治疗方法之一。

二、适应证和禁忌证

(一)适应证

脑动脉瘤栓塞术初期主要适用于不适合开颅手术夹闭或者手术夹闭难以处理的动脉瘤,比如后循环动脉瘤。近些年,随着可解脱弹簧圈和各种颅内支架等栓塞材料和栓塞技术的不断进步,其适应证范围已经大大拓宽,目前超 90% 的颅内动脉瘤可以通过栓塞的方式治疗。传统外科手术夹闭动脉瘤主要考虑的因素是动脉瘤部位、入路是否容易到达等,而介入治疗关注的重点是患者血管条件,包括动脉硬化程度、血管迂曲程度、是否伴有严重狭窄等。目前绝大多数动脉瘤可以通过栓塞的方式治疗,治疗前需要考虑患者的年龄、一般情况,动脉瘤的部位、大小、与载瘤动脉的关系,瘤体上是否有穿支血管等,做出综合判断后,选择最适合的治疗方式。

对于破裂的动脉瘤,由于再破裂风险较高,目前一致认为需要积极治疗,尤其对于 Hunt-Hess 分级 Ⅰ～Ⅲ 级的患者,早期行介入栓塞治疗的患者可以有较好的预后。对于 Hunt-Hess 分级 Ⅳ～Ⅴ 级的患者,结合患者一般情况、年龄、基础状态、经济状况等决定是否行介入栓塞治疗,栓塞的目的是防止再出血,患者术前的一般情况、年龄、出血量等是影响预后的主要因素。高龄体弱患者更适合行介入栓塞治疗,因为相对于外科治疗,介入栓塞治疗创伤小,恢复快。对于破裂动脉瘤的外科治疗,一般认为最好在 3 天内进行,3 天以后由于患者脑血管痉挛、脑水肿加重等,外科手术的应用受到限制。然而,破裂动脉瘤在任何时候都有再破裂风险,所以宜早期进行治疗。只要患者条件允许,介入栓塞治疗可在任何时候进行,越早治疗再出血风险越低。

一般情况下,目前颅内绝大多数动脉可行介入栓塞治疗。血管内治疗主要关注动脉瘤的大小、动脉瘤体颈比及动脉瘤颈或动脉瘤体上是否有穿支发出,对动脉瘤的部位要求相对较低,只要载瘤动脉允许微导管和微导丝通过、动脉瘤体积可容纳最小的弹簧圈,理论上都可以进行介入栓塞治疗,而栓塞的方式和策略与动脉瘤是否破裂,动脉瘤颈和瘤体大小,动脉瘤体颈比等因素有关。影响动脉瘤破裂风险的一个重要因素是动脉瘤的形态,形态相对不规则的动脉瘤、伴有子瘤的动脉瘤破裂风险相对较高,所以应该积极进行栓塞;某些部位的动脉瘤,比如大脑中动脉分叉部、前交通动脉和后交通动脉等,破裂风险较高,应积极治疗。与外科手术夹闭动脉瘤相比,传统观念认为介入栓塞治疗后复发率相对较高。既往认为对于前交通动脉瘤、大脑中动脉分叉部动脉瘤等位置表浅,外科手术很容易夹闭的动脉瘤,首选外科手术治疗,而对于后循环、眼动脉段等部位的动脉瘤,外科手术相对难以到达,手术难度相对较大,应首选介入栓塞治疗。但是近些年随着栓塞技术和材料的进步,有学者提出不同意见,他们认为介入栓塞治疗后的复发率并不高于外科手术夹闭,因此建议前交通动脉、大脑中动脉等部位的动脉瘤也可以首选介入栓塞治疗。部分动脉瘤,比如海绵窦段动脉瘤,如果动脉瘤形态规则,动脉瘤较小,破裂风险相对较低,目前是否应积极治疗尚有争议,可以选择定期复查,如动脉瘤大小、形态等有明显变化可考虑行介入栓塞治疗,但是如果患者因此极度焦虑,严重影响正常生活,治疗欲望强烈,也是介入栓塞治疗的适应证。

(二)禁忌证

血管内栓塞治疗的禁忌证包括严重的出血性疾病或出血倾向、严重碘对比剂过敏、严重肾功能不全、严重心血管系统或呼吸系统疾病不能耐受全身麻醉等。相对禁忌证:高龄、严重动脉粥样硬化、血管迂曲及血管狭窄等通路无法建立或者手术中容易导致斑块脱落而引起严重并发症的患者;动脉瘤上有穿支发出,术中无法避免导致穿支闭塞而引起临床症状者;动脉瘤体积太小($<2~mm^3$),微导管无法到位或者动脉瘤小于最小的弹簧圈者;动脉瘤与载瘤动脉角度极其刁钻,微导管无法到位者等;其他原因导致介入栓塞风险高,不适合行介入栓塞治疗的患者。

三、术前患者准备

(一)一般情况

患者术前一般会存在紧张,甚至焦虑情绪,此时应耐心向患者解释手术治疗的必要性、原理、方法,术前、术中和术后注意事项,用通俗易懂的语言向患者解释,给予患者一定的鼓励,消除其紧张、焦虑情绪,以达到良好的心理状态,配合治疗。住院期间要嘱咐患者注意控制情绪、合理控制血压和避免大便干燥,因为这些是动脉瘤破裂的诱因,应予以避免。术前患者完善胸部 X 线检查、心电图、血生化、血常规、凝血功能、尿常规等常规检查,对于大于 65 岁或者有冠心病病史的患者需行超声心动图检查评估心脏功能,同时评估肾和呼吸系统的功能。术前合理控制血压、血糖等。患者术前需禁食禁水 6 h 以上,并建立好静脉通道,一般选取上肢不妨碍术者操作侧建立,为术中输液、肝素化、麻醉用药、抢救等做准备。

(二)术前用药

对于拟行支架置入(包括支架辅助弹簧圈栓塞和密网支架置入)的动脉瘤患者,术前需要进行抗血小板药物准备。破裂动脉瘤急性期行介入栓塞术的患者,术前 4 h 服用负荷剂量阿司匹林 300 mg 和氯吡格雷 300 mg。行择期手术的未破裂动脉瘤患者,服用阿司匹林(每天 100 mg)、氯吡格雷(每天 75 mg),至少连续服用 3 天。有条件的医院可在服药 3 天后行血小板抑制率的检测,绝大多数患者血小板抑制率达标,可行介入栓塞治疗,部分患者存在阿司匹林或者氯吡格雷抵抗(以氯吡格雷抵抗者多见),此时可用其他抗血小板药物,如替格瑞洛或西洛他唑等替代,血小板抑制率达标后方可行介入栓塞治疗。

(三)麻醉

动脉瘤栓塞术需要在全身麻醉下进行,因为栓塞过程中患者头部的固定非常重要,使用路径图时要求患者头部完全静止,局部麻醉状态下整个手术过程要求患者不动是难以实现的。另外,局部麻醉状态下患者情绪紧张,会引起血压不稳定,全身麻醉可以很好地控制血压,降低术中动脉瘤破裂的风险;一旦出现动脉瘤术中破裂出血,全身麻醉可避免患者因疼痛和不适引起躁动,为快速进行动脉瘤破裂口的填塞提供稳定的环境,减少出血量,从而达到更好的抢救效果。合适的麻醉,平稳的生命体征是保证手术成功的关键。

(四)穿刺

常规采用 Seldinger 穿刺技术,常规使用股动脉穿刺点,如存在股动脉闭塞或者严重狭窄迂曲,可采用桡动脉穿刺。一般首选右侧股动脉为穿刺点,因为右侧术者操作方便,部分情况下需要双侧穿刺。首先定位穿刺点,一般选择腹股沟韧带下方 1~2 cm 股动脉搏动最明显处为穿刺点,常规消毒铺巾,消毒铺巾后局部麻醉,用刀片切开 3~5 mm 的切口,用小弯钳扩开皮下组织,然后用左手固定股动脉并感受股动脉走行,右手持穿刺针并使针的方向与股动脉纵轴方向保持一致,以 30°~45°角进针,穿到股动脉后,针会随股动脉的搏动而跳动,此时继续进针,可见搏动性血液喷出,迅速导入导丝,导丝无阻力的情况下可基本确定在股动脉内,此时撤出穿刺针,沿导丝导入动脉鞘,拔出导丝,回血再次确认动脉鞘在股动脉内,用肝素生理盐水冲洗动脉鞘,关闭三通备用。

(五)通路建立

通路建立是手术的重要步骤,稳定的通路为手术的顺利实施提供了重要支撑,是保证手术成功的关键。通路导管要根据患者的身高、血管动脉粥样硬化程度、狭窄程度、迂曲程度、所采用的栓塞方式等进行合理选择。目前建立通路常用的导管包括普通 6F 长鞘导管、5F/6F/8F 导引导管、5F/6F 中间导管等。中间导管与导引导管等相比更加柔软、长度更长,可以超选到颈内动脉海绵窦段,甚至更远到达颈内动脉末端或 M1 段。通路系统末端离动脉瘤越近,相对越稳定,保证放置的微导管、支架管等相对稳定,为弹簧圈栓塞和支架释放等提供有力支撑。当然支撑系统的位置也不是越高越好,还要综合考虑患者的血管条件和栓塞方式,防止血管痉挛,达到安全和有效的目的即可。一般情况下,对于血管条件较好、血管相对平直的患者,常规使用 6F 导引导管,将导管置于颈内动脉岩骨段末端即可;对于路径相对迂曲,或者动脉瘤较远(如 M2、A2 段等部位)的患者,则需要使用 6F 长鞘导管联合中间导管,提供更强的支撑力和更加稳定的系统,才能保持微导管的稳定、弹簧圈及支架的顺利输送和释放。对于使用密网支架的患者,则常规使用 6F 长鞘导管联合中间导管,因为密网支架的释放对系统的稳定性要求更高。所有通路导管手术全程需要接高压肝素生理盐水持续滴注,防止血栓形成。对于合并有载瘤动脉近端狭窄的患者,根据狭窄程度酌情选择更容易通过的中间导管、降低导引导管位置或者减轻球囊扩张等,保证远端前向血流,既要保证通路稳定,又要防止发生血管痉挛及血流停滞而导致的缺血性并发症。

(六)术中用药

介入栓塞动脉瘤过程中,所有材料包括股动脉鞘、导引导管、微导管、微导丝、支架、球囊等都属于异物,与血液接触容易形成血栓。因此,为了防止术中血栓形成,减少缺血性并发症的发生,动脉瘤栓塞过程需要全程在肝素化的情况下进行。动脉鞘、导引导管、中间导管和微导管需用加压肝素生理盐水持续滴注,防止血栓形成,一般配制比例为 3000 U 肝素/500 mL 生理盐水。对于术中血管痉挛严重的患者,可适当调整导管位置,等待片刻后若血管痉挛持续不缓解,明显影响前向血流,影响手术操作,为了安全可给予一定量的解除血管痉挛药物。常用的是罂粟碱 30 mg 加入生理盐水 100 mg,经动脉途径缓慢推入解除血管痉挛。如果术中遇到其他紧急情况,给予相应的药物进行治疗和抢救。

(七)诊断性造影

使用造影管行全脑血管正侧位造影及载瘤动脉 3D 旋转造影,以了解颅内血管一般情况,是否存在严重的动脉迂曲及动脉粥样硬化;判断血管代偿情况、侧支循环开放情况;判断前、后交通动脉是否开放,是否存在变异,这些对于确定手术方案至关重要。同时,确定载瘤动脉的直径、迂曲程度,以及动脉瘤的部位、大小、朝向、动脉瘤颈与载瘤动脉的关系。根据上述信息综合判断,选取合适的工作角度,尽量将动脉瘤的瘤颈和瘤体展开,并据此确定栓塞的方式,然后选取合适的通路导管、微导管、微导丝、球囊和支架等,为下一步安全、快速、精准地栓塞动脉瘤做足准备。

四、栓塞方式

动脉瘤栓塞弹簧圈经历了近半个世纪的发展,之前受材料的限制发展缓慢,直到 20 世纪 90 年代电解脱铂金弹簧圈(Boston Scientific)的出现,才开始迅速发展,近些年不断更新换代,相继出现了 2D 圈、3D 圈、纤毛圈和药物涂层圈等多种类型的弹簧圈,并且弹簧圈的顺应性和稳定性不断提高,保证了手术的安全性,使其越来越广泛地应用于动脉瘤患者。目前介入栓塞动脉瘤的主要方式包括单纯弹簧圈栓塞术、球囊辅助弹簧圈栓塞术、球囊辅助 Onyx 栓塞术、支架辅助弹簧圈栓塞术、血流导向装置置入术、载瘤动脉闭塞术等。

(一)单纯弹簧圈栓塞术

单纯弹簧圈栓塞术的主要适应证包括绝对窄颈(动脉瘤颈<4 mm)动脉瘤、相对窄颈(动脉瘤体颈比>2)及其他不适合使用支架的情况,比如患者合并其他出血性疾病、颅内其他部位动脉瘤、严重胃溃疡等,为了避免术后使用抗血小板药物,降低出血风险,有时选择单纯弹簧圈栓塞。单纯弹簧圈栓塞时,根据动脉瘤的形态,是否有子瘤和与载瘤动脉的关系等,可选择单微导管或多微导管(微导管数量≥2)栓塞,以栓塞动脉瘤的不同分区,达到致密栓塞的目的。弹簧圈的选择要根据动脉瘤的大小、形态等综合判断。一般情况下,首枚弹簧圈选择 3D 成篮圈,其大小与动脉瘤最大径匹配,对于破裂动脉瘤则相对保守,为了保证安全,可选择小一号的弹簧圈,后续则根据术中栓塞情况选择直径和长度逐渐减小的弹簧圈。微导管的头端与动脉瘤壁有足够间隙,防止弹簧圈顶到动脉瘤壁,弹簧圈的推送要缓慢、匀速,如果弹簧圈脱出动脉瘤腔进入载瘤动脉,则需要缓慢撤回,重新释放成篮,直至整个弹簧圈都在动脉瘤腔内,由于动脉瘤颈处无遮挡,要保证弹簧圈在动脉瘤腔内稳定后再解脱,防止弹簧圈逃逸。整个栓塞过程要仔细感受阻力的变化,根据情况调整微导管的位置,防止张力过大刺破动脉瘤。动脉瘤栓塞过程中,尤其是单纯弹簧圈栓塞时,动脉瘤颈处的栓塞结果是影响动脉瘤是否复发的主要因素之一,最后栓塞动脉瘤颈时一般选择较小且软的弹簧圈,保证动脉瘤颈处致密填塞,但一定要注意不可强行栓塞,如阻力较大,则适当调整微导管位置再进行栓塞或者停止栓塞,动脉瘤颈处一旦破裂,止血困难,后果将是灾难性的。动脉瘤栓塞结束后,用微导丝辅助撤出微导管,防止微导管将弹簧圈带出动脉瘤腔。整个栓塞过程要保证各级导管高压肝素生理盐水持续滴注,并间断造影确定各级血管血流通畅。

(二)球囊辅助弹簧圈栓塞术

球囊辅助弹簧圈栓塞术即球囊再塑形技术,主要用于宽颈动脉瘤或者动脉瘤颈累及分支者,是利用球囊充盈将动脉瘤颈暂时封闭,同时向动脉瘤腔内填入弹簧圈,使弹簧圈在动脉瘤内成篮不至于突出至动脉瘤腔外进入载瘤动脉,当一枚弹簧圈释放完毕后,暂时泄掉球囊内气体,观察弹簧圈的稳定性,重复上述过程,依次向动脉瘤腔内填入数枚弹簧圈,直至动脉瘤完全栓塞。常用球囊包括 HyperGlide 和 HyperForm 等,球囊再塑形技术可以避免支架的使用,对于不适合使用支架的患者尤其适用,比如动脉瘤出血急性期、合并其他部位动脉瘤或严重胃溃疡无法服用抗血小板药物等患者。但是球囊再塑形技术需要行双侧股动脉穿刺,一般右侧用于放置弹簧圈栓塞系统,左侧用于放置球囊系统;球囊充盈时有载瘤动脉及动脉瘤破裂的风险;每次球囊充盈的时间不宜太长,防止缺血性并发症的发生。其因操作复杂,并发症发生率相对较高,目前使用较少。

(三)球囊辅助 Onyx 栓塞术

Onyx 是一种非黏附性液态栓塞材料,由乙烯-乙烯醇共聚物(EVOH)、二甲基亚砜(DMSO)和钽粉组成。当 Onyx 遇水(包括血液后),由于溶剂 DMSO 溶于水,迅速进入水(血液)里,而溶质 EVOH 由于失去溶剂而析出,由液态变成固态从而起到栓塞作用。钽粉为显影剂。根据 EVOH 的含量不同,配制成不同型号的 Onyx,其中适用于动脉瘤栓塞术的是 Onyx HD500。栓塞过程中,为了防止胶体进入载瘤动脉,需要不可解脱球囊的辅助,先将球囊放置在动脉瘤处,跨越动脉瘤颈,再将微导管置入动脉瘤腔内,调整管头位置直至满意,球囊充盈后堵塞动脉瘤颈,向动脉瘤腔内注入少量对比剂,观察球囊是否完全堵塞动脉瘤颈,试验完毕并满意后,可开始填塞动脉瘤。充盈球囊,首先将 DMSO 注入微导管替换微导管内的生理盐水,防止 Onyx 在微导管内凝固,然后经微导管注入 Onyx,间断抽瘪球囊,造影观察动脉瘤栓塞情况,重复上述操作,直到动脉瘤栓塞满意为止。球囊辅助 Onyx 栓塞术一般用于大型或巨大型动脉瘤、复发动脉瘤或其他原因导致的常规弹簧圈栓塞困难的动脉瘤,其适应证尚有争议。Onyx 溶剂 DMSO 具有一定的血管毒性,而且此过程相对于其他栓塞方式操作烦琐,有潜在胶体逃逸风险,并且球囊反复充盈有载瘤动脉及动脉瘤破裂的风险,并发症发生率较高,目前应用较少。

(四)支架辅助弹簧圈栓塞术

支架辅助弹簧圈栓塞术是目前最常用的栓塞方式,因其操作简单、治愈率高、并发症发生率和复发率低而受到广大介入医生的认可,多用于宽颈动脉瘤或者梭形动脉瘤,在某些情况下,为了降低复发率,一些窄颈或者相对窄颈动脉瘤也行支架辅助弹簧圈栓塞术。支架的使用可以防止弹簧圈进入载瘤动脉瘤,保持载瘤动脉通畅,同时促进内膜形成,提高治愈率。目前经常使用的支架包括 Enterprise(Cerenovus,美国)、Solitire AB(Medtronic,美国)、Neuromform EZ(Stryker,美国)、Atlas(Stryker,美国)、LVIS/LVIS junior(MicroVention,美国)、LEO/LEO＋baby(Balt,美国)等。

支架辅助弹簧圈栓塞时,首先将支架管置于载瘤动脉远端,跨越动脉瘤颈,然后将弹簧圈微导管置于动脉瘤腔内合适位置。经弹簧圈微导管填入首枚合适大小的弹簧圈,可根据弹簧圈在动脉瘤腔内的稳定性选择支架先释放、半释放或者后释放,支架释放后缓慢撤出支架管和推送导丝,经弹簧圈微导管继续栓塞动脉瘤腔至满意为止。支架的选择要与载瘤动脉的直径相匹配,一般等于或者略大于载瘤动脉的最大径,保证支架的贴壁性,支架的长度要超过动脉瘤颈两端各 5 mm,保证支架的有效长度完全覆盖动脉瘤颈。支架释放时,要适当调整支架管和推送导丝的张力,保证支架完全张开和贴壁,尤其对于编织支架,可通过调整支架管和推送导丝的张力使支架更好地张开、贴壁以及部分节段致密推送,使支架在动脉瘤颈处更加致密,提升支架的作用。

整个栓塞过程中,要保证各级导管高压肝素生理盐水持续滴注,间断造影保证弹簧圈在动脉瘤腔内,以及支架张开和贴壁良好。对于分叉部动脉瘤(如大脑中动脉分叉部、颈内动脉末端或者基底动脉顶端动脉瘤),有时单支架无法很好地重塑动脉瘤颈,此时可考虑双支架辅助弹簧圈栓塞治疗,需要在两个分支内各预置一根支架管,先后置入两枚支架并释放。

(五)血流导向装置置入术

对于一些大型或巨大型动脉瘤,传统栓塞方式无法致密栓塞,或栓塞后因占位效应而引起症状,以及动脉瘤复发率高等问题难以解决,一些学者试图通过改变载瘤动脉和动脉瘤的血流动力学来达到治疗的目的,对载瘤动脉重新塑形,将动脉瘤孤立于载瘤动脉以外,由此开发了金属覆盖率更高的血流导向装置,即密网支架,其金属覆盖率约为 30%,起到重建血流的作用。

血流导向装置置入载瘤动脉后,在管腔内重新塑造通路,使支架外的血流减慢、淤滞而逐步形成血栓,从而使动脉瘤闭塞,使大型或巨大型动脉瘤、复杂夹层动脉瘤等传统方法难以治愈的疾病有很好的治疗效果。对于一些中、小型动脉瘤,如果其与载瘤动脉的关系不适合用常规栓塞方法,比如微导管难以到位或者不稳定,也很难达到致密栓塞,此时密网支架可以很好地解决这一问题。

目前国内临床上常用的血流导向装置包括 Pipeline(Medtronic,美国)、Tubridge(微创,中国)和 Surpass Streamline(Stryker,美国),国外目前在临床上使用的还有 Silk(Balt,法国)、FRED(MicroVention,美国)等。国内厂家也在积极研发新型血流导向装置,正在进行临床试验的有 Nuva(泰杰伟业,中国)和 Lattice(艾柯医疗,中国)等。

由于密网支架释放时需要较强的支撑力,才能保证支架释放时的稳定性,因此栓塞时,需要用中间导管超选到足够的高度,保证支架顺利释放。一般用 8F 短鞘内衬 6F 长鞘,中间导管经长鞘超选进入载瘤动脉,以颈动脉床突上动脉瘤为例,一般将中间导管放置在岩骨段末端或者海绵窦段。微导丝携带支架管超选进入动脉瘤远端,跨越动脉瘤颈并接高压肝素生理盐水持续滴注备用,如果需要用弹簧圈辅助栓塞,则同时需要预置一根微导管在动脉瘤腔内。根据载瘤动脉的直径、动脉瘤颈宽度等选择合适的支架,一般支架直径略大于载瘤动脉直径,支架长度以在动脉瘤颈两端提供足够的支撑力为宜,防止支架陷入动脉瘤腔内。支架到位后调整支架位置并缓慢释放,释放过程中可采取推拉结合的方式使支架更好地张开和贴壁,不断变换工作角度和造影确保支架贴壁良好,支架释放完毕后微导管通过推送导丝跟进到支架远端,同时撤出推送导丝,再次确认支架是否张开和贴壁良好,如不满意可使用微导丝和微导管结合对支架进行适度的"按摩",到支架贴壁满意为止,最后撤出微导管和微导丝。如需要填塞弹簧圈,则经预先置入动脉瘤腔的弹簧圈微导管进行填塞,填塞满意后撤出微导管即可。行工作位及标准正侧位造影确保载瘤动脉和各级血管通畅。

(六)载瘤动脉闭塞术

载瘤动脉闭塞术治疗颅内动脉瘤是对某些特殊动脉瘤比较好的治疗方式,比如颈内动脉大型或巨大型动脉瘤、宽颈动脉瘤、椎动脉巨大型动脉瘤等。

在血流导向装置出现之前,大型或巨大型动脉瘤常规栓塞效果差、并发症发生率高、治疗费用高,载瘤动脉闭塞是解决大型或巨大型动脉瘤问题的主要方法之一,随着血流导向装置的出现,部分大型或巨大型动脉瘤可以用血流导向装置达到很好的治疗效果,但是某些情况下,比如血管迂曲、动脉瘤远端载瘤动脉超选困难等,仍然考虑载瘤动脉闭塞术。

一般在行载瘤动脉闭塞前,首先行全脑血管造影及球囊闭塞试验,评估患者 Willis 环开放情况,球囊闭塞试验阴性可考虑行载瘤动脉闭塞。载瘤动脉闭塞常用的器械主要有可解脱球囊和弹簧圈,以颈内动脉床突段巨大型动脉瘤为例,放置时,将导引导管超选进入颈内动脉合适位置,并保持高压肝素生理盐水持续滴注,球囊一般放于颈内动脉岩骨段,因为此段有骨性结构支撑,球囊更加稳定,为防止第一枚球囊移位,可在第一枚球囊近心端放第二枚或第三枚球囊,使球囊更加稳定。球囊放置完毕后,行同侧颈动脉造影观察颈动脉闭塞情况。

使用弹簧圈闭塞载瘤动脉时,微导管经导引导管超选进入载瘤动脉内动脉瘤的近心端,先选择稍大直径的弹簧圈缓慢释放,使其稳定在载瘤动脉内,依次填塞较小型号的弹簧圈并间断造影,直至载瘤动脉闭塞为止。

(七)其他栓塞装置和方法

覆膜支架是一种特殊类型的支架,采用载瘤动脉血管重建理念,金属支架上附有一层生物薄膜,可孤立颅内动脉瘤,并保持载瘤动脉通畅,恢复正常的血流。目前常用的主要有 Willis 覆膜支架(微创,中国),使用的是聚四氟乙烯与钴铬合金。由于覆膜支架相对硬度大且生物膜上无网眼,因此放置时要保证覆盖节段无重要分支血管,且血管较平直,比如颈内动脉海绵窦段水平段、眼动脉段水平段等,以免影响分支和贴壁不良,可用于治疗难度大的动脉瘤,如血泡样动脉瘤、假性动脉瘤等,还可用于颈内动脉海绵窦瘘等的治疗。

对于颅内极微小动脉瘤,如豆纹动脉或基底动脉穿支上的动脉瘤,动脉瘤体积<1 mm³,微导管无法到位,给治疗带来极大困难。李氏电凝法是首都医科大学附属北京天坛医院李佑祥教授首先使用的利用微导丝通电的方式治疗微小动脉瘤的方法,具体机制尚不明确,可能与电荷促进血栓形成有关。该团队报道了 5 例经电凝法治疗的微小血泡样动脉瘤,效果较好。单纯血管内电凝为微导管无法到位的动脉瘤治疗提供了一种新的思路,不作为常规方法使用,其机制和远期效果有待进一步探索。

颅内血管分叉部动脉瘤,如大脑中动脉分叉部、颈内动脉末端及基底动脉顶端动脉瘤等治疗难度大,复发率高,一直是治疗的难点,一些特殊类型的栓塞装置应运而生。Woven EndoBridge(WEB)和 Pulse Rider 是两种专门用于血管分叉部动脉瘤的动脉瘤栓塞装置。WEB 有两种规格,一种是 WEB-DL,由两层密网构成;另一种是 WEB-SL,只有一层密网;后者网格更密,致栓性更好。WEB 最初主要应用于颅内分叉部未破裂宽颈动脉瘤,目前其适应证已经扩展到破裂动脉瘤、侧壁动脉瘤和其他非分叉部动脉瘤,对于使用传统方式很难处理的动脉瘤可有很好的治疗效果。Pulse Rider 是分叉部动脉瘤马鞍形弹簧圈栓塞辅助支架,用于辅助弹簧圈栓塞颅内动脉瘤,其特殊的结构使其更好地覆盖动脉瘤颈,同时更好地保护穿支血管和保证瘤内弹簧圈的稳定。目前 WEB 和 Pulse Rider 在国内均没有上市,仅部分中心用于临床试验,其安全性和有效性有待进一步验证。

五、术后患者管理

(一)穿刺点管理

术后穿刺点行股动脉造影,观察穿刺点部位有无出血等,根据情况对穿刺点进行处理,常用的方法包括缝合器缝合、封堵器封堵、闭合器闭合,或者是单纯手压,无论采取何种方式,最终目的都是对穿刺点进行止血,即使使用了部分辅助装置,一般也应用手压迫至松手不出血,方可用弹力绷带加压包扎,回病房后用盐袋加压包扎。注意整个压迫过程要定位在穿刺点,切勿靠上或靠下,以免因定位不准确引起出血。术后穿刺侧肢体绝对制动 6 h,8～12 h 拆除绷带,嘱患者可翻身、活动穿刺侧肢体,如无问题,一般 24 h 后下地活动。

(二)术后患者管理和用药

术后需给予患者一定的安慰,告知手术过程、手术结果,做好解释及心理护理工作,使患者配合后续治疗。要严密监测患者一般情况,包括意识状态、生命体征、肢体活动、语言功能等,如有异常及时跟进处理。全身麻醉患者术后 6 h 禁食禁水,防止误吸,6 h 后可酌情进流质饮食。术后可酌情给予患者补液 1500～2000 mL,对于动脉瘤破裂出血患者,需给予抗血管痉挛、保护胃黏膜、祛痰和神经营养治疗等。置入支架的患者术后需要口服抗血小板药物,置入普通支架的患者一般常规口服阿司匹林 6 个月,剂量为每天 100 mg;或氯吡格雷 3 个月,剂量为每天 75 mg。置入密网支架的患者一般常规口服阿司匹林 12 个月,剂量为每天 100 mg;或氯吡格雷 6 个月,剂量为每天 75 mg。对于有动脉粥样硬化病史、脑血管狭窄病史、冠心病病史或其他需要口服抗血小板药物的患者,酌情考虑终身服用阿司匹林,同时维持血压、血糖、血脂正常。术后 6 个月复查全脑血管造影,根据动脉瘤愈合情况调整抗血小板药物及后续复查方式和频率。

六、相关并发症及其处理

(一)出血性并发症

出血性并发症是脑动脉瘤栓塞治疗最严重的并发症,包括术中动脉瘤破裂出血,导引导管超选过程中导致的动脉瘤近端或远端血管破裂出血等。一般在术中或者造影的过程中发现对比剂外溢,可基本断定存在出血,少数情况下未被发现,可能直到出血引起生命体征变化(如血压升高、呼吸节律改变)时才会被发现,全身麻醉状态下患者意识改变一般不明显,除非严重颅内压升高,否则不会出现躁动。如出现上述情况,不要着急撤出微导丝或微导管,迅速用弹簧圈栓塞出血点,间断造影直至无活动性对比剂外溢,同时给予甘露醇静滴,并行动态 CT 观察出血情况,同时中和肝素。术后按照蛛网膜下腔出血或者脑出血给予防止脑血管痉挛、抑酸、祛痰、防止感染等相应治疗。严重者保留气管插管或行气管切开、加强护理并转入 ICU 行进一步治疗,必要时行腰椎穿刺引流、脑室穿刺引流、开颅血肿清除术或去骨瓣减压术。

(二)缺血性并发症

缺血性并发症是脑动脉瘤栓塞治疗最常见的并发症类型,包括急性血栓形成、支架内血栓形成、斑块脱落、穿支闭塞、脑血管痉挛、弹簧圈逃逸等导致的缺血事件。

栓塞脑动脉瘤过程中,导管、导丝、支架、弹簧圈等异物会引起血栓形成,随着血流向远端堵塞相应血管,或者黏附在支架内,远端血流灌注减低,引起缺血性并发症;动脉粥样硬化严重患者,血管壁上斑块受到机械刺激脱落;另外,机械刺激、蛛网膜下腔出血及对比剂刺激等因素引起脑血管痉挛,会引起脑供血不足,导致脑缺血。少数情况下,支架置入会影响穿支,多见于基底动脉、大脑中动脉 M1 段及大脑前动脉 A1 段,密网支架因金属覆盖率高,更容易引起穿支事件。

缺血性并发症的主要临床表现为术后相应神经功能障碍,如意识障碍、偏瘫、偏盲、偏身感觉障碍、失语、精神异常等,根据梗死部位不同而出现相应的症状。术中肝素化是必需的,一旦出现上述情况应及时给予补液、扩容、促进微循环、解痉等相关药物,必要时行诊断性脑血管造影,寻找栓塞的部位、程度等,并给予相应的血管内治疗;如患者症状重,梗死面积大,脑水肿严重,给予气管插管、降低颅内压等相关治疗,并转入 ICU 加强护理,病情稳定后可行高压氧治疗及康复治疗。

(三)其他并发症

其他并发症主要包括动脉夹层、动脉瘤复发和穿刺点并发症(血肿、假性动脉瘤、动静脉瘘和腹膜后血肿等)等。动脉夹层一般发生于载瘤动脉,多见于动脉瘤近心端或远心端,是由通路建立过程中导丝、导管等刺破血管内膜导致,多见于动脉粥样硬化或者其他原因导致的血管脆性增加的患者,一旦出现动脉夹层,可根据夹层是否影响血流选择保守治疗或支架置入。

传统观念认为颅内动脉瘤介入栓塞治疗后复发率高于外科手术夹闭,但近些年随着介入栓塞技术和材料的不断进步,介入栓塞治疗颅内动脉瘤的复发率逐渐降低,目前复发率是否高于外科手术尚需进一步研究,如果动脉瘤复发,可根据首次手术方式和动脉瘤大小、形态,选择单纯弹簧圈栓塞治疗、支架辅助弹簧圈栓塞治疗、密网支架置入或载瘤动脉闭塞等多种方式进行再次治疗。

穿刺点出血一般可自行吸收,无须特殊处理;如果穿刺点出现疼痛或者血管杂音,则需要行股动脉超声检查排除假性动脉瘤和动静脉瘘,诊断明确后,根据严重程度给予超声引导下压迫、注入凝血酶或者血管外科治疗等处理。腹膜后血肿发生率较低,一般表现为术后穿刺侧腹痛、酸胀感,同时可合并患者血压下降等血容量不足表现,此时需要及时行盆腹部超声、CT、血常规和血生化检查,一旦确诊,应及时给予生命体征监测、吸氧、压迫止血、快速补液等,动态观察血肿体积和血红蛋白浓度,必要时给予输血,多数情况下出血可自行停止,如血红蛋白浓度持续降低,则考虑行外科处理以止血。

参 考 文 献

[1] 曹向宇,王君,杜志华.颅内动脉瘤介入治疗发展史和新进展[J].中国现代神经疾病杂志,2017,17(11):781-784.

[2] 戴黎萌,陈东,徐如祥.颅内动脉瘤血管内介入治疗[J].中华神经医学杂志,2006,5(6):641-643.

[3] 江裕华,冯俊强,赵阳,等.血管内导丝电凝方法治疗微导管无法到位的穿支动脉血泡样动脉瘤5例报告[J].首都医科大学学报,2018,39(4):612-616.

[4] 金恒伟,孟祥雨,霍晓川,等.The Woven EndoBridge 治疗大脑中动脉分叉部动脉瘤三例[J].中华医学杂志,2020,100(43):3463-3464.

[5] 康慧斌,刘爱华,李佑祥,等.影响颅内动脉瘤破裂的临床危险因素分析[J].中华神经外科杂志,2018,34(10):1012-1016.

[6] 王忠诚.王忠诚神经外科学[M].武汉:湖北科学技术出版社,2005.

[7] 王超,孙超.颅内动脉瘤的研究进展[J].中华神经外科杂志,2017,33(8):859-862.

[8] 赵继宗.神经外科学[M].4 版.北京:人民卫生出版社,2019.

[9] 赵佩林,刘恋,贺红卫,等.颅内动脉瘤血管内治疗进展[J].神经疾病和精神卫生,2011,11(3):297-299.

[10] 周宇,杨鹏飞,李强,等.血流导向装置在颅内动脉瘤治疗中有效性和安全性的 Meta 分析[J].中华神经外科杂志,2017,33(9):951-958.

[11] 中华医学会神经外科学分会神经介入学组.颅内动脉瘤血管内介入治疗中国专家共识(2013)[J].中华医学杂志,2013,93(39):3093-3103.

[12] Thompson B G,Brown R D Jr,Amin-Hanjani S,et al. Guidelines for the management of patients with unruptured intracranial aneurysms: a guideline for healthcare professionals from the American Heart Association/American Stroke Association[J]. Stroke,2015,46(8):2368-2400.

[13] Briganti F,Leone G,Marseglia M,et al. Endovascular treatment of cerebral aneurysms using flow-diverter devices: a systematic review[J]. Neuroradiol J,2015,28(4):365-375.

［14］ Gemmete J J，Elias A E，Chaudhary N，et al. Endovascular methods for the treatment of intracranial cerebral aneurysms［J］. Neuroimaging Clin N Am，2013，23（4）：563-591.

［15］ Brisman J L，Song J K，Newell D W. Cerebral aneurysms［J］. N Engl J Med，2006，355（9）：928-939.

［16］ Pierot L，Barbe C，Nguyen H A，et al. Intraoperative complications of endovascular treatment of intracranial aneurysms with coiling or balloon-assisted coiling in a prospective multicenter cohort of 1088 participants·analysis of recanalization after endovascular treatment of intracranial aneurysm（ARETA）study［J］. Radiology，2020，295（2）：381-389.

［17］ Diaz O，Rangel-Castilla L. Endovascular treatment of intracranial aneurysms［J］. Handb Clin Neurol，2016，136：1303-1309.

［18］ Brown R D Jr，Broderick J P. Unruptured intracranial aneurysms：epidemiology，natural history，management options，and familial screening［J］. Lancet Neurol，2014，13（4）：393-404.

［19］ Rahme R J，Zammar S G，El Ahmadieh T Y，et al. The role of antiplatelet therapy in aneurysm coiling［J］. Neurol Res，2014，36（4）：383-388.

［20］ Jiang B，Paff M，Colby G P. Cerebral aneurysm treatment：modern neurovascular techniques［J］. Stroke Vasc Neurol，2016，1（3）：93-100.

［21］ Ihn Y K，Shin S H，Baik S K，et al. Complications of endovascular treatment for intracranial aneurysms：management and prevention［J］. Interv Neuroradiol，2018，24（3）：237-245.

（金恒伟　贺红卫）

第四节　脑动静脉畸形和脑动静脉瘘栓塞术

一、脑动静脉畸形的介入治疗

（一）疾病概述

脑动静脉畸形（cerebral arteriovenous malformation，CAVM）是最常见的颅内血管畸形，年检出率为（1.1～1.3）/10万，占颅内血管畸形的90%以上，且好发于20～40岁青壮年。CAVM是在胚胎发育3～4周时，脑血管发育过程受阻所导致的，脑供血动脉和引流静脉之间由异常的迂曲血管网（即"血管巢"）沟通，无中间的毛细血管床。血管巢结构薄弱，可以是致密的，也可以是弥散的，动脉端异常扩张呈现局部的薄弱瘤样结构、"动脉化"的静脉缺乏弹力层呈现迂曲扩张和局部狭窄，加上高流速高流量的持续血流冲击，容易发生破裂出血。相邻脑组织可以因以往出血而出现含铁血黄素沉积、胶质增生，亦可以因为静脉端高压而表现为静脉充血等病理生理变化。儿童CAVM与成人在疾病演变、治疗方式等方面应区别对待。

（二）临床表现

颅内出血是CAVM最常见的临床表现，发生率约为60%，首次出血的年发生率约为2%，首次出血后，再次出血的风险在第一年可达7%～18%，后逐渐下降至每年4%，年龄增长、病灶位置深、单独深静脉引流是出血的独立危险因素。CAVM出血后第一年的死亡率为0～18%，长期的每年死亡率为1%～1.5%。此外，癫痫和局灶性功能缺损的发生率分别约为20%和15%。

Spetzler-Martin分级（Spetzler-Martin grading，SMG）是目前使用最广泛的CAVM分级系统，由Spetzler和Martin于1986年提出，根据畸形团大小、引流静脉的方向和畸形团是否毗邻功能区为标准进行分数叠加，将CAVM评定为SMG Ⅰ～Ⅴ级，该分级系统可以评估显微外科手术并发症的发生率和死亡率。

2015 年,针对 CAVM 的介入栓塞预后,有学者提出了 Buffalo 分级系统,主要依据供血动脉的数量、直径和畸形团是否毗邻功能区进行评分,将各参数的得分相加得到总分,将 CAVM 评定为 Buffalo Ⅰ～Ⅴ级。但是,这些评分系统的信度和效度有待进一步验证。

(三)治疗方法

CAVM 的治疗方法包括保守治疗、显微外科手术、介入治疗、立体定向放射治疗(stereotactic radiotherapy,SRT)及综合治疗。

国际上首个针对未出血的 CAVM 治疗方案选择的随机对照研究(ARUBA)发现,保守治疗组在随访期间卒中的发生率和死亡率远低于积极治疗组,虽然该研究结果有较大争议,但对于未出血 CAVM 的治疗方案的选择应该慎之又慎。

2017 年发布的 CAVM 介入治疗的中国专家共识指出,CAVM 的治疗方案应根据其临床表现和血管构筑学特征进行个体化设计。近年来,随着各类新型介入材料的发明和影像学技术的革新,介入治疗已经成为 CAVM 重要的治疗措施之一。

介入治疗 CAVM 由 Luessenhop 于 1960 年首次应用于临床,采用的是颈外动脉插管,向颈内动脉注入栓子,称为人工栓塞术。20 世纪 80 年代以来,法国、美国相继研制出 Magic 导管和 Tracker 导管,辅以应用数字减影血管造影(DSA),使微导管超选 CAVM 技术进展迅速。

介入治疗常用于 CAVM 的多模态治疗,主要目的如下。

①治愈性栓塞:完全栓塞畸形团,使畸形团和引流静脉均不显影。

②部分性栓塞:对于结构复杂、体积巨大的 CAVM,通过部分分次栓塞畸形团,改变脑局部血流动力学,从而缓解患者临床症状,如癫痫、脑缺血等。

③靶向栓塞:主要针对 CAVM 相关的出血危险因素,如动脉瘤、动静脉瘘等进行栓塞,降低出血风险。

④综合治疗的组成部分:主要用于手术切除或立体定向放射治疗前栓塞,缩减畸形团体积,用于降低出血风险,有利于减少手术切除的失血量及提高放射治疗的效果。

1. 开颅术前栓塞　开颅术前栓塞是综合治疗 AVM 的常用方法,适应证如下。

①存在外科手术难以到达的深部供血动脉的 SMG Ⅰ～Ⅱ级病变。

②合并畸形团内动脉瘤的 SMG Ⅰ～Ⅱ级病变,需择期手术的。

③SMG Ⅲ～Ⅴ级病变计划手术切除的。

脑血管造影可评估 CAVM 的供血动脉、畸形团和引流静脉,并通过微导管栓塞外科手术难以到达的深部畸形团,通过栓塞消除血管集以减少外科手术中的出血量,且术前栓塞更有利于术中分辨及剥离畸形团,缩短外科手术时间,减少手术并发症。对于体积大、流量高的病变,术前栓塞也可多次进行,逐渐减少流入 CAVM 的血流,可以减少由于切除后动脉血突然改变带来的出血性并发症。

栓塞应主要针对外科手术难以到达的供血动脉或相关结构进行,栓塞材料的弥散尽可能局限在供血动脉和畸形团内,不要栓塞至静脉端,以免流出道受阻而引起畸形团破裂出血,若发生此类情况,应尽快行外科手术切除。复合手术是目前治疗 CAVM 的新技术,栓塞后即刻对病灶进行切除,不仅能避免出血或复发,也减少了多次手术的麻醉次数,同时降低了患者医疗费用。

2. 立体定向放射治疗前栓塞　立体定向放射治疗前栓塞主要适用于合并畸形团内动脉瘤或高流量动静脉瘘,且最大径大于 3.5 cm 的 CAVM,当选择介入治疗作为立体定向放射治疗前的辅助治疗时,最重要的一点是要使介入治疗所致的并发症最少,且尽可能栓塞较大面积的畸形团及易破裂出血的危险结构,为立体定向放射治疗创造条件。

需要注意的是,立体定向放射治疗前栓塞应避免栓塞材料阻塞静脉流出道而造成出血性并发症。栓塞材料应选用永久性栓塞材料,避免供血动脉再通。美国 CAVM 放射治疗指南建议栓塞治疗数周后行立体定向放射治疗,可以降低栓塞和立体定向放射治疗叠加作用所导致的术后水肿等并发症的发生率。

3. 治愈性栓塞　治愈性栓塞一直是介入治疗 CAVM 的最高目标,现状是单纯介入栓塞治疗 CAVM

的治愈率低。长期以来，探索使用各种栓塞材料和技术治疗 CAVM，如各种固体颗粒以及线、酒精、弹簧圈等，栓塞效果均不佳，术后畸形团再通率高，不能作为永久性栓塞材料。相较于固体栓塞材料，血管阻塞类液态栓塞材料可以均一地充盈拟栓塞的血管，降低血管再通的可能性，获得永久性栓塞效果。另外，液态栓塞材料可以直接注入畸形团内部，起到真正栓塞病灶、治愈病变的效果。

（四）栓塞材料

20 世纪 70 年代，以氰基丙烯酸异丁酯（NBCA）为代表的氰基丙烯酸酯类栓塞材料开始应用于颅内血管畸形的栓塞，并沿用至今。该类栓塞材料进入人体后，可与血液中的阴离子发生共聚反应，一方面可以即刻堵塞血管，另一方面可诱发血管壁急性炎症反应和慢性肉芽肿性反应，起到闭塞血管的作用。但由于 NBCA 对操作要求高，有黏管的危险性，不能长时间注射。因此，NBCA 对体积较大的 CAVM 栓塞疗效仍不理想，单纯栓塞治愈率仅 4%～7.7%。对于巨大型 AVM 采用该类栓塞材料，往往需要反复多次栓塞才能达到放射治疗及神经外科治疗的效果，治疗周期很长，费用昂贵。

随着 Onyx 的应用，CAVM 的治愈性栓塞率越来越高，Onyx 是乙烯-乙烯醇共聚物（EVOH）溶解于二甲基亚砜（DMSO），并加钽粉颗粒作为显影剂的混悬液。Onyx 接触到血液时，DMSO 可迅速从混合物中溢出，进入血液，而 EVOH 则析出，在血管内凝固为海绵状固体起到栓塞作用，注射 Onyx 时选用耐受 DMSO 腐蚀的注射器和微导管，且推注 Onyx 前需用 DMSO 进行微导管灌注冲管。与 NBCA 相比，Onyx 最大的优势在于其彻底固化前，液态中心仍具有流动性，借助注射器推注形成的压力梯度，可以实现长时间缓慢注射，使其在整个畸形团内充分弥散，不会造成过早进入并堵塞引流静脉的情况。Onyx 的特性改变了 AVM 栓塞的技巧，Onyx 的栓塞采用"固化-推注"技术，在注胶时，先使 Onyx 在微导管头端形成少许反流，包绕微导管头端，建立塞子。塞子的形成使微导管与下游畸形团内形成压力梯度，更有利于 Onyx 向病灶内弥散，从而减少向近端血管的反流。

Onyx 等液态栓塞材料的大规模应用，使很多新材料和新技术得以形成与发展，头端可解脱微导管、双腔球囊微导管、漂浮导管的发明，使得栓塞材料可以更加精准、安全地进入畸形团内。球囊辅助技术、"高压锅"技术（pressure cooker technique，PCT）、双微导管技术，也大大提高了该病的治愈性栓塞率。

Sonic 为第一代头端可解脱微导管，解脱原理为化学解脱，头端解脱点处可被 DMSO 分解。Sonic 辅以 Onyx 栓塞的病例于 2008 年被首次报道。Apollo 为第二代头端可解脱微导管，其治疗 CAVM 于 2014 年被首次报道。Apollo 的头端为物理解脱，解脱头端和微导管主体为袖套结构，当体外施加拉力足够时，可使两者发生分离。研究发现通过头端可解脱微导管注射 Onyx 栓塞 CAVM 的手术，注射体积远远大于采用常规微导管的手术，并且完全栓塞率也相对较高。头端可解脱微导管可以明显延长注射时间，降低导管留置风险以及拔管出血风险。在进行可解脱微导管的准备时，要注意对微导管尤其是解脱点的保护，以免发生导管头端的意外解脱。在体外准备时，冲洗微导管时应选用 5 mL 以上的注射器，防止使用小注射器压力过大而导致头端解脱；导丝进入微导管后，应提起导管较硬的部分，使较软的头端下垂，以防止导丝从内部损伤到解脱点；微导管超选到位以后，在注胶的过程中要注意控制注射的力度，以防止在注射过程中发生导管头端解脱，否则，推注的栓塞材料可能会从解脱点溢出粘连导管，造成拔管困难以及误栓塞正常血管。当超选的目标血管成袢较大时，Sonic 的通过性较 Apollo 更好，因 Apollo 为物理解脱，解脱部位较硬，在成袢部位的顺应性较差。可解脱微导管的广泛使用促使了"高压锅"技术的形成与成熟，通过另一根微导管在可解脱微导管的头端和解脱点之间填塞弹簧圈及注射 NBCA 形成塞子，促使 Onyx 更好弥散并减少反流。与 Onyx 自身反流形成塞子相比，弹簧圈和 NBCA 形成的塞子更为牢固，有利于提高 Onyx 弥散效果，减少注射时不必要的停顿。

高顺应性球囊在 CAVM 介入治疗中的应用，一方面可以辅助微导管在迂曲成角的供血动脉内成功超选，另一方面可有效控制动脉端血流速度，有利于 Onyx 更快更充分地注入畸形团，并有效减少液态栓塞材料的反流。使用球囊临时阻断近端血流时，应注意避免阻断时间过长，3 min 后，应泄球囊以保证正常脑组织供血，以免发生缺血性神经功能缺损。

上述技术的发展大大提高了 CAVM 经动脉入路治愈性栓塞率，但仍需严格把握适应证。经动脉入路治愈性栓塞 CAVM 的适应证包括：①畸形团最大径≤3 cm；②有较粗的供血动脉，可使微导管头端尽可能接近畸形团；③能够明确引流静脉的起始段位置。

近年来，经静脉入路栓塞 CAVM 的报道越来越多，并获得了满意效果，为该病的治疗提供了新的选择。适应证如下：①小型出血性 CAVM（最大径＜3.5 cm）；②不适合显微外科手术切除和立体定向放射治疗；③动脉入路没有合适的供血动脉可供栓塞；④单支静脉引流或多支静脉引流、单支静脉优势引流。

术中应注意选用非黏附性栓塞材料，如 Onyx、Phil、Squard 等，术中应采取严格控制性降压，最好进行动态跨畸形团压力监测，消除跨畸形团压力梯度，为保证静脉端栓塞材料更好地反流入畸形团，动脉端尽可能采用球囊临时阻断血流，并建议采用静脉端内"高压锅"技术。此外，静脉入路通常需要较长的栓塞剂注射时间，且微导管深入畸形团内部，微导管拔除相对困难，即使是可解脱微导管，也不能盲目拔除，以免造成静脉端血管破裂，当微导管不能撤出时，可将微导管在保持适当张力下从穿刺点处剪断，使其游离于颈静脉或股静脉内。

介入治疗 CAVM 的总体并发症发生率约为 25%，永久性神经功能障碍的发生率约为 6.6%。常见并发症包括脑出血、正常灌注压突破、脑梗死、肺栓塞等。脑出血包括术中出血及术后迟发出血，术中出血常见原因如下：微导管、微导丝损伤供血动脉；注射栓塞材料时，推注压力过大；拔管时血管断裂。迟发性出血原因主要为引流静脉过早栓塞，畸形团内血流引流不畅或正常灌注压突破。术前应根据造影结果详细评估畸形团供血及引流结构，必要时行微导管造影；术中应注意操作轻柔，选择合适的导管系统；经动脉入路栓塞时应避免栓塞材料过早进入引流静脉，造成流出道阻塞；采用控制性降压和球囊临时阻断供血动脉降低跨血管畸形压力；避免液态栓塞材料反流过多造成拔管困难。

低阻力、高流量的大型 CAVM 或具有高流量动静脉瘘的病变容易出现正常灌注压突破（NPPB），由于畸形团栓塞后盗血效应消失，血管床在正常灌注情况下血流量显著增加，导致出血，针对术中或术后 CAVM 破裂出血，应进行分期栓塞，控制一期栓塞的体积，并在术后严格降压，必要时行外科手术、血肿清除等措施，在可能的情况下行 CAVM 切除；脑梗死发生的主要原因为畸形团邻近的正常血管误栓，或导丝、导管引起的动脉夹层，所以对微导管到位的要求是超选性血管造影明确微导管头端位置，明确是否存在过路供血、避免误栓，判断血流控制状态、反流长度，采用合适浓度的 NBCA 或者 Onyx，根据栓塞过程中液态栓塞材料的弥散状况决定把关时机。若出现缺血并发症，可以采用抗凝治疗，提升血压、血容量，稀释血液，对于功能区 CAVM，需要采用术中电生理监测和丙泊酚试验；当畸形团内存在高流量动静脉瘘时，应注意控制动脉端血流速度，防止栓塞材料经动静脉短路进入肺循环。

介入治疗的其他并发症包括穿刺部位血肿、假性动脉瘤、微导管留管、对对比剂过敏等，应给予相应治疗。

CAVM 的治疗一直是临床研究的难点和重点。近年来，随着医学影像学、材料学的不断发展，正确和合理应用安全有效的手段（包括介入栓塞、显微外科手术、立体定向放射治疗，以及多模态影像融合、术中电生理监测、复合手术等），在最大限度保留神经功能的前提下，使 CAVM 特别是高级别 CAVM 的治愈率不断提高成为现实。

二、硬脑膜动静脉瘘的介入治疗

（一）疾病概述

硬脑膜动静脉瘘（dural arteriovenous fistula，DAVF）是硬脑膜的动脉与静脉窦和（或）皮质静脉直接沟通的血管畸形，发生于硬脑膜及其附属物，发生率为（0.16～0.29）/10 万，占颅内血管畸形的 10%～15%。该病已被公认为后天获得性疾病，与外伤、炎症、激素等各类原因造成的硬脑膜窦狭窄或闭塞有关。

（二）临床表现

DAVF 的临床表现多样，与静脉引流模式以及瘘口所在部位密切相关。

病变位于横窦-乙状窦，多表现为与心跳一致的搏动性杂音；海绵窦区硬脑膜动静脉瘘多表现为眼球突出、结膜水肿等眼征；当引流静脉为皮质静脉时,包括颅前窝底和小脑幕区 DAVF,多表现为颅内出血,颅内出血可表现为脑内血肿或蛛网膜下腔出血,两周内再出血的风险高达 35%,因此一旦明确诊断应尽快治疗；当引流静脉为深静脉时,可表现为进行性认知功能障碍甚至昏迷；此外,约 50% 患者仅以头痛起病,可能与长期静脉端高压造成颅内压增高有关。

对于有临床症状突然改变患者,应警惕原引流静脉内急性血栓形成,引流模式发生改变,必要时需急诊处理。

(三)临床分型

DAVF 大多根据引流静脉进行临床分型,常用的有 Borden 分型和 Cognard 分型,两种分型均于 1995 年提出,并以提出者名字命名。

1. Borden 分型 Ⅰ型为瘘直接经硬脑膜窦或者脑膜静脉引流；Ⅱ型经硬脑膜窦或者脑膜静脉引流,并且伴有皮质静脉的逆向引流；Ⅲ型为直接经皮质静脉引流。Ⅰ型通常表现为良性进程,一般仅有颅内杂音或颅神经损害；Ⅱ型可能表现为颅内出血或者神经功能缺损；Ⅲ型发生颅内出血和神经功能缺损的可能性则更大。

2. Cognard 分型 同样也将引流静脉作为主要指标,但对窦内血流方向和皮质静脉的部位和扩张与否进行了详细划分。其中 Cognard Ⅰ型为直接经静脉窦引流,窦内顺流；Ⅱa 型为直接引流入静脉窦,窦内逆流；Ⅱb 型为引流入静脉窦,窦内顺流,伴皮质静脉引流；Ⅱa+b 型为引流入静脉窦,窦内逆流,并伴有皮质静脉引流；Ⅲ型为直接经皮质静脉引流；Ⅳ型为直接经皮质静脉引流并伴有皮质静脉瘤样扩张；Ⅴ型为引流入脊髓静脉。

(四)治疗策略

对 DAVF 治疗策略的选择主要取决于病变的自然病程和预后情况。由于静脉引流方式是影响 DAVF 自然病程的最重要因素,因此总的原则是根据静脉引流方式决定治疗方案。

一般认为,对于无明显症状、不合并皮质静脉引流的 DAVF,可采取保守治疗,但对于伴有不能忍受的颅内杂音、进展性眼征的 DAVF,即使无皮质静脉引流,亦需积极处理；而合并皮质静脉引流的 DAVF 患者,发生颅内出血和神经功能缺损的风险很大,应当早期积极治疗。

治疗方法的选择亦取决于病变部位。病变部位虽然并不直接决定 DAVF 的临床进程,但部位不同,出现危险静脉引流的风险亦不相同。另外,病变部位不同,介入治疗所采取的具体技术、面临的困难以及治疗的入路亦不相同。

DAVF 的治疗方法主要包括保守治疗、显微外科手术治疗、介入治疗和立体定向放射外科治疗等。

1. 保守治疗 仅限于无皮质静脉引流的非侵袭性 DAVF 及 Borden Ⅰ型病例,无进展性视力损害、症状轻微的海绵窦区 DAVF 可以采用压迫患侧眼球和患侧颈总动脉的方法。

2. 显微外科手术治疗 适用于部分 Borden Ⅲ型或 Cognard Ⅲ、Ⅳ、Ⅴ型 DAVF。显微外科手术治疗可以消除部分 DAVF。

3. 介入治疗 目前 DAVF 最重要的治疗手段,治愈率可达 90%~100%。根据治疗途径不同可分为经动脉入路、经静脉入路和经动静脉联合入路。DAVF 的介入治疗经历了从经动脉入路到经静脉入路,再到针对不同部位的 DAVF 采取不同入路选择的变化过程。

与脑动静脉畸形的介入治疗过程一样,随着介入材料和影像学的不断发展,人们对 DAVF 结构的认识进一步深入,介入治疗的效果得到了不断提高。

2017 年由美国发表的 DAVF 诊治指南提出,高风险的 DAVF 应该积极治疗,以降低颅内出血、高压性脑病或神经功能缺损等并发症的发生率。对解剖位置满意的患者,首选血管内介入治疗；显微外科手术或联合血管内介入治疗可以治疗不能经单独血管内介入治疗治愈的高风险 DAVF。

对于 DAVF 患者,应根据疾病史、血管构筑学特征及临床症状严重程度制订个体化介入治疗方案。治疗原则为完全闭塞瘘口及静脉起始端,而不影响正常的静脉回流。对于难以完全闭塞瘘口的 DAVF,介入治疗的目标则是尽可能闭塞供血动脉和靠近瘘口的引流静脉,对于合并皮质静脉引流的 DAVF,介入治疗应该尽可能消除皮质静脉引流,若一期介入治疗不能消除皮质静脉引流,则应尽早采用外科手术闭塞瘘口。

近年来,影像学技术的进步使人们对DAVF结构的认识不断深入,精准靶向栓塞治疗也逐渐成为DAVF栓塞的一种理念,有望进一步降低并发症的发生风险。

由于Onyx等弥散性能较好的非黏附性液态栓塞材料的发明及广泛使用,大部分Cognard Ⅲ、Ⅳ、Ⅴ型DAVF,以及部分有较好动脉入路的Cognard Ⅰ、Ⅱ型DAVF可以通过经动脉入路治愈。对于Cognard Ⅰ、Ⅱ型DAVF,应评估受累静脉窦的引流情况,若受累静脉窦尚存在正常的引流功能,应尽可能对其进行保护和重建。瘘口的静脉起始端和窦前静脉结构的确认十分重要,总体上适合经静脉入路,该入路应作为首选。

基于供血动脉、瘘口位置和瘘口静脉起始端的多模态影像融合评估,采用经动脉入路、经静脉入路和经动静脉联合入路进行介入治疗,要求微导管头端尽量接近瘘口,合理使用微导管头端可解脱微导管、血管内"高压锅"技术和静脉窦内球囊保护技术等,力争一期治愈性栓塞成功。

不同部位DAVF在介入治疗方案的选择上有较大的差异。

颅前窝底DAVF选择介入治疗时,大多选择经动脉入路,经静脉入路在经动脉入路困难而静脉容易超选的情况下应用,特别是近年来,中间导管能够容易地放置到上矢状窦内,帮助微导管到达瘘口静脉起始端进行栓塞,经静脉入路的相关病例报道较少见。颅前窝底DAVF多由眼动脉发出的筛前动脉分支供血,且多为双侧供血,脑膜中动脉发出的前镰动脉和大脑前动脉的额极动脉也可参与供血,瘘口位于嗅沟,通过额极静脉或嗅静脉引流。

采用经眼动脉入路时,术前应评估视网膜中央动脉的开口位置,微导管头端尽可能超选接近瘘口,保证足够的反流长度,双侧供血时应在对侧置造影管监测,避免栓塞材料向对侧眼动脉过度弥散而导致视网膜中央动脉栓塞,造成不可逆的视力丧失。微导管拔出后应观察双侧眼动脉及脉络膜染色情况,拔管造成眼动脉痉挛也可能损害视网膜中央动脉,应及时采用扩血管药物进行动脉灌注。此外,若眼动脉与颈动脉的夹角较小,可以应用球囊辅助微导管超选技术,帮助微导管头端到达满意的位置。

海绵窦区DAVF应首选经静脉入路。海绵窦为多腔道结构,双侧海绵窦经海绵间窦相连,瘘口常见于海绵窦后内侧壁。动脉早期图像一般可以精确显示瘘口的位置,再辅以三维旋转造影及重建,有助于更好地确认瘘口位置和静脉引流方式。

经岩下窦入路路径较短、并发症少,是经静脉入路的首选。即使岩下窦未显影,也可以在颈静脉孔区探查该入路,若岩下窦内有血栓形成,可先使用硬导丝进行岩下窦开通后再置管,岩下窦发育不良较少见。

经面静脉-眼上静脉入路的路径迂曲。随着导引导管的改进,应用该入路治疗海绵窦区DAVF的报道增多,但应注意的是,眼上静脉入眶后血管易形成转角且眶上裂狭小,反复进行超选可能造成急性血栓形成,此外,术后由于动静脉短路消失,原本逆流的眼上静脉恢复顺流,流速较慢,也有形成血栓的风险,术后应注意眼上静脉内血流速度并密切关注患者体征,若患者视力严重下降,应紧急处理。

眼上静脉切开或直接穿刺、直接眶上裂穿刺较少应用。

随着Onyx的使用及微导管的改进,经动脉入路也成为海绵窦区DAVF介入治疗的常用方法,微导管头端在供血动脉内应尽可能靠近瘘口,并楔入供血动脉,借助Onyx可控性好的特点完成栓塞。特别需要注意的是,对于颈内动脉脑膜分支参与供血的识别,应警惕栓塞材料逆流进入颈内动脉系统引起并发症,并且应评估咽升动脉、脑膜返动脉等危险吻合,以避免异位栓塞、颅神经麻痹等。栓塞过程中Onyx对海绵窦区硬脑膜的机械刺激或二甲基亚砜的毒性可能是诱发三叉神经心脏反射的主要原因,需密切关注患者心率和血压变化;若颈动脉脑膜支参与供血,可在术中使用高顺应性球囊保护颈内动脉,若发生栓塞材料逃逸栓塞,可采用取栓术;若栓塞材料过度弥散损伤颅神经滋养血管造成颅神经麻痹,或者栓塞材料对海绵窦壁形成的机械压迫造成颅神经损害,精准的瘘口靶向栓塞成为海绵窦区DAVF介入治疗的新理念。

大静脉窦区是DAVF的好发部位,包括横窦、乙状窦、窦汇、上矢状窦等部位,随着介入治疗技术和栓塞材料的进步，该部位 DAVF 的介入治疗经历了经动脉入路栓塞、经静脉入路栓塞再到静脉窦保护下经动脉入路栓塞以及静脉窦重建的过程，每一种入路因治疗方法、栓塞靶点和栓塞材料的不同而达到不同的治疗效果。对于低级别的 DAVF，重点在于缓解症状并保持静脉的引流功能；而对于中、高级别的 DAVF，治疗的目标则在于完全闭塞瘘口，并消除皮质静脉反流。

随着影像学技术、材料等的进步，大静脉窦区 DAVF 的治疗目标已经从姑息性治疗，到闭塞受累静脉窦以治愈 DAVF，进展为完全闭塞瘘口的同时重建静脉窦和皮质静脉的引流功能。该部位 DAVF 与其他部位的病变不同，可能为多瘘口，且往往为多血管参与供血，术前造影范围应包括甲状颈干、颌外动脉等颈部血管。与其他部位 DAVF 病理结构相似，大静脉窦区 DAVF 的瘘口通常位于静脉窦壁周围的静脉囊袋上，多数情况下是单一存在的，供血动脉在此汇合后再进入静脉窦。少部分患者的静脉窦壁周围的静脉囊袋并非单一存在，而是散布在静脉窦的不同血管壁上。

既往经典的治疗方法是将瘘口及受累静脉窦一同闭塞，该方法虽然在一定程度上缓解了静脉高压，使静脉内压力降低，但若受累的静脉窦仍然存在引流功能，或其为主要引流通道，完全闭塞病变的静脉窦可能会带来灾难性的后果，此外，闭塞静脉窦可能启动新的血管增生，导致原部位瘘口的复发或远隔部位瘘口的新发。

术前评估静脉窦引流功能影响手术方式的选择，若静脉窦丧失引流功能，可行静脉窦闭塞术，若静脉窦尚存在引流功能，应在栓塞瘘口的基础上，进行静脉窦的保护或者重塑。经动脉入路可单纯采用 Onyx 等非黏附性液态栓塞材料栓塞，由于静脉高压存在时间较长，静脉端或受累静脉窦常有不同程度的扩张，因此经静脉入路可采用弹簧圈联合 Onyx，在流速较快的情况下，弹簧圈可有效降低血流速度，更有利于 Onyx 局部弥散，以防止过多 Onyx 弥散进入下游静脉系统；原则上应首先栓塞软脑膜血管供应的瘘口区域，以避免术后发生脑内出血。使用高顺应性球囊进行静脉窦保护的技术已得到广泛应用，此类球囊有利于在静脉系统输送，并且可以多次充盈保护静脉窦。完全封闭静脉窦可阻止栓塞材料弥散进入静脉窦。对于流速较快、流量较大的瘘口，即使不能完全封闭静脉窦，也可降低瘘口及静脉端的血流速度，降低 Onyx 弥散进入静脉窦的风险。该技术保留了静脉窦的引流功能，与传统闭塞静脉窦相比，可最大限度地缓解静脉高压，降低原部位瘘口的复发率及远隔部位瘘口新发率。

对大静脉窦区 DAVF 并发症的预防，除了前面提到的异位栓塞事件、操作相关并发症外，还应注意静脉性梗死及肺动脉栓塞等，注胶过程中应避免栓塞材料向正常静脉内弥散，静脉通道流出不畅可导致局部静脉性梗死，造影评估时应准确定位深静脉、皮质静脉汇入静脉窦的部位，避免栓塞材料进入；对于流量大、流速快的瘘口，可以选择静脉窦内球囊保护，有效降低血流速度，有利于 Onyx 在微导管头端聚集，或先行弹簧圈填塞，也有利于将 Onyx 局限在病灶处。

综上所述，随着神经介入技术及器材的发展，介入治疗 DAVF 的治愈率不断提高，已成为 DAVF 的首选治疗方案。但由于 DAVF 病情复杂，通过术前造影评估患者瘘口血管构筑学特征、血流动力学因素成为介入治疗的关键，随着人们对该病研究的深入，该病的治疗将取得新的进展。

（许　奕）

第五节　脑供血动脉狭窄支架成形术

一、背景

脑供血动脉狭窄的主要原因是颅内动脉粥样硬化性狭窄（ICAS）。ICAS 是缺血性卒中的重要原因。卒中复发风险非常高，尤其是颅内动脉重度狭窄（70%～99%）者，即使进行内科规范化治疗，卒中的 1 年复发风险仍高达 23%。

SAMMPRIS 研究的结果提示，强化内科药物治疗效果优于颅内自膨式支架置入术，但是随后的相关分析指出 SAMMPRIS 研究存在很多缺陷。后续的 VISSIT 研究也被提前终止,结果提示药物治疗的临床效果更好,明显优于球扩式支架置入术。奠定了 ICAS 药物治疗基石的 WASID 研究指出,采用单纯药物治疗者仍面临较高复发率,尤其是重度 ICAS 患者,他们是卒中复发的高危人群。血管内治疗作为可直接改善 ICAS 血流动力学的方式,被很多临床研究阐述,不过仍需大宗临床随机对照研究进一步证实。CASSISS 研究和 WEAVE 研究的围手术期并发症发生率远低于 SAMMPRIS 研究的药物组,逐步为 ICAS 的血管内治疗正名。介入器械的更新换代以及技术理论的日臻成熟,为后 SAMMPRIS 时代的 ICAS 血管内治疗开启了新篇章。有研究者指出,SAMMPRIS 研究中支架治疗组的不良终点事件的发生率低于强化药物治疗组,ICAS 治疗的关键在于围手术期的风险控制。国内大型医疗中心的颅内血管狭窄的血管内治疗围手术期并发症发生率呈低位稳定状态,后 SAMMPRIS 时代的 ICAS 治疗再次回归于血管内治疗。

目前,ICAS 血管内治疗的适应证如下:狭窄程度达到 70%～99%;经血流动力学评估,责任血管供血区存在低灌注表现;缺血发作后稳定 2～3 周;强化双联抗血小板治疗、他汀类药物降脂稳定斑块,以及药物控制血压、血糖、同型半胱氨酸等高危因素后仍有缺血发作。

二、治疗

(一)单纯球囊扩张成形术

单纯球囊扩张成形术具有操作简单、成功率高、免支架置入等优点,目前很多临床研究证实,单纯球囊扩张成形术治疗 ICAS 的围手术期并发症发生率有明显下降趋势。

1. 球囊的尺寸

(1)富血管穿支的大脑中动脉 M1 段和基底动脉,建议按照狭窄段附近相对正常管径的 80% 选择。

(2)颈内动脉床突段和椎动脉颅内段,如果不累及脉络膜前动脉和小脑后下动脉或脊髓前动脉,建议按照狭窄段附近相对正常管径的 90%～100% 选择。

2. 球囊的长度

(1)对于相对平直、不迂曲的血管狭窄,球囊需要完全覆盖狭窄段并超过狭窄段两端各 2 mm。

(2)对于较迂曲、明显成角的血管狭窄,可以选择较短球囊扩张成形,避免或降低球囊对血管走行的改变而造成管壁或局部穿支的损伤;也有术者选用短球囊,先用球囊的近段扩张狭窄段的远端,再回撤球囊,用球囊的远段扩张狭窄段的近端,通过这种方式降低球囊扩张对病变血管的不良影响。

3. 球囊的品牌

(1)经典的 Gateway 球囊(Stryker,美国)曾是唯一专用于颅内血管狭窄的同轴性非快速交换球囊扩张导管系统,顺应性、扩张力表现优异,尤其同轴系统的优势保证其在较迂曲颅内血管通过性良好、到位成功率很高。

(2)国产颅内专用球囊都是快速交换球囊扩张导管系统,快速交换系统的优势在于操作简便、对微导丝影响小,顺应性、扩张力相当不错,但是快速交换系统的弊端令其在较迂曲的颅内血管通过性不佳,不过目前中间导管在临床上的普及可以保证国产球囊的到位率接近 100%。

(3)部分用于颅内的冠脉球囊表现良好,快速交换系统的优势和劣势同样存在,联合应用中间导管可以扬长避短。

(4)目前在临床中药物涂层球囊开始显露头角,尤其是西罗莫司涂层球囊,其应用日渐广泛,并且已在小样本病例中取得了良好的短期临床结果,不过中长期的随访结果是否依旧良好,仍有待大宗病例的前瞻性随机对照研究来证实。

4. 球囊的充盈　建议缓慢操作,在 20～30 s 完成 1 atm(1 atm=101.325 kPa)的充盈直至所需的最终扩张压力。

球囊扩张后保持其原位,即刻造影观察有无对比剂渗漏,如果有渗漏,建议 80% 充盈球囊封堵 5～10 min,复查造影无渗漏则结束手术,如果仍有渗漏,90% 充盈球囊封堵 10～20 min,如果仍然有渗漏,可以考虑应用弹簧圈闭塞局部血管止血;即刻造影显示扩张结果良好的情况下,建议充分释放球囊后观察10min复查造影,如果扩张效果仍较满意,可以考虑不置入支架,如果存在明显的弹性回缩或已有夹层形成,建议积极采用支架成形术。

(二)支架成形术

当球囊扩张成形后,针对狭窄处血管发生明显弹性回缩或者夹层形成的情况,颅内支架成形术就显得尤为重要。支架成形术可以在一定程度上维持血管管腔通畅,支撑扩开的狭窄段,避免或减轻回缩,稳定撕裂的斑块,避免或减少斑块脱落移位。

1. 自膨式支架

1)开环支架　支架尺寸按照需治疗血管正常管径加0.5 mm来选择,避免支架尺寸过大、过度刺激血管内膜增生而造成远期再狭窄甚至闭塞。

支架长度按照需治疗血管狭窄长度加(3×2)mm来选择,支架应覆盖全部狭窄段并超出狭窄段两端各3 mm,选择过长支架容易造成远期支架内再狭窄,而且可能累及远近端血管返折处以及更多的血管分穿支,增加术中、术后缺血事件的发生。

(1)Wingspan支架:Wingspan支架系统是目前唯一获得美国FDA认证的最经典的颅内血管狭窄专用自膨式支架,它在Neuroform同轴释放支架系统的基础上改进了输送系统,并增加了径向支撑力。

Wingspan支架的释放技巧:支架输送到位后,缓慢推送支架的第四标记(Mark)点至接近第三 Mark点并重合,此时第二、三 Mark点之间即支架的主体,要保证其完全覆盖狭窄段,接着顶住支架的尾端推(Push)杆,轻轻回拉支架外鞘,将第一 Mark点回退至接近第二 Mark点,再逐步回退至支架完全打开(只要支架头端打开,支架就不能再移动,以免损伤血管),轻轻部分回送释放系统来回收释放系统头端的楔形头,最后在保证微导丝绝对稳定的前提下撤出全部释放系统。

Wingspan支架的优点如下。

①激光雕刻、开环设计。支架节段性释放过程相当稳定,几乎不发生短缩,在迂曲血管段也能打开完全、贴壁良好,只要保证支架头端定位准确并打开,释放的支架几乎不会发生移位。

②径向支撑力良好。可以最大限度地维持球囊扩张后的血管管腔,完全贴覆住球囊扩张形成的夹层,降低术后即刻残留狭窄率。

Wingspan支架的缺点如下。

①非快速交换的同轴释放系统决定了该支架到位困难,尤其是在前循环,往往无法通过颈内动脉虹吸弯处,不过目前临床上广泛应用的中间导管很容易通过迂曲血管段,Wingspan支架系统的到位率大大提高。

②过强的径向支撑力增加了支架对血管内膜的刺激,造成血管内膜过度增生,术后中长期随访的再狭窄率甚至闭塞率较高,不过很多患者并没有临床症状,多数不需要再治疗。

③当偏细病变血管发生支架内再狭窄,或者狭窄段接近血管转弯处、支架头端刚好在血管转弯处时,支架头端的楔形头容易卡在支架上,造成整个释放系统无法撤出,最终滞留体内。

(2)Neuroform支架:Neuroform支架系列是全球最早的一款用于颅内动脉瘤栓塞的辅助支架,Neuroform EZ支架在Neuroform 3支架的同轴系统基础上改进为XT-27导管释放系统,与Wingspan支架一样也是激光雕刻、开环自膨式支架,径向支撑力较Wingspan支架弱一些;Neuroform Atlas支架是在Neuroform EZ支架基础上改进的颅内微支架,由更细的XT-17导管或者SL-10导管释放,径向支撑力比Neuroform EZ支架更弱,可应用于直径1 mm以上的颅内血管。

Neuroform EZ支架的适应证如下。

①病变血管过度迂曲(支架远近端可能跨越迂曲段)。

②病变血管或需覆盖远端血管细小段(直径2 mm以下)。

③累及众多或重要的分穿支(大脑中动脉M1段、基底动脉全段、颈内动脉上的脉络膜前动脉、椎动脉上的小脑后下动脉和脊髓前动脉)。

④病变接近或跨过血管分叉(支架需跨越血管分叉)。

Neuroform EZ 支架的优点如下。

①支架有 15 mm、20 mm 和 30 mm 三种长度选择,适用于 24 mm 长度以内的狭窄。

②释放过程稳定,不容易发生移位,也几乎没有短缩。

③节段性释放在较迂曲或远近端管径差较大的血管内仍能贴壁良好。

④几乎不改变血管走行,对于血管分穿支的牵拉效应最小,也能减少支架头端和尾端的成角影响。

⑤径向支撑力减弱,可以应用于管径小于 2 mm 的血管并保持其通畅。

⑥径向支撑力有限,中远期随访的再狭窄发生率也较低。

Neuroform EZ 支架的缺点如下。

①支架的直径有 2.5 mm、3.0 mm、3.5 mm、4.0 mm、4.5 mm 等规格,建议按病变血管管径加 0.5 mm 选择支架,选择过大规格的支架可能会过度刺激血管内膜增生而造成远期再狭窄。

②XT-27 导管过粗,当病变血管略细时,XT-27 导管通过狭窄段以及到达远端更细小血管困难,释放导管可以选用 Rebar-27 导管,相对于 XT-27 导管来说更容易到位。

③开环设计使得支架头端一旦在释放时下滑,Neuroform EZ 支架无法回收再释放,只能完全释放后在远端补放支架,但是 Neuroform EZ 支架释放后,释放系统多数情况下不能将支架导管重新带到远端。

④在病变血管偏细的情况下,如果预扩张球囊扩张不够充分,或者 Neuroform EZ 支架释放后残留狭窄程度过大,拟行球囊后扩张处理,球囊往往很难通过狭窄处,甚至无法通过。

目前只有少数中心应用 Neuroform Atlas 支架治疗颅内动脉狭窄。多数因为病变血管过于细小(直径<1.5 mm),或者病变血管较迂曲、XT-27 导管不易到位,暂时没有太多的临床经验和中长期随访结果。

2) 闭环支架

(1) Enterprise 支架:在 Neuroform 3 支架之后问世的专用于颅内动脉瘤栓塞的辅助支架,是激光雕刻、闭环设计、自膨式、镍钛合金支架,由 Prowler Plus 导管或者 Headway 21 导管释放。

适用于相对平直的病变血管段,建议用于管径在 2～4 mm(最细段不小于 1.5 mm)的病变血管,长段病变或相邻的串联病变总长度短于 31 mm。

Enterprise 支架的优点如下。

①支架有 14 mm、22 mm、28 mm、37 mm 四款长度选择,最后两款长支架可以覆盖较长病变或者处理串联病变。

②Prowler Plus 支架导管比较容易输送,对于近端血管迂曲的远端病变,可以保证支架系统顺利到位。

③支架释放操作十分简单,易于调整,释放不到 80% 者可以回收后再释放。

④有头端的支架系统释放过程相对更稳定,不易滑脱。

⑤无头端的支架系统对狭窄远端的血管床要求低,适用于狭窄远端血管迂曲、转角,或者累及细小穿支的情况。

⑥径向支撑力较弱,对血管内膜刺激最小,远期再狭窄率相对较低。

Enterprise 支架的缺点如下。

①血管迂曲段或者明显成角处贴壁不良,容易发生支架内急性血栓。

②支架显影性不佳(Enterprise 二代支架增强了显影性),释放过程中易发生定位不准确、支架移位且未完全覆盖狭窄段的现象。

③球囊预扩张尽可能充分,如果预扩张不充分,加上该支架的径向支撑力欠佳(Enterprise 二代支架加强了支撑力),术后即刻残留狭窄程度相对较大,如果再行球囊后扩张,球囊导管通过支架时容易造成支架移位。

④有头端的支架系统:对于狭窄远端的血管床,要求尽可能选择平直、管腔更粗大的分支,否则在支架释放过程中容易刺破血管。

⑤无头端的支架系统:如果近端血管较为迂曲,在释放过程中容易出现支架滑脱,并且无法将支架导

管送回原位,造成整个释放操作要从彻底回收支架、重新放置支架导管开始。

(2) Solitaire 支架:Solitaire 支架是曾用于颅内动脉瘤栓塞的辅助支架,现多用于急性大血管闭塞开通时支架取栓,是激光雕刻、闭环卷曲设计、电解脱释放、自膨式、镍钛合金支架。

该支架适用于急性颅内大血管闭塞 Solitaire 支架取栓开通后的支架成形治疗,多为节省费用、顺势而为。

Solitaire 支架的优点:Rebar-18 支架导管最容易到位,释放操作最为简单,可反复回收再释放,支架网孔最大,对分穿支血管影响较小,径向支撑力强于 Enterprise 支架、弱于 Neuroform EZ 支架,远期再狭窄率低于 Enterprise 支架。

Solitaire 支架的缺点:卷曲设计不适用于迂曲、长段、跨分支病变,血管转弯处贴壁不良;支架释放后,如果存在明显残留狭窄,则需要球囊后扩张治疗,或者随访发现严重支架内再狭窄,则需要二次成形治疗,微导丝、球囊或支架系统不易正常通过 Solitaire 支架内到达远端,使得后续治疗或二次治疗难度明显增加甚至失败。

(3) LVIS 支架和 LEO 支架:均为颅内动脉瘤栓塞的辅助支架,是闭环设计、小截面、编织型、自膨式、镍钛合金支架。

该支架适用于球囊扩张后发生明显斑块破碎或出现动脉夹层后的支架成形治疗。

编织型支架的优点在于全程可视,术中可清晰观察支架打开是否完全,狭窄处支架支撑力可根据释放时局部推拉支架进行调节,小截面设计能够更好地固定斑块、修复夹层,支架较柔软,容易到位,相对于 Enterprise 支架和 Solitaire 支架来说,对血管自然走行影响更小,80% 释放前可回收调整后再释放。

编织型支架的缺点在于,高金属覆盖率容易影响分穿支血管,在血管迂曲段支架不易打开、贴壁不良,推拉调整的支撑力能否长久维持不得而知,中远期临床效果有待大宗临床试验的验证。

2. 球扩式支架

(1) 颅内专用球扩式支架:Apollo 和 Trump 球囊扩张释放式支架是国内两款颅内专用球扩式支架,临床上常用 Apollo 支架,其围手术期并发症发生率较低,中长期临床和影像随访结果良好;Trump 支架临床上使用较少,其安全性和有效性有待大宗病例的随机对照研究来证实。

球扩式支架的优势在于,球扩式支架均为快速交换系统,操作简便易行;球囊扩张和支架成形一步到位,减少球囊扩张和支架成形交替进行的两步操作可能带来的斑块移位和"雪犁效应";成形效果良好、术后残留狭窄轻微,中远期再狭窄率低。

球扩式支架的缺点在于,相对于自膨式支架来说,球扩式支架的顺应性很差,到位率不高(目前广泛应用的中间导管可以有效地解决此种问题);狭窄远近端管径差较大时,常规按近端大管径选择支架,球囊扩张时容易损伤、撕裂远端管径小的血管;累及血管弯曲段或成角过大的狭窄,应属于球扩式支架的禁忌证,强行使用球扩式支架容易损伤、撕裂血管。

(2) 冠脉球扩式支架:颅内专用球扩式支架问世之前,冠脉球扩式支架曾用于治疗近端血管并不十分迂曲的颅内动脉狭窄。鉴于冠脉球扩式支架到位困难、无颅内病变治疗相关适应证等原因,已几乎没有人再应用该类支架治疗颅内动脉狭窄。

(赵振伟)

第六节　脑供血动脉急性闭塞开通术

一、概述

脑供血动脉急性闭塞是卒中常见且重要的原因之一。卒中是导致成人死亡、残疾的最常见病因,目前我国年龄不小于 40 岁的人群中,卒中患病人数约 1318 万人,每年 190 余万人因卒中死亡。虽然历经多年探索,中国卒中防治仍然面临巨大挑战。

急性缺血性卒中(acute ischemic stroke,AIS)约占全部卒中的 80%,急性缺血性卒中治疗的关键在于尽早开通闭塞血管,挽救缺血半暗带。时间窗内(≤4.5 h)重组组织型纤溶酶原激活物(rt-PA)静脉溶栓是各国指南推荐的急性缺血性卒中的首选治疗方案,但是静脉溶栓治疗时间窗窄,对颅内大脑中动脉、颈内动脉等大血管闭塞的再通率较低而出血风险较高。因此,对于颅内大血管急性闭塞导致的缺血性卒中,各国都在探索早期血管内介入治疗方案,包括动脉接触溶栓、微导丝碎栓、球囊碎栓、超声碎栓以及机械取栓等。

早在 1983 年就有关于血管内治疗急性缺血性卒中的报道。

2013 年,关于静脉溶栓和机械取栓疗效比较的多中心随机双盲对照研究显示,由于没有精确筛选大血管闭塞患者、新型取栓支架使用率较低等,相比于静脉溶栓,血管内治疗未能显示其优越性。

2015 年,五项多中心随机双盲对照研究证实,经过合理筛选的前循环大血管闭塞的急性缺血性卒中患者,采用以支架取栓为主的血管内治疗可以明确获益,因此机械取栓被各国指南以最高级别推荐,开创了急性缺血性卒中治疗的新纪元。

2018 年,DAWN 研究和 DEFUSE-3 研究这两项研究更是将经过严格影像学评估的取栓时间窗延长到 24 h。近年来,由于材料和技术的进步以及影像学评估的发展,机械取栓研究取得了更为瞩目的进展,更加快速、有效的再灌注治疗,改善了患者的临床预后。

本节系统介绍脑供血动脉急性闭塞开通术的患者筛选、取栓技术、围手术期管理等,重点介绍脑供血动脉急性闭塞开通的两种主要技术:支架取栓与导管吸栓。

二、患者筛选

选择合适的患者是脑供血动脉急性闭塞开通的前提,通常根据患者临床表现和影像学评估来决定。发病前身体健康状况良好(改良 Rankin 量表(mRS)评分 0～1 分)、症状较重(美国国立卫生研究院卒中量表评分≥6 分)的大血管闭塞急性缺血性卒中是取栓的适应证。某些特异性的临床症状和体征有助于颅内大血管闭塞的识别,如偏瘫、失语、同向凝视、头位偏转,常提示凝视侧大脑动脉闭塞可能;突发昏迷伴有瞳孔异常提示基底动脉尖急性栓塞可能。

快速的神经血管成像是筛选患者的关键检查,亦能为预后提供可靠指导。从非对比计算机断层扫描(NCCT)、磁共振成像(MRI),到 CT/MRI 血管成像(CTA/MRA)、CT/磁共振灌注成像(CTP/MRP)的多模态影像学检查的实施,能够帮助检查者有效排除脑出血、识别血管闭塞部位以及通过直接或间接征象评估梗死核心灶、缺血半暗带及侧支循环,以此筛选出适合取栓的急性缺血性卒中患者。

近年来,人工智能在卒中影像自动化评估方面取得了显著进展。一些软件平台已经商业化并运用于临床,以 RAPID AI(美国 iSchemaView 公司)为例,RAPID AI 软件能快速分析一站式 NCCT-CTA-CTP 图像或 MRI-MRA-MRP,检查完成后 5 min 内自动分析得到 ASPECTS、血管成像,梗死核心、低灌注区和缺血半暗带体积,能高效、准确地筛选适合取栓的患者,为醒后卒中及时间窗不明的卒中患者血管内再通治疗提供科学依据。

三、取栓技术

(一)麻醉

现有临床研究比较了全身麻醉和镇静麻醉的效果,提示两者效果和安全性相似。在临床实践中,大部分取栓患者使用局部麻醉或镇静麻醉更为适合。若烦躁不安、出现呕吐甚至呼吸道阻塞的患者采用镇静麻醉效果差,影响手术进程,可改为全身麻醉。对意识障碍严重(GCS 评分<8 分)、呼吸功能受限,伴有呕吐误吸,如基底动脉闭塞的患者,全身麻醉更为合适。另外,若术中发现颅内动脉粥样硬化性狭窄,需行球囊扩张术,为保障手术安全,也可考虑应用全身麻醉。

（二）通路建立

经股动脉入路最常使用，当股动脉无法通过，或者主动脉弓上插管极端困难时，可以改道桡动脉、肱动脉，甚至直接行颈动脉穿刺。经桡动脉入路有利于提高患者舒适度，减少诸如股动脉假性动脉瘤、穿刺处血肿等并发症。主动脉弓上血管通路一般使用 6F、8F 普通导引导管或 90 cm 长鞘。中间导管的使用是取栓技术的一大进步，该导管既有良好的柔顺性，利于通过迂曲的血管接近病变，又能提供足够的支撑力，便于取栓器械输送，从而实现支架取栓和近距离导管抽吸相辅相成。

使用球囊导引导管能够阻断前向血流，甚至抽吸后产生血流逆转，以提高取栓效率的同时降低血栓远端迁移的概率。支架取栓联合中间导管抽吸和近端球囊导引导管血流阻断技术（PROTECT），与直接血栓抽吸相比，缩短了手术时间（29 min vs 40 min；$p = 0.002$），带来更高的脑梗死溶栓（thrombolysis in cerebral infarction，TICI）再通分级 3 级再通率（70％ vs 39％）。在临床实践中，建议在前循环大血管闭塞时使用球囊导引导管，提高开通效率的同时避免远端栓塞和新发栓塞的风险。

（三）支架取栓术

美国 FDA 于 2012 年批准了 Solitaire（Medtronic/Covidien）和 Trevo（Stryker）支架取栓装置。2015 年五项大型多中心随机研究显示，新型支架取栓治疗的临床预后明显优于标准内科治疗。在 MR CLEAN 研究中，血管内治疗组 97％的病例使用了支架取栓，结果显示闭塞血管有效再通率显著高于内科治疗组（80％ vs 32％，OR 6.9，95％CI 4.3～10.9），90 天良好预后（mRS 评分 0～2 分）的比例更高（33％ vs 19％）。这是第一项取得阳性结果的急性缺血性卒中血管内治疗研究，充分提示支架取栓可以使患者显著获益。MR CLEAN、SWIFT PRIME、ESCAPE、EXTEND-IA、REVASCAT 五项研究的荟萃分析同样证实使用可回收支架取栓装置可以明显提高闭塞血管开通效果，术后改良脑梗死溶栓（mTICI）再通分级 2b～3 级的占比达到 71.1％，54.0％的患者 90 天时获得良好预后（mRS 评分 0～2 分），而仅接受静脉溶栓治疗的患者中良好预后的占比为 31.5％（$p < 0.0001$）。国产首款取栓支架"Reco 脑血栓取出装置"于 2018 年获得国家药品监督管理局批准上市，上市前临床研究显示其血管开通率和临床预后率不劣于进口取栓支架。近年来有越来越多的国产取栓支架进入市场。目前临床使用的取栓支架大多数为激光雕刻闭环不可解脱支架，少数为闭环、开环相结合支架，在具体操作上有一些区别。

使用支架取栓时，首先使用微导丝将合适的支架微导管送入颅内血管，越过闭塞段到达血栓远端，通过微导管超选择性血管造影确定远端血管是否通畅、血栓长度。随后沿微导管送入取栓支架并释放打开支架。通常 3 mm 以上的血管选择 5～6 mm 支架，3 mm 以下血管选择 4 mm 支架，支架长度根据血管闭塞长度确定，有效长度必须完全覆盖血栓，最好有效段中后部覆盖血栓主体，以最大限度减少支架回撤时血栓脱落。支架的自膨胀作用可以使血栓被挤压在支架和血管壁之间，既能即刻恢复再灌注，又能利用支架网孔嵌压捕获血栓。支架完全打开后停留 3～5 min，之后保持近端导引导管持续负压抽吸，将支架连同微导管缓慢撤出。也可以预先将微导管撤出体外，称为"裸支架"技术，有利于取栓支架回撤时导引导管预留更大的抽吸空间。支架撤出体外后注意观察支架内有无血栓附着，回抽血液中有无血栓，并通过造影评估闭塞血管有无再通。通常可以重复取栓 3 次左右直到血管有效再通。

支架释放可以通过缓慢回撤微导管实现，缓慢回撤微导管是有开环设计的 EmboTrap Ⅱ 等取栓支架标准释放技术。对于闭环取栓支架如 Solitaire、Trevo 等，可以首先回撤微导管，使支架头端显露并锚定血管壁，随后主动前推支架，微导管因反作用张力自动回撤，利用积极的推拉释放技术（PFT）使支架更好地贴壁，增加支架直径和网孔面积，有利于捕获血栓，提高首次再通率。当 Trevo 支架完全释放后，也可以略微主动前推支架，以进一步打开支架（相当于近端 2 个标记物的移动距离）捕获血栓（ACAPT 技术）。注意在前推释放支架时，必须合理控制前向张力，减少对血管壁的机械性损伤。

取栓后 mTICI 再通分级 2b～3 级血管再通视为有效再灌注，与多次支架取栓后有效再灌注相比，首次取栓再通与良好的临床结果之间存在显著相关性。使用支架取栓 3 次及以上仍然不能达到有效再灌注，或支架不能取出任何血凝块时，应当考虑动脉粥样硬化性狭窄病变或颅内动脉夹层为血管闭塞的原因。另外，部分血栓质地坚韧或负荷较大，尤其是位于颈内动脉分叉部、大脑中动脉 M2 分叉部以及基底动脉顶端的大负荷血栓,若单支架多次取栓或导管抽吸均失败,可以考虑双支架取栓,在平行释放或重叠释放 Y 形支架后,取栓时将双支架作为整体回撤。双支架取栓可以作为难治性血栓的补救技术。

(四)直接血栓抽吸技术(ADAPT)

2014 年 Aquilla 等描述了使用 Penumbra-5MAX 导管直接抽吸颈内动脉或大脑中动脉 M1 段血栓的技术,首次将该技术命名为直接血栓抽吸技术(ADAPT),单独使用 ADAPT 可使 75% 的闭塞血管成功开通,从腹股沟穿刺到实现 TICI 再通分级 2b 级及以上的血管再通的平均时间仅为 28.1 min,最终所有病例均成功开通。目前抽吸导管的设计追求柔顺性与大口径的平衡,能通过迂曲的血管顺利抵达血栓部位直接抽吸,管腔越大,血栓抽吸效率越高。在临床实践中使用中间导管进行治疗时,若能直接抵达血栓部位,也可以当作抽吸导管直接抽吸。抽吸可以是使用大容量注射器手动抽吸,也可以是使用专用抽吸泵抽吸。发表于 2017 年的法国 ASTER 研究和 2019 年的北美 COMPASS 研究对 ADAPT 与支架取栓治疗急性缺血性卒中患者的效果及安全性进行了对比,证实 ADAPT 开通发病 6 h 内的前循环大血管闭塞疗效并不劣于支架取栓,且手术时间更短、器械成本更低。在 ASTER 研究中,直接抽吸组更多使用了 Penumbra 5-MAX(63/174)和 Penumbra ACE 064(65/174);在 COMPASS 研究中,抽吸组较多使用口径更大的 Penumbra ACE 068,两项研究中直接取栓组有效再通率相似(85.4% vs 81.3%),但是 ASTER 研究中使用支架取栓作为补救技术的比例更高(32.8% vs 21%),这也提示抽吸导管内腔越大,开通效率越高。大量的真实世界回顾性研究中,与支架取栓或联合方法相比,ADAPT 与后循环再通术后良好预后相关性更高。荟萃分析显示,对于急性基底动脉闭塞,与支架取栓相比,ADAPT 可实现更高、更快的再通,与支架取栓有相似的良好预后和安全性。

使用 ADAPT 抽吸血栓时,通常使用 6F 长鞘、8F 导引导管或球囊导引导管在颈内动脉颅外段提供支撑。随后利用同轴技术(微导管＋微导丝)推进抽吸导管,微导丝穿越血栓后前推微导管接近血栓,尽量避免微导管穿越血栓,以减少血栓分解而造成远端栓塞,在微导管和微导丝的导引下,将抽吸导管送至闭塞近端接触血栓,使用 20 mL 注射器手动抽吸或用专用抽吸泵抽吸,持续负压抽吸 120 s 左右。此时判断血栓是否被抽吸入导管内非常重要,若导管内无血流,可能是血栓被吸附在导管头端,当血流突然恢复并由慢变快,说明血栓逐渐被抽吸入导管,此时应维持最大负压抽吸,争取将血栓直接抽吸出体外;若血流于 120 s 后仍未恢复,应缓慢回撤抽吸导管(注意勿将头端停留于血管弯曲部位),直到血流恢复可停止回撤,否则应在持续最大负压抽吸状态下将抽吸导管撤出体外(这种情况说明血栓被吸附在导管头端且无法进入管腔),注意当抽吸导管回撤进入长鞘、导引导管时,需要利用长鞘或导引导管进行持续抽吸。1 次抽吸完成后应注意观察导管、抽吸泵收集瓶或注射器内有无血栓,并行血管造影评估开通情况,若未开通,则可再次抽吸,3 次尝试仍未有效开通,需要考虑联用支架取栓进行补救。若发生血栓远端移位,可以考虑使用管径较小的抽吸导管进行远端抽吸或支架取栓。

目前,抽吸导管的设计趋向于更大的内腔,更卓越的输送性能。抽吸导管内腔的增大提高了抽吸效率,并减少了血栓碎裂逃逸所造成的栓塞事件。然而,抽吸导管内腔的增大会导致输送性能的下降以及入颅困难,导管材料及工艺的进步或许能进一步促进两者契合,达到抽吸导管与闭塞血管的最佳匹配。

(五)支架取栓与导管抽吸的联合技术

尽管支架取栓和 ADAPT 正在迅速发展,但是临床经常使用两者的联合技术。该技术最初被命名为 Solumbra 技术,来源于同时使用的 Solitaire 支架和 Penumbra 抽吸系统。国内常见的 SWIM 技术是同时使用 Solitaire 支架联合 Navien 中间导管开通血管。实践中,联合技术逐渐泛化为多种取栓支架与中间导管或抽吸导管的组合运用,也可联合使用球囊导引导管。支架释放后立即恢复血流,抽吸导管的持续抽吸将减少支架回收时血栓脱落,同时该技术的另一优势在于抽吸导管保留在远端,即使首次支架取栓失败,后续的支架输送也会非常便利,明显缩短取栓时间。

联合技术不仅是两项技术的结合,其在实际操作中也可灵活切换使用。例如,对于大负荷血栓引起的颈内动脉-大脑中动脉长段闭塞,可以首先使用 ADAPT 清除近端血栓,再使用支架取栓与导管抽吸的联合技术。

（六）动脉内溶栓

动脉内溶栓是第一个脑动脉闭塞血管内介入治疗方法，其循证依据最早来源于动脉内应用重组尿激酶原治疗急性脑血栓栓塞试验Ⅱ（PROACT-Ⅱ）和大脑中动脉栓塞局部纤溶干预试验（middle cerebral artery embolism local fibrinolytic intervention trial，MELT）。目前因作用有限，动脉内溶栓常作为挽救性治疗方法，而非主要治疗方法。当远端功能性动脉闭塞、取栓器械难以到达时，可以使用 rt-PA 或尿激酶局部灌注。某些特殊病例，如脑动脉狭窄行支架置入或动脉瘤使用支架辅助发生支架内急性血栓形成者，可以考虑首选局部接触动脉内溶栓。也可以选择替罗非班局部动脉内灌注，配合静脉全身应用，可以溶解新鲜血栓并抑制后续血栓形成。

（七）串联病变取栓

串联闭塞包括颈内动脉颅外段闭塞和远端颅内动脉栓塞以及少见的后循环椎动脉-基底动脉串联闭塞。颈内动脉颅外段闭塞病理类型包括动脉夹层和动脉粥样硬化斑块重度狭窄，颅内段闭塞则是由颈内动脉病变部位血栓或斑块脱落栓塞所致。一般情况下，患者的症状与颅内段血管闭塞有关。串联闭塞者病情通常较重，静脉溶栓效果不佳，是血管内治疗的极大挑战。无论是顺行开通（先处理近端病变，再开通远端栓塞），还是逆行开通（先开通远端栓塞，再处理近端病变）都已经被报道用于治疗串联闭塞，但最佳策略没有一致意见，优先开通远端颅内闭塞对于部分患者而言，可以借助 Willis 环代偿迅速恢复灌注。根据颈内动脉颅外段病理类型决定策略似乎更为合理，夹层病变采取逆行开通治疗，动脉粥样硬化斑块重度狭窄病变采取顺行开通治疗。通常颅外段夹层病变较长，早期造影评估时，很难显示病变长度和形态，利用中间导管通过夹层真腔，采用逆行方案先开通颅内颈内动脉或大脑中动脉闭塞，随后造影重新评估夹层形态，由于血流动力学作用和中间导管通过时对夹层的"重塑"作用，此时颅外段闭塞夹层往往自行开通，夹层形态和长度能够正确评估，部分可以采用药物治疗，部分可以采用一期支架重建。动脉粥样硬化斑块重度狭窄所致的颈内动脉颅外段急性闭塞通常是由斑块表面破裂诱发急性血栓所致，先处理近端病变（球囊扩张和（或）支架置入）可以清除或固定这些易损斑块及其表面的不稳定血栓，防止局部血栓或斑块逃逸造成远端栓塞，也有利于中间导管越过近端病变到达颅底或更远处，为后续取栓装置开通颅内栓塞提供便利。

（八）取栓术后原位狭窄的处理

颅内动脉粥样硬化性狭窄（ICAS）引起的急性闭塞是亚洲人急性缺血性卒中的主要原因之一。中国急性前循环缺血性卒中血管内治疗注册研究（ACTUAL 研究）和中国急性缺血性卒中血管内治疗多中心登记研究（EAST 研究）显示，我国的颅内大动脉粥样硬化性闭塞发生率显著高于西方人群。该类患者机械取栓开通闭塞血管后往往残留不同程度的血管狭窄，存在再闭塞可能，需要挽救性治疗的比例达 21.4%～47.1%，挽救性措施包括糖蛋白（glycoprotein，GP）Ⅱb/Ⅲa 受体拮抗剂、球囊扩张成形术、支架置入术等。GPⅡb/Ⅲa 受体拮抗剂的使用和序贯抗血小板治疗是该类患者围手术期的药物治疗基础。支架取栓后若显示闭塞部位有明显血管狭窄，排除局部动脉痉挛或夹层，明确为粥样斑块性狭窄，需要立即使用 GPⅡb/Ⅲa 受体拮抗剂，谨慎起见，可在术中血管造影及 CT 排除出血后紧急使用。对于影响前向血流的重度狭窄（>70%），颅内血管成形术或支架置入是可靠的血管重建方法，目的是防止再闭塞，改善远端灌注。如何选择血管重建方法，是否选择单纯球囊扩张、单纯支架置入或者球囊扩张后支架置入，目前暂无统一意见，视术中具体部位、狭窄程度等情况决定。荟萃分析显示，ICAS 引起的急性闭塞整体开通率优于栓塞性病变，预后相似且术后出血率更低。仍然需要更多的研究来进一步规范 ICAS 病变的血管内治疗方案。

（九）椎基底动脉闭塞的取栓治疗

机械取栓治疗急性大血管闭塞具有无可比拟的优势，这已经被多项研究证实。遗憾的是，这些研究结果来源于前循环卒中病例。尽管许多观察性研究提示椎基底动脉闭塞血管内治疗与良好临床结局有关，但已经完成的两项后循环动脉闭塞开通的前瞻性随机对照研究（BEST 研究和 BASICS 研究），并未得到令人期盼的阳性结果。后循环解剖变异复杂、穿支动脉丰富、卒中初期症状可以轻微且不典型、CT和CTP对后循环缺血性改变的敏感性较低,导致后循环卒中病理生理更为复杂,时间窗和组织窗更难判断。但是,多数学者认为后循环大血管闭塞者病情更加危重,需要更积极的血管开通治疗。心源性栓塞所致的急性椎基底动脉闭塞通过支架取栓或直接血栓抽吸往往能迅速开通,ICAS引起的椎基底动脉闭塞并不少见,往往需要使用球囊扩张或支架置入。总体来说,对于急性椎基底动脉闭塞性卒中,血管内治疗是合理的和安全的,但有效性、患者选择、治疗时机仍需进一步研究证实。

(十)机械取栓术中抗血小板治疗

抗血小板治疗是缺血性卒中的基本药物治疗策略。在ICAS或动脉夹层所致急性颅内血管闭塞开通术中,抗血小板治疗是重要的治疗手段,甚至是决定手术成败的关键因素。推荐术中使用GPⅡb/Ⅲa受体拮抗剂,快速抑制血小板聚集。目前国内应用较多的GPⅡb/Ⅲa受体拮抗剂是替罗非班,在静脉注射后5 min内即可发挥抑制血小板聚集的作用,达峰时间小于30 min,1 h内即可达到稳态血浆浓度。《急性缺血性卒中血管内治疗中国指南2018》推荐串联病变或原位狭窄病变,需要进行血管成形术时,可术中使用替罗非班,首先通过静脉给药或联合导管内给药给予负荷剂量($0.4\ \mu g/(kg \cdot min)$)持续30 min(总剂量不超过1 mg),后静脉泵入($0.1\ \mu g/(kg \cdot min)$)维持24 h。术后根据CT复查结果,在停止GPⅡb/Ⅲa受体拮抗剂治疗前4 h给予重叠双联抗血小板治疗,然后给予序贯双联抗血小板治疗。另外,急性动脉闭塞行血管成形或反复取栓后内皮损伤可诱发血栓形成而导致再闭塞,可以考虑使用替罗非班作为血管内治疗的辅助治疗药物。

四、取栓围手术期并发症及处理

(一)血管痉挛

微导管或微导丝操作以及支架回撤时对血管壁的机械刺激可能引起血管痉挛。研究显示血管痉挛率为3.9%,可表现为串珠样狭窄,需要与残留血栓、原位狭窄或夹层等病理改变相鉴别。一般机械刺激消失后血管痉挛可逐步缓解,严重血管痉挛可能导致低灌注或诱发血栓形成,可考虑使用尼莫地平输注或罂粟碱灌注。

(二)血管破裂

血管破裂出血是取栓术中的严重并发症,可引起蛛网膜下腔出血甚至脑内血肿,包括血管穿孔或撕裂。血管穿孔最常见的原因是微导丝或微导管穿破血管,或支架释放时支架头端穿破血管,血管穿孔一般发生在穿越闭塞段或血管分叉部误入细小迂曲的分支时。血管撕裂的常见原因为闭塞段血管管径细小、迂曲成角,质韧栓子卡压支架导致支架回撤困难,血管移位,穿支血管撕裂,术中球囊扩张。血管破裂通常在术中通过对比剂外渗来识别,同时患者可表现为心率加快、血压升高、躁动不安。为避免操作所带来的血管破裂风险,需注意控制微导管、微导丝走向;及时释放输送系统张力,防止微导管张力过大引起"前跳"而刺破血管;微导丝越过闭塞段后尽量寻找平直的血管跟进微导管;避免在细小弯曲的血管或血管分叉处释放支架;使用中间导管时尽量接近闭塞部位,以减少系统输送过程中张力积聚和回撤支架时对血管的牵拉;当支架回撤困难时,部分回收支架,减小支架与血管壁的摩擦力;球囊扩张必须缓慢,选择的球囊必须合乎血管直径和病变长度。一旦发现血管破裂,可采取近端球囊封堵、控制性降压等措施,难以控制的出血有时需要使用弹簧圈或Onyx胶栓塞。

(三)新发栓塞或远端栓塞

取栓过程中新发栓塞指在先前未受影响的区域血管发生闭塞,远端栓塞指最初闭塞区域的远端血管床发生闭塞。新发栓塞或远端栓塞的原因:微导管穿越血栓时导致血栓碎裂移位;支架释放期间,取栓支架的网状结构导致血栓碎解;回撤支架时未能牢固嵌压血栓,血管壁和血栓之间的摩擦使血栓破碎;支架进入导引导管时,可将血栓从导引导管两侧剪切;血栓从较小直径血管撤回到较大直径血管时,可回收支架和血栓之间可能暂时失去固定。使用球囊导引导管封堵前向血流可减少远端栓塞,使用中间导管跨越分叉部到达目标血管,在支架回拉血栓时能降低栓子脱落栓塞到分叉部其他分支的风险。如果发生栓塞,对可能导致功能缺损的血管应积极干预,对非功能区或取栓困难的远端栓塞可考虑不予干预,或在评估出血风险后给予局部碎栓或动脉溶栓。

（四）术后出血转化

术后出血转化是取栓术后的主要并发症之一,主要发生在梗死的脑实质内,严重的出血转化可能导致患者死亡和重残。术后出血转化应与对比剂外渗相鉴别,后者为血脑屏障破坏导致,无明显占位效应,多位于术前梗死区域。双能 CT 或磁敏感加权成像（susceptibility weighted imaging,SWI）可以帮助鉴别,术后动态 CT 复查可见对比剂快速吸收。术后出血转化的原因主要与梗死核心血脑屏障破坏、再灌注损伤、高灌注综合征、使用溶栓药物以及抗血小板、抗凝治疗有关。一旦发生出血转化,需要控制性降压、适当镇静、严密监护,避免出血增加。积极控制颅内压,维持生命体征,危及生命的出血转化需要外科干预。

（五）血管再闭塞

血管开通后再闭塞是动脉闭塞开通术的常见并发症,未能及时发现和处理的血管再闭塞与临床症状恶化相关。血管再闭塞多见于 ICAS 性闭塞,术中闭塞开通后残余狭窄程度高或抗血小板治疗不达标,可导致狭窄部位血栓形成而引起再闭塞。机械取栓术后血管内膜损伤导致血小板聚集、血栓形成也是再闭塞的原因。围手术期有效的抗血小板治疗对预防再闭塞有重要意义。术后严密观察病情变化,及时发现再闭塞并积极处理,依然可能取得较好预后。

参 考 文 献

［1］《中国脑卒中防治报告》编写组.《中国脑卒中防治报告 2019》概要［J］.中国脑血管病杂志,2020,17（5）:272-281.

［2］ 中国卒中学会,中国卒中学会神经介入分会,中华预防医学会卒中预防与控制专业委员会介入学组.急性缺血性卒中血管内治疗中国指南 2018［J］.中国卒中杂志,2018,13（7）:706-729.

［3］ 朱旭成,彭亚,宣井岗,等.颈内动脉颅外段伴同侧大脑中动脉急性串联闭塞的血管内治疗［J］.中华神经外科杂志,2018,34（3）:242-247.

［4］ Alawieh A M,Eid M,Anadani M,et al. Thrombectomy technique predicts outcome in posterior circulation stroke-insights from the STAR collaboration［J］.Neurosurgery,2020,87（5）:982-991.

［5］ Albers G W,Marks M P,Kemp S,et al. Thrombectomy for stroke at 6 to 16 hours with selection by perfusion imaging［J］.N Engl J Med,2018,378（8）:708-718.

［6］ Barber P A,Demchuk A M,Zhang J,et al. Validity and reliability of a quantitative computed tomography score in predicting outcome of hyperacute stroke before thrombolytic therapy. ASPECTS Study Group. Alberta Stroke Programme Early CT Score［J］.Lancet,2000,355（9216）:1670-1674.

［7］ Hatzinger M,Hemmeter U M,Baumann K,et al. The combined DEX-CRH test in treatment course and long-term outcome of major depression［J］.J Psychiatr Res,2002,36（5）:287-297.

［8］ Campbell B C,Hill M D,Rubiera M,et al. Safety and efficacy of solitaire stent thrombectomy: individual patient data meta-analysis of randomized trials［J］.Stroke,2016,47（3）:798-806.

［9］ Ciccone A,Valvassori L,Nichelatti M,et al. Endovascular treatment for acute ischemic stroke［J］.N Engl J Med,2013,368（10）:904-913.

［10］ Campbell B C,Mitchell P J,Kleinig T J,et al. Endovascular therapy for ischemic stroke with perfusion-imaging selection［J］.N Engl J Med,2015,372（11）:1009-1018.

［11］ de Los Ríos la Rosa F,Khoury J,Kissela B M,et al. Eligibility for intravenous recombinant tissue-type plasminogen activator within a population: the effect of the European Cooperative

Acute Stroke Study(ECASS)Ⅲ trial[J]. Stroke,2012,43(6):1591-1595.

[12] Furlan A,Higashida R,Wechsler L,et al. Intra-arterial prourokinase for acute ischemic stroke. The PROACT Ⅱ study:a randomized controlled trial. Prolyse in acute cerebral thromboembolism [J]. JAMA,1999,282(21):2003-2011.

[13] Goyal M,Demchuk A M,Menon B K,et al. Randomized assessment of rapid endovascular treatment of ischemic stroke[J]. N Engl J Med,2015,372(11):1019-1030.

[14] Haussen D C,Rebello L C,Nogueira R G. Optimizating clot retrieval in acute stroke:the push and fluff technique for closed-cell stentrievers[J]. Stroke,2015,46(10):2838-2842.

[15] Ishikawa K,Ohshima T,Nishihori M,et al. Treatment protocol based on assessment of clot quality during endovascular thrombectomy for acute ischemic stroke using the Trevo stent retriever[J]. Nagoya J Med Sci,2016,78(3):255-265.

[16] Jia B,Feng L,Liebeskind D S,et al. Mechanical thrombectomy and rescue therapy for intracranial large artery occlusion with underlying atherosclerosis[J]. J Neurointerv Surg,2018,10(8):746-750.

[17] Jovin T G,Chamorro A,Cobo E,et al. Thrombectomy within 8 hours after symptom onset in ischemic stroke[J]. N Engl J Med,2015,372(24):2296-2306.

[18] Cao J,Lin H,Lin M,et al. RECO Flow Restoration device versus solitaire FR with the intention for thrombectomy study(REDIRECT):a prospective randomized controlled trial[J]. J Neurosurg,2020,134(5):1569-1577.

[19] Kidwell C S,Jahan R,Gornbein J,et al. A trial of imaging selection and endovascular treatment for ischemic stroke[J]. N Engl J Med,2013,368(10):914-923.

[20] Liu X,Dai Q,Ye R,et al. Endovascular treatment versus standard medical treatment for vertebrobasilar artery occlusion(BEST):an open-label,randomised controlled trial[J]. Lancet Neurol,2020,19(2):115-122.

[21] Langezaal L C M,van der Hoeven E J R J,Mont'Alverne F J A,et al. Endovascular therapy for stroke due to basilar-artery occlusion[J]. N Engl J Med,2021,384(20):1910-1920.

[22] Lees K R,Bluhmki E,von Kummer R,et al. Time to treatment with intravenous alteplase and outcome in stroke:an updated pooled analysis of ECASS,ATLANTIS,NINDS,and EPITHET trials[J]. Lancet,2010,375(9727):1695-1703.

[23] Lapergue B,Blanc R,Gory B,et al. Effect of endovascular contact aspiration vs stent retriever on revascularization in patients with acute ischemic stroke and large vessel occlusion:the ASTER randomized clinical trial[J]. JAMA,2017,318(5):443-452.

[24] Maegerlein C,Mönch S,Boeckh-Behrens T,et al. PROTECT:proximal balloon occlusion together with direct thrombus aspiration during stent retriever thrombectomy-evaluation of a double embolic protection approach in endovascular stroke treatment[J]. J Neurointerv Surg,2018,10(8):751-755.

[25] Nogueira R G,Jadhav A P,Haussen D C,et al. Thrombectomy 6 to 24 hours after stroke with a mismatch between deficit and infarct[J]. N Engl J Med,2018,378(1):11-21.

[26] Ogawa A,Mori E,Minematsu K,et al. Randomized trial of intraarterial infusion of urokinase within 6 hours of middle cerebral artery stroke:the middle cerebral artery embolism local fibrinolytic intervention trial(MELT) Japan[J]. Stroke,2007,38(10):2633-2639.

[27] Patro S N,Iancu D. Dual-stent retrieval for mechanical thrombectomy of refractory clot in acute stroke as a rescue technique[J]. CMAJ,2017,189(17):E634-E637.

[28]　Riedel C H，Zimmermann P，Jensen-Kondering U，et al. The importance of size：successful recanalization by intravenous thrombolysis in acute anterior stroke depends on thrombus length [J]. Stroke，2011，42(6)：1775-1777.

[29]　Samaniego E A，Roa J A，Limaye K，et al. Mechanical thrombectomy：emerging technologies and techniques[J]. J Stroke Cerebrovasc Dis，2018，27(10)：2555-2571.

[30]　Saver J L，Goyal M，Bonafe A，et al. Stent-retriever thrombectomy after intravenous t-PA vs. t-PA alone in stroke[J]. N Engl J Med，2015，372(24)：2285-2295.

[31]　Tomsick T A，Yeatts S D，Liebeskind D S，et al. Endovascular revascularization results in IMS Ⅲ：intracranial ICA and M1 occlusions[J]. J Neurointerv Surg，2015，7(11)：795-802.

[32]　Turk A S，Spiotta A，Frei D，et al. Initial clinical experience with the ADAPT technique：a direct aspiration first pass technique for stroke thrombectomy[J]. J Neurointerv Surg，2018，10(Suppl 1)：i20-i25.

[33]　Turk A S 3rd，Siddiqui A，Fifi J T，et al. Aspiration thrombectomy versus stent retriever thrombectomy as first-line approach for large vessel occlusion(COMPASS)：a multicentre，randomised，open label，blinded outcome，non-inferiority trial[J]. Lancet，2019，393(10175)：998-1008.

[34]　Ye G，Lu J，Qi P，et al. Firstline a direct aspiration first pass technique versus firstline stent retriever for acute basilar artery occlusion：a systematic review and meta-analysis[J]. J Neurointerv Surg，2019，11(8)：740-746.

[35]　Wardlaw J M，Murray V，Berge E，et al. Recombinant tissue plasminogen activator for acute ischaemic stroke：an updated systematic review and meta-analysis[J]. Lancet，2012，379(9834)：2364-2372.

[36]　Zi W，Wang H，Yang D，et al. Clinical effectiveness and safety outcomes of endovascular treatment for acute anterior circulation ischemic stroke in China[J]. Cerebrovasc Dis，2017，44(5-6)：248-258.

[37]　Zeumer H，Hacke W，Ringelstein E B. Local intraarterial thrombolysis in vertebrobasilar thromboembolic disease[J]. Am J Neuroradiol，1983，4(3)：401-404.

（彭　亚）

第五章 颅内动脉瘤

第一节 颅内动脉瘤概述

颅内动脉瘤多为发生在颅内动脉管壁上的异常隆起或膨出，是造成蛛网膜下腔出血的首位病因，在脑血管意外中，仅次于脑血栓和高血压脑出血，位居第三。动脉瘤可在任何年龄发病，多数发生于40～60岁。形成颅内动脉瘤的病因尚不甚清楚，多数学者认为颅内动脉瘤是在颅内动脉管壁局部的先天性缺陷和腔内压力增高的基础上发生的，高血压、脑动脉硬化、血管炎与动脉瘤的发生与发展有关。颅内动脉瘤好发于大脑动脉环（Willis 环）上，其中 80％发生于 Willis 环前半部。

一、解剖学

颅内动脉的解剖结构：颅内动脉来源于颈内动脉和椎基底动脉系统，左、右椎动脉入颅后合成一条基底动脉。以顶枕沟为界，大脑半球前 2/3 和部分间脑由颈内动脉的分支供应，大脑半球后 1/3、部分间脑、脑干和小脑由椎动脉和基底动脉分支供应。颈内动脉的主要分支有眼动脉、后交通动脉、脉络丛前动脉、大脑前动脉、大脑中动脉。其中两侧大脑前动脉在视交叉前方借前交通动脉相连。椎动脉的主要分支有脊髓前动脉、脊髓后动脉、小脑后下动脉。基底动脉的主要分支有小脑前下动脉、迷路动脉、桥脑动脉、小脑上动脉、大脑后动脉。在脑底部、蝶鞍上方，围绕视交叉、灰结节及乳头体，两侧颈内动脉的末段，两侧大脑前、后动脉的始段，前、后交通动脉吻合而形成 Willis 环。此环使两侧颈内动脉系与椎基底动脉系互相沟通，对维护脑的血流平衡有一定意义。

二、发病原因

颅内动脉瘤的发病原因尚不十分清楚，概括如下。

（一）先天性因素

脑动脉管壁的厚度为身体其他部位同管径动脉的 2/3，周围缺乏组织支持，但承受的血流量大，尤其是在动脉分叉部。管壁中层缺少弹力纤维，平滑肌较少，由于血流动力学方面的原因，分叉部最易受到冲击，这与临床发现分叉部动脉瘤最多、向血流冲击方向突出是一致的。管壁的中层有裂隙、胚胎血管残留、先天性动脉发育异常或缺陷（如内弹力层及中层发育不良），都是动脉瘤形成的重要因素。先天性动脉发育不良不仅可发展成囊性动脉瘤，也可演变成梭形动脉瘤。

（二）后天性因素

（1）动脉壁发生粥样硬化，使弹力纤维断裂及消失，动脉壁强度被削弱而不能承受巨大压力。动脉硬化造成动脉营养血管闭塞，使血管壁变性。40～60岁是动脉硬化发展的明显阶段，同时也是动脉瘤的好发年龄段，这从侧面验证了二者的相互关系。

（2）感染性动脉瘤约占全部动脉瘤的 4％。身体各部的感染皆可以小栓子的形式经血液播散停留在脑动脉的周末支，少数栓子停留在动脉分叉部。颅底骨质感染、颅内脓肿、脑膜炎等也会由外方侵蚀动脉壁，引起感染性动脉瘤。感染性动脉瘤的外形多不规则。

（3）颅脑闭合性或开放性损伤、手术创伤，由于异物、器械、骨片等直接损伤动脉管壁，或牵拉血管造成管壁薄弱，形成真性或假性动脉瘤。

（4）其他：一些少见的原因（如肿瘤等）也能引起动脉瘤。颅底异常血管网症、脑动静脉畸形、颅内血管发育异常及脑动脉闭塞等患者也可伴发动脉瘤。

除上述原因外，还有一个因素是血流的冲击。动脉壁在上述先天性因素、动脉硬化、感染或外伤等的影响下，加上血流的冲击，容易形成动脉瘤。在临床上有时可见到下列情况发展成动脉瘤：①残余的动脉瘤蒂：即夹闭动脉瘤时剩下一小部分薄壁。②动脉分叉处的膨隆：如颈内动脉-后交通支交界处的膨隆。③动脉壁的一部分向外突出。这些可在 2～10 年演变成动脉瘤。

三、发病机制

动脉瘤发生后，常常进一步发展，出现动脉瘤扩大。高血压是导致动脉瘤逐渐扩大的重要的后天因素。

通常情况下，动脉瘤破裂实际上只是瘤壁渗血。这种破裂与想象中的动脉瘤爆裂（如术中动脉瘤破裂）是不同的，动脉瘤爆裂时往往出血汹涌，患者常在几分钟之内陷入昏迷，因脑干受损而迅速死亡。

忧虑、紧张、激动、血压突然升高、用力排便、妊娠晚期、分娩、体力劳动等仅是动脉瘤破裂的诱发因素。在更多的情况下，出血是在没有明显诱因时突然发生的。

动脉瘤破裂出血后，出血处血液凝固以及血管痉挛收缩，加之脑脊液的促进作用，破裂处停止出血。在出血后 1～2 周，纤溶现象亢进，使破裂处纤维网脆弱、血凝块液化，由于此时动脉壁破裂口的纤维化尚不牢固，故容易发生再出血。

四、病理生理

颅内动脉瘤好发于 Willis 环分叉处及主要分支。约 85% 的动脉瘤位于 Willis 环前半部颈内动脉系统，即颈内动脉颅内段、大脑前动脉、前交通动脉、大脑中动脉、后交通动脉的后半部。

如果动脉壁呈不对称性囊状扩张，即称为囊状动脉瘤。囊状动脉瘤较小、有瘤颈狭窄者，又称为浆果状动脉瘤。绝大多数先天性动脉瘤呈囊状或浆果状，亦可为分叶状，其他形态有葫芦状、圆球状、腊肠状等。瘤壁一般光滑如囊，多数由先天薄弱的血管壁构成，常位于较大动脉的分叉处。动脉瘤与载瘤动脉相连处较狭窄，称为瘤颈（蒂）或基底，瘤颈宽窄很不一致；与瘤颈相对的远侧最突出的部分为瘤底（顶），介于瘤颈与瘤底之间的部位称为瘤体（囊）。小阜为瘤囊上小的隆起，常为动脉瘤发生破裂之处或破裂后的遗迹。

颅内动脉瘤的大小悬殊，其直径通常在 0.5～2 cm。动脉瘤的破裂与其大小有一定关系，一般认为破裂的动脉瘤较大，未破裂的动脉瘤较小。动脉瘤破裂的临界大小为直径 0.5～0.6 cm。直径超过 0.5 cm 的动脉瘤出血机会逐渐增多。直径超过 3.0 cm 者，则更易出现颅内压增高症状、颅神经压迫症状。

五、分类

依据颅内动脉瘤的不同特点，其可分为不同类型。

（一）根据病因分类

颅内动脉瘤可分为：①先天性动脉瘤；②感染性动脉瘤；③外伤性动脉瘤；④动脉粥样硬化性动脉瘤。

（二）根据瘤体形态分类

颅内动脉瘤可分为：①囊状动脉瘤；②梭形动脉瘤；③夹层动脉瘤；④不规则形动脉瘤。

囊状、浆果状或先天性动脉瘤占全部动脉瘤的 90%，这些动脉瘤通常位于大动脉的主要分叉部。囊状动脉瘤是正常动脉结构异常所致。动脉结构由邻近血管腔的内膜、中膜（肌肉中间层）和外膜（主要由结缔组织组成）组成。内部弹性层将内膜与中膜分隔开来，而外部弹性层将中膜与外膜分隔开。当内部弹性层中的胶原蛋白缺乏和中膜破裂时，就会发生囊状动脉瘤。动脉壁的完整性受损可能是由于先天性动脉壁薄弱，或无中膜或外膜，内部弹性层的退行性改变（由高血压、湍流或动脉壁中的动脉粥样硬化沉积物所致)等。在动脉瘤患者中可观察到低胶原蛋白水平,血浆弹性蛋白酶水平升高,表明胶原蛋白和弹性蛋白对血管重塑起着重要作用。85%的囊状动脉瘤起源于 Willis 环的动脉。最常见的部位是前交通动脉(35%),其次是颈内动脉(30%,包括颈内动脉本身、后交通动脉和眼动脉)、大脑中动脉(22%),最后是后循环部位,常见的是基底动脉尖端。延长扩张型、梭形或动脉粥样硬化性动脉瘤为近端动脉的延长膨出,占全部动脉瘤的7%。感染性动脉瘤主要位于动脉末端,占 0.5%。其他动脉末端损害包括:①肿瘤性动脉瘤,为肿瘤碎片栓塞引起的罕见继发性和外伤性动脉瘤。②夹层动脉瘤,可能由外伤引起。③微小动脉瘤,可由高血压引起,在小的穿通动脉出现。

囊状动脉瘤常位于前循环,占 85%～95%,而梭形动脉瘤主要影响椎基底动脉系统。由于研究人群不同,囊状动脉瘤在某个特定的动脉节段的发生率有一定差异。多发动脉瘤占 20%～30%。囊状动脉瘤通常破裂至蛛网膜下腔,占自发性蛛网膜下腔出血(SAH)的 70%～80%。动脉瘤破裂也可引起脑实质内、脑室内或硬脑膜下出血。巨大型囊状动脉瘤(直径>25 mm)占所有颅内动脉瘤的3%～5%。巨大型动脉瘤也可引起蛛网膜下腔出血,但通常产生占位效应并导致远端血栓栓塞。

（三）根据动脉瘤体积不同分类

颅内动脉瘤可分为:①小型动脉瘤:直径<5 mm。②中型动脉瘤:直径为 5～10 mm。③大型动脉瘤:直径为 11～25 mm。④巨大型动脉瘤:直径>25 mm。

（四）根据动脉瘤的发生部位分类

1. 颈内动脉系统动脉瘤　约占颅内动脉瘤的 90%,可分为:Willis 环前循环动脉瘤,颈内动脉,脉络膜前动脉瘤,大脑前动脉瘤,前交通动脉瘤,大脑中动脉瘤。

2. 椎基底动脉系统动脉瘤　可分为后交通动脉瘤,Willis 环后循环动脉瘤,椎动脉瘤,基底动脉瘤,大脑后动脉瘤。

大约 30%的患者有多发动脉瘤。

（五）根据动脉瘤壁的结构不同分类

颅内动脉瘤可分为:①真性动脉瘤;②假性动脉瘤。

六、临床表现

颅内动脉瘤在发生破裂出血之前,90%的患者没有明显的症状和体征,只有极少数患者,因动脉瘤影响到邻近神经或脑部结构而出现特殊的表现。动脉瘤症状和体征大致可分为破裂前先兆症状、破裂时出血症状、局部定位体征以及颅内压增高症状等。

（一）先兆症状

40%～60%的动脉瘤患者在破裂之前有某些先兆症状,这是因为动脉瘤在破裂前往往有一个突然扩张或局部少量漏血的过程。最常见的先兆症状为头痛,程度往往比典型的剧烈头痛轻,易被漏诊。其中,动眼神经麻痹是后交通动脉瘤最有定侧和定位意义的先兆破裂症状。

（二）出血症状

80%～90%的动脉瘤患者是因为动脉瘤破裂引起蛛网膜下腔出血才被发现,故出血症状以自发性蛛网膜下腔出血的表现最多见。

1. 诱因与起病　部分患者在动脉瘤破裂前常有明显的诱因,如重体力劳动、咳嗽、用力排便、奔跑、情绪激动、忧虑、性生活等。部分患者可以无明显诱因,甚至发生在睡眠中。多数患者突然发病,通常以头痛和意识障碍为较常见和较突出的表现。

2. 出血引起的局灶性神经症状　蛛网膜下腔出血引起的神经症状为脑膜刺激征,表现为颈项强直,克氏征阳性。大脑前动脉瘤破裂出血常侵入大脑半球的额叶,引起痴呆、记忆力下降、大小便失禁、偏瘫、失语等。大脑中动脉瘤破裂出血常引起颞叶血肿,表现为偏瘫、偏盲、失语及颞叶钩回疝等。后交通动脉瘤破裂出血可引起同侧动眼神经麻痹等表现。

3. 全身性症状　动脉瘤破裂出血后可出现一系列的全身性症状。

（1）血压升高：起病后患者血压多突然升高，常为暂时性的，一般于数天至 3 周恢复正常。

（2）体温升高：多数患者体温不超过 39 ℃，多在 38 ℃左右，体温升高常发生在起病后 24～96 h，一般于 5 天至 2 周恢复正常。

（3）脑心综合征：临床表现为发病后 1～2 天，出现一过性高血压、意识障碍、呼吸困难、急性肺水肿、癫痫，严重者可出现急性心肌梗死（多在发病后第 1 周内发生）。意识障碍越重，出现心电图异常的概率越高。

（4）胃肠出血：少数患者可出现上消化道出血征象，表现为呕吐咖啡样物或排柏油样便。

（5）神经源性肺水肿：蛛网膜下腔出血患者如原无心肺疾病，而突发呼吸困难，呼吸频率＞30 次/分，有明显低氧血症，双肺闻及湿啰音，则可考虑神经源性肺水肿。

4. 再出血　动脉瘤一旦破裂，将会反复出血，其再出血率为 9.8％～30％。据统计，再出血的时间常在上一次出血后的 7～14 天，10％可在第 1 周内再出血，11％可在 1 年内再出血，3％可于更长时间发生破裂再出血。再出血大大提高了患者死亡率和致残率。

5. 局部定位症状　动脉瘤破裂前可直接压迫邻近结构而引起相应症状，在诊断上这些症状具有定位意义。常见的局部定位症状如下。

（1）颅神经症状：这是动脉瘤引起的常见的局部定位症状之一，以动眼神经、三叉神经、滑车神经和展神经受累较常见。

（2）视觉症状：这是由动脉瘤压迫视觉通路引起的。Willis 环前半部的动脉瘤（如大脑前动脉瘤、前交通动脉瘤），可压迫视交叉而引起双颞侧偏盲，或压迫视束而引起同向性偏盲。

（3）偏头痛：动脉瘤引起的典型偏头痛并不多见，其发生率为 1％～4％。头痛多为突然发生，常为一侧眼眶周围疼痛，多数呈搏动性疼痛，压迫同侧颈总动脉可使疼痛暂时缓解。

6. 颅内压增高症状　一般认为动脉瘤的直径超过 2.5 cm 的未破裂的巨大型动脉瘤或破裂动脉瘤伴有颅内血肿时可引起颅内压增高。巨大型动脉瘤引起的眼底水肿改变，与破裂出血时引起的眼底水肿出血改变有所不同，前者为颅内压增高引起的视盘水肿，后者多为蛛网膜下腔出血引起的视盘水肿、视网膜出血。

7. 特殊表现　动脉瘤有时会出现一些特殊表现。例如，颈内动脉瘤或前交通动脉瘤患者可出现头痛、双颞侧偏盲、肢端肥大、垂体功能低下等类鞍区肿瘤的表现。个别病例亦可以短暂性脑缺血发作为主要表现；少数患者在动脉瘤破裂出血后可出现急性精神障碍，表现为急性精神错乱、定向力障碍、兴奋、幻觉、语无伦次及暴躁行为等。

8. 临床分级

（1）Hunt-Hess 分级：根据患者的临床表现，颅内动脉瘤患者可分为五级，用以评估手术的危险性。

Ⅰ级：无症状，或有轻微头痛及轻度颈项强直。

Ⅱ级：中度至重度头痛，颈项强直，除有颅神经麻痹症状外，无其他神经功能缺失。

Ⅲ级：嗜睡，意识模糊，或有轻微的局灶性神经功能缺失。

Ⅳ级：木僵，中度至重度偏侧不全麻痹，可能有早期的去皮质强直及自主神经系统功能障碍。

Ⅴ级：深昏迷，去皮质强直，濒死状态。

（2）Fisher CT 分级：

Ⅰ级：无蛛网膜下腔出血。

Ⅱ级：广泛蛛网膜下腔出血，无血凝块。

Ⅲ级：蛛网膜下腔有血凝块或垂直层血肿（厚度超过 1 mm）。

Ⅳ级：脑内和（或）脑室内血肿。

（3）世界神经外科学会联合会（WFNS）分级：

Ⅰ级：GCS 评分 15 分。无神经功能障碍、偏瘫和（或）失语。

Ⅱ级:GCS 评分 13～14 分。无神经功能障碍、偏瘫和(或)失语。

Ⅲ级:GCS 评分 13～14 分。有神经功能障碍、偏瘫和(或)失语。

Ⅳ级:GCS 评分 8～12 分。有或无神经功能障碍、偏瘫和(或)失语。

Ⅴ级:GCS 评分 3～7 分。有或无神经功能障碍、偏瘫和(或)失语。

对于未破裂动脉瘤的风险评估体系,复旦大学附属华山医院曾根据动脉瘤的大小、位置、形态、年龄、高血压和出血史,建立风险量表,其中:评分小于 3 分为低风险,4～6 分为中风险,大于 7 分为高风险(表 5-1)。

表 5-1　颅内动脉瘤破裂风险量表

指　标	评　分
动脉瘤部位	
椎基底动脉	2 分
后交通动脉	2 分
颈内动脉海绵窦	−1 分
其他	1 分
动脉瘤大小	
小于 3 cm	−1 分
3～<5 cm	1 分
5～<7 cm	3 分
7～<10 cm	6 分
不小于 10 cm	7 分
动脉瘤形态	
不规则	1 分
有子瘤	3 分
有临床症状	1 分
有蛛网膜下腔出血病史	1 分
有高血压	1 分
年龄	
大于 70 岁	−1 分
50～70 岁	1 分
50 岁以下	2 分

七、诊断

(一)实验室检查

(1) 全血细胞计数(包括血小板)测定:检查是否存在感染、贫血或出血倾向。

(2) 凝血酶原时间(PT)/活化部分凝血活酶时间(APTT)测定:以确定是否存在增加出血风险的凝血性疾病。

(3) 血浆生化检查(包括电解质和渗透压检查):取得患者生化基础值,以监测低血钠,发现导致心律失常的原因,测定血糖,监测高渗治疗降低颅内压的效果。

(4) 肝功能检查:确定是否存在可使病情复杂化的肝功能异常。

(5) 动脉血气分析:确定动脉血的氧合情况。

(二)影像学检查

目前在颅内动脉瘤的诊断中广泛使用三种成像方式:动脉内数字减影血管造影(DSA)、计算机断层扫描血管造影(CTA)和磁共振血管造影(MRA)。

DSA类似于传统的血管造影术,导管在动脉系统中被推进到感兴趣的点,并且在获取图像的同时注入不透射线的对比材料。对比剂充满动脉管腔,因此,血管解剖结构在图像上可视。在传统的血管造影术中,采集连续的X线胶片,而在DSA中,获得连续的数字图像并将其存储在计算机上。从对比后图像中减去对比注射前获取的初始图像,生成的图像在空白背景下显示深色血管。与传统的血管造影术相比,该技术可提供更高的对比度和分辨率(具有对比度的区域更明显),但空间分辨率降低(因为数字采集的图像分辨率低于胶片)。

CTA是另一种血管成像技术,它可在注射静脉对比剂的同时获得正常的CT图像。对比材料不透射线,所以它在CT图像上显示为白色。通过计算机程序分析增强的连续轴向切片,形成血管解剖结构的三维重建。生成的图像是一个动态模型,可以进行旋转,从多个角度查看图像。

与CTA类似,MRA是一种使用串行轴向磁共振成像(MRI)图像来形成血管三维解剖结构的技术。然而,与CTA不同,MRA不需要使用静脉对比剂。这是因为在磁共振成像中获得的信号取决于被成像区域的磁性。磁脉冲将特定区域中的所有质子对齐,并测量这些质子返回其预磁化状态所需的时间量,从而生成产生磁共振成像图像的信号。对于移动的物质(如血液),质子在磁脉冲期间对齐,但在收集到信号时,对齐的质子已移出正在成像的区域,并且新的"非磁化"质子被捕获。因为这些新质子没有被磁化,所以不会产生信号,血管腔在图像上显示为"信号空洞"。信号的缺乏将血管和周围组织区分开来。在某些情况下,基于钆对比剂的MRA可提供更好的血管成像。MRA的优势在于它可以用于不能耐受DSA和CTA中使用的碘造影剂的患者,如有过敏反应或肾衰竭的患者。

目前诊断颅内动脉瘤的金标准是DSA,但CTA和MRA也可以提供诊断。DSA期间提供的对比导致动脉瘤在透视中显示为不透明的、边缘光滑的、脑血管系统的囊状外袋。与DSA相比,使用CTA或MRA可以更好地描绘这种血栓,因为这些方式可对血管壁和周围环境进行成像,而不仅仅是血管腔。在CTA上,如果动脉瘤足够大,动脉瘤将显示为圆球形肿块,其衰减(白度)与在大血管中看到的相同。CT也可能显示动脉瘤壁钙化,或腔内血栓的存在;这些特征在巨大型动脉瘤(直径>25 mm)中更常见。在MRA上,动脉瘤的管腔将显示为流动空隙,这意味着动脉瘤确实会产生磁信号,因为与附近的正常脉管系统相比,动脉瘤的横截面积更大,血流速度减慢。MRA上动脉瘤流空区周围的高信号强度区域可能代表破裂和随后出血:高信号模式是由停滞的血液产生的。

如上所述,诊断颅内动脉瘤的金标准是DSA,因为它仍然是具有较高空间分辨率的检查。但有些病例单独使用DSA不能充分可视化,因为单个投影不能提供体积感,如果病变与附近的血管重叠,DSA可能无法检测到动脉瘤。这些问题可以通过使用三维旋转血管造影技术来解决,利用该技术,可以在许多视图上对脑血管系统进行成像。然而,DSA是昂贵的并且是有创操作,0.5%的患者会有永久性神经系统并发症。典型的并发症包括一过性黑蒙、轻偏瘫、意识模糊、肌肉痉挛和失语症。出于对这些并发症的考虑,且CTA和MRA也是有效的检查手段,关于诊断动脉瘤的最佳方法仍存在一些争议。

(三)其他检查

1. 经颅多普勒超声(TCD) TCD有助于血管痉挛的诊断并可在床边对脑血流进行连续监测。脑血管痉挛时TCD与脑血管造影的检查结果有密切的相关性,典型的脑血管痉挛可出现于动脉瘤性蛛网膜下腔出血的第3~21天。

2. 心电图(ECG) 心律失常和心肌缺血可很明显。动脉瘤性蛛网膜下腔出血可导致几种心电图变化,包括P波高尖、Q-T间期延长和T波变高。

3. 超声心动图 心源性栓子(包括心内膜炎和黏液瘤栓子),可能会在感染性或肿瘤性动脉瘤患者中见到。

4. 诱发电位和脑电图 这些功能性神经生理检查方法可用于颅内动脉瘤手术或病情严重的动脉瘤

性蛛网膜下腔出血患者。

5. 腰椎穿刺 在缺乏局灶性占位效应体征时,腰椎穿刺(简称腰穿)有助于确定诊断蛛网膜下腔出血。动脉瘤性蛛网膜下腔出血患者可出现血性脑脊液,并有黄变的上清液,但动脉瘤破裂后的最初数小时内可不出现。脑脊液压力可能增高。晚期脑脊液白细胞计数会增高,说明脑膜有炎症反应。脑脊液蛋白质含量增高,糖含量可能正常或降低。脑脊液培养可能会发现感染原。

(张建民)

第二节 床突旁动脉瘤

一、概述

床突旁动脉瘤(PCA)指位于颈内动脉远侧硬膜环与后交通动脉起始部之间的动脉瘤,包括颈内动脉床突段动脉瘤及眼段动脉瘤,即颈内动脉($C_5 \sim C_6$ 段)动脉瘤。根据动脉瘤分类方法的不同,床突旁动脉瘤还包括起源于分支血管的眼动脉瘤及垂体上动脉瘤,以及特殊位置的颈动脉窝动脉瘤、颈动脉背侧动脉瘤及蛇形动脉瘤等。床突旁动脉瘤占颅内动脉瘤的 $5\% \sim 11\%$,以女性为多见。床突旁动脉瘤发生破裂出血的概率相对较低,有研究表明,破裂床突旁动脉瘤占 $1.4\% \sim 9.1\%$。床突旁动脉瘤位置深在,周围毗邻前床突、颅底硬脑膜反折部、海绵窦,与部分颈内动脉分支血管、神经关系密切,同时也是大型或巨大型动脉瘤的好发部位,或合并其他部位动脉瘤,给床突旁动脉瘤的手术治疗带来了很大的困难与挑战。目前床突旁动脉瘤的治疗方式主要为开颅夹闭术、介入栓塞术、复合手术、动脉瘤孤立+颅内-颅外血管搭桥手术、经鼻内镜手术、载瘤动脉闭塞术、一侧入路夹闭对侧动脉瘤术等。目前对床突旁动脉瘤治疗方式的选择,仍存在一定的争议,但根据不同患者制订个性化手术方案,已形成共识。

二、临床表现

破裂床突旁动脉瘤往往引起蛛网膜下腔出血、脑室内出血或伴有颅内血肿,通过头颅 CT 检查可确诊。破裂床突旁动脉瘤常见的临床表现有突然发作的剧烈头痛、恶心呕吐、烦躁不安或伴有不同程度的意识障碍。神经系统查体可见脑膜刺激征或各种神经功能障碍。

未破裂床突旁动脉瘤早期多无症状,部分动脉瘤压迫视神经、动眼神经或海绵窦,可引起动眼神经麻痹症状、视力视野缺损或海绵窦综合征等。动脉瘤压迫垂体者,可出现内分泌症状。部分患者以进行性视力下降、视野缺损或眼睑下垂等为首发症状就诊。

三、诊断

随着 CT 和 MRI 的广泛应用,未破裂动脉瘤的发现率逐渐增高,特别是大型或巨大型动脉瘤,以及伴有血栓形成、钙化的动脉瘤。而临床工作中,以破裂床突旁动脉瘤较为常见。由于患者急性起病,CT 发现蛛网膜下腔出血、脑室内出血或伴有颅内血肿,行 CTA 或 DSA 检查,可明确诊断为床突旁动脉瘤。

作为目前诊断颅内动脉瘤常用的两种检查方式,CTA 及 DSA 检查各具优势:CTA 检查具有创伤小、简单快捷的优点,应用广泛,同时可用来判断动脉瘤与前床突的关系,瘤颈有无钙化,前床突及视柱变异情况等。DSA 检查可以明确动脉瘤位置、大小、形态、指向,瘤颈的宽窄以及与周围分支血管的关系;对于宽颈、瘤体巨大、血栓性动脉瘤或瘤颈钙化的动脉瘤,术前行 DSA 检查时常规行颈动脉压迫试验(Matas 试验),评估颅内血流代偿情况,同时行颈动脉超声和双下肢静脉超声,以备术中行颅内-颅外血管搭桥。DSA 目前仍被认为是诊断颅内动脉瘤的金标准。值得注意的是,隐藏在弯曲的颈内动脉虹吸部的微小动脉瘤容易被漏诊,有时即使行 3D-DSA 检查亦难以发现,给临床诊断带来困难,术前应仔细阅片。如果动脉瘤体积较大且形状不规则,可行 MRI 检查,以明确瘤腔内是否有血栓。

为了保证手术的顺利进行及减少术中损伤,进一步细化诊断及指导手术方案,有不少学者结合床突旁动脉瘤的解剖学特点及影像学表现,根据动脉瘤颈的位置、瘤体的指向、与前斜突的相对位置以及与眼动脉和垂体上动脉的关系等,提出了一些解剖学及放射学分类方法,以利于术前评估手术风险、术中顺利夹闭动脉瘤、减少损伤。有不少学者对床突旁动脉瘤进行分型,Krisht 和 Hsu 将其分为四种类型:床突旁上型(眼动脉瘤)、床突旁下型、外侧型、内侧型(垂体上动脉瘤、颈动脉窝动脉瘤)。Barami 分类法为临床较常应用的床突旁动脉瘤分类法。根据脑血管造影结果,床突旁动脉瘤可分为 4 型(Ⅰ~Ⅳ型):Ⅰ型动脉瘤,动脉瘤发自颈内动脉眼段的背侧壁,指向上方,Ⅰa 型与眼动脉相关,Ⅰb 型与分支血管无关;Ⅱ型动脉瘤,动脉瘤发自颈内动脉眼段的腹侧壁,无分支血管,其指向下方;Ⅲ型动脉瘤发自颈内动脉眼段的内侧壁,与垂体上动脉关系密切,瘤体指向内方,Ⅲa 型为鞍膈上型,位于鞍膈上方,Ⅲb 型为鞍膈下型,位于硬脑膜反折下方;Ⅳ型动脉瘤,为大型或巨大型动脉瘤,通常累及颈内动脉床突段和眼段的腹侧。

四、手术治疗

开颅夹闭术及介入栓塞是目前治疗床突旁动脉瘤的主要手术方式。由于床突旁区域解剖复杂,与前床突、颈内动脉、颅底硬脑膜反折部、海绵窦和颅神经的关系密切,床突旁动脉瘤的手术治疗具有很大的挑战性。随着血管内栓塞材料及技术的不断进步,血管内栓塞治疗床突旁动脉瘤的安全性和有效性明显提高,已逐渐成为床突旁动脉瘤的首选治疗方法。因血管内治疗存在需要支架辅助、容易复发等缺点,目前,仍然将开颅夹闭术作为治疗一些动脉瘤的"金标准"。如对于伴有颅内多发动脉瘤、占位效应的大型或巨大型床突旁动脉瘤,血管内介入治疗在动脉瘤完全闭塞率及解除占位效应等方面存在一定的局限性,开颅夹闭术仍无法被取代。对于 Hunt-Hess 分级Ⅲ~Ⅳ级的床突旁动脉瘤患者,显微外科治疗较血管内治疗具有一定优势,主要在于术中可去除骨瓣、减轻颅内压,改善患者预后,显微外科治疗可作为此类患者的首选方案。其同时具有释放脑脊液、清除颅内积血、防止术后脑积水等优点,且术后复发率低于血管内治疗,预后好于血管内治疗。复合手术室的使用能够实现外科手术与介入治疗技术的有效联合,有助于实施颅内-颅外血管搭桥手术等,为复杂、大型或巨大型床突旁动脉瘤患者提供了新的治疗方法。

(一)介入栓塞治疗

床突旁动脉瘤的血管内治疗,常用的传统方法有单纯弹簧圈栓塞术、球囊或支架辅助弹簧圈栓塞术、颈内动脉闭塞术。近年来,随着 Pipeline 血流导向装置及 Willis 覆膜支架等新兴材料的出现,床突旁动脉瘤的血管内介入栓塞治疗被推荐为首选治疗手段。血流导向装置置入与传统的支架辅助弹簧圈栓塞相比,具有更高的金属覆盖率,临床应用越来越广泛。缺血性卒中是血管内介入栓塞治疗的主要术后并发症,主要是由支架内或附壁血栓形成、载瘤动脉或分支血管闭塞引起的,其安全性仍需进一步研究验证。Willis 覆膜支架对假性、外伤性床突旁动脉瘤效果确切,而载瘤动脉过度迂曲的动脉瘤被认为是该支架的使用禁忌,而且要求瘤颈长度小于 10 mm。因此,Willis 覆膜支架治疗位于虹吸弯处的动脉瘤具有一定局限性。

不少文献报道了血管内介入栓塞治疗床突旁动脉瘤的效果,令人满意,但同时也出现了一些术后并发症。Hauck 等报道,26.7%颈内动脉眼动脉段动脉瘤可完全闭塞,并未出现严重术后并发症或死亡患者;而 Heran 等研究的 17 例颈内动脉眼动脉段动脉瘤患者中,47%患者治疗结果是完全闭塞,同时死亡率达到了 11.8%;Zanaty 等对 44 例床突旁动脉瘤行血流导向装置置入,术后造影回访发现,动脉瘤完全闭塞率达 77.2%,近全闭塞率达 6.8%,未完全闭塞率为 15.9%,其术后并发症的发生率为 2.2%。

有文献报道,床突旁动脉瘤血管内弹簧圈栓塞治疗后的复发率相比其他部位的动脉瘤更高,Boet 等报道其复发率达 53%。但支架辅助栓塞颅内动脉瘤后可获得长期的较高的成功率,复发率相对较低;其有效率优于非支架辅助栓塞术。但在安全性上,支架辅助栓塞颅内动脉瘤易引起缺血性卒中。支架辅助弹簧圈技术治疗床突旁动脉瘤是有效的。小的床突旁动脉瘤(直径≤10 mm)适合应用血管内治疗,复发率低。有报道对 142 例床突旁动脉瘤行介入治疗,其中小动脉瘤 121 例,大动脉瘤 21 例;24 例行弹簧圈栓塞,118 例行支架辅助弹簧圈栓塞,栓塞后立即血管造影显示,62 例(43.7%)完全闭塞,47 例(33.1%)颈部残余,33 例(23.2%)动脉瘤残留;112 例造影回访,复发率为 12.5%。同时,相比之下,使用血管内治疗技术治疗的大型床突旁动脉瘤表现出很高的复发率。瘤体小且宽颈的动脉瘤在该部位发生率较高,单纯使用普通的可解脱弹簧圈完全闭塞动脉瘤存在一定的困难,此类动脉瘤的介入治疗常常需要支架辅助弹簧圈栓塞。有研究表明,对 98 例床突旁动脉瘤进行介入治疗,分为单纯弹簧圈栓塞及支架辅助栓塞两组,结果显示,单纯弹簧圈栓塞组的完全闭塞率为 29.5%,支架辅助栓塞组为 21.6%;但影像学随访发现,两组的复发率存在明显差别,支架辅助栓塞组与单纯弹簧圈栓塞组的复发率分别为2.7%、21.3%。

(二)开颅夹闭

床突旁动脉瘤因位于颅底,与前床突、视神经、海绵窦、颈内动脉分支血管等关系密切,手术显露动脉瘤存在一定风险,早期手术治疗床突旁动脉瘤的并发症发生率高达 60%。近年来,随着颅底外科技术的发展和手术器械的进步,手术安全性已明显提升,有文献报道术后患者恢复良好率(mRS 评分 0～2 分)在 90%以上。

虽然在很长一段时间内,显微手术夹闭床突旁动脉瘤被认为是最佳治疗方法,但因为床突旁区域的解剖结构复杂,如毗邻前床突、视神经,甚至向海绵窦延伸,且与眼动脉及垂体上动脉关系密切等,手术夹闭该区域动脉瘤仍需特别小心。处理床突旁动脉瘤往往需要一些特殊的方法,其目的为获得良好的操作空间,有效暴露动脉瘤颈及近端载瘤动脉,利于术中临时阻断,提高手术安全性,最常用的为前床突切除术。前床突切除术过去也被称为前床突磨除术,是开颅手术处理部分床突旁动脉瘤的关键操作步骤,是神经外科医生经额颞开颅治疗床突旁动脉瘤必须掌握的操作技术。

前床突位于蝶骨小翼的内侧,同时也是前颅底与中颅底分界线的一部分,其周围毗邻颈内动脉、颅神经、海绵窦、视神经管、眶上裂及视柱等,具有重要的临床意义。前床突切除术作为神经外科血管及颅底手术的重要技术之一,其目的为充分显露被前床突遮挡的近端颈内动脉。前床突切除后可显露颈内动脉眼动脉段的近端和床突段,并通过打开颈内动脉远环、颈内动脉近环、前岩床皱襞等结构,充分游离、松解颈内动脉和视神经,使颈内动脉外侧间隙增加,可暴露脚间池,为床突旁动脉瘤夹闭提供足够的操作空间。

1. 硬脑膜内切除前床突 前床突硬脑膜内切除术即在硬脑膜内切除部分前床突,由 Drake 教授首次采用,处理颈内动脉床突旁动脉瘤。其应用较为广泛,主要步骤如下:全身麻醉后额颞部开颅,去除骨瓣,咬除部分蝶骨嵴,环形剪开硬脑膜,打开侧裂,脑压板抬起额颞叶进入鞍旁,达前床突,根据术中需要,切开前床突附着硬脑膜,而后切除部分前床突,暴露瘤颈及载瘤动脉。

前床突硬脑膜内切除术的优点如下:术中暴露动脉瘤及前床突的操作相对简单,显微镜下直视动脉瘤及前床突,可根据术中需要决定切除前床突范围,多数情况下需要切除的前床突骨质较少,但在骨质切除过程中,有损伤周边硬脑膜内结构及动脉瘤的风险。因床突磨除范围小,术中骨质内气房开放的发生率相对较低;由于直视硬脑膜内结构,故可避免导致动脉瘤术中破裂的操作。前床突硬脑膜内切除术引起脑脊液鼻漏的概率较硬脑膜外操作小,其原因主要是硬脑膜内操作可避免不必要的骨质切除,减少破坏蝶窦甚至筛窦的机会。硬脑膜内切除前床突操作损伤动眼神经的风险也较硬脑膜外操作小,其原因可能在于前者能在早期即切除前床突内侧的骨质。

2. 硬脑膜外切除前床突 前床突硬脑膜外切除术即在硬脑膜外操作切除前床突,1985 年由 Dolenc 教授首次报道,并联合硬脑膜下入路治疗床突旁动脉瘤甚至海绵窦动脉瘤。由于周围解剖结构复杂,前床突硬脑膜外切除术被认为具有一定的挑战性,随着后来人们对其周围(如海绵窦等)解剖结构研究的不断深入,该项技术变得容易掌握。Dolenc 入路在国外神经外科领域的相关研究及报道较多,目前也得到了国内越来越多神经外科医生的关注,其临床应用范围越来越广泛。主要用于床突旁动脉瘤、海绵窦动脉瘤、部分后循环动脉瘤(如基底动脉顶端动脉瘤、大脑后动脉瘤)及侵犯海绵窦肿瘤的手术治疗。

前床突硬脑膜外切除术的优势主要在于硬脑膜外操作可以去除更大范围的前床突,提供更充分的术野,对床突旁动脉瘤颈及颈内动脉床突段的暴露,利于术中动脉瘤夹闭及载瘤动脉近端阻断。在切除前床突及周围骨质的过程中,由于在硬脑膜外操作,在硬脑膜及脑脊液的保护作用下,可以减少对硬脑膜下一些神经血管及动脉瘤的损伤。颅内不同性质及位置病变的硬脑膜外操作过程类似：切除前床突、打开颈内动脉远环及近环、松解颈内动脉及视神经。

硬脑膜外切除前床突的注意事项如下：选择合适的显微器械，全程注水，防止切除过程中视神经、动眼神经及颈内动脉的机械损伤及热损伤；结合术前影像学检查明确前床突及视柱切除范围，避免开放鼻窦或蝶窦，开放后应严密封闭；前床突底外侧硬脑膜毗邻海绵窦上壁，钝性剥离时应防止海绵窦出血过多，明胶海绵压迫可取得较好效果。处理前床突分离硬脑膜时防止对硬脑膜产生过度的压力。靠近前床突及硬脑膜外的空间有限，操作较为复杂，难度相对较大，可提前行腰穿置管引流释放脑脊液，或在颅底侧裂处硬脑膜切开小口释放脑脊液，降低颅内压，增加硬脑膜外操作空间，减少术中损伤。

由于前床突位置深在且操作空间受限，切除前床突无法在直视颅内重要结构的情况下完成，对操作技巧要求较高，且有损伤视神经、动眼神经，开放蝶窦导致术后脑脊液漏的风险。而当动脉瘤体侵蚀前床突骨质或与硬脑膜粘连时，硬脑膜外切除前床突被认为是手术的禁忌，这种情况下，应选择硬脑膜下切除前床突以及确保对载瘤动脉近端的有效控制。

有学者对 43 例床突旁动脉瘤行硬脑膜外入路夹闭术，动脉瘤完全闭塞率达到 100%，术后恢复良好者达 84%。张东等报道了经 Dolenc 入路治疗的 17 例复杂型颅内动脉瘤病例，其中包括床突旁动脉瘤 12 例，取得满意效果。他们还指出适合采用 Dolenc 入路进行手术夹闭的前循环动脉瘤主要是靠近前床突的动脉瘤，对于前床突阻挡较严重、颈内动脉近端显露不充分的大型动脉瘤，经 Dolenc 入路也可能是最佳选择。床突旁动脉瘤常合并其他部位动脉瘤，对于同时合并同侧前循环动脉瘤的后循环动脉瘤，采用经 Dolenc 入路可以一并进行夹闭，避免二次开颅，亦是其优势之一。

未破裂床突旁微小动脉瘤（直径<3 mm）的治疗，目前仍存在争议，有文献报道床突旁微小动脉瘤的年破裂率为 0.12%，动脉瘤年增长率为 1%。Malhotra 等通过比较 10000 例微小动脉瘤患者接受不同干预措施的预后，认为微小未破裂动脉瘤患者不采取治疗或影像学随访是有效的措施；对于有破裂风险的患者，应该进行预防性治疗或对动脉瘤的生长进行积极的影像学监测。有学者建议仅对有明确危险因素或形态发生明显变化的微小动脉瘤进行积极治疗。

颈内动脉系统大型或巨大型动脉瘤最常见的类型为床突旁动脉瘤。有学者对 260 例颈内动脉大型或巨大型动脉瘤做统计，其中大型或巨大型床突旁动脉瘤占 60% 左右，亦有报道达 70%。巨大型动脉瘤是颅内动脉瘤的一种特殊类型，其年破裂率亦较高。有研究表明，颈内动脉瘤的年破裂率与动脉瘤大小密切相关，直径为 3~4 mm、5~6 mm、7~9 mm、10~24 mm、≥25 mm 的动脉瘤，年破裂率分别为 0.14%、0、1.19%、1.07%、10.61%。可见巨大型动脉瘤的年破裂率明显高于其他动脉瘤。破裂巨大型动脉瘤保守治疗的一年死亡率可达 100%，明显高于手术治疗或介入治疗。因此巨大型颈内动脉瘤无论是否破裂，均应早期进行手术治疗。

对于大型或巨大型动脉瘤，传统的栓塞治疗在动脉瘤的完全闭塞率及载瘤动脉的保留方面，仍存在不足。介入技术的提高及新材料的应用，在一定程度上弥补了以上缺陷。但对于巨大型颈内动脉瘤患者而言，仍存在介入困难、残留率高、术后梗死等风险，且无法解除占位效应、改善视觉障碍，术后需长期服用抗凝药物等。故而手术夹闭是治疗巨大型颈内动脉瘤的有效且安全的方案。特别是对于宽颈、大型或巨大型动脉瘤，载瘤动脉扩张，动脉瘤钙化或血栓形成、伴有明显占位效应，介入或开颅夹闭治疗后复发者，开颅手术仍可作为首选治疗方案。

五、其他治疗方式

（一）复合手术

临床上部分复杂床突旁动脉瘤行单纯开颅夹闭或介入栓塞治疗均存在较大难度，难度因素包括瘤体巨大、术前视力受损严重、不能接受抗血小板治疗、介入费用昂贵等，复合手术为该类动脉瘤提供了新的治疗理念和策略。具体操作为先置入球囊，后开颅夹闭动脉瘤。

血管内治疗方法：行股动脉穿刺置入导引导管，导引导管放置在颈总动脉后，根据动脉瘤和载瘤动脉的情况将球囊骑跨在动脉瘤颈,或将球囊导引导管放置在颈内动脉颈段来控制载瘤动脉。球囊阻断后,术中通过神经电生理监测(包括 SEP、MEP)判断阻断后的脑缺血情况。术中球囊放置位置:Mizoi 等发现仅阻断颈内动脉颈段,颈内动脉回流压力可迅速降低至阻断前的 50%;若同时阻断动脉瘤远端颈内动脉,动脉瘤内的压力可上升至阻断前水平,原因可能与眼动脉和海绵窦分支血管反流有关。因此,Thorell 等和 Steiger 等先后提出把球囊放置在动脉瘤颈处,可避免其他分支血管的反流。

开颅夹闭方法:行翼点或改良翼点入路,硬脑膜外或硬脑膜下磨除前床突,充分显露动脉瘤颈。在夹闭动脉瘤时,撑起球囊,阻断颈内动脉血流,动脉瘤张力下降后,充分显露动脉瘤囊及瘤颈,选择合适的动脉瘤夹夹闭动脉瘤。动脉瘤体较大时,可行逆行抽吸(双腔球囊导管逆行抽吸,或术中临时阻断颈部颈内动脉和后交通动脉近段床突上段颈内动脉,控制载瘤动脉,穿刺颈部颈内动脉抽吸),使瘤体塌陷,再用多枚动脉瘤夹塑性夹闭。动脉瘤夹闭后行 DSA 检查确认,若有瘤颈残留、载瘤动脉狭窄或分支血管损伤,需调整动脉瘤夹,直至 DSA 确认动脉瘤不显影、载瘤动脉通畅后撤出球囊或球囊导引导管,手术结束后拔出股动脉鞘。

复合手术避免了以往需要做颈部切口对颈内动脉进行临时阻断,减少了创伤,同时还可以有效地控制近端载瘤动脉,必要时可通过逆行抽吸瘤体,降低动脉瘤壁的压力,减少了直接穿刺抽吸动脉瘤而导致大出血的风险。并且术中造影能够及时、全面地反映动脉瘤、载瘤动脉及颅内的血供情况。

(二)动脉瘤孤立＋颅内-颅外血管搭桥手术

有不少学者报道了对大型或巨大型颅内动脉瘤的治疗策略,他们指出,对于夹闭或栓塞困难,如梭形动脉瘤、宽颈动脉瘤、瘤颈钙化明显,或栓塞术后复发的大型或巨大型动脉瘤,可行动脉瘤孤立＋颅内-颅外血管搭桥手术。就目前的报道看,行动脉瘤孤立＋颅内-颅外血管搭桥手术的大型或巨大型颅内动脉瘤,以床突段动脉瘤居多。动脉瘤孤立＋颅内-颅外血管搭桥手术主要适用于大型和巨大型、宽颈、梭形、瘤颈有严重动脉粥样硬化或钙化、瘤体范围达海绵窦段、有明显占位效应的血栓性床突旁动脉瘤,以及难以通过直接手术夹闭和血管内栓塞的方法进行治疗的床突旁动脉瘤。其搭桥的供体血管按流量主要分为以下几种:①低流量搭桥术,流量在 20～<40 mL/min,桥血管多为颞浅动脉及枕动脉;②中流量搭桥术,流量在40～<70 mL/min,桥血管多为桡动脉;③高流量搭桥术,流量在 70～150 mL/min,桥血管多为大隐静脉。由于颅内血流动力学的改变及对侧脑血流代偿的不同,床突旁动脉瘤患者行颅内-颅外血管搭桥手术(或动脉瘤孤立)容易出现术后并发症。有学者对 20 例患者行颅内-颅外血管搭桥手术,术后7 例出现颅神经功能障碍,2 例出现脑梗死,2 例出现颅内出血。这就需要做到术前良好评估、根据不同情况选取合适的供体及受体血管,制订个性化方案,术中进行有效的脑血流动力学监测等。

(三)对侧入路夹闭一侧床突旁动脉瘤

同侧翼点入路、改良翼点入路或额-眶-颧入路是床突旁动脉瘤夹闭术常用的手术方式,术中多需切除前床突增加暴露,无论是采用硬脑膜下还是硬脑膜外切除前床突手术,手术操作均较复杂,有损伤颈内动脉、视神经、动眼神经及出现脑脊液漏等风险。有研究表明,21%～64%的床突旁动脉瘤为多发动脉瘤,常合并对侧后交通动脉瘤、床突旁动脉瘤及海绵窦动脉瘤。对于起源于眼动脉的床突旁动脉瘤,内侧、指向内侧及上侧或上内侧的动脉瘤,可选用对侧入路夹闭动脉瘤,约有 20%的起源于眼动脉的床突旁动脉瘤适合应用对侧入路夹闭。其优势在于可充分暴露动脉瘤颈,避免同侧入路因前床突或颈内动脉等遮挡而造成手术死角,减少对脑组织及颅神经的牵拉损伤,其最大的优势在于避免了同侧入路对前床突的切除。

(四)经鼻内镜手术

有学者尝试经鼻内镜夹闭床突旁动脉瘤,指出经鼻内镜手术适合瘤体不大,且指向内侧或上侧的动脉瘤,动脉瘤距离颈内动脉远端不超过 7.2 mm,利于术中临时阻断。经鼻内镜手术夹闭床突旁动脉瘤,在载瘤动脉的临时阻断、打开硬脑膜方面存在一定难度,不是处理该部位动脉瘤的首选方案,可作为动脉瘤无法夹闭或栓塞的备选方案。

参 考 文 献

［1］　陈蓁,王武.颅内动脉瘤血管内治疗现状与进展[J].介入放射学杂志,2018,27(6):592-597.

［2］　黄亚波,周鹏,韩庆东,等.颅内外血管搭桥联合动脉瘤孤立术治疗颈内动脉床突旁大型和巨大型动脉瘤[J].中华神经外科杂志,2018,34(12):1249-1253.

［3］　李明华.一种新型的脑动脉瘤血管内治疗技术——脑血管覆膜支架术的问世[J].介入放射学杂志,2010,19(4):253-256.

［4］　林锦胡,王君宇,陈风华,等.中高流量颅内-外血管搭桥术治疗复杂性颅内动脉瘤的疗效及桥血管的选择研究[J].中华神经医学杂志,2019,18(2):144-149.

［5］　刘相名,喻乐保,黄正,等.经 Dolenc 入路治疗颅内复杂部位动脉瘤 17 例临床分析[J].中华解剖与临床杂志,2017,22(3):208-212.

［6］　石祥恩,吴斌,范涛,等.血管移植搭桥治疗巨大动脉瘤[J].中华神经外科杂志,2007,23(5):383-386.

［7］　孙青,尤万春,孙晓欧,等.床突旁动脉瘤患者不同治疗方式的效果分析[J].中国脑血管病杂志,2018,15(11):561-566,577.

［8］　王忠诚.王忠诚神经外科学[M].武汉:湖北科学技术出版社,2005.

［9］　Barami K,Hernandez V S,Diaz F G,et al. Paraclinoid carotid aneurysms:surgical management, complications,and outcome based on a new classification scheme[J]. Skull Base,2003,13(1):31-41.

［10］　Batjer H H,Kopitnik T A,Giller C A,et al. Surgery for paraclinoidal carotid artery aneurysms[J]. J Neurosurg,1994,80(4):650-658.

［11］　Boet R,Wong G K,Poon W S,et al. Aneurysm recurrence after treatment of paraclinoid/ophthalmic segment aneurysms—a treatment-modality assessment[J]. Acta Neurochir(Wien),2005,147(6):611-616.

［12］　Bouthillier A,van Loveren H R,Keller J T. Segments of the internal carotid artery:a new classification[J]. Neurosurgery,1996,38(3):425-432.

［13］　Dengler J,Rüfenacht D,Meyer B,et al. Giant intracranial aneurysms:natural history and 1-year case fatality after endovascular or surgical treatment[J]. J Neurosurg,2019,134(1):49-57.

［14］　Dolenc V V. A combined epi- and subdural direct approach to carotid-ophthalmic artery aneurysms[J]. J Neurosurg,1985,62(5):667-672.

［15］　Drake C G,Vanderlinden R G,Amacher A L. Carotid-ophthalmic aneurysms[J]. J Neurosurg,1968,29(1):24-31.

［16］　Fries G,Perneczky A,van Lindert E,et al. Contralateral and ipsilateral microsurgical approaches to carotid-ophthalmic aneurysms[J]. Neurosurgery,1997,41(2):333-343.

［17］　Hauck E F,Welch B G,White J A,et al. Stent/coil treatment of very large and giant unruptured ophthalmic and cavernous aneurysms[J]. Surg Neurol,2009,71(1):19-24.

［18］　Heran N S,Song J K,Kupersmith M J,et al. Large ophthalmic segment aneurysms with anterior optic pathway compression:assessment of anatomical and visual outcomes after endosaccular coil therapy[J]. J Neurosurg,2007,106(6):968-975.

［19］　Kamide T,Burkhardt J K,Tabani H,et al. Microsurgical clipping techniques and outcomes for paraclinoid internal carotid artery aneurysms[J]. Oper Neurosurg(Hagerstown),2020,18(2):183-192.

［20］　Kim S Y，Park D S，Park H Y，et al. Simple coiling versus stent-assisted coiling of paraclinoid aneurysms：radiological outcome in a single center study［J］. J Korean Neurosurg Soc，2017，60（6）：644-653.

［21］　Kim L J，Tariq F，Levitt M，et al. Multimodality treatment of complex unruptured cavernous and paraclinoid aneurysms［J］. Neurosurgery，2014，74（1）：51-61.

［22］　Kinouchi H，Mizoi K，Nagamine Y，et al. Anterior paraclinoid aneurysms［J］. J Neurosurg，2002，96（6）：1000 1005.

［23］　Lehmberg J，Krieg S M，Meyer B. Anterior clinoidectomy［J］. Acta Neurochir（Wien），2014，156（2）：415-419.

［24］　Malhotra A，Wu X，Forman H P，et al. Management of tiny unruptured intracranial aneurysms：a comparative effectiveness analysis［J］. JAMA Neurol，2018，75（1）：27-34.

［25］　Nutik S. Carotid paraclinoid aneurysms with intradural origin and intracavernous location［J］. J Neurosurg，1978，48（4）：526-533.

［26］　Pahl F H，de Oliveira M F，Brock R S，et al. Surgical clipping is still a good choice for the treatment of paraclinoid aneurysms［J］. Arq Neuropsiquiatr，2016，74（4）：314-319.

［27］　Park H K，Horowitz M，Jungreis C，et al. Endovascular treatment of paraclinoid aneurysms：experience with 73 patients［J］. Neurosurgery，2003，53（1）：14-24.

［28］　Shekhtman O D，Eliava S S，Yakovlev S B，et al. ［The modern role of microsurgery in treatment of large and giant aneurysms of the internal carotid artery］［J］. Zh Vopr Neirokhir Im N N Burdenko，2016，80（5）：51-61.

［29］　Steiger H J，Lins F，Mayer T，et al. Temporary aneurysm orifice balloon occlusion as an alternative to retrograde suction decompression for giant paraclinoid internal carotid artery aneurysms：technical note［J］. Neurosurgery，2005，56（2 Suppl）：E442.

［30］　Tayebi Meybodi A，Borba Moreira L，Little A S，et al. Anatomical assessment of the endoscopic endonasal approach for the treatment of paraclinoid aneurysms［J］. J Neurosurg，2018，131（6）：1734-1742.

［31］　Thorell W，Rasmussen P，Perl J，et al. Balloon-assisted microvascular clipping of paraclinoid aneurysms. Technical note［J］. J Neurosurg，2004，100（4）：713-716.

［32］　Wang Y，Li Y，Jiang C，et al. Endovascular treatment of paraclinoid aneurysms：142 aneurysms in one centre［J］. J Neurointerv Surg，2013，5（6）：552-556.

［33］　Zanaty M，Chalouhi N，Barros G，et al. Flow-diversion for ophthalmic segment aneurysms［J］. Neurosurgery，2015，76（3）：286-290.

（张洪伟　张　东）

第三节　后交通动脉瘤

一、概述

后交通动脉瘤临床上通常是指颈内动脉后交通段动脉瘤。根据 Bouthillier 对颈内动脉的解剖分段，后交通段为后交通动脉（posterior communicating artery，PComA）起点至颈内动脉分叉部。后交通段的平均长度为 10.6 mm。PComA 与眼动脉起点的平均距离为 9.6 mm，与颈内动脉分叉部的平均距离是

9.7 mm，向后内侧走行，平均穿行距离为 12 mm，与大脑后动脉汇合，并成为 P1、P2 段的分界点。PComA 的分支有 4～14 条，平均 7.8 条，为第三脑室底、后穿质、视束、垂体柄和视交叉供血。这些分支到达丘脑、下丘脑、内囊，称为丘脑前穿支。其中最大的分支是乳头体前动脉。PComA 的直径变异较大。在脑血管造影上可以不显影，也可以与大脑后动脉直径相近。如果大脑后动脉 P1 段发育不良，P2 段起自 PComA，则为胚胎型大脑后动脉，约占所有病例的 20%。PComA 的其他变异包括漏斗、发育不良、缺如、开窗等。漏斗是动脉起始部圆锥形、三角形或漏斗形的扩张，最常见于 PComA 的起始部。漏斗与动脉瘤最主要的区别是漏斗远端有正常的 PComA，而动脉瘤远端无正常血管。

在解剖学上，通常将 PComA 起点至脉络膜前动脉起点之间的动脉瘤称为后交通动脉瘤，位于脉络膜前动脉起点至颈内动脉分叉部的动脉瘤称为脉络膜前动脉瘤。由于脉络膜前动脉的起点与 PComA 的起点相距 2～4 mm，而脉络膜前动脉直径约 1 mm，在 CTA 或者 MRA 上很难分辨出动脉瘤是起自 PComA 至脉络膜前动脉之间还是起自脉络膜前动脉之后，故通常在临床上，根据影像学资料，可能会把脉络膜前动脉瘤归入后交通动脉瘤。根据动脉瘤颈与颈内动脉的关系，后交通动脉瘤可分为交界性动脉瘤和真性后交通动脉瘤。交界性动脉瘤指动脉瘤颈分位于 PComA 和颈内动脉或者完全位于颈内动脉的动脉瘤。真性后交通动脉瘤指动脉瘤完全位于 PComA 上，即所谓的"真正的"后交通动脉瘤，占所有动脉瘤的 0.1%～2.8%，占后交通动脉瘤的 4.6%～13%。

根据国际蛛网膜下腔出血动脉瘤试验（international subarachnoid aneurysm trial，ISAT）的数据，后交通动脉瘤约占颅内动脉瘤的 1/4，约占颈内动脉的 1/2。Yasargil 教授根据动脉瘤的不同指向将后交通动脉瘤分为前外侧、上外侧、后上外侧以及后下外侧后交通动脉瘤。多数后交通动脉瘤起自颈内动脉的侧后壁。当动脉瘤体凸向前方时，动脉瘤体会掩盖住 PComA 的起始部，可能与前床突关系密切。大部分动脉瘤尖端指向外侧（即朝向颞叶生长），或者指向后方，或者指向后下方。动脉瘤的指向及部位与动脉瘤的发病症状相关，不同指向的动脉瘤出血后血液聚集的部位可以不同。朝向颞叶的动脉瘤不仅表现为蛛网膜下腔出血，还可能形成颞叶血肿。指向外侧或后方的动脉瘤通常不影响动眼神经。指向下方或者下外侧的动脉瘤可能直接与动眼神经接触，压迫动眼神经而引起孤立性动眼神经麻痹。当动脉瘤长径较大时，可能突入动眼神经下方，甚至部分动脉瘤在出血前体积突然增大，同时表现为蛛网膜下腔出血和动眼神经麻痹。动脉瘤的指向对于手术治疗时体位的选择也有影响。通过改变体位可以更好地暴露动脉瘤颈。

二、临床表现

根据动脉瘤是否破裂，后交通动脉瘤可分为破裂的后交通动脉瘤及未破裂的后交通动脉瘤。

（一）破裂的后交通动脉瘤

破裂的后交通动脉瘤患者的主要临床症状是由蛛网膜下腔出血引起的。患者可突发剧烈头痛，伴有恶心呕吐，头痛呈爆炸样。常见的诱因包括体力劳动、情绪激动、饮酒以及排便困难等。破裂的后交通动脉瘤也可以引起动眼神经麻痹。当出血量较少时，部分患者可仅仅表现为头痛。后交通动脉瘤指向颞叶时，可能形成颞叶血肿；指向蝶骨嵴时还可形成硬脑膜下血肿。血肿可以产生占位效应，甚至引起脑疝。

蛛网膜下腔出血可沿视神经鞘扩散，眼底检查可见玻璃体下片状出血，出血量较大时，血液可侵入玻璃体内，引起单眼或双眼视力障碍。当视交叉、视束、视放射受累时可引起双颞侧偏盲或同向性偏盲。

蛛网膜下腔出血可以导致脑积水或脑血管痉挛。伴有脑积水的患者可以出现颅内压增高表现。脑血管痉挛可以导致脑组织缺血，从而引起相应的神经功能障碍，如失语、偏瘫等。

蛛网膜下腔出血后典型的体征为脑膜刺激征阳性，颈项强直。如伴有其他神经功能障碍，可通过查体发现。

（二）未破裂的后交通动脉瘤

未破裂的后交通动脉瘤主要表现为动脉瘤的占位效应。后交通动脉瘤与动眼神经麻痹有很大关系。

大约 20％的后交通动脉瘤患者伴有动眼神经麻痹,其中 80％的动脉瘤位于 PComA 起始部。

动眼神经麻痹症状包括瞳孔扩大、眼睑下垂、眼球活动障碍,直接及间接对光反射消失。大约 70％的患者是完全性动眼神经麻痹,约 30％的患者是部分性动眼神经麻痹。动眼神经麻痹最早的症状通常是瞳孔扩大,然后是眼睑下垂,最后出现眼球活动障碍。大约 17％的患者出现瞳孔正常的部分性动眼神经麻痹。若快速出现动眼神经麻痹症状,说明动脉瘤体积迅速增大或少量渗血,应尽快治疗。

部分患者在动脉瘤破裂前会出现“前哨头痛”。这种症状大多出现在明显蛛网膜下腔出血前 2～8周。出现“前哨头痛”的患者近期发生动脉瘤再次破裂的风险增加 10 倍,应尽快治疗。

三、诊断

后交通动脉瘤的诊断依赖于影像学方法。

(一) CT

对于突发剧烈头痛的患者,尤其是伴有颈项强直或脑膜刺激征的患者,应立即完善头部 CT 平扫。在出血后短时间内,CT 平扫可以清楚地显示蛛网膜下腔出血的部位及血量。后交通动脉瘤的出血通常聚集于鞍上池以及同侧的侧裂,鞍上池内的血液通常也是偏向一侧浓聚。CT 平扫可能还会发现颞叶血肿、硬脑膜下血肿。这与动脉瘤体指向有关。在某些出血量较少的患者中,发病后数小时甚至数天后的CT 平扫可能难以发现蛛网膜下腔出血,但查体通常仍有脑膜刺激征。对于此类患者,务必不能忽略查体。此时可在静脉输入脱水剂(如 20％甘露醇)后谨慎腰穿。缓慢释放少量脑脊液。脑脊液呈透明黄色是近期出血的有力证据。在脑脊液常规检查中通常可检出红细胞。

未破裂的后交通动脉瘤通常在 CT 平扫上无明显异常。应建议动眼神经麻痹的患者行 CTA、DSA或 MRA 检查。未破裂的大型后交通动脉瘤,由于血栓形成,可能伴有钙化,在 CT 平扫上呈现鞍区“蛋壳样”改变,需要与颅咽管瘤鉴别,通常行 CTA、DSA 或 MRA 检查可鉴别。

事实上,对于临床怀疑蛛网膜下腔出血的患者,无论有无 CT 平扫,若条件允许,都应行 DSA、CTA或 MRA 检查。

(二) DSA

DSA 仍然是目前诊断脑血管病的金标准。通过 DSA 可以获得清楚的脑血管图像,大部分 DSA 可以进行三维成像,从而获得动脉瘤的三维图像。DSA 的分辨率高,可以明确显示后交通动脉瘤与PComA、脉络膜前动脉的相对位置关系,既可以为介入治疗选择合适的角度,也可以为开颅夹闭提供更多的关于周围血管的信息。但 DSA 属于有创性检查,可能伴有 1％～2％的并发症(包括卒中等)发生率。在经验丰富的介入中心,并发症的发生率会更低,通常低于 0.5％。

(三) CTA

通过静脉团注入碘对比剂后快速行 CT 薄层扫描可获得 CTA 的原始图像。在 CTA 的工作站中可以进一步合成而获得三维图像,从而更清楚地显示动脉瘤的部位、大小以及与周围解剖结构尤其是颅骨的关系。CTA 的优点在于检查时间短,对设备要求相对较低,即使病情较危重的患者也可完成。相对于DSA 来说,CTA 无创,出现并发症的概率低。但 CTA 分辨率不及 DSA,对于小的后交通动脉瘤(直径＜3 mm)可能漏诊。CTA 对于纤细的 PComA 和脉络膜前动脉显示不清。另外,对于 PComA 漏斗,CTA可能因对远端 PComA 显示不清而容易误诊为动脉瘤。在阅读 CTA 的结果时,应将原始图片与合成图像结合,以降低漏诊、误诊的概率。

(四) MRA

MRA 对颅内血管病变的显示不依赖于射线,安全性更好。MRA 有三种成像方式:三维时间飞跃法(3D-TOF)、二维时间飞跃法(2D-TOF)和注射钆对比剂。注射钆对比剂的 MRA 常用于头部和颈部的血管(特别是主动脉弓和颈部大血管)成像。2D-TOF 常用于颈动脉成像,3D-TOF 用于颅内血管成像。MRA 的主要缺点是可能放大血管狭窄的程度,缩小动脉瘤的体积。MRA 检查时间长,噪声大,不适合作为蛛网膜下腔出血患者的首选检查方法。

四、治疗

后交通动脉瘤的治疗方式主要有保守治疗、显微外科手术治疗、血管内治疗、复合手术等。

(一)保守治疗

关于未破裂无症状的后交通动脉瘤患者是否需要治疗,目前仍有争议。动脉瘤治疗的主要目的是降低动脉瘤破裂出血的风险。目前对动脉瘤破裂风险的研究主要聚焦于动脉瘤的部位、尺寸和形态。

根据国际未破裂颅内动脉瘤研究(international study of unruptured intracranial aneurysm,ISUIA)的数据,后交通动脉瘤及后循环动脉瘤的破裂风险高于前循环动脉瘤。基底动脉分叉部动脉瘤破裂出血率为13.8%,椎基底动脉瘤和大脑后动脉瘤破裂出血率为13.6%,后交通动脉瘤破裂出血率为8%,而其他部位动脉瘤破裂出血率为3%。

动脉瘤破裂出血风险与动脉瘤尺寸有一定关系。ISUIA的数据表明,直径<7 mm、既往没有动脉瘤性蛛网膜下腔出血(aSAH)病史的未破裂颅内动脉瘤年破裂出血率约为0.1%;如果有aSAH病史,年破裂出血率增加至0.4%;直径7～12 mm的动脉瘤年破裂出血率为1.2%;直径13～24 mm的动脉瘤年破裂出血率为3.1%;直径≥25 mm的动脉瘤年破裂出血率为8.6%。

动脉瘤的形态与破裂风险有一定的关系。研究表明,动脉瘤的长宽比(动脉瘤的最长径与瘤颈平均宽度的比值,aspect ratio,AR)、体积比(动脉瘤的最高高度与载瘤动脉直径的比值,size ratio,SR)及动脉瘤与载瘤动脉的倾角与动脉瘤破裂的概率相关。日本未破裂脑动脉瘤研究(unruptured cerebral aneurysm study,UCAS)的结果表明,形态不规则伴有子囊的动脉瘤破裂风险显著升高,为不伴子囊动脉瘤的1.63倍。因此,临床医生通常根据动脉瘤的形态是否规则及是否伴有子囊来判断动脉瘤的破裂风险。

关于动脉瘤部位、尺寸及形态的研究主要考虑的是动脉瘤破裂的外部因素,事实上,动脉瘤是颅内动脉血管由先天异常或后天损伤等因素导致的局部血管壁损害,在血流动力学和其他因素作用下,逐渐扩张形成的异常膨出。因此,对动脉瘤内部及载瘤动脉的血流动力学研究可以为动脉瘤破裂风险的预测提供一定的依据。计算流体力学(CFD)可以通过动脉瘤的形态学及血流动力学指标来评估动脉瘤破裂风险。在形态学指标中,SR可能是能够预测动脉瘤破裂风险的一个指标。在血流动力学指标中,壁面切应力(wall shear stress,WSS)和振荡剪切指数(oscillatory shear index,OSI)可能是能够预测动脉瘤破裂风险的两个指标。低WSS和高OSI是动脉瘤破裂的危险因素。

未破裂无症状的后交通动脉瘤患者是否需要积极治疗除了需要关注动脉瘤本身的因素以外,还需要考虑患者的其他因素。如:既往有aSAH的患者,其动脉瘤再次出血的风险明显增高;多发动脉瘤、高龄也是动脉瘤破裂的危险因素。患者在获悉动脉瘤诊断后可能存在焦虑、抑郁的情绪,严重影响生活质量,这些患者会更倾向于积极治疗。

(二)显微外科手术治疗

后交通动脉瘤的显微外科手术方法通常比较简单,并发症较少。然而,当动脉瘤的大小、指向与前床突及动眼神经关系密切时,可能导致手术风险增加。

手术适应证如下。

(1)破裂动脉瘤,Hunt-Hess分级Ⅰ～Ⅲ级,通常可在3天内手术。

(2)破裂动脉瘤,Hunt-Hess分级Ⅳ～Ⅴ级,可待病情稳定后手术。

(3)动脉瘤破裂形成血肿,危及生命者需立即手术。

(4)未破裂动脉瘤。

手术通常选择同侧翼点入路。皮瓣制备过程中需要注意保护颞浅动脉及面神经额支。在翻开头皮-帽状腱膜至颞肌的前1/4时,可以切开颞肌浅筋膜和骨膜,连同头皮瓣一起翻开至额骨颧突。为了充分暴露颅底的结构,需要尽量磨平蝶骨嵴。

打开硬脑膜后,通常需要对外侧裂进行分离,以释放脑脊液,为解剖分离动脉瘤颈提供空间。如果预计脑组织张力高,可在麻醉后留置腰大池引流管,在切开硬脑膜后缓慢释放脑脊液。如果动脉瘤破裂出血后脑组织张力高,特别是处理指向外侧的动脉瘤时,可以从大脑中动脉分叉部向颈动脉池解剖外侧裂,以最大限度地暴露外侧裂区和额下区,减轻对颞叶及其附近动脉瘤的牵拉。通过引流和分离外侧裂,通常只需在颈内动脉分叉水平牵开额叶眶回,无须再牵拉颞叶;如果脑组织张力不高,解剖侧裂内侧部数毫米的蛛网膜就可提供足够的术野,无须向后牵拉颞极,即可暴露全段颈内动脉。首先轻柔地抬起额叶眶回,即有脑脊液缓慢流出,轻柔吸引,可看到视神经,随着脑组织张力的降低,可逐步分离视交叉前池和颈动脉池,释放更多的脑脊液,直到有足够的操作空间。在分离外侧裂时,额叶和颞叶之间的小静脉可予以电凝切断,不会发生不良后果。脑组织张力下降后,颞极离开颅中窝前壁,外侧裂浅静脉有 2～3 条汇入蝶顶窦的桥静脉被牵拉,撕脱后止血困难,应注意保护,切断后一般不会发生不良后果。

分离外侧裂后,通过分开额叶和颞叶,即可看到鞍上池内的结构。颈内动脉位于视神经外侧。可以在前床突附近将视神经与颈内动脉近端之间的蛛网膜条索打开,便于在近端进行临时阻断。沿着颈内动脉从近端向远端探查,一般可以在颈内动脉的后外侧壁看到 PComA 的起始部。PComA 从颈内动脉发出后向后内侧走行,动脉的大部分会被颈内动脉遮挡。而动脉瘤颈通常在 PComA 的起始部发出。瘤颈多在颈内动脉的外侧,瘤顶可触及小脑幕缘下,多与动眼神经粘连,或在小脑幕缘上,多与颞叶内侧粘连,在抬起额叶或牵拉颞叶时易造成动脉瘤破裂。

分离动脉瘤时通常将动脉瘤对侧的颈内动脉游离,通过轻微向外牵拉颈内动脉可暴露 PComA 的走行。先分离动脉瘤的近侧角,然后分离远侧角,将瘤颈的两侧分离开,便于动脉瘤夹进入瘤颈两侧。

在夹闭动脉瘤前应确认 PComA、脉络膜前动脉及动眼神经等解剖结构。PComA 通常从颈内动脉的后外侧壁发出,然后在颈内动脉之下转向内侧,在颈内动脉与视神经之间向后内侧走行,在此处需打开 Liliequist 膜方可看到。脉络膜前动脉在 PComA 远端从颈内动脉后外侧壁发出,在颈内动脉之下向后走行。动眼神经在外侧,位于小脑幕缘下,可能与动脉瘤顶粘连,应避免分离粘连,以免发生动眼神经损伤。若术前有动眼神经麻痹,可在夹闭动脉瘤后穿刺瘤囊,减轻对动眼神经的压迫,症状即可缓解。

如果动脉瘤位于颈内动脉的外侧壁,可以将动脉瘤夹平行于颈内动脉放置,以夹闭动脉瘤颈。如果动脉瘤位于 PComA 上或颈内动脉-PComA 交界处,可以沿着 PComA 放置动脉瘤夹,以保护 PComA,尤其是胚胎型大脑后动脉,避免夹闭 PComA。此时需要注意动脉瘤夹与动眼神经的关系,避免对动眼神经造成损伤。动眼神经一旦被误夹,可能出现不可逆的动眼神经麻痹。动脉瘤夹的长度应足够覆盖动脉瘤颈。夹闭过程应缓慢,避免突然牵拉而导致动脉瘤颈撕裂出血。

瘤颈过宽或不能看到 PComA 时,可用双极电凝缩窄瘤颈。电凝的两端必须置于瘤颈的两侧,用弱电流分次电凝,使瘤颈逐步缩窄,呈圆柱形,便于识别 PComA。

(三)血管内治疗

随着影像、介入技术及材料学的发展,动脉瘤的血管内治疗越来越普及。由于后交通动脉瘤的部位更接近颈动脉起始部,与前交通动脉瘤及大脑中动脉瘤相比,更容易在影像学资料上明确动脉瘤与载瘤动脉的关系,与床突上段动脉瘤相比,微导管无须翻转改变方向,也更容易进入后交通动脉瘤,因此,总体来说,在前循环各部位的动脉瘤中,后交通动脉瘤更适合血管内治疗。

对于后交通动脉瘤,血管内治疗的方法主要包括单纯弹簧圈栓塞、支架辅助弹簧圈栓塞、血流导向装置(flow diverter,FD)置入。单纯弹簧圈栓塞适用于窄颈动脉瘤患者。当动脉瘤颈较宽时,单一弹簧圈难以稳定在动脉瘤内,也可尝试行双微导管栓塞。支架辅助弹簧圈栓塞适用于宽颈动脉瘤患者。对于复杂的、宽颈的巨大型后交通动脉瘤,单纯弹簧圈栓塞或支架辅助弹簧圈栓塞均有困难时,可尝试行 FD 置入治疗。

塑形对于微导管稳定在动脉瘤内至关重要。在栓塞前,应根据 3D-DSA 的图像明确后交通动脉瘤与近端颈内动脉的夹角,并对微导管进行塑形。如果动脉瘤与颈内动脉的夹角和颈内动脉虹吸段的夹角在同一平面上时,可以选用 45°或 90°预塑形的微导管。如果不在同一平面或者距离虹吸段较近时,可以选用"J"形微导管或对微导管进行双弯塑形。

支架辅助弹簧圈栓塞动脉瘤已经成为宽颈动脉瘤血管内治疗的主要方式。大部分情况下,宽颈后交通动脉瘤的瘤颈位于颈内动脉上,此时将支架释放到颈内动脉远端即可,支架的远端应避免超过颈内动脉分叉部,避免对大脑前动脉的血流造成影响。支架的近端尽量放在颈内动脉床突上段平直的部分,若放置在迂曲的血管内,则支架尾端展开不良。在这种情况下,采用支架与栓塞导管平行释放技术或者栓塞导管穿支架网眼两种技术均无明显难度。对于交界性的宽颈动脉瘤(动脉瘤颈位于 PComA 和颈内动脉交界处),可以将支架释放到颈内动脉内,通过支架的"穹隆"效应可以保护 PComA,如果单一支架难以保护 PComA,还可以尝试"Y"形双支架,将另一枚支架释放到 PComA 内。这种情况通常需要选择微导管穿支架网眼进行栓塞。当动脉瘤颈位于 PComA 上,通常需要将支架释放到 PComA 内。此时,需要选择贴壁性良好、柔软的支架。由于 PComA 的直径较小,与颈内动脉的角度较大,平行释放技术难以保证在支架释放过程中栓塞导管稳定在动脉瘤内,通常需要将微导管穿支架网眼进行栓塞。也有报道认为,对于 PComA 发达的患者,可以经大脑后动脉逆向释放支架。

FD 改变了人们处理动脉瘤的思路。无论是单纯栓塞还是支架辅助栓塞,都是将动脉瘤填充,促进瘤囊内血栓形成,以降低出血风险。而 FD 置入则是通过促进瘤颈内皮化、囊内血栓形成来促进动脉瘤愈合,重建载瘤动脉。对于后交通动脉瘤,FD 置入的操作相对简单。尽管 PComA 附近有多支分支及穿支动脉,FD 的置入会导致 PComA 闭塞,但通常并不引起神经功能的损害。对于非胚胎型大脑后动脉的后交通动脉瘤,FD 置入的治疗效果通常较好,在半年左右的随访造影中,约 90% 的动脉瘤接近完全闭塞或完全闭塞。但是对于胚胎型大脑后动脉的后交通动脉瘤,在术后的长期随访中,仅有 1/3 的动脉瘤闭塞,在这一类病例中,未闭塞的动脉瘤患者可以尝试置入第二个 FD。但即使采取这些补救措施,动脉瘤闭塞的比例仍不高。在某些病例中,FD 置入后同侧 P1 段可能重新开通。如果同侧大脑后动脉 P1 段管径足够粗,也可经 PComA 栓塞动脉瘤或者将 PComA 闭塞。FD 对胚胎型大脑后动脉的后交通动脉瘤治疗效果差的可能原因在于,采取 FD 置入的动脉瘤通常为宽颈或巨大型动脉瘤,血流经 FD 对动脉瘤仍有冲击,而后循环的血流可以经过粗壮的 PComA 逆向冲击瘤囊,影响了动脉瘤颈内皮化及瘤囊内血栓形成。

(四)治疗方式的选择

ISAT 研究是一项国际多中心前瞻性随机对照临床研究,研究的主要目的是比较开颅夹闭与介入治疗对破裂的后交通动脉瘤治疗的安全性和有效性。从 1994 年到 2002 年,共纳入 2143 例患者。其中介入治疗组 1073 例,开颅夹闭组为 1070 例,两组在随访 1 年时有效的患者数分别为 801 例 793 例,随访 1 年时介入治疗组和开颅夹闭组患者死亡率和致残率(mRS 评分 3~6 分)分别为 23.7% 和 30.6%,介入治疗组的疗效显著优于开颅夹闭组(RR=0.774,95%CI 0.658~0.911,p=0.0019),治疗风险相对减少 22.6%,绝对值减少 6.9%。到术后 7 年介入治疗组在疗效上仍有优势。更长期的随访(6~14 年,平均 9 年)结果也显示,治疗 5 年时介入治疗组的死亡率显著低于开颅夹闭组(11% vs 14%,p=0.03)。在 1 年随访期内,两组患者在动脉瘤再破裂出血方面没有显著差异,介入治疗组为 40 例,开颅夹闭组为 33 例。开颅夹闭组的再出血发生率低于介入治疗组(3 例 vs 10 例,p=0.06),但没有致残率、死亡率方面的显著差异。介入治疗组的癫痫发生率显著降低(RR=0.52,95%CI 0.37~0.74)。Scott 等对英国 8 家医院的参与 ISAT 研究的患者进行了神经心理评估,发现介入治疗患者发生认知功能障碍的比例显著低于开颅夹闭组(OR=0.58,95%CI 0.38~0.87,p=0.0055)。

大约 20% 的后交通动脉瘤患者伴有动眼神经麻痹。动眼神经麻痹主要与动脉瘤的占位效应有关。开颅夹闭可以抽吸瘤囊,减轻占位效应,利于动眼神经麻痹恢复。介入治疗并不能缓解动脉瘤的占位效应,但是也有介入治疗后动眼神经麻痹缓解的报道。因此,我们推测动眼神经麻痹不仅与动脉瘤占位效应有关,还与动脉瘤的搏动、炎症反应有关。Wang 等通过对单中心 93 例动眼神经麻痹患者进行回顾性分析,发现动眼神经麻痹在术后能否恢复与术前症状的严重程度、病程有关,而与治疗方式(开颅夹闭与介入治疗)、动脉瘤是否破裂无相关性。一项荟萃分析纳入 9 篇文献,共计 297 例患者,比较开颅夹闭与介入治疗对动眼神经麻痹恢复的效果。结果发现在破裂的后交通动脉瘤患者中,开颅夹闭组动眼神经麻痪恢复的比例高于介入治疗组。但是在未破裂的后交通动脉瘤患者中,两组之间无明显差异。Pradilla等通过回顾性分析发现,动眼神经麻痹在开颅夹闭组完全恢复的比例高于介入治疗组,但完全恢复的患者的病程相对较短。

参 考 文 献

[1]   段国升,朱诚. 神经外科手术学[M]. 北京:人民军医出版社,2004.

[2]   Al-Abdulwahhab A H, Al-Sharydah A M, Al-Suhibani S S, et al. A ruptured posterior communicating artery aneurysm presenting as tentorial and spinal isolated subdural hemorrhage:a case report and literature review[J]. BMC Neurol,2020,20(1):102.

[3]   Brown R D Jr, Broderick J P. Unruptured intracranial aneurysms:epidemiology, natural history, management options,and familial screening[J]. Lancet Neurol,2014,13(4):393-404.

[4]   Bruce B B, Biousse V, Newman N J. Third nerve palsies[J]. Semin Neurol,2007,27(3):257-268.

[5]   Chancellor B, Raz E, Shapiro M, et al. Flow diversion for intracranial aneurysm treatment:trials involving flow diverters and long-term outcomes[J]. Neurosurgery,2020,86(Suppl 1):S36-S45.

[6]   Chen C J, Moosa S, Ding D, et al. Infundibular dilations of the posterior communicating arteries: pathogenesis, anatomical variants, aneurysm formation, and subarachnoid hemorrhage [J]. J Neurointerv Surg,2016,8(8):791-795.

[7]   Chen X, Liu Y, Tong H, et al. Meta-analysis of computed tomography angiography versus magnetic resonance angiography for intracranial aneurysm[J]. Medicine(Baltimore),2018,97 (20):e10771.

[8]   Guo S, Su W, Wang Z. True posterior communicating artery aneurysms:report of 17 surgically treated patients and review of the literature[J]. Neurol India,2020,68(6):1340-1344.

[9]   Güresir E, Schuss P, Setzer M, et al. Posterior communicating artery aneurysm-related oculomotor nerve palsy:influence of surgical and endovascular treatment on recovery:single-center series and systematic review[J]. Neurosurgery,2011,68(6):1527-1534.

[10]   Kan P, Duckworth E, Puri A, et al. Treatment failure of fetal posterior communicating artery aneurysms with the pipeline embolization device[J]. J Neurointerv Surg,2016,8(9):945-948.

[11]   Kühn A L, Dabus G, Kan P, et al. Flow-diverter stents for endovascular management of non-fetal posterior communicating artery aneurysms-analysis on aneurysm occlusion, vessel patency, and patient outcome[J]. Interv Neuroradiol,2018,24(4):363-374.

[12]   McCracken D J, Lovasik B P, McCracken C E, et al. Resolution of oculomotor nerve palsy secondary to posterior communicating artery aneurysms:comparison of clipping and coiling[J]. Neurosurgery,2015,77(6):931-939.

[13]   Molyneux A J, Kerr R S, Yu L M, et al. International subarachnoid aneurysm trial(ISAT) of neurosurgical clipping versus endovascular coiling in 2143 patients with ruptured intracranial aneurysms:a randomised comparison of effects on survival, dependency, seizures, rebleeding, subgroups,and aneurysm occlusion[J]. Lancet,2005,366(9488):809-817.

[14]   Rinaldo L, Brinjikji W, Cloft H, et al. Effect of fetal posterior circulation on efficacy of flow diversion for treatment of posterior communicating artery aneurysms:a multi-institutional study [J]. World Neurosurg,2019,127:e1232-e1236.

[15]   Ten Brinck M F M, Rigante L, Shimanskaya V E,et al. Limitations of flow diverters in posterior communicating artery aneurysms[J]. Brain Sci,2021,11(3):349.

[16]   Texakalidis P, Sweid A, Mouchtouris N, et al. Aneurysm formation, growth, and rupture:the

biology and physics of cerebral aneurysms[J]. World Neurosurg,2019,130:277-284.

［17］　Wiebers D O,Whisnant J P,Huston J 3rd,et al. Unruptured intracranial aneurysms:natural history,clinical outcome,and risks of surgical and endovascular treatment[J]. Lancet,2003,362(9378):103-110.

［18］　Vaphiades M S,Cure J,Kline L. Management of intracranial aneurysm causing a third cranial nerve palsy:MRA,CTA or DSA? [J]. Semin Ophthalmol,2008,23(3):143-150.

［19］　Xiang J,Natarajan S K,Tremmel M,et al. Hemodynamic morphologic discriminants for intracranial aneurysm rupture[J]. Stroke,2011,42(1):144-152.

［20］　Zheng F,Dong Y,Xia P,et al. Is clipping better than coiling in the treatment of patients with oculomotor nerve palsies induced by posterior communicating artery aneurysms? A systematic review and meta-analysis[J]. Clin Neurol Neurosurg,2017,153:20-26.

［21］　Zhong W,Zhang J,Shen J,et al. Posterior communicating aneurysm with oculomotor nerve palsy:predictors of nerve recovery[J]. J Clin Neurosci,2019,59:62-67.

（刘云会）

第四节　脉络膜前动脉瘤

一、概述

脉络膜前动脉(anterior choroidal artery,AChA)是颈内动脉分叉前的最后一个分支,通常从后交通动脉远侧 2.5～10 mm(平均 5.6 mm)处发出,常发出穿支。脉络膜前动脉从颈内动脉后外侧、后侧、外侧壁发出,以丛点(即其进入脉络丛的位置)为界分池段和丛段。通常,脉络膜前动脉较早发出钩回动脉进入颞叶内侧部,然后环绕其上方和内侧分别进入脉络裂和侧脑室颞角,供应包括内囊后支的后 2/3、视放射、外侧膝状体前部、内侧颞叶(沟回、海马前部、杏仁核)及苍白球内侧区,与视觉及运动功能相关。

根据行程长短,脉络膜前动脉可分为长程型和短程型。向脉络丛供血的称为长程型脉络膜前动脉,其余的称为短程型脉络膜前动脉。长程型脉络膜前动脉与脉络膜后动脉、大脑后动脉及后交通动脉相交通,即使脉络膜前动脉近端或颈内动脉末端闭塞,在椎动脉血管造影上仍可以观察到由后循环逆行充盈的脉络膜前动脉。

脉络膜前动脉瘤(anterior choroidal artery aneurysm,AChAA)指起源于颈内动脉床突上段的脉络膜前动脉及其毗邻动脉的动脉瘤,相对少见,占颅内动脉瘤的 2%～4%。瘤颈部常同时累及颈内动脉和脉络膜前动脉。其有时与后交通动脉瘤合并存在,相接形成"吻合动脉瘤"。发生于脉络膜前动脉远端的动脉瘤罕见,目前报道的病例多位于丛段。脉络膜前动脉瘤的病因尚不清楚。一般认为,起源于颈内动脉的脉络膜前动脉瘤与其他部位的颅内动脉瘤病因相同。然而,起源于脉络膜前动脉远端的动脉瘤通常与烟雾病相关,可能是其作为侧支循环血管时,血管承受的血流动力学应力增加所致。脉络膜前动脉瘤的直径通常小于 10 mm(平均 4.6～6.8 mm),由于脉络膜前动脉的解剖特点,脉络膜前动脉瘤较容易发生破裂,破裂动脉瘤占总体的 63.3%～73.6%。

二、临床表现

未破裂的脉络膜前动脉瘤患者没有明显临床症状。当脉络膜前动脉瘤靠近动眼神经时,可引起动眼神经麻痹。此外,少部分患者存在脉络膜前动脉缺血症状。

破裂的脉络膜前动脉瘤的临床表现为蛛网膜下腔出血。部分患者可出现脉络膜前动脉综合征(Abbie 综合征),表现为对侧肢体偏瘫、偏身感觉障碍、对侧同向性偏盲("三偏"综合征)及构音障碍。这主要是因为来自脉络膜前动脉的穿支血管侧支循环较少,当蛛网膜下腔出血时血管痉挛致使代偿能力更加有限,导致脉络膜前动脉供血不足,甚至闭塞。远端脉络膜前动脉瘤破裂后常表现为内侧颞叶脑内血肿,或合并脑室扩张。

三、诊断

脑血管造影是脉络膜前动脉瘤诊断的金标准。由于脉络膜前动脉薄而细小的解剖特点,无创 MRA 与 CTA 在辨认脉络膜前动脉时存在明显的局限性。因此,手术前常需要行脑血管造影以明确诊断。通过颈内动脉正侧位造影和三维重建,术者可在术前正确且清晰地辨认出脉络膜前动脉,详细了解动脉瘤的位置、指向,以及瘤颈与脉络膜前动脉的关系,以便手术治疗。

四、治疗

显微夹闭术与血管内介入栓塞治疗仍是脉络膜前动脉瘤的两种理想治疗方法。脉络膜前动脉较脆弱,在夹闭或栓塞过程中,对脉络膜前动脉的意外损伤或闭塞将会导致严重的临床后果。一项回顾性研究比较了脉络膜前动脉瘤显微夹闭与血管内介入栓塞两种治疗方式的预后和相关并发症,在 3～84 个月的随访过程中两组良好预后相当,显微夹闭组 vs 血管内介入栓塞组＝88.6％(31/35)vs 83.8％(31/37)。但显微夹闭组脉络膜前动脉梗死率高于血管内介入栓塞组。血管内介入栓塞组中 2 例术后出现一过性对侧偏瘫,均已痊愈;显微夹闭组中 4 例因脉络膜前动脉梗死而出现永久性偏瘫,1 例出现动眼神经麻痹。近期一项回顾性研究分析了 40 例患者共 47 个脉络膜前动脉瘤,并未发现两种治疗方式术后相关并发症的发生率存在显著差异。另一项前瞻性研究发现,显微夹闭脉络膜前动脉瘤后的缺血性并发症的发生率达 12％,血管内介入栓塞治疗可能为更优的备选治疗方案。脉络膜前动脉瘤的治疗具有一定的挑战性。在选择治疗方法时,必须根据患者的具体病情,结合接诊医院水平及术者的手术偏好,谨慎做出选择。

(一)显微夹闭术

1. 体位　为减少暴露病变区域所需牵拉脑组织的力量,应尽可能使脑组织随重力自然下垂,远离颅骨内侧面。额叶眶回和颞极是手术过程中阻碍动脉瘤显露的主要解剖结构。颈部过伸能使额叶因重力下垂远离颅前窝底,但同时也会因眶外侧壁、蝶骨嵴阻挡部分视野,或因显微操作距离过远而降低双手稳定性。头部向手术对侧旋转角度尽量小(15°～30°),可使颈内动脉后壁在无须过度牵拉颞叶的情况下获得暴露。但如为多发动脉瘤、巨大型动脉瘤或合并颞叶血肿,可能需要向手术对侧旋转相对较大的角度(45°左右)。因此,在手术过程中,患者体位摆放时应充分考虑患者实际病情及术者手术习惯。

2. 开颅　夹闭脉络膜前动脉瘤,通常采用包括经额下入路、经额颞入路或经侧裂入路的暴露方法,以翼点为中心形成额颞骨瓣。骨瓣的大小应根据患者实际情况,以及术者手术能力决定:一般未破裂的动脉瘤可取较小骨瓣(4 cm×6 cm),而破裂的动脉瘤,尤其是合并颅内血肿或广泛性蛛网膜下腔出血的患者,可取较大骨瓣(8 cm×10 cm),甚至设计"?"形切口采用扩大翼点入路进行手术。

3. 显露动脉瘤　根据患者病情及术者个人习惯切开足够大范围的硬脑膜,并紧贴眶外侧或蝶骨嵴处颅骨骨缘翻转硬脑膜并悬吊。

对于未破裂的动脉瘤或轻度蛛网膜下腔出血的脉络膜前动脉瘤患者,因脑组织张力不高,通常可经额下入路,同时显露颈内动脉、脉络膜前动脉。首先抬起额叶眶回后部,显露第二间隙,剪开 Liliequist 膜,打开颈动脉池,显露颈内动脉后,沿其后壁进行解剖,寻找脉络膜前动脉及动脉瘤。在轻抬眶回后部时,要注意观察覆盖于外侧裂上方的蛛网膜反折部,通过锐性解剖近端侧裂,分离眶回与颞极,从而获得更大的术野。此时,在大脑中动脉起始部蛛网膜索带附近,可见一桥静脉,此为外侧裂的内界。当桥静脉与蛛网膜索带被切断后,稍稍牵拉即可暴露颈动脉池外侧壁。打开颈动脉池后,可以从颈内动脉近端开始沿后缘向远端解剖,首先会遇到后交通动脉,而脉络膜前动脉则在其稍远端。由于脉络膜前动脉瘤非常脆弱,在显露前一定要充分暴露近心端颈内动脉及后交通动脉,必要时可以同时显露大脑中动脉 M1

段及大脑前动脉 A1 段起始部的血管,以便进行临时阻断。但术野中较多的临时阻断夹也会阻挡部分视野与空间。

当蛛网膜下腔出血量较大,脑水肿明显,脑组织张力增高时,则需要经额颞入路或经侧裂入路,通过解剖外侧裂以较大限度地显露术区,并减少对额颞叶的牵拉,同时可通过侧裂池释放部分脑脊液,降低颅内压。术前考虑颅内压很高时,可行侧脑室外引流或腰大池置管,通过外引流释放脑脊液来降低颅内压。此时,通过释放脑脊液和充分解剖外侧裂,术者即可上抬额叶,打开颈动脉池,显露颈内动脉、脉络膜前动脉。

4. 夹闭动脉瘤　在置入动脉瘤夹时,术者需要完全夹闭动脉瘤,同时勿误夹脉络膜前动脉及后交通动脉,因此术中解剖结构层次清晰显得尤为重要。在夹闭动脉瘤前,首先要将动脉瘤、脉络膜前动脉、后交通动脉充分解剖游离。在此过程中,可先加深麻醉,使患者脑代谢进一步降低,再临时阻断颈内动脉,以防止动脉瘤破裂出血后导致灾难性事件。由于一般情况下,脉络膜前动脉与后交通动脉之间距离较近,难以置入临时阻断夹,或置入临时阻断夹后易遮挡术野,因此推荐临时阻断后交通动脉近心端的颈内动脉。部分患者颈内动脉存在动脉粥样硬化斑块,此时应尽量避免阻断夹放置在斑块发生处,防止撤离阻断夹后发生斑块脱落相关血栓事件。对于完全从颈内动脉或脉络膜前动脉上发出的脉络膜前动脉瘤,沿颈内动脉或脉络膜前动脉外侧壁放置动脉瘤夹,可以实现对动脉瘤的完全夹闭。当瘤颈同时累及颈内动脉和脉络膜前动脉时,动脉瘤颈完全夹闭存在一定困难。此时,动脉瘤夹置入方向垂直于颈内动脉与脉络膜前动脉起始段所在平面,进行血管再成形,尽可能避免瘤颈残留。随后,对瘤颈部分进行包裹,可进一步避免动脉瘤复发。

脉络膜前动脉大型动脉瘤常有宽大的瘤颈,可同时累及脉络膜前动脉和后交通动脉,其处理方式基本等同于大型后交通动脉瘤。通常这种情况下,后交通动脉较为粗大,多为大脑后动脉的主要或唯一供血来源,在夹闭动脉瘤的同时需要保留后交通动脉。此时需要选择较长的动脉瘤夹,进行多瘤夹血管成形并夹闭动脉瘤。在释放动脉瘤长夹的过程中,应关注动眼神经,避免误夹而导致动眼神经损伤。当动脉瘤颈累及颈内动脉环的大部分时,在夹闭动脉瘤保证正常脑内血供的同时,避免夹闭后交通动脉与脉络膜前动脉显得更为困难,且大型动脉瘤通常瘤壁较厚,瘤腔内多不规则,可考虑使用多枚跨血管动脉瘤夹进行血管重建成形。

当术者考虑动脉瘤已完全夹闭后,可尝试缓慢解除临时阻断,如动脉瘤重新充盈,则表明动脉瘤夹闭不全,瘤颈存在残留,最好再次临时阻断后,重新调整动脉瘤夹,直至解除临时阻断后动脉瘤松软不再复张。

手术过程中,利用神经电生理监测评估运动诱发电位有无改变;动脉瘤夹闭后,可以采用脑血管造影、吲哚菁绿荧光造影辅助判断动脉瘤是否夹闭完全,瘤腔内有无血流进入,载瘤动脉有无狭窄,载瘤动脉及其分支、穿支有无误夹闭塞。

由于脉络膜前动脉远端动脉瘤的发生多为烟雾病引起血流动力学改变所致,此时应优先积极处理原发性疾病。有文献报道,烟雾病相关动脉瘤随着血流的重新建立,可能逐渐自行消失。当动脉瘤发生破裂出血时,才考虑进行手术夹闭。如手术夹闭困难,可选择动脉瘤孤立术,但手术伴随较大风险。

(二)血管内介入栓塞治疗

1. 治疗策略　血管内介入栓塞脉络膜前动脉瘤时,可以时刻关注脉络膜前动脉的血流,更容易避免血栓栓塞事件的发生,且随着介入技术的进步和介入材料的发展,更多的栓塞材料和血管支架运用到临床治疗过程中,血管内介入栓塞治疗逐渐成为治疗脉络膜前动脉瘤的重要方式。对于窄颈动脉瘤,可考虑进行单纯弹簧圈栓塞;多数脉络膜前动脉宽颈动脉瘤则考虑进行球囊或支架辅助栓塞。仅当动脉瘤破裂出血时,可考虑一期单纯弹簧圈栓塞大部分动脉瘤,待病情稳定后再进行二期支架辅助栓塞,或采用"双微导管技术"进行单纯栓塞。但考虑到脉络膜前动脉瘤本身较脆弱,在介入治疗过程中,动脉瘤术中再次破裂风险较高,对已破裂出血患者,目前推荐分期治疗脉络膜前动脉瘤。由于脉络膜前动脉部分起源于动脉瘤,在栓塞的过程中需要残留部分瘤颈,以让出流出道、保证脉络膜前动脉血液循环,并促进动脉瘤颈部分愈合。

脉络膜前动脉大型动脉瘤,由于瘤体较大遮挡术野,给解剖周围血管神经带来了较大难度,因此血管内介入栓塞治疗也是一种较好的选择。由于单纯弹簧圈栓塞难以实施,且致密填塞困难,加之难以在保证脉络膜前动脉、后交通动脉血液循环的同时重建瘤颈处血管,此类动脉瘤通常采用支架辅助栓塞或血流导向装置置入进行治疗。

2. 注意事项

(1)明确脉络膜前动脉与动脉瘤颈的关系。

在全身麻醉状态下进行颈内动脉造影三维重建,术前充分了解二者的解剖关系,选择适合的工作路径,充分显示瘤颈口与脉络膜前动脉开口。填塞弹簧圈后,应复查造影明确脉络膜前动脉通畅后,再解脱弹簧圈。如发现血流减缓,应当立即调整弹簧圈位置或回收弹簧圈。

(2)防止瘤颈过度填塞。

动脉瘤颈过度填塞通常是导致脉络膜前动脉闭塞的主要原因,尤其是对于脉络膜前动脉起源于动脉瘤颈的患者。瘤颈口疏松填塞可能是保证手术安全性的方法。同时,选择合适的支架(开环支架),使之释放后部分突入动脉瘤腔内,可以进一步缩小瘤颈口,防止弹簧圈进入脉络膜前动脉,有效保证脉络膜前动脉开口不被堵塞。

(3)血流导向装置的选择与注意事项。

术前准备时,应熟悉各种血流导向装置的特性,充分应用抗血小板药物,防止血栓事件发生。术前根据颈内动脉造影三维重建,选择合适型号的支架,使支架能完全打开并完全覆盖瘤颈口,且不会脱落进入瘤腔中。在瘤颈处充分推拉支架,尽量提高瘤颈口处的支架覆盖率,更好地修复瘤颈处血管,起到更好的血流导向作用。

通常血流导向装置置入时不需要对动脉瘤填塞弹簧圈,填塞弹簧圈理论上甚至会妨碍动脉瘤缩小,但临床工作中,我们仍对动脉瘤进行疏松填塞,促进动脉瘤内血栓形成,并降低动脉瘤迟发性破裂出血的风险,尤其是对于位于直接血流冲击方向的动脉瘤。

(三)常见并发症

1. 脉络膜前动脉综合征 由于脉络膜前动脉痉挛、缺血或闭塞,患者出现对侧肢体偏瘫、偏身感觉障碍、对侧同向性偏盲及构音障碍。

2. 术中动脉瘤破裂出血 显微夹闭术中导致动脉瘤破裂出血的主要原因如下:①显露动脉瘤过程中过分牵拉脑组织,导致动脉瘤壁张力过高而破裂出血;②解剖脉络膜前动脉及动脉瘤的操作导致动脉瘤出血;③夹闭动脉瘤过程导致瘤体、瘤颈撕裂。血管内介入栓塞治疗过程中导致动脉瘤破裂出血的原因如下:①微导管、微导丝刺破动脉瘤,尤其是在小动脉瘤或动脉瘤近端血管扭曲,微导管难以超选的情况下;②填塞弹簧圈的过程中穿破动脉瘤;③过度填塞动脉瘤导致动脉瘤破裂出血。

术中动脉瘤破裂的基本处理原则如下:①维持血压,保证足够的脑灌注;②对接受血管内介入栓塞治疗的患者,应在发现动脉瘤破裂的同时,予以鱼精蛋白中和肝素;③尽快夹闭或栓塞动脉瘤;④必要时行侧脑室外引流或去骨瓣减压术。

3. 术后早期出血 术后30天内发生颅内动脉瘤再发的破裂出血,最常发生在术后48 h内,其发生率并不高,但死亡率、致残率较高。主要原因如下:①动脉瘤夹闭不全或动脉瘤夹滑脱;②动脉瘤栓塞不够致密,或动脉瘤内有假腔或血栓形成且血栓溶化。

早期诊断、尽早处理是关键,患者应尽早复查头部CT,降低颅内压的同时控制血压,维持脑血流动力学稳定,必要时输注血小板或冷沉淀。条件允许时,尽量复查DSA明确颅内血管情况,再次显微夹闭或血管内栓塞动脉瘤,必要时同时行侧脑室外引流或去骨瓣减压术。

4. 血栓栓塞并发症 多见于血管内介入栓塞治疗后的患者。多由于手术操作导致血管内膜损伤、血管痉挛甚至血管夹层,诱发血栓形成、血栓脱落、血管闭塞;也可由于血管内支架置入诱发血栓,该情况同时可能伴随着抗血小板药物使用问题(包括患者高凝体质、对药物不敏感,用药时间短或剂量不足以达到有效血药浓度等)。

　　发生后的处理原则如下：即刻行 DSA 检查评估血管栓塞情况。对于新发血栓,发生在小血管内时,可以通过静脉或动脉注射抗血小板制剂;发生在大血管内时,可进行静脉溶栓,或有条件时行动脉溶栓、血栓抽吸或机械取栓。当出现动脉夹层或血管内皮损伤严重时,应使用支架重建血管。

参 考 文 献

[1]　André A,Boch A L,Di Maria F,et al. Complication risk factors in anterior choroidal artery aneurysm treatment[J]. Clin Neuroradiol,2018,28(3):345-356.

[2]　Bohnstedt B N,Kemp W J 3rd,Li Y,et al. Surgical treatment of 127 anterior choroidal artery aneurysms:a cohort study of resultant ischemic complications[J]. Neurosurgery,2013,73(6):933-940.

[3]　Kim B M,Kim D I,Shin Y S,et al. Clinical outcome and ischemic complication after treatment of anterior choroidal artery aneurysm:comparison between surgical clipping and endovascular coiling[J]. Am J Neuroradiol,2008,29(2):286-290.

[4]　Peltier J,Vinchon M,Soto-Ares G,et al. Disappearance of a middle cerebral artery aneurysm associated with Moyamoya syndrome after revascularization in a child:case report[J]. Childs Nerv Syst,2008,24(12):1483-1487.

[5]　Turk Y,Kuskun A. Anterior choroidal artery aneurysms could have different symptoms,and outcomes:a report of 3 cases treated endovascularly[J]. Clin Imaging,2020,61:11-14.

[6]　Yu J,Xu N,Zhao Y,et al. Clinical importance of the anterior choroidal artery:a review of the literature[J]. Int J Med Sci,2018,15(4):368-375.

(姜维喜)

第五节　大脑中动脉瘤

一、概述

　　大脑中动脉(middle cerebral artery,MCA)在颈内动脉的分支中最为粗大、复杂,是颈内动脉颅内段的直接延续部分,MCA 主干在视交叉外下方向外横过前穿质进入大脑外侧沟,再向后外,在岛阈附近发出分支。MCA 在走行过程中不断发出分支,包括深穿支和皮质支,最终形成复杂的树状结构,参与大脑半球的主要供血。大脑中动脉瘤(MCA 瘤)是常见的颅内动脉瘤,占全部颅内动脉瘤的 18%～20%,仅次于颈内动脉主干动脉瘤和前交通动脉瘤。MCA 瘤较幕上部位其他动脉瘤破裂后的临床预后更差,原因如下：①MCA 属于终末支供血血管,不参与大脑动脉环的组成,故其供血区域无一级血管代偿,一旦MCA 瘤破裂出血,机体会因血管痉挛等因素出现严重的神经功能障碍。②MCA 走行于额叶、颞叶组成的岛盖部与岛叶之间的外侧裂池内,一旦破裂出血,易造成额、颞叶血肿甚至引起脑疝,或因血液易播散至蛛网膜下腔,进而导致蛛网膜下腔出血(subarachnoid hemorrhage,SAH)。③MCA 主干深穿支供应内囊和基底节神经核团,损伤后易引起偏瘫、偏盲和偏身感觉障碍等,影响患者预后。④MCA 瘤多位于分叉部,不同于起源于颈内动脉主干的动脉瘤那样有相对明显的瘤颈,与动脉瘤相续接的动脉分支部分管壁实际已构成动脉瘤颈的一部分,给手术治疗增加了难度。⑤MCA 主干是动脉硬化的好发部位,但由于 MCA 起始部血管直径多数为 2.4～4.6 mm(平均 3.9 mm),相对于颈内动脉系统管径更细,这同样增加了手术治疗难度。⑥因解剖位置因素,该部位动脉瘤如果未破裂,常常发展至很大后,患者才出现临床症状,所以大型或巨大型 MCA 瘤较其他部位动脉瘤的发生率更高。

上述特点使得 MCA 瘤手术具有一定的特殊性,所以采用常规夹闭瘤颈的操作来处理 MCA 瘤往往会比较棘手,但随着显微神经外科技术的发展,手术理念、手术策略的更新,开颅夹闭器械、吲哚菁绿(ICG)等的应用,新型介入方法、栓塞材料的发明,MCA 瘤手术的有效性和安全性均得到显著提高。

二、解剖基础

为了便于理解 MCA 瘤的分布及手术治疗的解剖基础,有必要先介绍 MCA 的解剖特点。与 MCA 瘤相关的解剖基础主要包括 MCA 分段和穿支。

Rhoton 将 MCA 分为 4 段,分别是 M1 段(蝶骨段)、M2 段(岛段)、M3 段(岛盖段)、M4 段(皮质段)。M1 段起自 MCA 起始部,向外延伸于外侧裂深部,在外侧裂蝶部内、蝶骨嵴后方 1 cm 处向外侧平行走行,此段止于 90°转角处的膝部;M1 段分为分叉前部和分叉后部,分叉后部血管干之间几乎平行;约 90%大脑半球的分叉部接近膝部,分叉附近由动脉主干发出细小皮质支,称为早期分支。M2 段包括位于岛叶表面和向其供血的血管,始于膝部,经过岛阈,止于岛环状沟;其为 MCA 主要分支的主干,约 85%为双支,12%为三支,其余多为多支。M3 段则是 M2 段的延续及其分支,始于岛环状沟,止于外侧裂表面,形成 M3 段的分支附着在外侧裂远侧,额、顶和颞叶岛盖的表面,也称为岛盖段。M4 段起始于外侧裂表面,作为 MAC 皮质分支向大脑半球供血,因此也称为皮质段。

MCA 的穿支进入前穿质,称为豆纹动脉,每侧大脑半球约为 10 支(范围 1~21 支)豆纹动脉(图 5-1)。约 80%的豆纹动脉起自 M1 段的分叉前部,其余多在 M1 段的分叉后部,少数在邻近膝部的 M2 段近端,分叉形成越早,M1 段分叉后部发出的豆纹动脉数目越多。如果 MCA 在起点后 2.5 cm 或以上形成分叉,分叉以后不再发出分支到前穿支。

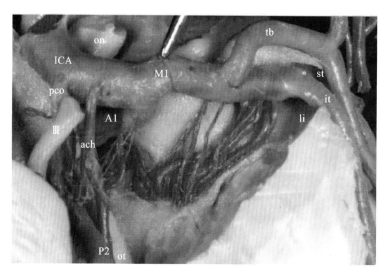

图 5-1   左侧 MCA 前穿质区域的下面观

注意观察外侧豆纹动脉如何在 M1 分叉成 M2(星号)时从 M1 发出。缩写:Ⅲ=动眼神经,A1=大脑前动脉交通前段,ach=脉络膜前动脉,ICA=颈内动脉,it=M2 段下干,li=岛阈,M1=MAC 蝶段,on=视神经,ot=视束,P2=大脑后动脉环池段,pco=后交通动脉,st=M2 段上干,tb=颞前动脉。引自 Türe U,Yaşargil M G,Al-Mefty O,et al. Arteries of the insula[J]. J Neurosurg,2000,92:676-687

Roberto 等将 MCA 瘤分成三类:①近侧动脉瘤:位于 MCA 主干,起源于额颞、颞前等动脉分支或穿支动脉发出处的动脉瘤,此类动脉瘤占 MCA 瘤的 10%~15%。②分叉部动脉瘤:位于 M2 段的起始部,因该处也是 M1 段主干的末端,典型的分叉部动脉瘤看起来像是 MCA 主干的延伸,受 M1 段主干走行的影响,动脉瘤体常常指向外侧颞叶方向,或突入颞叶脑内,动脉瘤周围被 M2 段起始部主干包绕或与之紧密粘连,此类型动脉瘤最为常见,占 MCA 瘤的 80%~85%。③远侧动脉瘤:位于主要分支的远侧分叉上,很少见,占 MCA 瘤的 5%左右,以感染性动脉瘤为主。

三、临床表现

随着影像学技术的进步以及人们对于体检的重视,许多无症状未破裂 MCA 瘤被发现。除此之外,MCA 瘤的临床表现取决于动脉瘤是否破裂出血,以及动脉瘤大小、有无夹层或血栓化等因素。MCA 瘤的主要临床表现如下。

(1)动脉瘤破裂出血,约 90%的 MCA 瘤是因为破裂出血才被发现。约有 1/3 的 MCA 瘤破裂发生于剧烈运动中,约 20%的患者存在先兆破裂症状,如单侧眼眶或颞侧痛等,可伴有恶心、呕吐和头晕症状,但脑膜刺激征和畏光少见,通常由少量蛛网膜下腔渗血引起。也可因血液破入动脉瘤壁夹层中导致瘤壁急性扩张或缺血,多发生于真正蛛网膜下腔出血前 2~8 h。多起病急骤,主要有下列症状:劈裂般剧痛,累及全头或一侧,可蔓延至颈背部;恶心呕吐、面色惨白,周身大汗;严重者有不同程度意识障碍;可出现偏瘫、失语等局灶性神经功能障碍;约 20%的患者出现癫痫发作;由于 MCA 瘤常深藏于外侧裂内或突入一侧额、颞叶脑组织内,MCA 瘤破裂除导致蛛网膜下腔出血外,30%~50%患者合并脑内血肿,血肿的部位取决于动脉瘤的位置和指向,发生于 MCA 主干上的动脉瘤多导致额叶血肿,而 MCA 分叉部或分叉后的动脉瘤多导致颞叶血肿,MCA 瘤由于距离脑室系统较远,不易发生脑积水或脑室内血肿。

(2)未破裂大型或巨大型 MCA 瘤可压迫周围脑组织,引起局灶性神经功能障碍,如头部胀痛、癫痫或对侧肢体无力,言语笨拙等。

(3)少数血栓性动脉瘤或 M1 段夹层动脉瘤,可因瘤内血栓脱落或夹层撕裂影响深穿支起始而引起脑缺血表现。

四、诊断

随着影像学技术的不断进步,MCA 瘤的诊断方式也在不断更新和无创化。

(一)计算机断层扫描

1. CT MCA 瘤破裂的首选诊断方法。通过 CT 检查可以评定以下方面:①是否合并有占位效应,即是否存在脑内血肿或大量硬脑膜下血肿;②有无脑池或脑沟内的蛛网膜下腔出血(这是血管痉挛的重要预后因素);③部分患者可以通过 CT 初步预测动脉瘤的位置,若合并多发动脉瘤,可协助判断出血责任动脉瘤;④可评价动脉瘤远端供血区是否合并脑梗死。

2. CTA 利用螺旋 CT 薄层扫描所得数据进行三维重建而获取图像,其对 MCA 瘤的诊断价值可与 DSA 媲美,可多支血管同时显示,多数情况下可以显示 MCA 瘤的部位、大小、形态,有无多发动脉瘤,并且可以显示载瘤动脉及动脉瘤体钙化情况,以及 MCA 瘤与蝶骨嵴的解剖关系。CTA 成像时间短,安全简便,尤其适合病情危重、Hunt-Hess 分级Ⅲ级以上、不宜早期行 DSA 检查的患者;同时 CTA 属于无创性检查,易于操作,可用于 MCA 瘤的筛选、诊断和动态观察,为 MCA 瘤术后随访提供了更易让患者接受的方法。

3. CTP CT 灌注成像(CTP)能够评价蛛网膜下腔出血引起的脑血流动力学改变,对于 MCA 瘤夹层或伴有涡流的巨大型动脉瘤,可以评估远端 MCA 供血区的皮质灌注情况。

(二)磁共振技术

1. MRI 对于大型或巨大型的 MCA 瘤行 MRI 检查,可以显示瘤内血栓化程度,MCA 瘤周边脑组织界面及粘连程度。

2. MRA 推荐采集要求是 1.5 T 及以上的 MRI 仪器。MRA 可以作为颅内动脉瘤有效的影像学检查方法,有关研究证实 MRA 的特异性与敏感性与 DSA 间的差异无统计学意义,但对于最大径<3 mm 的未破裂 MCA 瘤或高度怀疑已破裂但 MRA 未确诊的 MCA 瘤,必要时需要进行 DSA 以进一步明确诊断。此外,行 MRA 检查时患者无须接受对比剂注射以及 X 线辐射,对于未治疗的 MCA 瘤患者,或治疗后需长期随访的患者,推荐使用 MRA 检查作为筛查方式或定期影像学随访方式。

3. HR-MRI   高分辨率磁共振成像（HR-MRI）为一种新型的磁共振检查，其独特的"亮血"和"黑血"技术可以有效辨别血管管壁及血液，这使得其在颅内血管疾病的诊断中发挥重要作用。其较高的信噪比和分辨率，特有的黑血序列及血液、脂肪预饱和技术，使其可以清晰显示出血管壁及管腔的结构特点，从而可以鉴别出血管壁间血肿和瘤腔内血栓，提高了 MCA M1 段夹层动脉瘤的诊断率。此外，因动脉瘤壁在 HR-MRI 上呈现的强化信号被证实为动脉瘤破裂的相关危险因素，相关征象也可为 MCA 瘤的治疗决策提供一定的参考，但该结论尚需更多的研究进一步证实。

（三）数字减影血管造影（DSA）

DSA 目前仍是公认的颅内动脉瘤临床诊断的金标准。DSA 的对比度和分辨率均较高，而三维 DSA（3D-DSA）可以较好地呈现颅内动脉瘤的形态，多投射角度和选择性动脉造影可以更加清晰地显现颅内动脉瘤及其周围血管的情况。利用三维 DSA，可对血流的动态图像进行实时观察，相比于 CTA 等影像学检查，三维 DSA 对最大径＜3 mm 的微小动脉瘤及其周围小血管的显影有更高的敏感性。对于高度怀疑为动脉瘤性蛛网膜下腔出血的患者，在有治疗条件的前提下，推荐直接进行 DSA 检查，必要且有条件时可在复合手术室进行 DSA 检查，以便明确诊断后直接进行治疗，从而争取宝贵的抢救时间。

五、治疗

（一）未破裂 MCA 瘤的治疗

目前对于未破裂 MCA 瘤的治疗主要有 3 种方法：连续观察、血管内介入治疗和开颅手术夹闭。由于开颅手术夹闭和血管内介入治疗本身都有一定的致残率、死亡率，因此对于未破裂 MCA 瘤的治疗仍有较多争议。根据国际未破裂颅内动脉瘤研究（ISUIA）的数据，小的动脉瘤破裂概率相对较小：当瘤体最大径小于 7 mm 时，5 年破裂率为 0～1.5％；当瘤体最大径为 7～12 mm 时，5 年破裂率为2.6％；当瘤体最大径大于 12 mm 时，5 年破裂率陡增至 14.5％，而巨大型动脉瘤（最大径≥2.5 cm）的 5 年破裂率可高达 40％。但该项研究针对的主要是欧美患者，由于地域、人种差别，我国患者罹患的破裂动脉瘤一般偏小，一些最大径小于 5 mm 的动脉瘤仍会发生破裂，而且发生破裂的比例不低。近年来有统计学分析研究已经证实，单纯动脉瘤大小已经不能作为预测动脉瘤破裂风险的可信指标。随着显微手术技术及神经介入技术的发展，MCA 瘤的治疗风险逐渐变小，因此我们推荐在下述情况下积极进行手术治疗：已发现有先兆破裂出血症状的；MCA 瘤形态不规则或同时存在颅内血管狭窄的；瘤腔内有血栓形成且已导致一过性脑缺血发作的；动脉瘤有压迫症状的；随访过程中动脉瘤有短期增长趋势的；偶发动脉瘤，同时患者要求积极治疗的，如患者有"恐瘤症"等导致生活质量问题的；没有症状、治疗相对容易的动脉瘤。对于儿童、中青年患者，在积极治疗的同时要注意手术的可行性；对于发现小动脉瘤的老年患者，至少应给予戒烟的建议。

（二）手术方式选择

MCA 瘤因病变位置相对表浅、近侧载瘤动脉术中容易显露与控制，即使术中发生动脉瘤破裂出血，一般不会出现灾难性后果，因此开颅手术夹闭不仅成功率高且风险低；若合并颞叶血肿，同期术区减压是开颅手术夹闭的另一个指征。但 MCA 解剖结构复杂，动脉瘤多位于分叉部、累及多支血管，且缺乏相对明确的瘤颈，使得 MCA 瘤的分离显露与夹闭塑形常常相对困难。而对于 M1 段夹层动脉瘤或 MCA 远端的梭形动脉瘤，血管内介入治疗可能更具优势。颞前动脉瘤几乎均是宽颈，由于颞前动脉管径小，血管内介入治疗是比较危险的。因此对于颞前动脉瘤，血管内介入治疗几乎不予考虑。

（三）术前评估

针对 MCA 瘤的治疗，详细的术前评估很有必要，包括是否为破裂动脉瘤，有无合并脑内血肿，脑组织肿胀程度，外侧裂池的宽度，大脑中浅静脉的发育程度及侧支吻合情况，患侧 M1 段的长度，动脉硬化的程度，穿支血管发出位置，瘤体形态及瘤顶的朝向，动脉瘤破口可能的位置及指向等；还应注意 MCA 可有三个分叉，明确动脉瘤在血管走行中的精确位置，术者应当在三维 DSA 上或头脑中构建出自 M2 段分支到瘤颈的具体情况;此外,MCA 瘤颈或瘤顶的钙化提示可能需要血管重建。

(四) 手术入路

Yasargil 提出的翼点入路是暴露 MCA 瘤的理想入路;对于存在血肿导致严重颅内高压或已发生脑疝的患者,可采用扩大的额颞部入路,以备必要时联合去骨瓣减压术挽救生命;而对于中小型未破裂动脉瘤,Romani 等在翼点入路的基础上发展了一种比标准翼点入路更加简单、快速的改良入路,称为"眶上外侧入路"或"外侧眶上入路"。

(五) 体位及切口设计

患者取仰卧位,颈轻度过伸,使额骨颧突处于术区最高点,头向对侧偏 30°~45°以使外侧裂垂直于地面(术前可通过 CT 或 MRI 了解外侧裂走行角度)。设计皮肤切口之前应该在头皮上确定三个主要标志:额颧骨点(额叶底面体表投影点)、外侧裂线(蝶骨嵴外侧部体表投影)和颧弓(颞极体表投影)。额颧骨点位于眼眶外缘,颧弓上缘与眶外侧缘连接处上方 2.5 cm,眶缘上外侧连接点的下方。外侧裂线是一条从额颧骨点至矢状线前 3/4 处(即以鼻根部至枕外隆凸为矢状线的 75% 处)的连线。蝶骨嵴多数在大脑外侧裂的投影线上。虽然每个人的翼点区域解剖位点不同,但沿着大脑外侧裂的主轴线都有一个骨凹陷,这个凹陷在颞区颞肌下仔细触诊时容易被发现。需要指出的是,在设计皮肤切口时,除应位于发际线内,还应尽量保留颞浅动脉,以备血管搭桥之需。

(六) 皮肌瓣和筋膜间入路

MCA 瘤位置较浅、远离颅底,对于一般的 MCA 瘤,开颅时可以将皮、颞肌与颅骨骨膜一并从骨膜下向前下方推开,既可缩短开颅所用时间,又可避免面神经的额支和眶上神经损伤;但对于巨大动脉瘤或 M1 段夹层动脉瘤,术中需要更广阔的空间,可采用筋膜间入路开颅,并尽可能切除蝶骨嵴外侧部。开颅时通常不需要切除眶壁和额叶下过度分离,可经外侧裂池或视交叉池释放脑脊液,以获得颅内压的良好控制。

(七) 骨窗大小

典型的 MCA 分叉处动脉瘤位于侧裂岛叶段前界后 1.5~2.0 cm,颞上回和颞中回深面 2.0 cm。对于未破裂 MCA 瘤,为了更精确设计开颅范围和外侧裂分离程度,术前可通过测量自 M1 段起始至动脉瘤的距离和动脉瘤到颧弓的垂直距离来计算。对于小型和中型未破裂动脉瘤,选择小切口无可厚非,但首要目标应该是充分控制近端血供和充分暴露术野。直径 3~4 cm 的骨窗可以为控制 MCA 及动脉瘤的夹闭提供足够空间。颅骨切开位置应该位于外侧裂,接近眼眶边缘的后面。颅骨切开部位 2/3 定位在大脑外侧裂上方,1/3 定位在大脑外侧裂下方。如为额颞顶(枕)去骨瓣减压术,理想的骨窗前后径应为 12~15 cm,下达颅中窝底,中线旁开 2~3 cm,避免损伤矢状窦。

(八) 脑脊液释放

脑脊液可通过逆行分离外侧裂池释放,也可以直接从额底区域开始分离,先暴露双侧视神经,打开视交叉池的蛛网膜,释放部分脑脊液,再打开病变侧视神经外侧的颈动脉池,以进一步释放脑脊液,脑组织松弛后可根据病灶情况继续分离。在遇到蛛网膜下腔出血、脑组织张力很高、基底池脑脊液很少等情况时,可以通过打开终板释放更多脑脊液。为了到达终板,需继续在额底沿同侧视神经向视交叉分离,用双极和吸引器轻轻牵拉额叶。到达位于视交叉后方终板时,可见终板膜呈蓝灰色透明状,用双极尖端或合拢的弹簧剪刺破终板膜后,更多脑脊液从第三脑室释放出来。注意,此步骤因为缺乏操作空间而容易导致并发症,需要提高显微镜放大倍数。

(九) 显露顺序

处理 MCA 瘤的显露顺序如下:①从近心端颈内动脉顺行显露 MCA 瘤水平段(M1 段)并到达其分叉部;②从侧裂内确认的远心端 MCA 远端(M2、M3 段)逆行显露 MCA 并到达其分叉部。近心端入路的优点是可首先控制近端载瘤动脉,但手术早期就在深部狭小的术野中操作。该入路适用于以下情况:

①M1 段长度较短,M1 段位于动脉瘤背侧而难以控制者;②动脉瘤指向上方者;③无脑萎缩的年轻患者,因脑肿胀等打开侧裂远端困难者。近心端入路的缺点是手术早期需在深部操作,最重要的是如何在手术早期释放脑脊液使脑组织松弛,不过度牵拉脑组织即可获得宽广的术野。推荐方法:术前体位、头位精准摆放,骨窗尽量磨平至颅前窝底,硬脑膜剪开前应用甘露醇,控制二氧化碳分压;若术前评估脑组织肿胀明显,可术前留置腰大池(预留置而不放液直至硬脑膜剪开,以避免颅内压下降而导致动脉瘤再次破裂);术中 Paine 点(一个等腰三角形的顶点:沿外侧裂的底边长 3.5 cm,两腰长 2.5 cm)或 Kocher 点(鼻根上方 11 cm,中线侧方 3 cm,通常位于瞳孔中线,在冠状缝前 1～2 cm 处)放置脑室外引流管来释放脑脊液。处理 MCA 瘤的远心端入路也就是从动脉远端向近端操作,打开远端侧裂,从 M3、M2 段到达动脉瘤。远心端入路的优点是容易确认 M2 及 M3 段,并据此推测动脉瘤的位置,缺点是在控制颈内动脉及 M1 段前必须在动脉瘤周围进行操作,尤其是对于破裂动脉瘤,因破裂动脉瘤会增加术中 MCA 瘤破裂出血的风险。如为容易显露及塑形夹闭的未破裂动脉瘤,也可以选择最小显露。与近心端入路一样,远心端入路也适用于几乎所有的 MCA 瘤,特别是与硬脑膜内面粘连的 MCA 瘤,磨除蝶骨嵴时应避免过度牵拉硬脑膜。当然也可以采用"远近会师"的方法,从近心端进入,一旦能控制颈内动脉及 M1 段并能推测动脉瘤位置,就从近心端及远心端两个方向进行手术,如此能有较高的操作自由度,自然而然地获得宽广的术野。

(十) 侧裂分离技巧与动态牵拉

侧裂浅静脉是大脑重要的引流系统之一,常引流入蝶骨嵴的硬脑膜窦内。MCA 瘤手术中,侧裂浅静脉常阻挡术者视野,因此分离侧裂并建立足够的手术空间是神经外科医生所需的基本功。不恰当损伤侧裂静脉或其属支,严重时可引起脑水肿及神经功能缺失。选择正确的解剖平面是成功分离侧裂并保留静脉的基础。一般情况下,表浅的侧裂静脉被移至侧裂的颞侧,因为它们向下走行并桥接蝶骨嵴下面的蝶顶窦,所以沿着额侧分离可以保留汇入蝶顶窦的侧裂前静脉主干。侧支循环不良的静脉必须保留,可采用血管松解术,通过游离一段静脉与脑组织表面,来增加手术显露空间。若分离侧裂过程中必须切断一些静脉,应该在侧裂分离至一定深度时再切断,以保留与其他静脉系统相交通的可能。随着侧裂分离的深入,操作会变得简单,因为岛叶动脉将额叶和颞叶分离得很开。由内向外分开脑叶的动脉,从侧裂深部宽的分离面到表浅粘连的面扩大分离,相对容易。进入侧裂池后,手术的挑战便由分离脑叶及侧裂静脉转变为梳理动脉。MCA 的上、中、下干,颞前动脉,豆纹动脉,以及其他分支都必须进行梳理以完成侧裂分离。动脉只恒定地为某一个脑叶供血,不会同时向两个脑叶发出分支。因此,侧裂池的动脉可沿单侧进行分离。分支血管要从其主干进行追溯,明确其去向,以便理清血管并正确移动血管。对于解剖关系不清楚的桥接动脉,需要进行进一步分离。颈动脉池和侧裂池之间较厚的蛛网膜是额叶和颞叶之间最后的连接。一旦切开这层蛛网膜,侧裂分离完全结束。若侧裂内有较厚且黏滞度高的血肿(尤其是已存在几天并开始机化的血肿),则会给分离带来较大麻烦。如果没有自远及近分离 M2 段,或未充分理解 M2 段与瘤颈的病理解剖关系,则很容易在侧裂内迷失方向,并且误伤动脉瘤。在自远及近分离外侧裂时,应注意区分 M2 段优势干的早期分支与 M1 段二分叉。侧裂内有蛛网膜下腔出血时可导致岛盖和软脑膜严重粘连,此时需要耐心地应用显微外科技巧,对侧裂进行无创分离。尽管如此,间断进入软脑膜下操作也并不罕见,但应将损伤程度降至最低。用注射器接套管针套向侧裂冲洗生理盐水可以辅助扩张侧裂池。分离侧裂的过程中可不使用脑牵开器。在考虑使用脑牵开器之前,必须确认脑组织其他牵拉策略都已使用但无效。在术野中,显微器械尤其是吸引器可用作"动态牵开器",以便简洁、小范围地牵拉脑组织。吸引器的杆和尖可以两种方式起到牵引作用。首先,吸引器的尖端可在显微分离的部位形成一定的张力;其次,吸引器杆可以牵拉更多的阻碍术野的近端脑组织。当有需要时,双极和显微手术剪也可充当牵开器使用。动态牵开往往不是使用单一器械,而是两种器械协作的结果。动态牵开的常规使用需要经历学习曲线。可以仅在调整动脉瘤夹时或永久夹闭时使用脑牵开器。此时,以吸引器操纵动脉瘤颈和瘤顶,脑牵开器作为"第三只手"牵开脑组织。在早期分离时,应避免过度牵拉含瘤脑叶(通常是颞叶),以防止动脉瘤意外破裂。

（十一）初步显露

当已经显露 M1 段且充分控制近端血供，可沿 M1 段前面和下面向远端分离以到达分叉处动脉瘤颈。若动脉瘤朝向后方，可在动脉瘤前极暴露 M1 段。若动脉瘤朝向前方，则可在动脉瘤后极暴露 M1 段，由于动脉瘤的阻塞性搏动，暴露时颇具挑战。暴露动脉瘤颈和 M2 段的颞干、额干应遵循自近及远的方式。颞干常隐藏于颞部岛盖下，远离操作区域且属于手术盲点，受动脉瘤朝向的影响，其起始处可隐藏于瘤顶下方。临时阻断 M1 段有利于移动动脉瘤并将其与颞干分离，进而为放置动脉瘤夹创造足够的空间。为了给临时阻断 M1 段创造足够空间，必要时可适当移动 M2 段。如为破裂动脉瘤或瘤体较大且与过路血管粘连紧密，建议在分离动脉瘤前阻断近端血供，阻断位置选择无穿支及动脉硬化程度相对较轻处。切勿忽略 MCA 三分叉的可能性，施夹时避免影响 M2 段第三支的血供。有时只有在夹闭动脉瘤时才能看到 M2 段第三支。为了充分暴露瘤颈，可能需要移动瘤顶。M2 段额干较容易分离，为了扩大术野并将血管造影转换成术中所见，有时需移动 M2 段额干。M2 段血管的分离应自额干近端向动脉瘤颈，再到颞干近端。切记找出并保护二分叉后豆纹动脉。在没有对 M1 段临时阻断的前提下过度分离动脉瘤可导致动脉瘤术中破裂。

（十二）分离动脉瘤

充分暴露 M1 段和 M2 段后，下一步就是分离动脉瘤颈。当分离困难时，临时阻断近端血供可降低动脉瘤体张力，如为大型或巨大型动脉瘤，必要时可同时临时阻断瘤体远、近端，并辅以负压抽吸（小型留置针刺破瘤顶，以吸引器自留置针尾端吸引减压）或切除瘤内血栓，以便充分降低瘤体张力，进而增加显露空间，利于分离瘤周动脉分支或深穿支，此步骤至关重要。近心段临时动脉瘤夹最好放置在豆纹动脉发出之后的位置。须对瘤颈周围彻底分离以便于完美塑形夹闭。当动脉瘤体为小或中等大小时，应将瘤顶与脑组织分离以便充分显露瘤颈。每临时阻断 M1 近端 5 min 后松开 2 min，如在神经电生理监测下或术前评估软脑膜支代偿良好，可适当延长临时阻断时间。M1 段的钙化可能会影响临时阻断效果，若颈内动脉无钙化也可作为临时阻断部位。老年患者、动脉粥样硬化严重的患者，由于侧支循环差应避免或审慎地行临时阻断。在充分分离豆纹动脉、颞前动脉和 M2 段并掌握局部解剖后再行永久夹闭。

（十三）动脉瘤永久夹闭

大道至简，最简单的夹闭方式也是最好的方式，如直形夹或吻合的各种角度弧形夹。当对瘤颈、瘤顶和过路血管充分分离后，尽量在瘤体低张力的条件下实施永久夹闭。根据动脉瘤的生长基线，最好在与 M2 段平面平行、与 M1 段平面垂直的方向夹闭动脉瘤颈。如果瘤顶活动度良好，可以尝试直形夹夹闭。当以一枚动脉瘤夹夹闭时，叶片的长度应是瘤体基底宽径的 1.5 倍。实施永久夹闭时，为利于双手协同操作，可用脑牵开器牵开脑组织，吸引器可恰到好处地将动脉瘤体推入叶片内。通常情况下，先将一片叶片放入视野对侧的瘤颈部分，当然这部分瘤颈应事先充分分离。如瘤颈宽大、累及分支血管壁，瘤体内存在不规则钙化或瘤颈周围有难以游离的重要穿支血管，可采用多种瘤夹组合设计，在夹闭瘤颈的同时也可保护 M2 段分支和穿支血管。跨血管夹可保护在瘤顶附近且不能安全分离的穿支（图 5-2）。如果瘤颈粥样硬化或钙化，可导致叶片不能将瘤颈完全关闭。此时可能需要加固夹（位于第一个动脉瘤夹之上）、叠瓦夹或跨血管夹（远端夹持力更强）。如果钙化处位于瘤颈近端，夹闭瘤颈的同时可阻断载瘤动脉或穿支血管。此时，可用跨血管夹沿钙化处关闭瘤颈稍远侧，然后以直形夹加固其上以关闭瘤颈近侧（图 5-3）。对于宽颈动脉瘤，可用两个直形夹或微弧形夹关闭瘤颈，其中一个瘤夹与 M1 段或 M2 段分支平行，但应注意使两个瘤夹相互靠近或稍重叠以完全关闭瘤囊（图 5-4）。

（十四）术中破裂的处置

在动脉瘤显微外科手术中最值得注意的灾难性后果就是术中动脉瘤破裂，控制术中动脉瘤破裂对于减少术后并发症非常重要。术中动脉瘤破裂可发生在一些特殊的节点，若想处理好这些节点，要注意手术操作或动脉瘤分离的特殊阶段，以及动脉瘤的位置和形态。并发症可能出现的地方就是术中需要处理

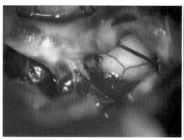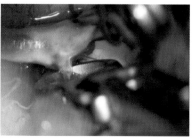

图 5-2　跨血管夹可保护在瘤顶附近且不能安全分离的穿支

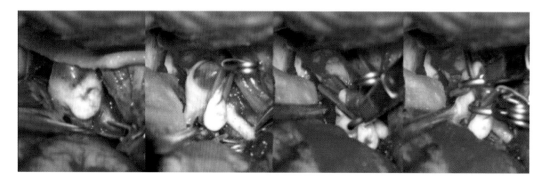

图 5-3　瘤体不规则钙化,多枚瘤夹组合夹闭

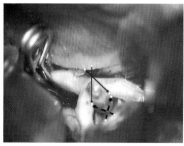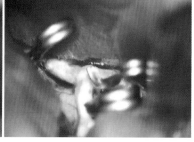

图 5-4　宽颈动脉瘤,一枚瘤夹平行于 M1 段,另一枚瘤夹组合塑形

的地方。例如,处理蝶骨小翼的过程中,操作引起的振动会传递至动脉瘤的顶部,导致动脉瘤破裂;过快、过度释放脑脊液会改变动脉瘤的跨壁压,导致动脉瘤壁不稳定;在手术的早期尽量避免牵拉与瘤顶粘连的脑叶等。若尚未显露 MCA 瘤或未取得近端控制时动脉瘤提前破裂出血,切勿草率尝试夹闭动脉瘤或其任一分支动脉,此时可改用双吸引器,以粗吸引器头控制出血,并用脑棉片压迫出血点。麻醉医生协助维持脑灌注压,强力降压几乎无用且存在脑缺血的风险。如果出现难以控制的大出血,静脉应用腺苷可赢得 30～45 s 的短暂心脏抑制,为分离和探查出血点争取机会。然后,迅速但不是草率地分离载瘤动脉近心段(如颈内动脉或 M1 段),必要时可牺牲少许脑组织。取得近端控制的前提下尽快分离瘤颈及明确瘤体破口,若瘤颈宽大或较复杂,短时间内难以游离,可采用临时夹闭策略,不强求瘤颈夹闭完全,仅夹闭瘤体破口,然后解除临时阻断,为后续在保证远端供血的前提下精准分离瘤颈并塑形夹闭提供基础。如果瘤颈处有小的撕裂,可加垫小片脑棉片,既可修补缺损又不干扰远端血流。

(十五)非分叉处 MCA 瘤的治疗

除了二分叉处动脉瘤外,其他部位 MCA 瘤应根据具体位置进行相应处置。如果有豆纹动脉发出,M1 段动脉瘤常朝向上方。瘤顶可埋藏于前穿质,分离时应注意隔离并保护豆纹动脉。小直形动脉瘤夹通常可完全阻断 M1 段动脉瘤,但术者应留意保护起源于瘤颈的穿支。临时阻断 M1 段或牵拉这些细小血管,可使其损坏或闭塞。向下和向前指向的颞前动脉瘤更易暴露,但是此类动脉瘤多为宽基底,常需要在临时阻断 M1 段的条件下以双极对动脉瘤塑形。此方法可暴露并完全阻断瘤颈。

大部分 MCA 远端动脉瘤(M3 段和 M4 段)属感染性或创伤性动脉瘤。它们通常是夹层动脉瘤,易破裂,可通过孤立或切除治疗,根据部位和同侧代偿情况决定是否行血流重建。如果是感染性动脉瘤,可先进行抗菌治疗,因为有的可自行消失。

(十六)复杂性 MCA 瘤的治疗

有以下特征的 MCA 瘤视为复杂性 MCA 瘤:瘤腔内血栓形成、真菌感染等所致 MCA 瘤、瘤颈处动脉粥样硬化性内膜增厚或钙化、瘤体直径≥25 mm、动脉瘤呈梭形或扩张延长形、蛇形 MCA 瘤、分支动脉起源于 MCA 瘤侧壁或成钝角起源于 MCA 瘤基底,以及涉及或不涉及豆纹动脉的动脉瘤。复杂性 MCA 瘤的治疗具有一定难度,不适宜做血管内介入或直接夹闭治疗时需要进行血管搭桥(图 5-5)。搭桥技术包括传统的颅外-颅内(EC-IC)动脉旁路搭桥、颅内-颅内(IC-IC)动脉搭桥等。

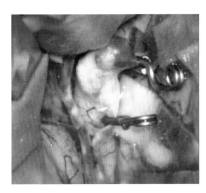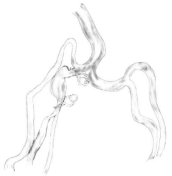

图 5-5 额干夹层动脉瘤孤立+颅内-颅内(IC-IC)动脉搭桥

(十七)夹闭术后检查

MCA 瘤夹闭后的检查有七个关键点:①MCA 瘤是否完全闭塞;②载瘤动脉是否完整无缩窄;③流出动脉分支是否完整;④穿支动脉是否完整;⑤邻近的动脉是否完整;⑥动脉瘤夹下方是否有残余瘤颈;⑦手术区域的盲点。检查顺序如下:在没有确定动脉瘤夹闭完全时,不要急于推移动脉瘤顶去检查手术盲点;在调整动脉瘤夹以松开误夹的分支动脉之前,不要应用迷你夹加固小的残余瘤颈。显微镜下直视内容:透过菲薄动脉瘤壁再也看不到瘤腔内的湍流;瘤腔内的红细胞沉积使动脉瘤由红转白;流入及流出动脉是红色的且有搏动;每个动脉瘤夹全程没有伤及穿支;瘤夹尖端超过深部瘤颈。还可利用多普勒探头(听诊)来评估关键血管是否通畅。吲哚菁绿(ICG)荧光造影迅速简便,可以显示动脉瘤夹闭和动脉通畅程度;不过它只能检查显微镜下看到的结构,显微镜视野之外的错误则不能发现。复合手术室可行术中血管造影,能够检查显微镜下看不到的动脉解剖结构,但是术中血管造影比 ICG 荧光造影相对更复杂和更耗时。

(十八)介入治疗

相对于栓塞治疗,显微外科手术在 MCA 瘤的治疗中占主要地位。2015 年的一项纳入 2295 例未破裂 MCA 瘤的大型荟萃分析显示,显微夹闭术的有效性(闭塞率 3%)和安全性(不良事件率 2.1%)均优于栓塞治疗(闭塞率 47.7%,不良事件率 6.5%),当然这个研究不包括新的支架及血流转向装置被使用等情况。对于复杂性 MCA 瘤,传统手术不一定能提供更好的治疗结果,还存在治疗后复发的问题,故可以考虑使用 Pipeline 血流导向装置(PED),但其可能有较高的发生缺血并发症的风险,尤其是对于 M1 段动脉瘤。PED 治疗获益和风险并存,应严格把握适应证,联合使用弹簧圈,采用个性化治疗,这对提高栓塞成功率、减少手术并发症发生等有重要意义。

(史怀璋)

第六节　大脑前动脉和前交通动脉瘤

一、概述

(一)大脑前动脉瘤

大脑前动脉(anterior cerebral artery,ACA)是颈内动脉的终末分支之一,主要向额顶叶内侧面、额叶底面、尾状核、基底节及胼胝体供血。ACA由近及远分为5段:A1段(水平段)、A2段(上行段或胼胝体下段)、A3段(膝段或胼胝体前段)、A4段(胼周段或胼胝体上段)及A5段(终段或胼胝体后段)。A1段是Willis环最容易发生变异的部位,常见的变异包括两侧A1段不对称(约80%)、一侧A1段缺如及开窗畸形等,易并发动脉瘤。大脑前动脉瘤以囊状动脉瘤最多见,分为大脑前动脉水平段(A1段)动脉瘤和大脑前动脉远端(A1~A2段移行处以远)动脉瘤,前者在颅内动脉瘤中的占比小于1%,后者占比为2%~9%。大脑前动脉瘤比其他部位的动脉瘤体积小、破裂风险高,破裂后易导致脑内血肿或脑室内出血,确诊后应当早期治疗。

(二)前交通动脉瘤

前交通动脉(anterior communicating artery,ACoA)是Willis环的重要组成部分,两侧颈内动脉的血流可以经前交通动脉相互沟通,穿支动脉自ACoA发出后分别向下丘脑、胼胝体及视交叉供血。前交通动脉与双侧A1段、A2段共同形成前交通动脉复合体,但对称的所谓标准型"H"形前交通动脉复合体仅见于20%的人群。粗大的前交通动脉常伴有两侧A1段的明显不对称,容易并发前交通动脉瘤。前交通动脉瘤好发于前交通动脉与A1段或A2段的交角处,占破裂颅内动脉瘤的23%~40%,占未破裂颅内动脉瘤的12%~15%。前瞻性的日本未破裂脑动脉瘤研究(UCAS)显示,与其他部位的动脉瘤相比,直径<7 mm的前交通动脉瘤破裂风险相对更高。有研究报道,患者较年轻、有吸烟史、高胆固醇血症、A1~A3段弯曲度小、动脉瘤壁面切应力(wall shear stress,WSS)高、动脉瘤体有子囊且指向朝前的前交通动脉瘤更容易破裂。

二、临床表现

(一)大脑前动脉瘤

大脑前动脉水平段动脉瘤多见于A1段的穿支动脉起始处,体积小,破裂后以蛛网膜下腔出血(subarachnoid hemorrhage,SAH)多见,但脑内血肿(intracerebral hematoma,ICH)和脑室内出血(intraventricular hemorrhage,IVH)的发生率也高达25%和17%。大脑前动脉远端动脉瘤多见于女性,80%发生于A3段,常合并颅内其他部位的动脉瘤,破裂后易造成ICH或纵裂内血肿,约60%患者的Hunt-Hess分级不低于Ⅲ级,可损伤扣带回或穹隆而造成无症状性缄默、下肢乏力、行为改变及认知功能障碍等。与其他部位动脉瘤所致的ICH相比,大脑前动脉远端动脉瘤破裂后的临床症状相对较轻;但相较于表现为SAH者,合并ICH者预后更差。

(二)前交通动脉瘤(ACoA瘤)

双侧大脑前动脉由前交通动脉相连,经终板前方上升进入纵裂内;双侧额叶直回覆盖于前交通动脉外上方。前交通动脉瘤破裂后,视交叉前池和前纵裂池的积血往往较厚,亦可表现为ICH,或经终板破入第三脑室表现为IVH。前交通动脉与双侧A1段的移行处常位于视交叉上方,导致约1/3的破裂前交通动脉瘤患者有视觉症状。视觉通路下方是垂体柄,损伤后易产生尿崩症和激素功能紊乱等。前交通动脉瘤破裂的患者比其他部位的动脉瘤破裂患者更易发生低钠血症,这可能与前交通动脉复合体在解剖位置上更邻近丘脑有关。

三、诊断

(一)大脑前动脉瘤

大脑前动脉水平段动脉瘤体积小,CTA 的假阴性率较高,但 DSA 及其三维重建图像可清晰显示病灶的位置及毗邻血管结构。大脑前动脉远端动脉瘤破裂后,ICH 的发生率超过 50%,且 90% 以上者位于额叶。因此,CT 上表现为较高位置的纵裂内积血或毗邻纵裂的额叶血肿,常提示大脑前动脉远端动脉瘤。

(二)前交通动脉瘤(ACoA 瘤)

CTA 可明确诊断前交通动脉瘤,但存在一定程度的假阴性率,可能与对侧 A1 段竞争性血流导致对比剂充盈不全有关。同理,DSA 在理论上也有假阴性可能,必要时需同时行双侧颈内动脉造影以充分评估前交通动脉复合体。

四、治疗

目前,对于多数大脑前动脉瘤及前交通动脉瘤,外科手术夹闭或者血管内治疗均可取得满意的疗效。相较于血管内治疗,外科手术夹闭破裂动脉瘤能最大限度地清除蛛网膜下腔出血并打开终板造瘘,有助于降低术后脑血管痉挛及脑积水的发生率。对于宽颈动脉瘤,外科手术可避免血管内治疗所需的辅助支架置入,术后无须长期行抗血小板治疗。如动脉瘤有占位效应或合并颅内高压,外科手术更有助于同期解除占位效应、缓解颅内高压。

(一)基本操作和技术

1. 前交通动脉瘤　外科手术夹闭前交通动脉瘤的传统手术入路主要有翼点入路、纵裂入路及眶上入路等。1991 年 Fukushima 等首次采用直径 3 cm 的骨窗,夹闭前交通动脉瘤,取得了良好疗效。随着显微器械和操作技术的改进,颅内动脉瘤锁孔手术已成为标准的微创式之一。

1)翼点入路　翼点入路是神经外科的经典入路之一,广泛应用于前循环动脉瘤的夹闭术。翼点入路能最大范围地打开侧裂,清除动脉瘤破裂所致的蛛网膜下腔出血,亦可同期处理部分合并的动脉瘤。入路侧别的选择需充分考虑优势 A1 段供血、动脉瘤指向、有无脑内血肿以及是否合并其他部位的动脉瘤等,原则是便于早期控制载瘤动脉并能充分显露动脉瘤颈。

(1)标准翼点入路:标准翼点入路利用侧裂及其周围的蛛网膜间隙显露前交通动脉瘤,侧裂解剖需考虑侧裂浅静脉的数量、粗细及回流类型等,一般原则是从额叶侧进行分离,如患者有多支发达的侧裂浅静脉,应避开桥静脉,在侧裂浅静脉间进行解剖。解剖过程中在带线棉片的保护下利用吸引器适度推开脑叶,使蛛网膜保持适度的张力,以便于由浅至深锐性解剖,避免牵拉所致的脑叶损伤或动脉瘤意外破裂。深部操作时,需注意对横行静脉及蝶顶窦汇入静脉的保护,避免损伤后引起静脉回流障碍。打开侧裂后进一步打开视神经-颈内动脉池释放脑脊液,降低颅内压,循颈内动脉向远心端显露同侧 A1 段,然后在对侧视神经上方显露对侧 A1 段。控制载瘤动脉后进一步打开纵裂,需注意对 Heubner 回返动脉等分支的保护,防止术中牵拉可能造成的回返动脉闭塞。回返动脉闭塞可引起以面部及上臂为主的偏瘫。对于高位前交通动脉瘤,必要时可切除部分额叶直回或追加磨除部分眶顶骨质以增加显露空间。朝前下方生长、位于视交叉池的前交通动脉瘤主要从优势 A1 段手术,多数情况下打开侧裂后容易控制 A1 段近端,无须打开纵裂。而位于纵裂内的其他指向的前交通动脉瘤,打开侧裂后仍需要进一步充分打开纵裂来显露前交通动脉复合体。由于前交通动脉复合体变异发生率高,且前交通动脉穿支发达,为了保证手术的安全性,术中需确认动脉瘤颈、前交通动脉及其穿支、双侧 A1 段及 A2 段、Heubner 回返动脉等。小型窄颈前交通动脉瘤可用直形或"L"形动脉瘤夹夹闭,朝后指向且部分位于 A2 段背侧的动脉瘤,选择跨窗夹夹闭较为合适。

（2）翼点锁孔入路：翼点锁孔入路对颅底血管、神经结构的显露与标准翼点入路相同，可有效显露同侧颈内动脉分叉部、前交通动脉、双侧 A1 段及 A2 段近端。经翼点锁孔入路夹闭前交通动脉瘤时，骨窗下显露的脑组织 2/3 为额叶、1/3 为颞叶，利用额下外侧空间轻柔抬起额叶底面，沿蝶骨嵴到前床突，显露并解剖颈动脉池、视交叉池释放脑脊液，按需分离外侧裂近端以增加额叶的移动范围，并逐步向深部显露动脉瘤，分离过程中无须牵拉颞叶。

2）纵裂入路（半球间入路） 纵裂入路适用于朝后指向的前交通动脉瘤、高位前交通动脉瘤（距离前颅底高度大于 15 mm）、大型前交通动脉瘤（直径＞12 mm）以及大脑前动脉远端动脉瘤，其优势在于可沿 A2 段直视下观察前交通动脉复合体全貌，有利于动脉瘤的显露和夹闭，缺点是无法早期显露并控制 A1 段。纵裂入路是经大脑镰一侧与额叶内侧面之间进入的通路，最大的障碍是桥静脉的遮挡。为避免桥静脉闭塞所致的静脉性梗死，应当仔细分离桥静脉周围的蛛网膜束带，使桥静脉充分游离；当有多支桥静脉横贯时，需要充分利用桥静脉间的间隙。对于额叶内侧面向大脑镰走行的小静脉，必要时可以电凝离断。在大脑镰下缘切开反折的蛛网膜，显露双侧胼缘动脉，在胼缘动脉深部显露胼胝体，确认走行于其表面的胼周动脉，沿胼周动脉显露 A2 段并以此为起点在软脑膜间向额叶下部分离。手术前行腰大池引流或脑室外引流降低颅内压，术中利用吸引器适度推移脑组织，给予软脑膜适当的张力，有助于软脑膜间的解剖分离。同时，软脑膜间的分离应最大限度地利用动脉周围的间隙进行操作。如 A1 段控制前发生动脉瘤破裂出血，应及时吸住破口，从 A2 段外侧逆向显露控制优势侧 A1 段，予以临时阻断后再同法控制对侧 A1 段，继而显露动脉瘤颈并在直视下夹闭；若有可能，也可直接初步夹闭破口，控制出血后再行调整。夹闭动脉瘤颈后需确认瘤颈是否残留以及 A2 段是否扭折，必要时调整动脉瘤夹。

3）眶上入路 眶上入路主要是经额下空间进行解剖操作，可以充分显露鞍上的神经、血管结构。而眉弓锁孔入路是改良的眉毛切口与眶上入路的结合，能有效显露额叶底部、侧裂内侧份、前交通动脉、双侧 A1 段及 A2 段近端等。采用眉弓入路时头后仰 10°～15°，使额叶借助重力作用后倾而离开前颅底。开颅后首先在硬脑膜外磨除前颅底骨嵴，避免骨嵴对视野的遮挡。切开硬脑膜后抬起额叶底面，吸除脑脊液的同时逐步向深部探查，显露视交叉池、颈动脉池及侧裂内侧份。经眉弓锁孔入路夹闭前交通动脉瘤时，先打开侧裂近端的蛛网膜，释放脑脊液的同时可增加额叶的移动范围，继而逐步打开视神经上方的蛛网膜，开放颈动脉池、视交叉池，依次显露同侧 A1 段、对侧 A1 段，控制载瘤动脉后打开纵裂显露前交通动脉瘤。眉弓锁孔入路的术野视角较翼点入路前移，主要经额下从前方观察前交通动脉瘤，可以避免或较少地切除额叶直回。对于瘤颈位于 A2 段或 A2 段与前交通动脉结合部、瘤体指向上方或后方的前交通动脉瘤，瘤体多与双侧 A2 段关系密切，A2 段与瘤体之间空隙小，经翼点入路分离夹闭瘤颈较为困难，此时眉弓锁孔入路优于翼点锁孔入路。此外，眉弓锁孔入路在显露对侧 A1 段时较翼点入路容易，有利于临时阻断技术的应用。

2. 大脑前动脉水平段动脉瘤 大脑前动脉水平段（A1 段）的长度为 7.2～18.0 mm，平均 12.7 mm。A1 段有 2～15 支内侧豆纹动脉向下丘脑的前部、透明隔、前连合、穹隆、前纹状体、视交叉及视神经供血。大脑前动脉水平段动脉瘤指 A1 段动脉瘤，翼点入路或眶上入路均能有效夹闭动脉瘤。入路手术的关键在于早期释放脑脊液降低颅内压，在额底轻柔牵开后充分显露颈内动脉末端，由此向远端显露 A1 段及动脉瘤。当动脉瘤指向朝前、朝上或朝下时，常可以在直视下进行夹闭。但当动脉瘤在 A1 段发出朝后指向时，在眶上入路的视角下，可选择"L"形动脉瘤夹垂直于载瘤动脉或者利用跨窗夹平行于载瘤动脉夹闭动脉瘤颈，夹闭时需注意对穿支的保护。采用翼点入路（图 5-6）时，可以充分显露动脉瘤颈，在直视下利用直形动脉瘤夹平行于载瘤动脉进行夹闭，亦可同期处理合并的动脉瘤。

3. 大脑前动脉远端动脉瘤 大脑前动脉远端动脉瘤位于中线区域，常经纵裂入路夹闭。因载瘤动脉相对细小，且动脉瘤颈常累及载瘤动脉，夹闭动脉瘤后，需确认载瘤动脉是否通畅。因动脉瘤位置不同，其高度与指向差异较大，且术中缺乏清晰的解剖标志，容易给术者带来困扰。在行半球间锁孔入路手术（图 5-7）时，神经导航辅助有利于精确定位病灶并设计手术通道，从而减少手术的创伤、提升手术的安全性。

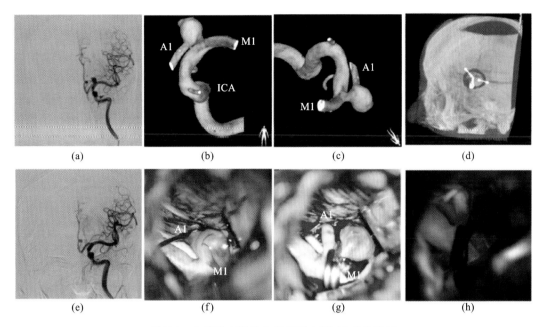

图 5-6　左侧翼点锁孔入路夹闭左侧 A1 段动脉瘤

(a)左侧颈内动脉造影正位；(b)三维重建正位；(c)三维重建模拟手术视角；(d)左侧翼点锁孔入路手术骨窗大小；(e)术后复查DSA 提示动脉瘤不显影；(f)术中显露左侧 A1 段动脉瘤；(g)以 FT760T 瘤夹平行于 A1 段夹闭动脉瘤颈；(h)荧光造影提示动脉瘤不显影，载瘤动脉通畅

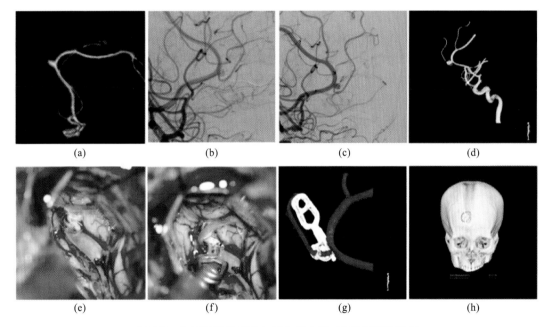

图 5-7　右侧半球间锁孔入路夹闭右侧 A2 段复发动脉瘤

(a)CTA 提示右侧 A2 段动脉瘤；(b)单纯弹簧圈栓塞术后的工作角度造影；(c)半年随访提示动脉瘤栓塞术后复发；(d)右侧颈内动脉造影三维重建侧位片；(e)术中显露 A2 段动脉瘤；(f)以 FT740T 瘤夹夹闭动脉瘤颈；(g)术后复查 DSA 提示动脉瘤不显影；(h)右侧半球间锁孔入路手术骨窗大小

（二）围手术期处理

1. 术前影像学评估　对于前交通动脉瘤，需充分评估前交通动脉复合体的解剖特征。选择入路侧别的原则是能早期获得对优势侧 A1 段的控制，其次能充分显露颈部，此外还需考虑是否合并 ICH 及其他部位动脉瘤等因素。充分掌握前交通动脉瘤解剖特征的目的是能在手术中从容地面对可能出现的各种突发问题，在保证手术安全性的前提下获得更好的功能预后。因此，一方面需评估动脉瘤及毗邻结构

的特征,包括动脉瘤的位置、起源、大小、形态、指向以及是否合并其他部位的动脉瘤等,另一方面还需考虑额窦的发达程度,前交通动脉复合体各分支的直径、走行以及前交通动脉复合体至前颅底的垂直距离等。必要时可采用 3D 打印技术重建实体模型,通过模拟手术为制订手术计划和选择瘤夹提供客观依据。对于大脑前动脉水平段动脉瘤,需结合 DSA 影像充分评估动脉瘤与 A1 段穿支的关系,术中务必小心谨慎,避免造成穿支动脉损伤或闭塞。而对于大脑前动脉远端动脉瘤,动脉瘤的位置及指向是决定手术方案的关键。

2. 术中动脉瘤破裂的处理 能否及时、有效地处理术中动脉瘤破裂,直接关系到手术的成功与患者的预后;若处置不当,往往造成灾难性后果。前交通动脉瘤一旦发生术中破裂出血,原则上需使用两个吸引器,口径较大者快速吸住破口处的喷血,较小者快速吸除术野中的积血并显露近端的 A1 段,以争取在最短的时间内临时阻断,必要时同时临时阻断双侧 A1 段,随后显露并夹闭动脉瘤颈。对于大脑前动脉远端动脉瘤,若在控制近端载瘤动脉前发生破裂出血,可同法快速处理。

3. 并发症防治

(1) 脑血管痉挛和迟发性脑缺血:30%～70%的破裂动脉瘤患者会出现脑血管痉挛(CVS),其发生率与蛛网膜下腔出血的程度密切相关,未控制的脑血管痉挛是患者术后死亡、残疾的重要原因。在破裂前交通动脉瘤的手术中,打开侧裂池、颈动脉池、视交叉前池及纵裂池后,应最大限度地清除蛛网膜下腔的积血,术后腰大池持续引流或间断性腰椎穿刺释放血性脑脊液也有助于降低脑血管痉挛发生率。经颅多普勒超声(transcranial Doppler,TCD)是有效检测脑血管痉挛的无创手段,但检测大脑前动脉痉挛的敏感性较低,当检测到的平均血流速度大于 140 cm/s 时才具有较高的可信度。

(2) 脑积水:脑积水是动脉瘤性蛛网膜下腔出血后常见的并发症,其中急性脑积水的发生率为15%～87%,慢性脑积水的发生率为 8.9%～48%。对于破裂前交通动脉瘤,终板造瘘可降低脑积水发生率。对于急性脑积水,特别是合并 IVH 者,可早期行脑室外引流术。若排除梗阻性脑积水及幕上高压,亦可行腰大池置管引流。

(三) 现代神经外科技术的理解和操作

1. 锁孔微创手术 以往为了更好地显露深部狭小的空间结构,往往采用大范围的开颅骨窗,以增加从不同方向进行操作的自由度。随着现代神经外科技术的进步及手术器械的改进,锁孔微创手术通过个体化的入路设计,能充分利用颅内的自然解剖间隙,结合精湛的显微操作技术,已无需以往如此大的暴露范围,即可达到以最小的创伤取得最好疗效的目的。这不仅是手术技术的提升,更是手术理念的改进。前交通动脉瘤和大脑前动脉瘤位置深在、解剖部位固定,周围已有的蛛网膜间隙能提供足够的操作空间。除须行同期去骨瓣减压的少数急性期动脉瘤外,其他前交通动脉瘤和大脑前动脉瘤经眉弓锁孔入路或半球间锁孔入路均能有效处理。手术的关键点是尽早释放脑脊液以松弛脑组织,继而逐步分离蛛网膜间隙获取有效的操作空间,避免对脑组织的额外牵拉。如经眉弓锁孔入路夹闭前交通动脉瘤时,颅内压降低后将侧裂近端的蛛网膜切开,能减少对额叶上抬的限制;随后显露 A1 段,若对侧 A1 段代偿良好,也应尽可能显露以备临时阻断;最后显露前交通动脉瘤以及瘤颈的两侧,选择合适的瘤夹夹闭。

2. 神经内镜技术 数十年前即有神经内镜应用于颅内动脉瘤手术的报道,但多作为开颅手术的一种辅助观察手段。随着神经内镜制作工艺的改进以及操作技巧的提升,越来越多的学者成功采用神经内镜经鼻蝶入路夹闭颅内动脉瘤。神经内镜具有抵近观察、深部照明佳、侧方视野好等优势,已成为现代微创神经外科的一个重要组成部分。经鼻蝶入路是颅底中线部位病变内镜手术的经典入路,神经内镜提供的全景视野可有效弥补手术通道狭窄的劣势。前交通动脉瘤多位于近端纵裂池内,神经内镜经鼻蝶入路可沿着中线接近前交通动脉复合体并进行全景观察,无须牵拉脑组织、切除额叶直回等,穿支动脉发生损伤的风险也小。但需充分显露动脉瘤及邻近的载瘤动脉,在获得近端载瘤动脉控制的前提下,还需有充足的操作空间和能见度,以便有效处理动脉瘤的意外破裂。尽管神经内镜下夹闭前交通动脉瘤有一定优势,但由于操作空间狭小,动脉瘤破裂时处理困难,很多情况下难以及时转为开颅手术,安全性难以保证。经鼻蝶入路需面临的另一个难题是颅底的修复,术中脑脊液漏不可避免,因此需有效且确切地修补开放的硬脑膜窗。神经内镜经鼻蝶入路夹闭前交通动脉瘤尽管已有成功的个例报道,但目前仅是一种尝试,其效果及利弊尚有待进一步评价。

(四)临床技术的选择和争论

1. 治疗方式的选择 过去二十年间,随着显微外科技术的提升、血管内治疗技术的进步、显微外科器械及介入材料的发展,绝大多数情况下,无论是采用显微外科夹闭术还是血管内栓塞治疗,均可取得满意的疗效。传统观点认为,显微外科夹闭术是治疗颅内动脉瘤的金标准,可能原因如下:面对动脉瘤手术中的意外破裂出血,显微外科夹闭术处理更为从容、可靠;对于破裂动脉瘤所致的蛛网膜下腔出血患者,术中最大限度地清除蛛网膜下腔出血、打开终板造瘘等,可能会降低术后脑血管痉挛、脑积水的发生率;对于合并颅内血肿、脑室内出血及脑积水的高级别动脉瘤患者,显微外科夹闭术有助于降低颅内高压;显微手术夹闭动脉瘤的术后再出血率和复发率相对较低。但显微外科夹闭术并不是一种绝对安全的治疗方式。Raaymakers 等进行的一项荟萃分析显示,在 61 个研究总共 2460 例接受显微外科夹闭术的患者中,手术后的并发症发生率和死亡率分别为 10.9% 和 2.6%。与显微外科夹闭术相比,血管内治疗几乎不存在损伤邻近结构的风险,其主要的劣势在于动脉瘤的复发率与再治疗率较高。文献报道的血管内治疗后动脉瘤的残留率和复发率高达 34%,而显微外科夹闭术约为 18%,但随着介入材料性能的改善,特别是密网支架或血流导向装置的应用,这方面的劣势可能会有很大程度的改善。穿支事件的发生、急性期支架置入的风险、支架置入后长期的抗血小板治疗仍是不可忽视的问题。另外,在进行术中动脉瘤破裂的处理时,虽然球囊辅助等措施在一定程度上会增加手术的安全性,但多数情况下,若血管内治疗过程中动脉瘤意外破裂,患者会面临灾难性后果。

(1) 前交通动脉瘤:对于前交通动脉瘤,由于前交通动脉复合体的复杂性,且 A1 段和前交通动脉穿支众多,显微外科夹闭术存在损伤邻近结构的风险,术后患者可能会并发认知功能下降、偏瘫等。朝前下方生长、位于视交叉池的前交通动脉瘤,手术时无须打开纵裂,手术损伤穿支及周围脑组织的风险相对较小,显微外科夹闭术是更为合适的选择。而对于指向上方或后方的动脉瘤,或一些高位的动脉瘤,手术存在损伤穿支及额叶直回的风险;如除去颅内高压的影响、血管内介入术中动脉瘤破裂及支架置入的风险,介入栓塞治疗对这部分前交通动脉瘤患者而言或许更为适合。

(2) 大脑前动脉瘤:大脑前动脉远端动脉瘤治疗方式的选择需充分考虑其位置、形态、动脉瘤颈与载瘤动脉的关系等,大多数远端动脉瘤在导航辅助下经半球间入路能精确定位病灶并进行夹闭,前提是避免损伤桥静脉及胼胝体等。血管内治疗虽不损伤上述结构,但部分动脉瘤颈会累及载瘤动脉,血管内介入治疗常需支架或球囊的辅助,但在细小的远端血管内放置支架仍面临着技术层面的挑战。

2. 前交通动脉瘤夹闭入路侧别的选择 前交通动脉瘤与颅内其他部位的动脉瘤不同,先天性发育异常与后天性血流冲击导致近乎所有前交通动脉复合体均存在轴向扭转变异,绝大多数患者合并一侧 A1 段发育不良以及另一侧 A1 段优势供血。多数手术者习惯采用优势供血侧入路,以便在手术中能早期控制动脉瘤的供血,从而提高手术安全性。某些特殊情况下,由于前交通动脉复合体扭转变异合并动脉瘤指向的特殊性,非优势 A1 段供血侧入路有可能较优势供血侧入路更为清晰地显露动脉瘤颈;但这种入路的主要问题是手术中不能早期控制近端优势侧 A1 段,而且常会直接面对动脉瘤的破口,术中破裂的概率高。手术前充分评估动脉瘤及前交通动脉复合体结构,仔细观察模拟手术入路方向的三维血管重建影像,有助于选择最合适的手术入路。

总之,手术方式的选择在充分考虑疾病特征、患者的全身状态及经济情况的前提下,更需要综合考虑手术方式的安全性、有效性及持久性。对于临床医生而言,其在相信个人技术和经验的同时,更应结合显微外科医生和神经介入医生的建议,为每一位患者制订个体化的治疗方案。

参 考 文 献

[1] 兰青,康德智.神经外科锁孔手术学[M].北京:人民卫生出版社,2017.

[2] Chen J,Li M,Zhu X,et al. Anterior communicating artery aneurysms:anatomical considerations

and microsurgical strategies[J]. Front Neurol,2020,11:1020.

[3] Dashti R,Hernesniemi J,Lehto H,et al. Microneurosurgical management of proximal anterior cerebral artery aneurysms[J]. Surg Neurol,2007,68(4):366-377.

[4] Fukushima T,Miyazaki S,Takusagawa Y,et al. Unilateral interhemispheric keyhole approach for anterior cerebral artery aneurysms[J]. Acta Neurochir Suppl(Wien),1991,53:42-47.

[5] Krzyżewski R M,Kliś K M,Kwinta B M, et al. Analysis of anterior cerebral artery tortuosity:association with anterior communicating artery aneurysm rupture[J]. World Neurosurg,2019,122:e480-e486.

[6] Krzyżewski R M,Kliś K M,Kwinta B M,et al. Increased tortuosity of ACA might be associated with increased risk of ACoA aneurysm development and less aneurysm dome size:a computer-aided analysis[J]. Eur Radiol,2019,29(11):6309-6318.

[7] Lehecka M,Lehto H,Niemelä M,et al. Distal anterior cerebral artery aneurysms:treatment and outcome analysis of 501 patients[J]. Neurosurgery,2008,62(3):590-601.

[8] Lee J M,Joo S P,Kim T S,et al. Surgical management of anterior cerebral artery aneurysms of the proximal(A1) segment[J]. World Neurosurg,2010,74(4-5):478-482.

[9] Lan Q,Sughrue M,Hopf N J,et al. International expert consensus statement about methods and indications for keyhole microneurosurgery from International Society on Minimally Invasive Neurosurgery[J]. Neurosurg Rev,2021,44(1):1-17.

[10] Molyneux A J,Kerr R S,Yu L M,et al. International subarachnoid aneurysm trial(ISAT) of neurosurgical clipping versus endovascular coiling in 2143 patients with ruptured intracranial aneurysms:a randomised comparison of effects on survival,dependency,seizures,rebleeding,subgroups,and aneurysm occlusion[J]. Lancet,2005,366(9488):809-817.

[11] Matsukawa H,Uemura A,Fujii M,et al. Morphological and clinical risk factors for the rupture of anterior communicating artery aneurysms[J]. J Neurosurg,2013,118(5):978-983.

[12] Raaymakers T W,Rinkel G J,Limburg M,et al. Mortality and morbidity of surgery for unruptured intracranial aneurysms:a meta-analysis[J]. Stroke,1998,29(8):1531-1538.

[13] Rinaldo L,McCutcheon B A,Murphy M E,et al. Relationship of A1 segment hypoplasia to anterior communicating artery aneurysm morphology and risk factors for aneurysm formation [J]. J Neurosurg,2017,127(1):89-95.

[14] Thompson B G,Brown R D Jr,Amin-Hanjani S,et al. Guidelines for the management of patients with unruptured intracranial aneurysms:a guideline for healthcare professionals from the American Heart Association/American Stroke Association[J]. Stroke,2015,46(8):2368-2400.

[15] van Asch C J,Velthuis B K,Rinkel G J,et al. Diagnostic yield and accuracy of CT angiography,MR angiography,and digital subtraction angiography for detection of macrovascular causes of intracerebral haemorrhage:prospective,multicentre cohort study[J]. BMJ,2015,351:h5762.

[16] Zhang X J,Gao B L,Hao W L,et al. Presence of anterior communicating artery aneurysm is associated with age,bifurcation angle,and vessel diameter[J]. Stroke,2018,49(2):341-347.

[17] Zhang X,Karuna T,Yao Z Q,et al. High wall shear stress beyond a certain range in the parent artery could predict the risk of anterior communicating artery aneurysm rupture at follow-up[J]. J Neurosurg,2018,131(3):868-875.

[18] Zhang J,Lai P M R,Can A,et al. Tobacco use and age are associated with different morphologic features of anterior communicating artery aneurysms[J]. Sci Rep,2021,11(1):4791.

（陈爱林　兰　青）

第七节 基底动脉顶端动脉瘤

一、引言

约15%的颅内动脉瘤起源于后循环,与起源于前循环的动脉瘤相比,后循环动脉瘤破裂风险更高,而且发生的手术并发症较多。尽管神经外科技术和手术技巧在不断进步,后循环动脉瘤仍是最具挑战性的颅内疾病。脚间池和颅后窝的解剖结构复杂,术野深在,相邻结构功能较重要,使后循环动脉瘤手术治疗难度极大。传统手术策略联合颅底手术入路改善了外科处理方法。血管内技术的快速发展显著地降低了手术并发症的发生率,使以前手术后有严重的神经系统后遗症的动脉瘤患者能得到安全、有效的治疗。

类似于前循环动脉瘤,后循环动脉瘤多发生于动脉的分叉处或转折处,且多指向血流动力学剪切力最大的方向。半数以上的动脉瘤位于脚间池内或邻近脚间池,其中基底动脉(BA)顶端为最好发部位。该部位的动脉瘤常常指向基底动脉的长轴方向。此处的动脉瘤多与血管解剖变异相关,如后交通动脉(PComA)发育不全或大脑后动脉(PCA)直接发自颈内动脉(胚胎型PCA)等。后循环的巨大型动脉瘤多数发生于基底动脉顶端。指向后方的动脉瘤和基底动脉顶端巨大型动脉瘤的手术风险较高。

二、开颅手术处理策略

大部分前循环动脉瘤可通过翼点入路进行处理,但基底动脉顶端动脉瘤手术入路的选择需要我们详尽理解颅后窝的神经血管解剖关系。与其他神经外科手术一样,良好的显露是其处理的基本原则。脚间池与颅后窝的显露受到颅底外部骨质结构的限制,且手术路径受神经、血管及骨质结构的阻碍。穿支动脉必须在术中予以保留,并且术中应尽量减少对颅神经的骚扰;同时,尽可能减少对脑组织的牵拉。所有操作必须严格遵守神经血管外科处理原则,包括近端血管阻断、充分显露流入及流出的血管结构、为动脉瘤颈的锐性分离及夹闭提供足够的操作空间等。

颅内血管神经外科手术必须遵循一定的基本原则,违背这些原则可能导致手术失败。

(1)体位:患者体位固定后,必须检查头部的位置是否合适。颈部不能有张力。保证静脉回流通畅,尤其是对于蛛网膜下腔出血(SAH)的患者。头部旋转的角度应有利于动脉瘤颈在术区的显露。患者必须固定在手术床上,所有身体受压部位必须用护垫保护好。

(2)开颅:骨窗设计需尽可能靠近颅底,为动脉瘤颈的分离及夹闭提供最大限度的暴露和手术操作空间。在打开硬脑膜前确认骨窗是否足够,并保证术者在进行深部操作时能够集中注意力。

(3)耐心:硬脑膜打开之后,广泛打开可及的脑池是减少对脑组织牵拉的最好办法。通过打开的脑池缓慢引流脑脊液(CSF),能够使脑组织的张力最大限度地降低,并减少术中操作所需的牵拉。通过应用甘露醇或者在必要时进行腰大池引流,也可达到降低脑组织张力的目的。

(4)精细分离蛛网膜:所有解剖结构都要保持无张力状态。蛛网膜分离不充分将导致脑组织张力过高,同时会导致动脉、静脉或颅神经损伤。

(5)精细分离动脉瘤:术者必须掌握所有穿支动脉走行的三维解剖结构。邻近动脉瘤或自动脉瘤发出的所有穿支动脉需要进行完整的解剖游离,以确保不会被动脉瘤夹夹闭或因夹闭导致其扭曲。

(6)手术方案:术前必须制订详细的手术方案,并根据术中情况的发展进行动态调整。做好应对所有潜在风险的准备,有助于在术中遭遇动脉瘤破裂时进行处置。

(7)检查骨瓣:在还纳骨瓣前仔细检查骨瓣及骨窗缘。开放的窦和气房必须严密修补封闭。

另外,大部分术者认为,神经电生理监测是颅后窝手术中保护神经功能的重要的辅助手段。动作诱发电位、躯体感觉诱发电位及脑干听觉诱发电位可与脑电图(EEG)监测一并作为常规监测技术应用,颅神经肌电监测可选择性应用。在术中分离困难或术中动脉瘤破裂时,可临时夹闭载瘤动脉,在这种情况下,神经电生理监测的作用是不可取代的。

多普勒超声(DU)检查与吲哚菁绿(ICG)荧光造影可用于确认正常血管的通畅度以及动脉瘤闭塞程度。ICG荧光造影仅能用于观察术者可直视区域的血管结构,而术中经导管血管造影可用于观察术者视野以外的血管结构。

三、手术入路选择

(一)颞下入路

Drake创立并推广了由颞下入路抵达基底动脉顶端的术式。颞下入路的优势包括便于控制近端血管,可显露穿支,并且是夹闭该区域动脉瘤的最适合路径。其主要劣势如下:必须对颞叶进行牵拉,可能会损伤静脉及继发梗死,对侧血管结构显露不佳。

(二)翼点入路

Yasargil已证明翼点入路是基底动脉顶端动脉瘤手术的一个有效的入路。翼点入路的优势包括对颞叶牵拉较小;对侧解剖结构显露良好;引起动眼神经、滑车神经麻痹的风险较小;可同时处理并存的同侧前循环动脉瘤;对指向外侧的动脉瘤处理更加安全。该入路的劣势包括到达基底动脉顶端的入路较狭窄,受视神经、颈内动脉(ICA)及PComA阻碍;穿支显露不佳可能导致非常大的风险;翼点入路受到基底动脉分叉部水平面与后床突的解剖关系限制。该入路有三条途径:位于视神经与ICA之间的视神经-ICA间隙;位于PComA与ICA之间的ICA后两侧间隙;位于PComA与动脉神经之间的ICA后两侧间隙。其中最常应用的间隙是ICA后两侧间隙。

(三)眶颧入路

联合眶颧骨性结构切除的翼点入路可提供更宽阔的前方和下方手术空间,使术者可到达距离基底动脉顶端更近的部位。术者可经与翼点入路相同的路径到达脚间池。但是眶颧入路可更加广泛地打开蛛网膜,以便对术区深部进行更有效的解剖游离。此入路尤其适用于位于后床突上方并指向前方的基底动脉顶端动脉瘤。

(四)联合入路及扩大显露的方法

采用联合入路可部分克服上述各种入路的限制。向颞部扩大的翼点入路,联合或不联合眶额骨切除术,可使翼点入路有效地增加颞下入路的优势,从而能够采用多种路径处理更加复杂的病变。

评估基底动脉顶端与鞍背、后床突及斜坡的解剖关系,是制订后循环动脉瘤手术计划必须考虑的重要因素。靠近头端的动脉瘤埋于脚间池深部,眶颧入路可提供充分的前下方显露,是靠近头端的动脉瘤最佳的手术入路。对于靠近尾端的动脉瘤,磨除后床突、鞍背及斜坡前部可获得最接近瘤灶的显露路径。亦有报道显示,在基底动脉顶端动脉瘤复杂且位置较低的情况下,经海绵窦入路可能有利于经外侧路径获得对基底动脉主干中部的控制。在采用颞下入路时,联合Kawase描述的前方岩骨切除术,可更有效地到达基底动脉近段。

(五)显微外科手术与血管内治疗对比

在过去的10年里,基底动脉顶端动脉瘤患者行显微外科夹闭术的比例逐渐降低,而行血管内弹簧圈栓塞术的比例逐渐升高,部分原因是国际未破裂颅内动脉瘤研究(ISUIA)发现,后循环动脉瘤显微外科夹闭手术后的并发症发生率显著高于预期。选择显微外科夹闭术还是血管内弹簧圈栓塞术,取决于患者的临床表现、动脉瘤的位置和形态以及外科医生的经验。显微外科夹闭术的历史更长,其临床疗效持久可靠,且年轻患者的手术并发症发生较少。同样,Hunt-Hess分级较低和合并内科疾病较少的患者经外科治疗的预后较好。截至2011年,人们认为适合显微外科夹闭术的动脉瘤为宽颈动脉瘤、有异常分支血管的动脉瘤或梭形动脉瘤,这些动脉瘤的血管内治疗难度很大。除非技术上无法完成,后循环动脉瘤通常采用血管内治疗方法。随着血管内治疗经验的积累和技术的进步,更多的后循环动脉瘤可采用血管内治疗方式,而采用显微外科夹闭术治疗的后循环动脉瘤比例会进一步下降。随着弹簧圈栓塞、支架辅助弹簧圈栓塞和血流导向技术的发展,血管内治疗技术可处理绝大部分的后循环动脉瘤,并且血管内治疗后患者死亡率和并发症发生率比开颅手术更低。

四、血管内治疗

动脉瘤的血管内治疗与开颅夹闭术的目的是一致的:预防未破裂动脉瘤出血和(或)避免蛛网膜下腔出血之后的再次破裂出血;避免早期的卒中或其他潜在并发症发生,这已经被相关文献证实。血管内治疗的手术指征在有些方面仍比较模糊,必须仔细评估。不幸的是,由于缺乏相关文献且研究人群与结论多不一致,故血管内治疗适应证选择的循证医学证据仍非常缺乏。在采用任何干预手段之前,患者有权利被告知最新的技术手段、风险、获益以及动脉瘤的自然病史。

(一)解剖特点

后循环动脉瘤均以其起源的实际血管来命名,这是后循环动脉瘤独有的特点。而前循环动脉瘤多起源于颈内动脉发出的分支动脉。在大多数病例中后交通动脉瘤并不是起源于后交通动脉本身,包括起源于基底动脉(BA)、小脑后下动脉(PICA)、小脑前下动脉(AICA)、小脑上动脉(SCA)和大脑后动脉(PCA)在内的后循环动脉瘤,均以其起源的实际血管命名。在这种情况下,外科医生必须行载瘤动脉的近端和远端闭塞的动脉瘤孤立术,除此之外的可选治疗方法很少。此类治疗的并发症主要与载瘤动脉供血的脑区有关,并与动脉瘤远端血管是否有侧支循环血流以确保载瘤动脉安全闭塞有关。必须评估每例患者的动脉瘤的自然病史、后循环动脉瘤外科手术相关风险以及血管内治疗的相关风险(主要与后循环动脉的小血管直径及血管迂曲的走行有关)。

后循环动脉瘤可依据以下特点进行评估:动脉瘤的起源血管及其与邻近脑组织和血管的关系,动脉瘤的几何结构、颈体比,动脉瘤体与载瘤动脉的大小比,载瘤动脉与动脉瘤颈的夹角是否超过 180°,瘤体内是否有血栓、是囊状还是梭形。破裂风险及治疗相关的并发症发生率取决于以上因素。

动脉瘤的显微外科夹闭术有多种,动脉瘤的血管内栓塞治疗同样有多种材料和技术可供选择。

(二)血管内治疗方案概述

(1)载瘤动脉闭塞:阻止顺行血流,增加侧支循环的逆行血流。

(2)弹簧圈栓塞动脉瘤体。

(3)球囊辅助弹簧圈栓塞。

(4)支架辅助弹簧圈栓塞:包括"Y"形多支架技术或平行多支架技术,"冰激凌"技术,开放式网孔设计或闭合式网孔设计支架。

(5)球囊与支架联合辅助弹簧圈栓塞。

(6)液态栓塞剂:NBCA 和 Onyx。

(7)血流导向支架:不应用弹簧圈栓塞而仅置入血流导向支架,血管导向支架表面内皮化而进行载瘤动脉重建。

(8)对载瘤动脉肌层或内膜的基因学治疗或药物治疗:以修复并预防动脉瘤生长和发展的新技术。

破裂动脉瘤的处理必须遵循临床规范及处理原则。为达到良好的临床预后,必须理解各种设备的安全性,如何最大化临床干预效果并知道如何预防并发症。对伴有蛛网膜下腔出血的患者而言,支架的使用是最尖锐的问题。心脏病学的血管内治疗:患者置入支架后需接受抗血小板治疗,而抗血小板治疗会增加蛛网膜下腔出血患者急性期临床治疗风险。应用支架必须慎重,仅在对预后至关重要和没有其他安全替代措施的情况下才选择应用支架。笔者期待有带膜、可降解或低致栓性的支架可供临床应用,以降低风险。更好的抗血小板药物的应用可能使临床医生更易于处理这类患者。

(三)基底动脉顶端动脉瘤的血管内治疗

基底动脉顶端动脉瘤约占颅内动脉瘤的 7%,但在后循环动脉瘤中,其占比超过 50%。基底动脉顶端的脑组织和血管解剖决定了血管内治疗是该部位动脉瘤最为直接的治疗方法,而外科手术治疗则更为复杂。Eskridge 等认为,对于不适合外科夹闭的破裂的基底动脉顶端动脉瘤,采用可脱卸弹簧圈(CDC)

进行血管内栓塞术与保守治疗的破裂动脉瘤的自然病史相比,并发症发生率及死亡率更低。对于其他部位的动脉瘤,最佳的血管内治疗策略是由动脉瘤基本形态特征(动脉瘤形状、颈体比、动脉瘤颈与载瘤动脉的相对关系等)决定的。

尽管瘤内有血栓形成的动脉瘤难以进行外科手术处理,但此类动脉瘤行血管内弹簧圈栓塞治疗后多会出现弹簧圈团压缩、动脉瘤复发、血流再通合并动脉瘤生长以及继发破裂等。在动脉瘤复杂性增加,或形态学特征不太适合弹簧圈栓塞治疗的情况下,血管内治疗的难度显著增加。近 10 年来,球囊及支架辅助栓塞技术的发展使更多的复杂病变能够实现完全栓塞。在动脉瘤破裂情况下,使用球囊或支架辅助栓塞后在急性期应用抗血小板药物可能会增加风险,因此决定是否使用球囊或支架是十分困难的。近年来,有临床资料显示血流导向技术和载瘤动脉重建技术在处理复杂的动脉瘤方面具有良好的效果。

基底动脉顶端动脉瘤的处理策略取决于瘤颈的方向、大小以及邻近的血管结构。其处理策略如下。

1. 弹簧圈栓塞动脉瘤　已有成熟的技术标准,需达到致密填塞而使瘤体完全不显影,这样可加快自愈过程(血栓形成与机化),促进血管内皮生长,使血管内皮覆盖动脉瘤颈和弹簧圈团。

2. 球囊辅助技术　在基底动脉顶端动脉瘤较大并为宽颈,或 PCA 起自动脉瘤颈,或变异的 SCA 起自基底动脉顶端或 PCA 等情况下,为达到瘤体致密填塞并避免闭塞载瘤动脉的目的,经常需要应用球囊辅助技术。CARAT 研究表明,动脉瘤继发破裂的发生率随着动脉瘤填塞程度的下降而显著上升,此结果说明了动脉瘤完全闭塞的重要性。

对于一侧或双侧 PCA 起源于瘤颈的基底动脉顶端复杂型动脉瘤,有选择性地对相关血管进行球囊重塑形,能够防止弹簧圈凸入 PCA。球囊充盈可导致向重要脑实质供血的动脉闭塞,故在球囊充盈前必须检查活化凝血时间(ACT)并确保其维持在合适的水平,以避免发生血栓栓塞事件。一般认为,合适的 ACT 水平应是正常值的两倍(在 250~350 s 之间)。如果术前造影显示有必要进行瘤颈重塑形,有些学者则建议需提前进行抗血小板治疗。

球囊重塑形主要采用两种技术:第一种是在跨动脉瘤颈处放置未充盈的球囊,再向动脉瘤体内放置第二根微导管;第二种技术是首先向动脉瘤体内放置微导管,再将球囊微导管跨动脉瘤颈放置,又称为"Jailing"技术。

在采用以上两种技术时,球囊需在仔细排空所有气泡后谨慎充盈至合适的程度(充盈程度取决于载瘤动脉的大小),然后根据术者的喜好和经验放置一个或多个弹簧圈;随后的动脉瘤的弹簧圈栓塞在短暂的球囊充盈期间完成。术中需间断排空球囊以确认没有弹簧圈凸入载瘤动脉。最近经常报道的另外一项技术是在一次球囊充盈期间进行多个弹簧圈的填塞。

对于双侧 PCA 均起源于瘤颈的基底动脉顶端的宽颈动脉瘤而言,可采用"接吻球囊"技术,即在每一侧 PCA 至基底动脉内分别放置一个球囊并同时充盈,以达到最佳的载瘤动脉重塑形和弹簧圈填塞效果。该技术要求同时在双侧椎动脉置入导管,因此对于血管迂曲或血管硬化的患者而言,该技术的应用受到较大限制。在某些病例中可采用"cork-in-the-bottle"技术,即在基底动脉内放置一个球囊(通常为较大、顺应性好的球囊),该球囊充盈后,其顶端恰好可堵塞动脉瘤颈和同时保护双侧 PCA。并且在随后的弹簧圈放置过程中,可稳定放置于动脉瘤体内的微导管头端。该技术可能在充盈球囊期间导致丘脑穿支动脉闭塞,因此需在术中权衡应用抗凝治疗与总的闭塞时间这两个因素。

在应用球囊辅助栓塞技术处理基底动脉顶端的复杂型动脉瘤时,较长时间或反复充盈球囊会增加缺血、血栓栓塞事件及血管夹层的发生风险。但是 Shapiro 等进行的荟萃分析并未得出应用球囊重塑形技术与单纯的动脉瘤栓塞术相比可导致较多的血栓栓塞事件发生或医源性动脉瘤破裂的结论。由于目前临床资料有限,仍难以确认球囊辅助技术是否会增加手术风险;但有一点是比较明确的,在需要应用较长时间、更加复杂的球囊辅助技术时,必须根据临床病例资料权衡该技术与其他可选择的技术手段的利弊。

3. 单支架置入技术　在对宽颈动脉瘤进行弹簧圈栓塞时,为保持载瘤动脉通畅,除了采用球囊重塑形技术之外,应用支架辅助栓塞技术可达到同样的效果。在放置血管内支架时,必须考虑载瘤动脉的几何形态。当动脉瘤位于血管弯曲处的凸面时,由于载瘤动脉迂曲,动脉瘤形成的原因可能主要与血流的剪应力相关,而放置支架之后,血管的弯曲度可能发生变化,从而降低血流对动脉瘤的剪应力。而当动脉瘤位于载瘤动脉弯曲处的凹面时,血流并非直接冲击动脉瘤顶端。从技术层面而言,在迂曲或管径较小的血管(如 SCA 或 PCA 的远端)内输送支架的操作难度较大,但目前支架的柔韧性已变得越来越好,允许在这些很难进入的血管内输送。

支架的固有物理学特性决定了其应用效果。开放式网孔设计和闭合式网孔设计支架各有其利弊。开放式网孔设计支架最早被批准用于临床,长时间的实践证明其效果是可靠的,但一个令人担忧的技术问题是,在急转弯血管周围的支架框架会开放,这使弹簧圈更易疝入载瘤动脉内。闭合式网孔设计支架更易于放置,但在放置后再次通过导管可能有些困难。闭合式网孔设计支架在辅助弹簧圈栓塞动脉瘤后经常会出现延迟移位到更大的血管内("瓜子效应"),但相关报道较少,这可能是由支架与载瘤动脉相比尺寸过大所致。自从得到美国食品药品监督管理局(FDA)批准以来,这两种类型支架的应用彻底改变了宽颈动脉瘤的治疗理念,即宽颈动脉瘤能够通过血管内技术得到安全、有效的治疗。随着动脉瘤颈桥接装置的应用技术的推广,血管内治疗的安全性将进一步增加。

血管内治疗方案:逆行"经循环或经 Willis 环"的支架放置技术指导管(球囊、支架)由前循环经通畅的后交通动脉(PComA)逆行进入后循环的技术,该技术通常用于基底动脉顶端的宽颈动脉瘤。这使支架可水平放置并有利于支架在解剖上桥接动脉瘤颈。经循环技术对于某些 SCA 瘤的血管内治疗也非常有用,尤其是在标准的顺行路径存在技术困难或无法实施的情况下。

4. 多支架和"Y"形支架技术 经循环的导管支架技术更符合解剖学地将支架跨动脉瘤水平放置,但在多数情况下,其路径常过于狭窄或不能够用于输送支架或导管。另外一个可应用于基底动脉的宽颈动脉瘤的技术是"Y"形支架技术(沿着第一个放置支架的内壁并穿过网孔放置第二个支架)。在放置多个支架的情况下,对于 PCA 和基底动脉而言,选择合适的支架尺寸至关重要。该技术可能增加血管内皮损伤风险,因此从理论上讲,多重支架技术增加了血栓事件的发生风险。

5. "冰激凌"技术 在上述的标准动脉瘤颈重塑形技术不可能实现时,"冰激凌"技术是最后的选择或紧急挽救方法。该技术很少被应用,仅当 PCA 较细且无法到达时,该技术可能作为最后的手段被采用。"冰激凌"技术指将一枚支架的远端放置在动脉瘤体内,为放置弹簧圈提供支撑的技术。

6. 血流导向技术 血流导向装置(FD)俗称密网支架,是自膨式支架,具有较小的网孔以允许较小的血流通过。因此,通常不需要再进行动脉瘤体的弹簧圈填塞,并可实现载瘤动脉重建。对于夹层动脉瘤、宽颈动脉瘤或梭形动脉瘤,可考虑使用 FD。另外,血流导向技术也可用于治疗残余动脉瘤和较小的宽颈动脉瘤,特别是靠近颅底的深部动脉瘤。理论上讲,应用 FD 的手术中动脉瘤破裂概率与动脉瘤内弹簧圈栓塞技术相比较小,因为 FD 在操作过程中与动脉瘤壁基本不接触。但是需谨慎应用该技术,因为目前暂时缺乏该技术的长期随访结果,尤其是在瘤体闭塞情况、血管内重塑形情况及动脉瘤出血概率等方面。

与其他血管内置入技术相同,FD 及血流导向技术不推荐用于蛛网膜下腔出血急性期的破裂动脉瘤。抗血小板治疗方案尚未标准化。应用 FD 的并发症包括囊状动脉瘤的术中破裂、脑实质内出血、支架内血栓形成等。另外,使用尺寸较小的 FD 可能导致贴壁性较差而形成内漏。应用于宽颈动脉瘤血管内治疗的常规支架的金属覆盖率为 6%~9%。而 FD 的金属覆盖率为 30%~40%,可显著减少进入瘤体内的血流量。同时,采用该技术之前,必须考虑穿支和分支血管的堵塞问题。抗凝和抗血小板治疗亦有副作用,对该类患者需进行动态观察。

7. 瘤内导向装置(WEB) WEB 是近几年新上市的适用于治疗分叉部位动脉瘤的装置,目前在少数中心应用,相比于 FD,其更适用于基底动脉顶端动脉瘤,由于不需要进行抗血小板治疗准备,WEB 同样适用于破裂动脉瘤的治疗。但其上市时间短,目前使用经验不多,有待更进一步的评估。

参 考 文 献

[1] Abdulrauf S I, Vuong P, Patel R, et al. "Awake"clipping of cerebral aneurysms: report of initial series[J]. J Neurosurg, 2017, 127(2): 311-318.

［2］ Abecassis I J,Sen R D,Barber J,et al. Predictors of recurrence,progression,and retreatment in basilar tip aneurysms:a location-controlled analysis[J]. Oper Neurosurg(Hagerstown),2019,16(4):435-444.

［3］ Abecassis I J,Zeeshan Q,Feroze A H,et al. Subtemporal,transapical,and transcavernous approach to clip low-lying basilar tip aneurysm:2-dimensional operative video［J］. Oper Neurosurg(Hagerstown),2021,20(6):E436.

［4］ Abla A A,Englot D J,Lawton M L. Retrosigmoid craniotomy for clipping of two vertebrobasilar junction aneurysms[J]. Neurosurg Focus,2014,36(1 Suppl):1.

［5］ Abla A A,Lawton M T,Spetzler R F. The art of basilar apex aneurysm surgery:is it sustainable in the future? ［J］. World Neurosurg,2014,82(1-2):e51-e53.

［6］ Aguilar-Pérez M,Kurre W,Fischer S,et al. Coil occlusion of wide-neck bifurcation aneurysms assisted by a novel intra-to extra-aneurysmatic neck-bridging device(pCONus):initial experience ［J］. Am J Neuroradiol,2014,35(5):965-971.

［7］ Aguilar Perez M,AlMatter M,Hellstern V,et al. Use of the pCONus HPC as an adjunct to coil occlusion of acutely ruptured aneurysms:early clinical experience using single antiplatelet therapy ［J］. J Neurointerv Surg,2020,12(9):862-868.

［8］ Akhunbay-Fudge C Y,Deniz K,Tyagi A K,et al. Endovascular treatment of wide-necked intracranial aneurysms using the novel contour neurovascular system:a single-center safety and feasibility study[J]. J Neurointerv Surg,2020,12(10):987-992.

［9］ Al Saiegh F,Hasan D,Mouchtouris N,et al. Treatment of acutely ruptured cerebral aneurysms with the woven endobridge device:experience post-FDA approval[J]. Neurosurgery,2020,87(1):E16-E22.

［10］ Ajeet G,John D. Dual stent-assisted coil embolization for fusiform aneurysm arising from persistent trigeminal artery[J]. Neurointervention,2016,11(2):131-134.

［11］ Aketa S,Wajima D,Kim T,et al. Coil embolization for ruptured basilar tip aneurysm after mechanical thrombectomy for acute basilar artery occlusion ［J］. World Neurosurg,2016,93:488. e9-488. e12.

［12］ Amelot A,Smajda S,Terrier L M,et al. Posterior fossa craniectomy with endovascular therapy of giant fusiform basilar artery aneurysms:a new approach to consider? ［J］. World Neurosurg,2017,98:104-112.

［13］ Archavlis E,Serrano L,Ringel F,et al. Tentorial incision vs. retraction of the tentorial edge during the subtemporal approach:anatomical comparison in cadaveric dissections and retrospective clinical case series[J]. J Neurol Surg B Skull Base,2019,80(5):441-448.

［14］ Aziz K M,van Loveren H R,Tew J M Jr,et al. The Kawase approach to retrosellar and upper clival basilar aneurysms[J]. Neurosurgery,1999,44(6):1225-1236.

［15］ Bain M,Hussain M S,Spiotta A,et al. "Double-barrel" stent reconstruction of a symptomatic fusiform basilar artery aneurysm:case report[J]. Neurosurgery,2011,68(5):E1491-E1496.

［16］ Bartolini B,Blanc R,Pistocchi S,et al. "Y" and "X" stent-assisted coiling of complex and wide-neck intracranial bifurcation aneurysms[J]. Am J Neuroradiol,2014,35(11):2153-2158.

［17］ Bavinzski G,Killer M,Gruber A,et al. Treatment of basilar artery bifurcation aneurysms by using Guglielmi detachable coils:a 6-year experience[J]. J Neurosurg,1999,90(5):843-852.

［18］ Becker D. Wide-necked basilar artery bifurcation aneurysm[J]. J Neurosurg,2000,93(2):373.

［19］ Behari S,Das R K,Jaiswal A K,et al. Fronto-temporo-orbitozygomatic craniotomy and "half-andhalf" approach for basilar apex aneurysms[J]. Neurol India,2009,57(4):438-446.

[20] Bender M T,Colby G P,Jiang B,et al. Flow diversion of posterior circulation cerebral aneurysms:a single-institution series of 59 cases[J]. Neurosurgery,2019,84(1):206-216.

[21] Bendok B R,Getch C C,Parkinson R,et al. Extended lateral transsylvian approach for basilar bifurcation aneurysms[J]. Neurosurgery,2004,55(1):174-178.

[22] Bendok B R,Przybylo J H,Parkinson R,et al. Neuroendovascular interventions for intracranial posterior circulation disease via the transradial approach:technical case report[J]. Neurosurgery, 2005,56(3):E626.

[23] Binning M J,Natarajan S K,Bulsara K R,et al. SILK flow-diverting device for intracranial aneurysms[J]. World Neurosurg,2011,76(5):477. e1-477. e6.

[24] Bohnstedt B N,Ziemba-Davis M,Sethia R,et al. Comparison of endovascular and microsurgical management of 208 basilar apex aneurysms[J]. J Neurosurg,2017,127(6):1342-1352.

[25] Brassel F,Melber K,Schlunz-Hendann M,et al. Kissing-Y stenting for endovascular treatment of complex wide necked bifurcation aneurysms using Acandis Acclino stents:results and literature review[J]. J Neurointerv Surg,2016,8(4):386-395.

[26] Briganti F,Leone G,Marseglia M,et al. Endovascular treatment of cerebral aneurysms using flow-diverter devices:a systematic review[J]. Neuroradiol J,2015,28(4):365-375.

[27] Burkhardt J K,Srinivasan V,Srivatsan A,et al. Multicenter postmarket analysis of the neuroform atlas stent for stent-assisted coil embolization of intracranial aneurysms[J]. Am J Neuroradiol, 2020,41(6):1037-1042.

[28] Cagnazzo F,Cappucci M,Dargazanli C,et al. Flow-Diversion effect of LEO stents:aneurysm occlusion and flow remodeling of covered side branches and perforators[J]. Am J Neuroradiol, 2018,39(11):2057-2063.

[29] Caroff J,Mihalea C,Da Ros V,et al. A computational fluid dynamics(CFD) study of WEB-treated aneurysms:can CFD predict WEB "compression" during follow-up? [J]. J Neuroradiol, 2017,44(4):262-268.

[30] Castaño C,Terceño M,Remollo S,et al. Endovascular treatment of wide-neck intracranial bifurcation aneurysms with 'Y'-configuration, double Neuroform® stents-assisted coiling technique:experience in a single center[J]. Interv Neuroradiol,2017,23(4):362-370.

[31] Choque-Velasquez J,Hernesniemi J. One burr-hole craniotomy:subtemporal approach in helsinki neurosurgery[J]. Surg Neurol Int,2018,9:164.

[32] Cortez G M,Akture E,Monteiro A,et al. Woven EndoBridge device for ruptured aneurysms: perioperative results of a US multicenter experience[J]. J Neurointerv Surg,2021,13(11): 1012-1016.

[33] Dmytriw A A,Adeeb N,Kumar A,et al. Flow diversion for the treatment of basilar apex aneurysms[J]. Neurosurgery,2018,83(6):1298-1305.

[34] Dornbos D 3rd,Khandpur U,Youssef P P. T-configuration horizontal low-profile visualized intraluminal support(LVIS Jr)device-assisted coiling for treatment of basilar tip aneurysms:a technical Note[J]. World Neurosurg,2019,129:428-431.

[35] Enomoto Y,Egashira Y,Matsubara H,et al. Long-term outcome of endovascular therapy for large or giant thrombosed intracranial aneurysms[J]. World Neurosurg,2020,144:e507-e512.

[36] Foreman P M,Salem M M,Griessenauer C J,et al. Flow diversion for treatment of partially thrombosed aneurysms:a multicenter cohort[J]. World Neurosurg,2020,135:e164-e173.

[37] Winkler E A,Lee A,Yue J K,et al. Endovascular embolization versus surgical clipping in a single surgeon series of basilar artery aneurysms:a complementary approach in the endovascular era [J]. Acta Neurochir(Wien),2021,163(5):1527-1540.

[38] Youssef P P,Dornbos Iii D,Peterson J,et al. Woven EndoBridge(WEB) device in the treatment of ruptured aneurysms[J]. J Neurointerv Surg,2021,13(5):443-446.

(伍建明)

第八节　椎基底动脉夹层动脉瘤

颅内动脉夹层(intracranial arterial dissection,IAD)指各种原因使血液成分通过破损的颅内动脉内膜进入血管壁,导致血管壁间剥离分层形成血肿,或颅内动脉壁内自发性血肿,造成血管狭窄、闭塞或破裂的一种疾病。如果形成瘤样突起,则称为颅内夹层动脉瘤(intracranial dissecting aneurysm,IDA)。椎基底动脉夹层动脉瘤(vertebrobasilar dissecting aneurysm,VBDA)指由于各种原因导致椎基底动脉的内膜和中膜撕裂,循环血液侵入内膜和中膜之间或中膜和外膜之间形成壁内血肿,引起动脉瘤样扩张的疾病。椎基底动脉夹层动脉瘤的年发生率为(1.0～1.5)/10万,占颅内动脉瘤的3.3%。颅内椎动脉夹层动脉瘤约占后循环夹层动脉瘤的81.6%,基底动脉夹层动脉瘤相对少见,约占后循环夹层动脉瘤的10.5%。椎基底动脉夹层动脉瘤在所有颅内夹层动脉瘤中所占比例是最高的。据报道,未破裂颅内椎基底动脉夹层患者发生椎基底动脉夹层动脉瘤的概率高达64.9%,其原因与胚胎发育中的阶段性特点有关。椎动脉可分为4段,由于V1段和V3段活动度较大,V2段固定于横突孔内,而V4段为颅内段,活动度小,故V1段和V3段较易发生椎动脉夹层动脉瘤。

一、病因

椎基底动脉夹层动脉瘤的具体病因目前不详,流行病学发现的易感因素有高血压、口服避孕药、偏头痛、外伤史和近期感染等。遗传因素被认为是该病的独立危险因素。从发生机制上该病可分为外伤性和自发性椎基底动脉夹层动脉瘤。

外伤后动脉壁分离可能继发于脆弱血管小的损伤,如患者本身有纤维肌发育不良。目前,血管造影时导管置入过程中发生医源性动脉壁分离的病例也不少见,患者常有动脉粥样硬化症。

"自发性"动脉分离与很多因素相关,常见于动脉粥样硬化的中老年患者,患者伴有动脉炎、高脂血症、高血压等心脑血管病。动脉壁疾病指由先天性动脉壁发育不良而引起的疾病。例如,马方综合征是一种先天性遗传性结缔组织病,为15号常染色体显性遗传病,患者有家族史。动脉壁疾病还包括纤维肌发育不良(FMD)、梅毒性动脉炎、多囊肾病、高胱氨酸尿症、烟雾病等。除此之外,有研究发现颅内椎基底动脉夹层与其候补基因突变密切相关。在已知的颅内椎基底动脉夹层候补基因(FBN1、COL5A2、NOTCH1、PDCD10和FLNA)和新型候选基因(VPS52、CDK18、LYL1和MYH9)中发现了夹层动脉瘤的新型易感突变基因。

二、病理学

动脉粥样硬化时动脉壁早期可见内膜脂肪堆积、增厚,随着病变的增大及动脉内血流的变化,内膜下发生出血、炎症反应,引起内膜溃疡,内膜、外膜与动脉肌层分离,动脉壁结构破坏,进而引起动脉壁扩张,呈梭形改变;或动脉内膜、外膜与肌层之间环形脱离并伴有管壁内组织液潴留或积血。

动脉内膜分离脱落可引起内膜下血栓形成,使相应区域脑组织缺血梗死。动脉内膜分离形成梭形动脉瘤、夹层动脉瘤,破裂时可引起出血。

三、临床表现

椎基底动脉夹层动脉瘤可发生于各个年龄段,但以青年期和中年期为高发期,是卒中发生的重要原因之一。患者平均年龄约 45 岁。男性多见。有研究显示,颅内动脉夹层在亚洲人群中的发生率明显高于欧美人群,后循环中颅内动脉夹层的发生率(76%～93%)高于前循环。颅内夹层动脉瘤好发于椎动脉,其次是基底动脉和颈内动脉。该疾病的临床表现多样,与病变血管壁的病理损伤模式和管腔构型密切相关,患者可有头痛、蛛网膜下腔出血(subarachnoid hemorrhage,SAH)、脑梗死和神经压迫症状等。随着医学影像技术的不断进步,颅内夹层动脉瘤的检出率有逐年增高的趋势。

四、诊断

2016 年 11 月,中国医师协会神经外科医师分会神经介入专家委员会、中国卒中学会神经介入分会以及中国医师协会神经外科医师分会青年医师委员会共同组织全国知名专家撰写并发布了《颅内动脉夹层的影像学诊断中国专家共识》。该共识初步提出了颅内动脉夹层的临床影像学诊断和分型标准,为该疾病提供了规范化的诊断标准。

(一)颅内动脉夹层的影像学诊断策略

1. 颅内动脉夹层的典型影像学征象

(1)内膜瓣(图 5-8):颅内动脉夹层的直接征象,在 MRI 黑血序列上呈高信号的瓣状结构,位于血管腔中。研究显示,T2 加权成像(T2WI)观察内膜瓣比 DSA 有优势,约半数患者用 T2WI 可显示出内膜瓣,有时可见内膜瓣移位。MRI 增强扫描可见血管壁和内膜瓣均强化,对内膜瓣的显示更佳(图 5-8(b))。MRI 三维黑血序列可通过任意角度重建图像,从而更好地显示内膜瓣。内膜瓣显示欠清时,动脉夹层病变需要与真性动脉瘤合并附壁血栓鉴别。此时往往需要结合病变的发生位置、形态、是否存在动态变化等进行综合分析,并进行鉴别诊断。

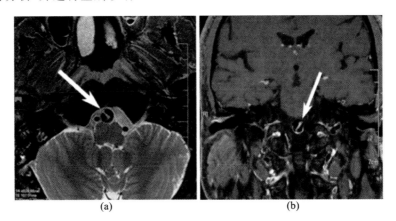

图 5-8 MRI 显示左侧椎动脉夹层内膜瓣

(a)T2 加权像显示左侧椎动脉增粗,外管径扩张,管腔内可见高信号线状内膜瓣影(箭头示);(b)三维黑血 T1 加权成像增强扫描显示左侧椎动脉管壁及内膜瓣(箭头示)明显强化

(2)双腔征(图 5-9):颅内夹层动脉瘤的直接征象,可作为诊断依据。真腔一般较窄,呈类圆形,为不完全闭塞的血管腔,有血流通过。真腔流速较高,在 MRI 黑血序列上呈低信号、亮血序列上呈高信号;假腔较宽,多呈新月形,为内膜夹层分离所致。假腔内血流速度多较慢,易形成湍流,在 MRI 上多呈不均匀信号,常见血肿形成。

(3)壁内血肿(图 5-10):颅内动脉夹层的典型征象。颅内动脉夹层病变的 MRI 表现高度依赖壁内血肿的时期、周边组织结构及 MRI 应用的序列参数。利用 MRI 可直接观察壁内血肿,MRI 显示为受累的动脉管壁增厚,且增厚的管壁边缘光滑;壁内血肿通常导致外管径扩张,信号随时间变化,与顺磁性成分随时间的信号强度变化相关,亚急性期及慢性期早期显示为高信号(含高铁血红蛋白),多呈新月形,易于诊断,邻近管腔多呈偏心性狭窄。近年来出现的一些重 T1WI,如磁化准备快速梯度回波(MP-RAGE)或非对比血管成像与斑块内出血同时成像(SNAP)等序列,对出血更加敏感,显示为灰色背景下明显的高信号(图 5-10(c))。MRI 对急性期(病程<7 天)和慢性期(病程>2 个月)壁内血肿的显示存在局限

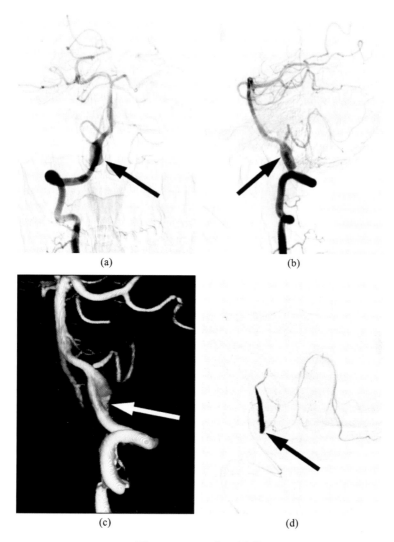

图 5-9　DSA 示"双腔征"

(a)右侧椎动脉 V4 段管腔内对比剂被中间的内膜瓣(箭头示)分隔,呈"双腔征"改变;(b)动脉造影晚期见对比
剂充盈整个夹层动脉瘤;(c)三维重建显示夹层动脉瘤外部轮廓明显分为真腔和假腔(箭头示);(d)术中微导管
头端进入假腔,微量造影仅见假腔及动脉瘤远端的小脑后下动脉显影(箭头示),证明动脉瘤内"双腔"的存在

性,此时期血肿在 T1WI 上呈相对等信号,与邻近组织分界不清。有研究应用磁敏感加权成像(SWI)序列对颅内椎动脉夹层进行成像,提示其对壁内血肿的显示与夹层密切相关,敏感性为 90%,特异性为 96%。壁内血肿通常在 6 个月左右显示为等信号,或彻底消失。但也有随访研究显示,壁内血肿可能在更长时间之后仍显示高信号,尚不能确定是否与再发出血相关。壁内血肿需要与动脉粥样硬化斑块内出血相鉴别。结合血肿位置、累及范围及是否有明确的外管径扩张,可以进行鉴别诊断。

　　(4) 动脉管腔改变(图 5-11):动脉夹层所致的动脉管腔改变包括扩张和狭窄,不规则狭窄伴扩张以及完全闭塞。时间飞跃法 MRA(TOF-MRA)、增强 MRA(CE-MRA)及高分辨率磁共振血管壁成像(HRMR-VWI)均能清晰显示夹层病变受累血管的管腔变化。如果有夹层动脉瘤形成,可见局部管腔不规则扩张。体积较大的夹层动脉瘤往往伴有周围组织明显受压移位,夹层动脉瘤内反复出血及血栓形成表现为 MRI 上葱皮状混杂信号影(图 5-11)。有时可见脑干因椎基底动脉夹层动脉瘤的明显压迫而变形。MRI 可同时显示受累血管供血区的缺血梗死改变或其他脑组织的继发变化。前循环夹层病变较少见,血管造影常显示节段性狭窄,而不能发现内膜瓣、假性动脉瘤或双腔征。CTA 和普通 MRA 诊断价值也不高。HRMR-VWI 可为大脑中动脉(MCA)夹层病变的确诊提供依据。有研究显示,在 MCA 夹层病变中,应用 HRMR-VMI 可观察到双腔征、内膜瓣及壁内血肿。

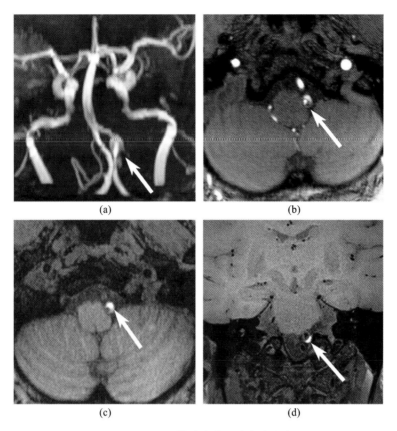

图 5-10　左侧椎动脉夹层动脉瘤影像

（a）3D 时间飞跃法 MRA（TOF-MRA），显示左侧椎动脉局部管径增粗，呈高信号影（箭头示）；（b）TOF 原始轴位图像显示左侧椎动脉被管腔内线状低信号分为右后方的真腔和左前方的假腔（箭头示）；（c）磁化准备快速梯度回波（MP-RAGE）序列显示假腔内明显高信号，提示壁内血肿（箭头示）；（d）3D 黑血 T1WI 序列显示假腔壁内血肿呈明显高信号（箭头示）

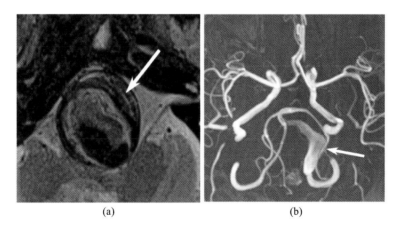

图 5-11　基底动脉下段夹层影像

（a）T2WI 可见基底动脉明显扩张，不同时期的壁内血肿及血栓形成（呈葱皮状改变）（箭头示）；（b）3D 时间飞跃法 MRA 示左侧椎动脉夹层动脉瘤（箭头示）

2. 颅内动脉夹层的影像学检查方法　影像学检查在颅内动脉夹层的诊断及鉴别诊断中不可或缺，其中 MRI 检查是诊断颅内动脉夹层的重要检查手段。其他常用检查方法还包括数字减影血管造影（DSA）和计算机体层血管成像（CTA）等。

（1）MRI 和磁共振血管造影：MRI 和磁共振血管造影（MRA）是无创的检查方法。随着高场 3.0 T 及高精度动脉斑块扫描序列的应用，MRI 和 MRA 扫描图像清晰度提高。

MRI 对亚急性壁内血肿的显示优于其他检查，但 TOF-MRA 上显示亚急性血肿的高信号可能会被误认为血流信号,结合黑血序列或应用 CE-MRA 可鉴别血流与邻近壁内血肿。TOF-MRA 的层面内血流或层块伪影引起的信号丢失可能导致某些水平走行血管内血流信号减低,不利于病变观察。与 CT 相比,MRI 检查对颅后窝病变的显示有优势,能够更好地对颅后窝动脉夹层病变进行评价。

近年来,HRMR-VWI 的应用逐渐增多。近年来发展的一些重 T1WI 对出血信号非常敏感,可更准确地检测壁内血肿信号。一些三维序列的开发应用扩大了 HRMR-VWI 的检查范围,可帮助医生从多个角度、多个方位观察病变。有研究显示,与传统的自旋回波(SE)序列和 TOF-MRA 相比,三维黑血T1WI 序列可以更加准确地显示壁内血肿。增强 HRMR-VWI 可显示强化的血管内壁,对内膜瓣显示更佳。

(2) DSA:DSA 是常用的检查方法。三维旋转成像(3D-RA)可以获得高分辨率的三维血管重建图像。有研究显示,3D-RA 能够评价血管横截面特点,在诊断双腔征方面优于传统的 DSA,有助于提高串珠征的诊断率。DSA 检查的局限性在于不能直接显示动脉管壁情况,故当颅内动脉夹层的管径正常时可能漏诊,管腔狭窄或闭塞时不易与动脉粥样硬化、动脉炎等疾病相鉴别;当颅内夹层病变伴有壁内血肿形成或瘤腔内部分血栓形成时,不能显示病变的全貌。自发性颅内夹层动脉瘤的患者常合并动脉硬化、斑块形成等病变,部分还可因纤维肌发育不良或胶原蛋白含量异常造成动脉壁脆性增加,故行 DSA 检查时要求操作规范,防止栓子脱落、动脉壁损伤等与操作相关的并发症。行 DSA 检查时应观察整个循环周期影像,尤其当病变形态学特征不明显时,X 线曝光时间应延续至静脉窦期,以免漏掉特征性的"对比剂滞留"征象。以往临床上 DSA 为最常用的夹层病变检查方法,随着 CTA 和 MRA 等影像学技术的发展,目前国内外许多医疗机构已不将 DSA 作为初级的筛查方法。但当患者存在蛛网膜下腔出血或者急性缺血性卒中等血管内治疗指征时,DSA 检查仍是必要的。颅内夹层动脉瘤行 DSA 检查的影像学特点包括:①不规则或节段性狭窄。②锥形闭塞。③串珠征或线样征,即呈不规则的梭形或瘤样扩张,伴或不伴近端和(或)远端狭窄(图 5-12)。④假腔内对比剂滞留(图 5-13)。⑤双腔征等。较常见的征象为串珠征和节段性狭窄。内膜瓣或双腔征是夹层的特异性诊断特点,但在 DSA 上较少见到,诊断率低于 10%。真腔流速较高,假腔内可见静脉期对比剂滞留,内膜瓣为管腔内的瓣状结构。蛛网膜下腔出血相关性夹层多表现为瘤样扩张伴狭窄。引起脑缺血症状的动脉夹层管腔以狭窄不伴扩张型多见,无脑梗死的未破裂患者中扩张型病变多见。但 DSA 检查不能显示壁内血肿。

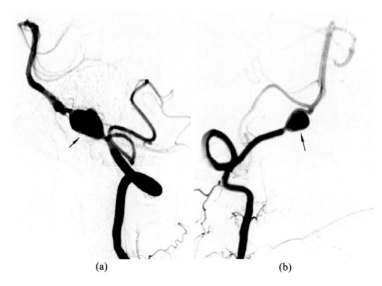

图 5-12　串珠征

(a)DSA 示右侧椎动脉毗邻小脑后下动脉开口远端串珠征(箭头示);(b)DSA 示右侧椎动脉毗邻小脑后下动脉开口近端串珠征(箭头示)

(3) CTA:CTA 检查对颅内动脉夹层的诊断比常规 CT 检查更准确。对比研究多层螺旋 CTA 和DSA 检查对颅外段椎动脉夹层的显影情况,CTA 检查的敏感性为 100%,特异性为 98%,准确率为

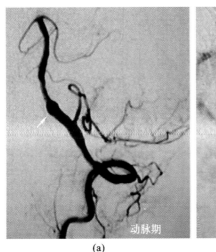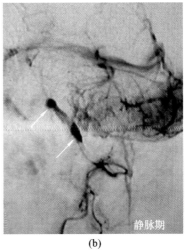

图 5-13 DSA 示对比剂充盈情况

(a)动脉期示动脉瘤腔内对比剂完全充盈(箭头示);(b)静脉期可见假腔内对比剂滞留(箭头示)

98.5％。多层螺旋 CTA 检查速度快,扫描范围广,为容积扫描,可提供高空间分辨率的动脉管壁和管腔图像,还能够对颅内段及颅外段动脉同时进行评估。而且,CT 机器硬件的迅速发展使颅颈动脉夹层的检出率和诊断率提高。CTA 检查包括多种图像后处理技术,基于一次采集数据可以对病变进行多方位、多角度的重建,提高了颅内动脉相对微小病变的检出率。薄层轴位 CTA 图像对显示血管病变典型征象非常重要,有助于对内膜瓣进行分辨。需要注意的是,CTA 图像可能受颅底骨质或牙齿伪影的影响而难以进行诊断。辐射剂量的增大和碘对比剂的应用也在一定程度上增加了患者的检查风险。CTA 检查的同时可以得到头部平扫 CT 图像,可用于评估夹层病变继发的缺血或出血改变。由于 CTA 速度快,受患者躁动影响较小,一次成像即可提供包括血管、脑组织、颅骨及颅外多个部位的图像信息等,CTA 检查应用于创伤性动脉夹层患者具有优势。CTA 图像上观察到偏心性狭窄伴动脉外管径扩张,高度提示颅内动脉夹层病变。壁内血肿在 CTA 平扫影像上呈新月形病灶。CTA 可显示由壁内血肿引起的管腔狭窄及血管外管径扩张,壁内血肿通常表现为等密度,注入对比剂后无强化。研究显示,CTA 图像上管壁增厚与管腔直径变化相比是一个更敏感的诊断征象。因此,对于部分管腔直径变化不明显的病例,尤其需要注意 CTA 薄层扫描原始图像上的动脉管壁增厚表现。有研究显示,动脉外管径增宽与管壁增厚分别可见于 93.3％和 97.7％的椎动脉夹层患者,但这些征象也可见于非动脉夹层病变。在 CTA 图像上如果能观察到双腔征,对夹层病变可做出明确诊断。真腔一般较窄,呈类圆形,为不完全闭塞的血管腔,有对比剂充盈,流速较高;假腔较宽,多呈新月形,为内膜夹层分离所致,由于腔内血流速度较慢,对比剂通过较慢而显示为稍低密度。内膜瓣或夹层动脉瘤的显示是颅内动脉夹层病变的可靠征象。

CTA 因空间分辨率高,既能观察动脉内径,又能观察动脉外径及管壁病变,为最佳检查。但患者接受的辐射剂量大。对碘对比剂过敏及肾功能不全的患者禁忌应用。

3. 颅内动脉夹层的影像学检查推荐流程(图 5-14)

(1)对于存在典型临床症状(出血、缺血、神经功能缺损等)及有头颈部外伤史(颅外段夹层的重要病因)的人群,特别是中青年卒中患者,建议进行颅内动脉影像学检查以明确或排除夹层病变。

(2)对于初次就诊的可疑颅内动脉夹层患者,推荐应用 CT＋CTA 或者 MRI＋MRA 进行初步筛查。

(3)全脑 DSA 是诊断颅内动脉夹层的重要检查手段,也能同时进行血管内治疗,对已明确诊断或高度可疑颅内动脉夹层病变者,推荐应用 DSA 检查,以准确评估病变血管的管腔构型、血流方式及侧支循环情况。

(4)怀疑创伤性动脉夹层或急诊患者,推荐应用 CTA,若结果可疑或不能明确诊断,推荐行 HR-MRI 或 DSA 检查。

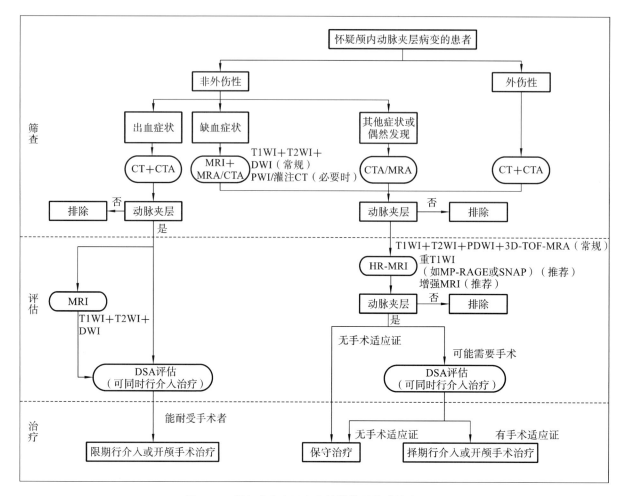

图 5-14　颅内动脉夹层病变的推荐影像学检查流程

DWI,弥散加权成像;PWI,灌注加权成像;PDWI,质子加权成像;MP-RAGE,磁化准备快速梯度回波;SNAP,非对比血管成像与斑块内出血同时成像;HR,高分辨率

（5）怀疑蛛网膜下腔出血的患者,推荐行头颅 CT 平扫,以明确出血大体部位及严重程度。

（6）怀疑颅内缺血性病变时,推荐行 MRI 检查,结合 DWI 明确是否存在急性期梗死灶,必要时行头颅 CT 或 MRI 灌注检查,明确是否存在缺血低灌注区。

（7）传统的 TOF-MRA 或 CE-MRA 可用于动脉夹层的初筛,高度可疑颅内动脉夹层者推荐进一步针对靶血管行 HR-MRI 检查。HR-MRI 以黑血序列为基础,包括与血管垂直的二维 T1WI、T2WI 和 PDWI。椎基底动脉检查应同时包括 3D-TOF-MRA。推荐应用一个重 T1WI(如 MP-RAGE 或 SNAP 序列),以更敏感地检测壁内血肿信号。推荐至少包括 1 个三维序列,可帮助在不同角度观察病变。推荐同时应用增强 MRI 检查。

（8）经 DSA 检查确诊或高度怀疑颅内动脉夹层病变的患者,推荐进行 HR-MRI 检查作为补充,评价血管壁情况,对夹层病变的壁内血肿、内膜瓣及相邻组织受压情况进行评估。同时结合头颅 CT 或 MRI 平扫或灌注检查帮助明确颅内缺血或出血病变等情况。

（9）某些颅内动脉夹层病变具有变化较快的特点,对同一病例进行前后影像学对比分析非常重要,诊断不明确时推荐短期内进行影像学复查,以观察病变的动态变化。

4. 颅内动脉夹层的影像学诊断

（1）DSA 成像时,血管锥形狭窄闭塞或节段性狭窄伴扩张（串珠征）或者伴有假腔内对比剂晚期滞留,可诊断动脉夹层病变。

（2）双腔征及内膜瓣是动脉夹层病变的直接征象,CTA、MRA 或 DSA 如发现此征象均可做出诊断。

双腔征在 CTA 原始图像上表现为增强程度不同的 2 个管腔被线状等密度影区分,在 HR-MRI 黑血成像上表现为真腔低信号而假腔不均匀信号(常由湍流所致),在 DSA 上表现为假腔内对比剂滞留。内膜瓣在 T2WI 和高分辨率黑血增强检查影像上较为明显,呈血管腔内的线状或瓣状结构。

(3)亚急性壁内血肿在 T1WI、TOF 及 MP-RAGE 序列上显示为高信号,壁内血肿的检出有助于诊断颅内动脉夹层。

(4)TOF-MRA、CE-MRA、CTA 及 DSA 均可对受累血管的管腔变化进行评价,包括不规则狭窄、管腔扩张、狭窄伴扩张或完全闭塞(图 5-15)。

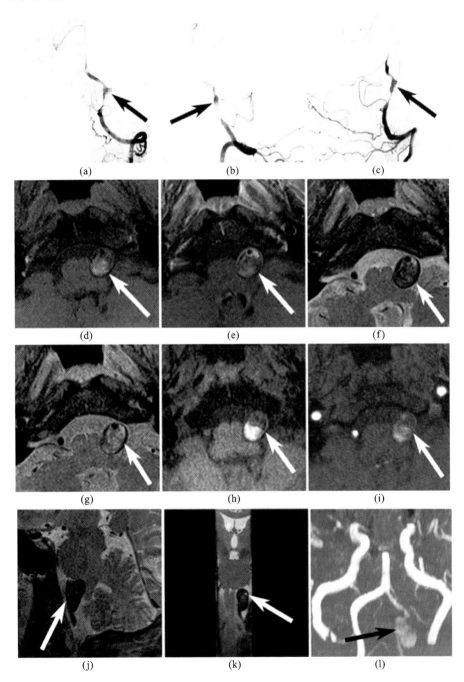

图 5-15 夹层动脉瘤患者的影像学检查

(a)～(c)分别为 DSA 正位、侧位及左前斜位影像,示左侧椎动脉串珠状改变(箭头示);(d)～(l)HR-MRI 不同序列及观察角度显示病变(箭头示);(d)～(i)分别为轴位 T1WI、增强 T1WI、T2WI、PWI、MP-RAGE 及 3D-TOF 影像(PWI,灌注加权成像;MP-RAGE,磁化准备快速梯度回波);(j)矢状位 T2WI 影像;(k)冠状位 T2WI 影像;(l)MRA 影像

(二)颅内夹层动脉瘤的影像学分型策略

颅内夹层动脉瘤是颅内动脉夹层的特殊类型,目前,国内外尚无广泛应用的针对颅内夹层动脉瘤的影像学分型。Mizutani 等将颅内非动脉粥样硬化性动脉瘤和夹层动脉瘤分为经典型、节段扩张型、延长扩张型及囊状动脉瘤 4 型。Saliou 等将基底动脉干动脉瘤分为急性动脉夹层型、节段扩张型、慢性壁内出血扩张型及囊状动脉瘤 4 型。这两种分型虽然得到部分学者的认可,但并不是专门针对夹层动脉瘤的分型。囊状动脉瘤和夹层动脉瘤无论是在病理生理学机制还是在治疗策略上都有差别,这就有必要提出专门针对颅内夹层动脉瘤的形态学分型。

结合国外既往的形态学分类,综合考虑夹层动脉瘤的病理生理学基础、管腔和管壁形态特点、治疗策略及临床预后的不同,初步将颅内梭形和夹层动脉瘤分为 4 型:经典型、节段扩张型、延长扩张型及局部巨大占位型(图 5-16、图 5-17)。

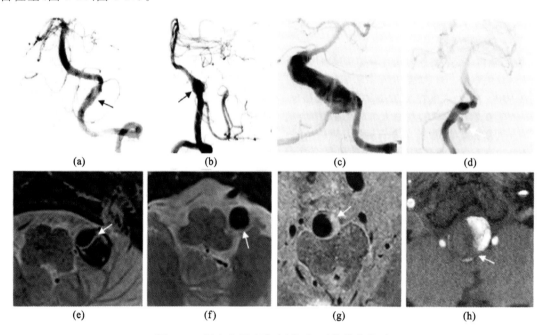

图 5-16　颅内夹层动脉瘤(箭头示)的推荐分型

(a)~(d)分别为经典型、节段扩张型、延长扩张型及局部巨大占位型的 DSA 影像;(e)~(h)分别为各型对应的 MRI 影像

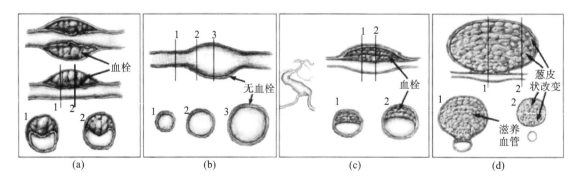

图 5-17　《颅内动脉夹层的影像学诊断中国专家共识》推荐的分型

(a)经典型(Ⅰ型);(b)节段扩张型(Ⅱ型);(c)延长扩张型(Ⅲ型);(d)局部巨大占位型(Ⅳ型)(1、2、3 代表轴位的截面)

1. 经典型(Ⅰ型)　DSA、CTA 或 MRA 上表现为不规则梭形或瘤样扩张,伴近端和(或)远端狭窄(串珠征或线样征),HR-MRI 上常可见典型的内膜瓣和壁内血肿,壁内血肿直径常小于 10 mm。病理学上,此型夹层可见血管内弹力层局部断裂,形成内膜的破口;与动脉管腔相通;内膜与中膜撕裂;血液流入破口,假腔形成,假腔内可见附壁血栓。此型病变可能处于动脉夹层发展的早期,多数学者认为,支架或支架辅助弹簧圈血管内治疗常可取得较好的效果。

2. 节段扩张型(Ⅱ型)　动脉瘤管壁呈节段性扩张,不伴近端或远端狭窄,管腔内无内膜瓣、双腔征等改变,动脉瘤壁内无明显壁内血肿。病理学上,管壁节段性扩张是由于内弹力层退变或中层平滑肌萎缩,导致血管壁均匀性膨大,常伴有胶原缺失、内皮增生;典型的病变没有粥样硬化斑块沉积,管腔内表面光滑,没有附壁血栓存在,管壁菲薄,管腔较大。此型病变稳定,处于慢性修复期,可行保守观察。

3. 延长扩张型(Ⅲ型)　即巨长型夹层动脉瘤,多见于基底动脉。病变段动脉高度迂曲延长,形态巨大,沿血管长轴广泛累及,管壁增厚,可见壁内血肿、内膜瓣等征象。病理学上,巨长型夹层动脉瘤均有内弹力层断裂,同时伴内皮增生;增生的血管内膜可有多发夹层,内膜内、外见广泛的血栓形成。该型与局部巨大占位型颅内夹层动脉瘤的区别在于该型病变累及血管范围大(如基底动脉全程),但局限性血肿不如局部巨大占位型明显。此型患者的临床治疗棘手,手术风险高,患者能否从手术中获益尚未有明确的证据。

4. 局部巨大占位型(Ⅳ型)　壁内血肿明显,常见不同时期的反复出血,MRI 上呈新月形或葱皮状改变,占位的直径常超过 25 mm,对周围脑组织造成明显压迫,管腔可呈多种变化,部分患者 DSA 上可无明显异常。病理学上,内弹力层广泛断裂,破坏严重;均可见内膜增厚,不同时期的血栓形成,新生滋养血管形成。开颅切除病变,必要时联合血管搭桥手术能解决占位效应,但常常伴随较高的手术风险。血管内治疗不能解决占位效应,在部分患者中的疗效还不确定。该型患者的治疗最困难,预后常较差。

五、治疗

(一)介入治疗

随着介入材料的不断进步,血管内治疗逐渐成为颅内夹层动脉瘤的主要治疗方式。然而,血管内治疗的适应证把握、具体治疗方式的选择以及血管内治疗的安全性、有效性等问题临床上尚存争议。而且颅内夹层动脉瘤的临床及影像学表现多样,不同病变类型的患者的临床表现、治疗方法和临床预后均存在较大差异。2018 年中华医学会神经外科学分会神经介入学组、中国医师协会神经外科医师分会神经介入专家委员会组织全国知名专家共同撰写并发布了《颅内夹层动脉瘤的血管内治疗中国专家共识》。该共识根据颅内夹层动脉瘤的影像学分型,针对不同类型的颅内夹层动脉瘤推荐了最佳的治疗方式,进一步规范了颅内夹层动脉瘤的介入治疗。

1. 常见的血管内治疗方法　血管内重建治疗包括支架结合弹簧圈栓塞术和单纯支架置入术。使用支架技术的目的是覆盖夹层病变段的血管和动脉瘤,重塑病变段血管,减少进入夹层病变内的血流。随着材料和技术的发展,目前重建治疗的可靠程度逐渐提高,临床应用比例也逐渐增加。

(1)支架结合弹簧圈栓塞术:该术式已成为血管内治疗颅内夹层动脉瘤的重要方式,理论上不仅可闭塞颅内夹层动脉瘤,同时可保持载瘤动脉通畅。许多文献报道,应用支架结合弹簧圈栓塞治疗颅内夹层动脉瘤取得了良好的效果。但该方法仍存在术后出血和复发等风险,其疗效还有待长期的临床观察。支架置入术治疗颅内夹层动脉瘤的原理在于置入支架减缓甚至改变了动脉瘤腔内的血流,促进动脉瘤腔内的血栓形成,同时支架的径向支撑力压迫内膜瓣,使其贴附于血管壁,使颅内夹层动脉瘤闭塞。另外,支架还可作为新生血管内皮细胞附着的框架,促进内皮修复,达到解剖愈合目的。有研究证实,近年来兴起的新型血流导向装置(Pipeline 支架、Tubrige 支架等)在颅内夹层动脉瘤的治疗中取得了良好的效果。但由于颅内夹层动脉瘤常发生于穿支动脉较多的区域,血流导向装置置入术后相关穿支事件仍需临床关注。近期一项基于破裂椎基底动脉夹层动脉瘤的回顾性研究显示,血流导向装置置入与载瘤动脉闭塞术相比,具有相似的有效性和安全性。因此,血流导向装置在急性破裂颅内夹层动脉瘤中的应用仍有待进一步评估。

(2)单纯支架置入术:该术式一般用于未破裂颅内夹层动脉瘤的治疗。在支架置入术后数月,患者需要口服抗血小板药物,可能会增加出血风险。因此,单纯支架置入术应用于破裂颅内夹层动脉瘤目前尚存在较大争议。有研究报道,采用多支架重叠放置技术、提高支架的金属覆盖率或使用新型血流导向装置能增加血流导向作用,提高支架治疗颅内夹层动脉瘤的效果,但其作用尚需更多的临床研究来验证。

近年来,国产 Willis 覆膜支架以其良好的顺应性在颅内动脉瘤的治疗方面取得了一定的成果。对于夹层节段较小、无重要分支且血管条件允许支架到位的颅内夹层动脉瘤,也可选用 Willis 覆膜支架治疗。但因覆膜支架手术适应证的选择较严格,目前在颅内夹层动脉瘤的治疗中应用仍较局限。技术操作要点如下:颅内夹层动脉瘤的重建治疗多采用支架结合弹簧圈栓塞术。选用支架前需精确测量夹层病变段动脉的长度,选用型号合适的支架,保证支架释放后能覆盖夹层病变的全段,并尽量做到支架至少超出病变远、近端各 5 mm,以减少病变复发。如果条件允许,优先选用高金属覆盖率支架或采用多支架重叠释放技术。由于颅内夹层动脉瘤在数字减影血管造影(DSA)上的形态学表现多样,可表现为梭形扩张(夹层病变环形累及病变段血管)、侧方突出(横断面上夹层病变仅累及部分管壁,未环形累及全部管壁)或不典型扩张(DSA 仅见不典型扩张,可见夹层病变血管段对比剂滞留)。颅内夹层动脉瘤呈梭形扩张时,破裂出血点常较难判断,多先进行瘤腔内的弹簧圈栓塞,再使用预留的支架导管释放支架(支架后释放技术),能进一步压缩前期释放的弹簧圈,达到动脉瘤腔内弹簧圈分布均匀致密栓塞的目的。当颅内夹层动脉瘤呈侧方突出时,出血点一般为侧方最突出部位,因此先重点填塞动脉瘤顶,然后填塞瘤体和瘤颈。为了减少复发,通过提前到位的支架导管在载瘤动脉释放支架;也可以先释放支架,然后通过支架的网眼进行栓塞(Mesh 技术)。而对于 DSA 显示为不典型扩张的颅内夹层动脉瘤,由于常无足够的空间来释放弹簧圈,或者是支架释放后损伤的内膜贴壁复位致使动脉瘤在 DSA 上不显影,因而无法填塞弹簧圈,建议使用单纯支架置入术。颅内夹层动脉瘤常合并动脉瘤近心端或远心端的狭窄,如果载瘤动脉狭窄严重影响血管内操作或影响支架打开,可酌情使用球囊先行载瘤动脉扩张术,再行支架置入术。

2. 血管内治疗的手术并发症　血管内治疗颅内夹层动脉瘤的主要并发症有术中或术后出血、术中或术后缺血性并发症、术后占位效应加重以及术后复发等。即使术前评估显示代偿血流充分,载瘤动脉闭塞后仍可能发生缺血性并发症。支架重建治疗的患者可能出现术中或术后出血、脑缺血、颅神经麻痹等。一项多中心研究报道,血管内治疗颅内夹层动脉瘤,脑或脊髓缺血的发生率为 6.2%,术后破裂或再出血的发生率为 1.8%,颅神经麻痹的发生率为 0.9%。由于多数为回顾性研究,文献报道可能低估了并发症的发生率或出现报道偏倚。血管内治疗的长期疗效如何,目前还缺少大规模的临床研究来证实,血管内治疗后复发是值得重视的问题。据报道,采用支架重建治疗颅内夹层动脉瘤后的复发率为 5%~26%。文献报道,影响颅内夹层动脉瘤血管内治疗后复发的相关因素有颅内夹层动脉瘤的大小、动脉瘤腔内弹簧圈的栓塞程度、动脉瘤是否累及重要分支、支架的数量、病变区支架的金属覆盖率以及上述因素之间的交互作用等。

国外有研究发现,应用血流导向装置治疗夹层动脉瘤的完全闭塞率最高且并发症发生率最低,而梭形动脉瘤的完全闭塞率最低且并发症发生率最高。国内的一项应用血流导向装置治疗颅内动脉瘤的多中心大样本量研究显示,在应用 Pipeline 支架治疗的颅内动脉瘤患者中,大型基底动脉瘤患者的缺血和死亡风险最高。

3. 颅内夹层动脉瘤个体化分型的治疗原则

(1) 破裂出血的 I 型和 II 型颅内夹层动脉瘤:原则上只要患者能耐受手术,应尽早行血管内治疗。如动脉代偿良好,可首选血管内载瘤动脉闭塞术,疗效确切。但随着材料和技术的进步,临床上首选支架重建治疗的病例占比逐渐增高。如果选择支架重建治疗,应通过瘤腔内致密栓塞、重叠支架等手段降低再出血风险,并加强术后随访,及时发现复发。血流导向装置结合弹簧圈栓塞也是治疗选择之一。

(2) 未破裂的 I 型和 II 型颅内夹层动脉瘤:首选保守治疗,同时行规律的 MRI 和 MRA 随访。其中,有缺血症状的患者给予抗血小板治疗;有头痛表现或其他不典型症状的患者给予对症治疗。经过保守治疗后,如果患者的症状持续不缓解或症状加重,或随访 MRI 显示病变不断增大,则需经过手术风险获益评估后方可考虑行血管内治疗;在载瘤动脉闭塞术和支架重建治疗(结合或不结合弹簧圈)均可选择的情况下,推荐选择支架重建治疗。

(3) 无症状的 III 型颅内夹层动脉瘤:建议定期行影像学随访。以缺血症状起病的病例建议行抗血小板治疗;对以出血或占位效应起病的 III 型患者,应在充分评估病变的风险及治疗风险后谨慎选择干预性治疗,如果代偿供血良好,首选载瘤动脉闭塞术。使用传统支架行重建治疗的效果常不理想。血流导向装置的应用可能对部分病例效果较好,但尚需临床进一步研究来证明。

(4) 未破裂的Ⅳ型颅内夹层动脉瘤:应尽早治疗,因为该型的壁间血肿有进行性增大的特点。手术切除是最有效的治疗方法,但要在结合病变的解剖部位评估开颅手术切除的风险和获益后谨慎选择。无法开颅切除或开颅切除风险极大时可考虑血管内载瘤动脉闭塞术,其次为支架结合弹簧圈栓塞术或单纯支架置入术。部分治疗棘手的病例,目前的各种血管内治疗方式均不能完全避免壁间血肿的持续增长。颅内夹层动脉瘤的血管内治疗相对复杂,随着血管内治疗技术和材料的迅猛发展,治疗理念也在不断更新。

(5) 儿童夹层动脉瘤的治疗:有研究对特殊类型夹层动脉瘤(儿童的自发性夹层动脉瘤)进行了回顾性分析。结果发现大部分儿童的夹层动脉瘤属于大型或巨大型动脉瘤。在采用各种血管内治疗方式的患者中,96.2%的患者在治疗后取得了比较好的效果。因此,血管内治疗是相对来说比较安全、有效的方法,同时对于此类夹层动脉瘤来说后续的术后随访是有必要的。

(二)外科治疗

(1) 直接夹闭病变近侧椎动脉。

①球囊试验证实,阻塞患侧椎动脉,对侧椎动脉代偿良好者,可以采用直接夹闭病变近侧椎动脉治疗硬脑膜下椎动脉壁分离。

②椎动脉壁分离累及小脑后下动脉(PICA)起始部者,可在病变的近段夹闭椎动脉。PICA由逆向血流充盈,逆向血流穿过分离的部位可能将内膜推回血管壁。

③椎动脉壁分离累及PICA近端而未累及PICA,用动脉瘤夹孤立椎动脉壁分离,PICA由逆向血流充盈。

④椎动脉壁分离始于PICA起始部远端,在发出PICA远端处结扎椎动脉。

(2) 夹闭患侧椎动脉的同时进行血管搭桥:球囊试验证实,阻塞患侧椎动脉,对侧椎动脉代偿差者,需要在夹闭病变近侧椎动脉的同时进行血管搭桥。

血管搭桥的方法包括:将PICA起始端移植到椎动脉病变远侧;枕动脉-PICA搭桥,或自体静脉移植。

(3) 病灶包裹的外科治疗效果不肯定。

六、随访

动脉夹层病变的影像学随访应遵循规范化和个体化的原则。保守治疗的患者常规在第3、6个月复查MRI+MRA,若病情及影像学复查结果稳定,则每年复查一次MRI+MRA;若有新发的高度怀疑与夹层有关的临床症状,推荐立即行影像学检查。

动脉夹层存在远期复发和新发出血等问题,若血管内治疗过程顺利且结果满意,推荐在治疗后3~6个月行首次影像学随访。采用动脉瘤及载瘤动脉闭塞治疗的患者,首次影像学随访推荐行MRI+MRA或MRI+CTA检查;采用重建治疗方式的患者,首次影像学随访推荐行DSA和MRI检查。如果复查发现病变处于稳定状态,推荐进行长期影像学随访,每年复查一次MRI+MRA。临床常用的栓塞材料(弹簧圈及颅内动脉支架等)一般为顺磁性材料,患者术后能接受HR-MRI检查。虽然金属材料会不可避免地产生局部伪影,但HR-MRI在观察新发壁内血肿、病变内信号变化等方面仍起着不可替代的作用。因此,建议HR-MRI作为动脉夹层血管内治疗后首选的无创随访手段,如检查结果不确切,建议行DSA检查。

参 考 文 献

[1] 郭乐恒.椎基底动脉夹层动脉瘤的诊治进展[J].中风与神经疾病杂志,2021,38(1):80-83.
[2] 中华医学会神经外科学分会神经介入学组,中国医师协会神经外科医师分会神经介入专家委员会.

颅内夹层动脉瘤的血管内治疗中国专家共识[J].中华神经外科杂志,2018,34(8):757-763.

[3] 中国医师协会神经外科医师分会神经介入专家委员会,中国卒中学会神经介入分会,中国医师协会神经外科医师分会青年医师委员会.颅内动脉夹层的影像学诊断中国专家共识[J].中华神经外科杂志,2016,32(11):1085-1094.

[4] Chaves C,Estol C,Esnaola M M,et al. Spontaneous intracranial internal carotid artery dissection:report of 10 patients[J]. Arch Neurol,2002,59(6):977-981.

[5] Chen C J,Tseng Y C,Lee T H,et al. Multisection CT angiography compared with catheter angiography in diagnosing vertebral artery dissection[J]. Am J Neuroradiol,2004,25(5):769-774.

[6] Debette S,Leys D. Cervical-artery dissections:predisposing factors,diagnosis,and outcome[J]. Lancet Neurol,2009,8(7):668-678.

[7] Esposito G,Sabatino G,Lofrese G,et al. Carotid artery dissection-related intracranial aneurysm development:case report[J]. Neurosurgery,2012,70(2):E511-E515.

[8] Kang H,Zhou Y,Luo B,et al. Pipeline embolization device for intracranial aneurysms in a large chinese cohort:complication risk factor analysis[J]. Neurotherapeutics,2021,18(2):1198-1206.

（康慧斌　杨新健）

第九节　小脑后下动脉瘤

一、概述

小脑后下动脉(posterior inferior cerebellar artery,PICA)瘤一般指累及 PICA 起始部(不包括椎动脉 PICA 近端或远端)及 PICA 本身的动脉瘤。PICA 瘤发生率低,占所有颅内动脉瘤的 0.5%～5%。PICA 是后循环动脉瘤的好发部位,PICA 瘤约占所有后循环动脉瘤的 20%。

二、PICA 的解剖分段

PICA 是椎动脉最大和最后的分支,其行程复杂、多变异,了解其解剖特点是理解 PICA 瘤临床表现与治疗策略的基础。PICA 起源于下橄榄核附近的椎动脉,向后绕经延髓,在延髓的前外侧行于舌下神经根的头侧、尾侧或头尾侧之间,在延髓的后外侧行于舌咽神经、迷走神经和副神经根丝的头侧或之间,然后围绕小脑扁桃体进入小脑延髓裂至第四脑室顶壁下半的后方,离开小脑延髓裂后发出分支,分布于枕下面的小脑蚓部和半球。PICA 可分为 5 个节段:延髓前段、延髓外侧段、延髓扁桃体段、膜帆扁桃体段和皮质段。

(1) 延髓前段:此段位于延髓的前方,起自延髓外侧的 PICA 段。该段自延髓前面的起点开始向后穿过舌下神经根,到下橄榄核最突出处的头尾方向的假想连线水平。此段发出 0～2 个(平均 1 个)穿支,向延髓的前面、侧面和后面供血。

(2) 延髓外侧段:此段始于动脉经过橄榄的最突出处,终止于舌咽神经、迷走神经和副神经根的起点水平。该段行程变异较大。此段发出 0～5 个(平均 1.8 个)穿支,向延髓的外侧面和后面供血。

(3) 延髓扁桃体段:此段始于舌咽神经、迷走神经和副神经的后方,向内于扁桃体尾部附近经过延髓的背面,然后上升止于扁桃体内侧中部水平。经过扁桃体下部的袢称为尾袢或扁桃体下袢,为凸向尾侧的袢,与扁桃体的下极相吻合,可能行至扁桃体尾部的上方或下方而不形成袢。此段发出 0～11 个(平均 3.3 个)穿支,终止于延髓的外侧面和后面。

(4) 膜帆扁桃体段:PICA 行程中最复杂的一段,起始于上升段 PICA 的中部,沿扁桃体内侧面向第四脑室顶壁走行,穿蚓部、扁桃体和小脑半球之间裂隙下达枕下面。多数小脑半球的此段形成一个凸向头侧的弯曲线,称为颅袢,位于尖顶的尾侧,下方的扁桃体、上方的脉络膜和下髓帆之间。颅袢的尖端通常位于下髓帆的中间部,但其位置可能存在变异。此段发出供应第四脑室脉络膜和脉络丛的穿支。

(5)皮质段:此段始于动脉干及其分支离开内侧的蚓部和外侧的扁桃体、半球之间的沟处,包括皮质终支。PICA 通常于此段起始部分叉,皮质支供应小脑蚓部和皮质。

PICA 延髓前段及延髓外侧段被称为近端,该部分有延髓穿支动脉,闭塞时会导致延髓梗死;延髓扁桃体段为过渡段,该段闭塞可能会引起延髓梗死;而膜帆扁桃体段和皮质段为远端,闭塞后不会导致延髓梗死。判断动脉瘤的位置是设计手术入路和判断术中闭塞载瘤动脉是否会导致严重功能障碍的关键。

三、PICA 瘤的命名

PICA 瘤通常根据其所在的分段进行命名。另外,还常根据其形态分为囊状或梭形动脉瘤。囊状动脉瘤是血流动力学异常引起的病变,出现在分叉处或明显的血管弯曲处,通常可以在不损害载瘤血管或其分支的情况下被干预;梭形动脉瘤是一种梭形病变,可出现在 PICA 任何节段,该类型的动脉瘤不能用传统的方法夹闭。

四、诊断

PICA 瘤的诊断依据包括临床症状和影像学检查结果。

(一)临床症状

PICA 瘤的临床症状为动脉瘤破裂导致的头痛、恶心、呕吐等出血刺激症状,其他临床症状包括占位征象、头晕等。部分 PICA 瘤患者可无临床症状,因为其他原因进行脑血管检查而无意中被发现。

(二)影像学检查

PICA 瘤破裂后,CT 平扫可表现为蛛网膜下腔出血、脑室内出血或脑实质血肿等。蛛网膜下腔出血以颅后窝为主,并可延续至幕上。脑室内出血主要位于第四脑室,并可通过中脑导水管进入双侧侧脑室。脑实质血肿主要发生于小脑半球,与动脉瘤指向有关。脑室内出血导致脑脊液循环障碍,可能引起不同程度的脑积水表现(图 5-18)。体积较大的血栓性 PICA 瘤可以在常规 CT 平扫或 MRI 检查中被发现。

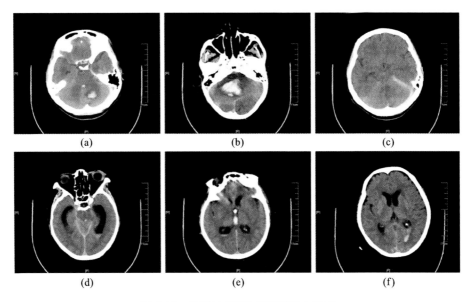

图 5-18 常见的 PICA 瘤破裂出血特点

(a)第四脑室内出血;(b)小脑半球血肿;(c)小脑幕缘出血;(d)中脑导水管及侧脑室内积血伴脑积水;(e)第三脑室内积血;(f)侧脑室内积血

对 CT 表现为第四脑室内出血或小脑内血肿、高度怀疑 PICA 瘤的患者进行 CTA 检查,常可以发现出血责任动脉瘤。对首次 CTA 出血检查阴性的患者,检查后 3～7 天再次行头颅 CTA 检查,仍可以发现出血责任动脉瘤。

DSA 仍是诊断动脉瘤包括 PICA 瘤的金标准。对怀疑 PICA 瘤的患者要进行标准的脑血管造影,3D-DSA 可以提高 PICA 瘤的检出率,并有助于了解动脉瘤与载瘤动脉、周围骨性结构的解剖关系。对首次造影阴性,而出血典型的患者,建议血管痉挛期过后再次复查脑血管造影。

五、治疗

(一)一般治疗

对怀疑或确诊 PICA 瘤的患者应进行镇痛、镇静、通便、预防血管痉挛等一般治疗。对有急性脑积水的患者,可考虑行侧脑室穿刺术以缓解脑积水及颅内高压,但应警惕可能存在动脉瘤破裂风险。

(二)特殊治疗

综合考虑动脉瘤的特点与患者的一般情况,采用血管内介入治疗、显微外科夹闭术及联合不同类型的血管重建术,可使患者获得良好的预后。对于 PICA 近端动脉瘤,由于 PICA 近端存在延髓穿支,应尽量采取保留载瘤动脉的策略;对于 PICA 远端动脉瘤,在评估血流代偿情况后,可采用闭塞载瘤动脉的方法治疗无法栓塞或夹闭的动脉瘤。

1. 介入治疗　根据动脉瘤所在的部位及动脉瘤的解剖病理特点,可以采取单纯弹簧圈栓塞、支架辅助弹簧圈栓塞、弹簧圈和液态栓塞材料闭塞载瘤动脉、血流导向装置置入等多种策略治疗 PICA 瘤。

(1)动脉瘤栓塞术:对于窄颈囊状动脉瘤,可以应用单纯弹簧圈栓塞;对于宽颈动脉瘤,可以采用支架或球囊辅助弹簧圈栓塞。由于 PICA 发出后与椎动脉成锐角向尾侧走行,当支架或球囊输送困难时可通过对侧椎动脉或后交通动脉入路逆向输送(图 5-19)。

(2)载瘤动脉血管内闭塞:对于 PICA 远端动脉瘤,当单纯动脉瘤栓塞或保留载瘤动脉困难时,可以考虑使用弹簧圈或 Onyx 等液态栓塞剂行载瘤动脉闭塞术。载瘤动脉血管内闭塞与单纯动脉瘤栓塞均可有效预防动脉瘤再出血,但载瘤动脉血管内闭塞后缺血性并发症的发生风险明显高于单纯动脉瘤栓塞。最近的一项研究表明,对于 PICA 近端动脉瘤,尽管直接闭塞椎动脉 V4 段或 PICA 近端后缺血性卒中发生率高达 57%,但 6.5 个月随访时仍可获得较好的手术效果,可以作为显微外科夹闭困难患者的另一种选择。

(3)血流导向装置置入:近年来血流导向装置的应用为 PICA 瘤的治疗提供了新的思路,并取得了良好的效果。

2. 开颅夹闭　根据动脉瘤位置不同,可以采取后正中、远外侧、枕下乙状窦后和小脑延髓裂入路等开颅夹闭或切除 PICA 瘤,并视血流代偿情况决定是否同期行不同类型的血管重建术。远外侧入路能充分暴露 PICA 近端动脉瘤,而后正中入路可以较好地显露 PICA 远端动脉瘤。Seoane 等认为,对于绝大多数 PICA 近端动脉瘤,远外侧入路中不磨除枕髁即可得到充分显露。PICA 近端动脉瘤位置深在,与延髓及后组颅神经关系密切,导致手术显露与夹闭困难。Enseñat 等报道了内镜下经鼻腔-斜坡扩大入路成功夹闭累及椎动脉的 PICA 起始部复杂型动脉瘤的技术。

(1)直接夹闭:对于囊性动脉瘤,在充分显露后可直接夹闭,要注意对穿支、邻近后组颅神经和延髓的保护。术中荧光造影可证实动脉瘤夹闭是否完全及穿支、载瘤动脉通畅情况。

(2)动脉瘤孤立术或切除术:对 PICA 远端梭形动脉瘤或无法夹闭的囊性动脉瘤,在充分评估血流代偿情况后,动脉瘤孤立术或切除术是可行的治疗选择。

(3)动脉瘤孤立术＋不同类型的血管重建术:PICA 瘤无法夹闭需要行孤立术而无充分代偿血流时,可考虑同时行血管重建术,以预防术后严重的缺血性并发症。血管重建方式包括枕动脉-PICA 吻合、双侧 PICA 吻合和动脉瘤切除后 PICA 端端吻合等(图 5-20)。

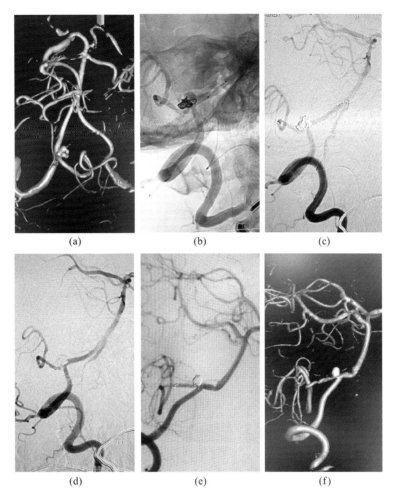

图 5-19　PICA 起始部动脉瘤支架辅助弹簧圈栓塞术

(a)3D-DSA 示左侧 PICA 起始部不规则分叶状动脉瘤,相对宽颈;(b)支架导管通过左侧椎动脉—右侧椎动脉远端逆行输送至右侧 PICA;(c)致密栓塞后释放支架;(d)栓塞完成后工作位造影证实栓塞完全,载瘤动脉及远端血管通畅;(e)(f)术后 3 个月复查见动脉瘤无复发,载瘤动脉通畅

3. 复合手术　近年来复合手术室的建立和使用,使血管内孤立 PICA 瘤联合枕动脉-PICA 吻合治疗 PICA 近端无法夹闭的动脉瘤成为可能。该方法可以避免复杂的远外侧入路开颅,有利于对近端穿支及后组颅神经的分离和保护。

（三）颅外段 PICA 瘤的治疗

PICA 走行复杂且多变异,可以起源于颅外段椎动脉而部分走行于枕骨大孔平面以下,颅外段 PICA 瘤手术夹闭时需要打开寰椎后弓。

六、预后

一项纳入 796 例 PICA 瘤患者的荟萃分析显示,血管内介入治疗和显微外科夹闭术的总体成功率为 95%,长期预后良好率约为 80%。显微外科夹闭术组总体完全闭塞率高于血管内介入治疗组,围手术期并发症发生率高于血管内介入治疗组,远期总体预后两组间无显著差异。对于破裂 PICA 瘤,血管内介入治疗与显微外科夹闭术的总体神经系统并发症发生率约为 15%,提示显微外科夹闭术仍是 PICA 瘤安全、有效的治疗方式。对于 PICA 近端动脉瘤,与血管内介入治疗相比,显微外科夹闭术组颅神经损伤发生率明显增高。而对于 PICA 远端动脉瘤,血管内介入治疗组载瘤动脉闭塞率明显高于显微外科夹闭术组,其围手术期卒中发生率也高于显微外科夹闭术组。由于近端穿支的存在,无论是显微外科夹闭术组

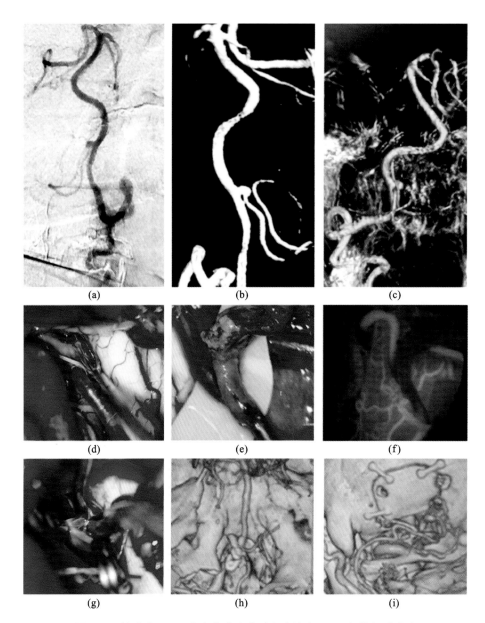

图 5-20　枕动脉-PICA 吻合＋动脉瘤孤立术治疗 PICA 起始部动脉瘤

(a)～(c)DSA 示 PICA 起始部动脉瘤,宽颈,无明确瘤颈;(d)远外侧入路开颅后显露动脉瘤;(e)(f)枕动脉-PICA 端侧吻合,荧光造影证实吻合口通畅;(g)孤立动脉瘤;(h)(i)术后 3 个月复查,枕动脉-PICA 通畅

还是血管内介入治疗组,PICA 近端动脉瘤手术相关并发症发生率明显高于 PICA 远端动脉瘤(10.6％ vs 5.2％)。接受血管内介入治疗的 PICA 瘤,总体复发率为8.1％,明显高于显微外科夹闭术组(1.1％)。

参 考 文 献

[1]　高亦深,张彩红,王凯.不同手术方式治疗小脑后下动脉动脉瘤的临床疗效[J].中华神经外科杂志, 2020,36(2):173-176.

[2]　华续明,江峰,万亮,等.NBCA 胶栓塞治疗小脑后下动脉远端动脉瘤 2 例[J].中国微侵袭神经外科 杂志,2003,8(3):135-136.

[3]　李平.CTA 对小脑后下动脉动脉瘤的诊断价值(附 2 例报告)[J].临床神经病学杂志,2014,27(3): 219-221.

[4]　李钊硕,李天晓,薛绛宇,等.小脑后下动脉起始部动脉瘤的介入治疗分析[J].中华神经医学杂志,

2014,13(7):708-712.

[5]　廖旭兴,蔡瑜,王辉,等.小脑后下动脉动脉瘤的血管内治疗与手术治疗(附21例报道)[J].中国临床神经外科杂志,2015,20(6):329-331.

[6]　刘定华,刘冬柏,孟宪平,等.小脑后下动脉瘤的临床特点及CT血管成像的诊断作用[J].临床神经病学杂志,2010,23(6):417-419.

[7]　刘仑鑫,谢晓东,王朝华,等.血管内治疗小脑后下动脉远端动脉瘤[J].中华神经外科杂志,2018,34(5):472-474.

[8]　刘维生,陈善文,赵继宗,等.小脑后下动脉瘤的显微外科治疗[J].首都医科大学学报,2008,29(3):387-390.

[9]　苏永永,谢江涛,王世锋,等.经小脑延髓裂夹闭小脑后下动脉远端动脉瘤[J].中华神经外科疾病研究杂志,2015,14(4):320-322.

[10]　汪阳,洪涛.小脑后下动脉远端动脉瘤的临床特点和显微外科治疗[J].中华医学杂志,2013,93(23):1827-1829.

[11]　王云彦,李学恩,李刚,等.小脑后下动脉远端动脉瘤的临床治疗[J].中华神经外科杂志,2011,27(12):1202-1204.

[12]　施铭岗,佟小光.枕下远外侧入路治疗小脑后下动脉近端动脉瘤[J].中华神经外科杂志,2014,30(1):38-41.

[13]　尹乾坤,刘相名,朴明学,等.小脑后下动脉动脉瘤的显微外科手术治疗[J].中华神经外科杂志,2017,33(8):807-810.

[14]　张建忠,刘信龙,徐正平,等.血管内治疗小脑后下动脉动脉瘤[J].中华神经外科杂志,2016,32(2):127-130.

[15]　赵心同,张子焕,刘佳强,等.破裂小脑后下动脉瘤的血管内治疗效果分析[J].中国脑血管病杂志,2021,18(4):234-239.

[16]　Abla A A,McDougall C M,Breshears J D,et al. Intracranial-to-intracranial bypass for posterior inferior cerebellar artery aneurysms:options,technical challenges,and results in 35 patients[J]. J Neurosurg,2016,124(5):1275-1286.

[17]　Abrahams J M,Arle J E,Hurst R W,et al. Extracranial aneurysms of the posterior inferior cerebellar artery[J]. Cerebrovasc Dis,2000,10(6):466-470.

[18]　Bhogal P,Chudyk J,Bleise C,et al. The use of flow diverters to treat aneurysms of the posterior inferior cerebellar artery:report of three cases[J]. Interv Neuroradiol,2018,24(5):489-498.

[19]　Chen X,Sun Z,Shi L,et al. Endovascular management of ruptured distal posterior inferior cerebellar artery aneurysms:a retrospective cohort study[J]. Medicine(Baltimore),2018,97(49):e13300.

[20]　Enseñat J,Alobid I,de Notaris M,et al. Endoscopic endonasal clipping of a ruptured vertebral-posterior inferior cerebellar artery aneurysm:technical case report[J]. Neurosurgery,2011,69(1 Suppl Operative):ons121-ons128.

[21]　Foster M T,Herwadkar A,Patel H C. Posterior inferior cerebellar artery/vertebral artery subarachnoid hemorrhage:a comparison of saccular vs dissecting aneurysms[J]. Neurosurgery,2018,82(1):93-98.

[22]　Gokduman C A,Iplikcioglu A C,Hatipoglu A,et al. Extracranial aneurysm of the posterior inferior cerebellar artery[J]. J Clin Neurosci,2007,14(12):1220-1222.

[23]　Heye S,Stracke C P,Nordmeyer H,et al. Retrograde access to the posterior inferior cerebellar artery in balloon-assisted coiling of posterior inferior cerebellar artery aneurysms [J]. J

Neurointerv Surg,2015,7(11):824-828.

[24] Jeon H J,Lee J Y,Cho B M,et al. Four-year experience using an advanced interdisciplinary hybrid operating room:potentials in treatment of cerebrovascular disease[J]. J Korean Neurosurg Soc,2019,62(1):35-45.

[25] Kallmes D F,Lanzino G,Dix J E,et al. Patterns of hemorrhage with ruptured posterior inferior cerebellar artery aneurysms:CT findings in 44 cases[J]. Am J Roentgenol,1997,169(4):1169-1171.

[26] Kanemoto Y,Michiwaki Y,Maeda K,et al. Multidisciplinary treatments of true posterior inferior cerebellar artery aneurysms:single-center retrospective study and treatment algorithm[J]. World Neurosurg,2020,139:e45-e51.

[27] Kim J,Chang C,Jung Y J. Coil embolization results of the ruptured proximal posteriori inferior cerebellar artery aneurysm:a single-center 10 years' experience[J]. World Neurosurg,2018,117:e645-e652.

[28] Kim M J,Chung J,Kim S L,et al. Stenting from the vertebral artery to the posterior inferior cerebellar artery[J]. Am J Neuroradiol,2012,33(2):348-352.

[29] La Pira B,Sturiale C L,Della Pepa G M,et al. Surgical approach to posterior inferior cerebellar artery aneurysms[J]. Acta Neurochir(Wien),2018,160(2):295-299.

[30] Lewis S B,Chang D J,Peace D A,et al. Distal posterior inferior cerebellar artery aneurysms:clinical features and management[J]. J Neurosurg,2002,97(4):756-766.

[31] Malcolm J G,Grossberg J A,Laxpati N G,et al. Endovascular sacrifice of the proximal posterior inferior cerebellar artery for treatment of ruptured intracranial aneurysms[J]. J Neurointerv Surg,2020,12(8):777-782.

[32] Oğuz Ş,Dinc H. Treatment of posterior inferior cerebellar artery aneurysms using flow-diverter stents:a single-center experience[J]. Interv Neuroradiol,2019,25(4):407-413.

[33] Peluso J P,van Rooij W J,Sluzewski M,et al. Posterior inferior cerebellar artery aneurysms:incidence,clinical presentation,and outcome of endovascular treatment[J]. Am J Neuroradiol,2008,29(1):86-90.

[34] Petr O,Sejkorová A,Bradáč O,et al. Safety and efficacy of treatment strategies for posterior inferior cerebellar artery aneurysms:a systematic review and meta-analysis[J]. Acta Neurochir(Wien),2016,158(12):2415-2428.

[35] Puri A S,Massari F,Hou S Y,et al. Onyx embolization in distal dissecting posterior inferior cerebellar artery aneurysms[J]. J Neurointerv Surg,2016,8(5):501-506.

[36] Seoane P,Kalb S,Clark J C,et al. Far-lateral approach without drilling the occipital condyle for vertebral artery-posterior inferior cerebellar artery aneurysms[J]. Neurosurgery,2017,81(2):268-274.

[37] Srinivasan V M,Ghali M G Z,Reznik O E,et al. Flow diversion for the treatment of posterior inferior cerebellar artery aneurysms:a novel classification and strategies[J]. J Neurointerv Surg,2018,10(7):663-668.

[38] Tanaka A,Kimura M,Yoshinaga S,et al. Extracranial aneurysm of the posterior inferior cerebellar artery:case report[J]. Neurosurgery,1993,33(4):742-745.

[39] Trivelato F P,Salles Rezende M T,Castro G D,et al. Endovascular treatment of isolated posterior inferior cerebellar artery dissecting aneurysms:parent artery occlusion or selective coiling?[J]. Clin Neuroradiol,2014,24(3):255-261.

［40］ Williamson R W，Wilson D A，Abla A A，et al. Clinical characteristics and long-term outcomes in patients with ruptured posterior inferior cerebellar artery aneurysms：a comparative analysis［J］. J Neurosurg，2015，123（2）：441-445.

［41］ Yin Q，Guo H，Wei J，et al. Posterior inferior cerebellar artery aneurysms：comparison of results of surgical and endovascular managements at one single center［J］. Neurol India，2020，68（5）：1115-1124.

（李　刚）

第十节　颅内多发动脉瘤

一、颅内多发动脉瘤的定义和病因

颅内发现 2 枚或 2 枚以上的动脉瘤诊断为颅内多发动脉瘤（multiple intracranial aneurysm，MIA）。MIA 并不少见，颅内动脉瘤患者中 14%～34% 为 MIA 患者，这些患者中 20%～40% 为双侧性。除了血管壁先天发育不良和基因表达异常会引起 MIA 外，MIA 的发生还与年龄、性别、烟酒嗜好、高血压、动脉粥样硬化、累及血管壁的系统性疾病及一些先天性疾病等因素有关。MIA 患者中女性较多见，绝经后女性更多见，可能与雌激素水平下降后血管胶原合成减少有关。

MIA 发生破裂的概率和自然死亡率明显高于颅内单发动脉瘤，年破裂率在 7% 左右，是颅内单发动脉瘤的 3～4 倍。颅内动脉瘤的破裂风险与患者自然史、动脉瘤形态学、血流动力学、血管壁内炎症水平相关。

二、MIA 的分型

杨华等以大脑镰和小脑幕为界，将颅腔分为 4 个区，即左大脑半球、右大脑半球、左小脑半球、右小脑半球，MIA 位于 1 个区域内为 I 级、位于 2 个区域内为 II 级、位于 3 个区域内为 III 级、位于 4 个区域内为 IV 级（具体分级见表 5-2）。

表 5-2　根据 MIA 所在部位的区域分级

级　别	所 在 区 域
I 级	单侧幕上 MIA 单侧幕上加幕上中线 MIA 单侧幕下 MIA 单侧幕下加幕下中线 MIA
II 级	双侧幕上 MIA 双侧幕下 MIA 单侧幕上 MIA，加单侧幕下或幕下中线 MIA 单侧幕下 MIA，加单侧幕上或幕上中线 MIA 幕上中线加幕下中线 MIA
III 级	双侧幕上 MIA，加单侧幕下或幕下中线 MIA 双侧幕下 MIA，加单侧幕上或幕上中线 MIA
IV 级	双侧幕上加双侧幕下 MIA

三、临床表现

临床上 MIA 患者常因发生蛛网膜下腔出血(subarachnoid hemorrhage,SAH)而就诊,伴或不伴神经功能障碍等临床表现。颅内两个动脉瘤同时破裂出血的可能性较小。蛛网膜下腔出血患者可出现剧烈头痛、恶心、呕吐、颈项强直、意识障碍等,约73.3%的 MIA 患者出现上述症状。每年蛛网膜下腔出血的发病率约为9/10万,占所有卒中患者的5%~7%。随着医疗条件、技术水平的提升,蛛网膜下腔出血死亡率、致残率呈下降趋势。据目前我国最新诊疗规范,我国蛛网膜下腔出血患者发病后28天、3个月、6个月、12个月的累积死亡率分别为16.9%、21.2%、23.6%和24.6%。MIA 患者还可表现为颅神经受损,以动眼神经麻痹最常见,患者可出现眼睑下垂、复视、瞳孔放大和斜视等症状。少数患者可出现偏瘫、癫痫、失语等。也有以自发性鼻腔大出血为首发症状的 MIA 病例报道。

导致蛛网膜下腔出血或其他类型脑出血的责任动脉瘤多为其中某一个,故认定责任动脉瘤对于手术方案及时机的选择至关重要。判定责任动脉瘤可以参考以下信息。

(1)根据 CT 所显示的蛛网膜下腔出血的量和位置判断。责任动脉瘤的解剖部位通常与 CT 显示较严重的蛛网膜下腔出血或脑内血肿相关。

(2)如果 CT 所显示的蛛网膜下腔出血集聚程度没有太大差异,则要结合血管影像学检查,通常瘤体较大、形态不规则、伴有子囊或位于分叉处的动脉瘤是责任动脉瘤的可能性大。

(3)责任动脉瘤与患者临床症状有关,如一侧瞳孔散大或动眼神经麻痹,同侧有责任动脉瘤的可能性大。

(4)脑血管造影显示血管痉挛较重的部位或区域有责任动脉瘤的可能性大。

四、诊断

结合患者的临床表现、体征和辅助检查,MIA 的诊断并不困难,但容易漏诊。常用影像学检查包括 CT 及 CTA、MRI 及 MRA、DSA 等。

(一) CT 及 CTA

CT 是蛛网膜下腔出血的首选检查,在出血后6 h 内其阳性率最高,48 h 内阳性率达95%,CT 还能确定出血位置、出血量、脑水肿等情况。临床上常根据改良的 Fisher 分级来评估蛛网膜下腔出血后脑血管痉挛(CVS)风险。CT 还有助于责任动脉瘤的定位。此外,CT 检查中密度不同的同心环图像靶环征往往提示巨大型动脉瘤,这种影像学特征对鞍区颅咽管瘤、垂体瘤卒中、海绵状血管畸形及脑膜瘤的鉴别诊断有重要意义。三维计算机体层血管成像(3D-CTA)为一种新型血管造影技术,是在螺旋 CT 基础上发展而来的,对颅内动脉瘤的诊断较为敏感。3D-CTA 能清晰显示 MIA,并能清晰显示每个动脉瘤的瘤体大小、瘤颈、瘤顶指向、载瘤动脉,以及动脉瘤与穿支、骨性组织间的空间关系。3D-CTA 诊断 MIA 有较高的准确性,其与 DSA 相比,具有无创伤等优点,可作为 MIA 诊断的首选方法。但其对于床突下动脉瘤和颅内动脉远端动脉瘤的诊断较为困难,故必要时仍需结合其他影像学检查综合判断。

(二) MRI

MRI 能较精确地显示动脉瘤的大小,动脉瘤周围脑组织解剖和动脉瘤内的血栓情况,并可以根据瘤周的血肿分解产物推断出血时间,对局部缺血灶则更加敏感。在依据动脉瘤周围强化情况判定动脉瘤稳定性方面,高分辨率 MRI 有较高的准确率。据报道,周围无强化的囊状动脉瘤90%是未破裂、不生长和无症状的。出现瘤周强化的 MIA 多数不太稳定,易破裂出血。4D-MRI 在研判动脉瘤血流动力学稳定性方面有独到之处,4D-MRI 可应用于评估动脉瘤内血流动力学和壁面切应力(wall shear stress,WSS)情况,且相关研究表明动脉瘤内 WSS 与动脉瘤大小、形状和类型相关。但 MRI 对急性血肿的显示不如 CT 敏感。

(三) DSA

DSA 对颅内动脉瘤的敏感性为95.7%~97%,特异性为100%。尤其是对直径3 mm 以下的颅内动脉瘤,DSA 较 CTA 及 MRA 具有更高的精确性。DSA 可明确动脉瘤与载瘤动脉和邻近穿支之间的关系,评估侧支循环情况,显示血管痉挛程度,以指导进一步的治疗方案。动脉瘤在 DSA 上显示为外凸于血管壁的对比剂充盈影,医生应由颈总动脉起始往上,逐一仔细检查各个血管情况。DSA 检查最好在出血后 3 天内进行,以避开蛛网膜下腔出血后 4～14 天的血管痉挛期。DSA 的不足是其为有创性检查,且须注射对比剂,极少数的患者术中可能出现动脉瘤破裂出血、血管痉挛,导致手术困难、出现阴性结果。CTA 对微小动脉瘤的显示效果较差,检查时存在一定的漏诊现象,特别是对于 MIA,临床医生往往找到责任动脉瘤后即停止对其余动脉的检查,故目前 DSA 仍是诊断 MIA 的金标准。

五、治疗策略的选择

对于 MIA 的治疗,目前有开颅夹闭术、血管内介入治疗和联合治疗三种方案。MIA 比颅内单发动脉瘤更容易破裂,所以对于 MIA 应更积极进行外科干预。但 MIA 需要开颅夹闭术还是血管内介入治疗目前还有争议。血管内介入治疗虽然具有无须开颅、患者恢复较快等优点,但它有自身的缺点,如价格昂贵、术中或术后易再出血和术后容易复发。MIA 的破裂风险明显高于颅内单发动脉瘤,故只要确诊 MIA,应治疗全部动脉瘤。选择开颅夹闭术还是进行血管内介入治疗,可从以下几个方面进行考虑:①自身状况:若患者年龄较大且基础疾病多,则适合进行血管内介入治疗。②Hunt-Hess 分级:对于 Hunt-Hess 分级在Ⅲ级以下的 MIA 患者,可选择开颅夹闭术或血管内介入治疗,且应尽快在 72 h 内处理。若符合条件①,则可以选择开颅夹闭术。对于 Hunt-Hess 分级较高(Ⅳ～Ⅴ级)的 MIA 患者,开颅夹闭术往往会加重患者的血管痉挛症状,因而适宜采用血管内介入治疗。③动脉瘤位置:若为位置表浅,解剖容易暴露的动脉瘤,如大脑中动脉分叉处等动脉瘤,则可采取开颅夹闭术;对于位于后循环的动脉瘤,因位置较深,周围解剖结构复杂,完全暴露责任动脉瘤时容易损伤脑组织及神经血管,此时选择血管内介入治疗更为合适。④载瘤动脉:若载瘤动脉形态不规则、管腔过于狭窄或存在管壁硬化,宜选择开颅夹闭术。⑤颅内血肿:动脉瘤破裂后产生较大血肿压迫周围脑组织造成颅内高压时,应选择开颅夹闭术,同时清除血肿。⑥经济因素:血管内介入治疗及后续随访费用较高,故选择治疗方案时需就经济因素与患者及其家属充分沟通。

(一)开颅夹闭术

相对于血管内介入治疗,开颅夹闭术后动脉瘤复发率更低。有以下情况的 MIA 患者更适合采用开颅夹闭术:①年轻患者,因开颅夹闭术后动脉瘤的复发率和再出血率低,免去了多次栓塞治疗带来的经济费用。②术前 Hunt-Hess 分级:高分级患者特别是Ⅴ～Ⅵ级患者往往存在脑肿胀和脑血管痉挛,可以联合侧脑室外引流早期行开颅夹闭术。③动脉瘤位置:因大脑中动脉 M1 段分叉部动脉瘤与分支血管关系密切,适合采用开颅夹闭术;但海绵窦段、床突段、部分眼动脉段动脉瘤适合血管内介入治疗,后循环动脉瘤适合采用开颅夹闭术治疗,更适合血管内介入治疗。④体积较小和宽颈的动脉瘤。⑤对于动脉瘤破裂合并颅内血肿者,手术不仅能夹闭动脉瘤,还能清除积血或血肿,减轻或消除其占位效应,这是血管内介入治疗所无法达到的。⑥经济因素:对于经济比较困难的患者,这也是一种选择。

与单发的破裂颅内动脉瘤一样,不论 Hunt-Hess 分级的高低,只要患者病情允许,MIA 患者都应早期甚至超早期接受显微外科手术。早期手术可以防止动脉瘤再出血,可以早期清除颅内积血,降低颅内压,避免或减轻脑血管痉挛。但一期手术夹闭多个动脉瘤和对载瘤动脉临时阻断时间较长或多次骚扰,可能会增加术后脑血管痉挛发生的概率,导致术后神经功能障碍。Wachter 等研究发现 MIA 一期手术(特别是发病后 72 h 内)并没有增加脑血管痉挛和预后不良的危险性。

对 MIA 患者,选择开颅夹闭术还是修补术存在以下疑问:是分期手术夹闭还是一期全部夹闭?一期全部夹闭采用单侧入路还是双侧入路,甚至是多种入路联合来夹闭动脉瘤?首先分期手术有其自身的缺点:①延长患者住院时间和增加医疗费用;②每次手术对于患者而言都是一种创伤和应激,手术可能致死或致残;③两次或多次手术期间,未行夹闭处理的动脉瘤有可能破裂,严重时可致患者死亡。这也使人们将更多的注意力转向了单侧入路治疗双侧颅内动脉瘤以及一期多个入路治疗 MIA。因此,一期手术特别是单侧入路夹闭双侧 MIA 是一种较为理想的手术治疗策略,它不仅可以降低治疗费用和缩短住院时间,而且解决了颅内动脉瘤再次破裂导致患者死亡或残疾等问题。

Heiskanen 通过对 MIA 未治疗的非责任动脉瘤(未破裂)进行长期随访,发现保守治疗后因动脉瘤再破裂出血导致的死亡率为 11.6%,超过动脉瘤夹闭术的死亡率。Wachter 等对 1016 例动脉瘤患者进行统计分析,得出的结论是 72 h 内一期夹闭伴有蛛网膜下腔出血的 MIA,不会增加脑血管痉挛的风险。因此,对于 MIA 患者,在患者身体状况等允许的前提下,应该一期处理全部的动脉瘤,如果不能一期处理,则应该先处理责任动脉瘤,病情稳定后择期处理其余动脉瘤。无论是一期手术还是二期手术治疗MIA,在处理 MIA 时,应该充分保护脑组织,保证患者最佳预后。

如果 MIA 发生在前、后循环的同一侧,则尽可能从同一入路处理所有动脉瘤,选择从远心端到近心端方向如大脑中动脉—分叉部—后交通动脉—前交通动脉或相反的顺序,原则上要先将出血责任动脉瘤解剖清晰,以利于控制和夹闭,防止在解剖第 2 枚动脉瘤时发生出血。对发生在双侧的 MIA,应该先处理出血同侧动脉瘤(通常也是出血责任动脉瘤),在保证安全的前提下,充分显露对侧动脉瘤,由深到浅依次夹闭,如对侧动脉瘤显露困难,则应行择期治疗。

对于前循环多发动脉瘤,如果动脉瘤的位置、形态、大小和朝向允许,可通过单侧翼点入路一期/二期手术治疗同侧和对侧 MIA,如果 MIA 发生于一侧的大脑前动脉、前交通动脉、大脑中动脉、基底动脉分叉部,以及对侧大脑前动脉 A1 段,通过一侧翼点开颅即可暴露全部的动脉瘤,在手术直视下夹闭全部的动脉瘤相对容易,减少不必要的二期手术所带来的痛苦和风险。但是,若存在脑水肿、出血后蛛网膜发生严重粘连、蛛网膜脑池比较坚韧、患者年龄较大、患者状态差,则需进行二期手术,且手术夹闭侧或探查区仅限于一侧破裂的动脉瘤。

1. 手术适应证　开颅夹闭术适合在动脉瘤破裂的各个时期应用,包括绝大多数动脉瘤急性期,以及 MIA、巨大型动脉瘤、床突上段动脉瘤、后循环动脉瘤等。尤其是在对较大的基底动脉瘤实施手术时,为了在狭小的深部间隙中随时调整入路方向,常规骨瓣开颅手术更为合适。

一期夹闭位于双侧幕上的 MIA 对于经验欠缺的神经外科医生而言是挑战,分期或者双侧开颅夹闭MIA 更为合适。有经验的医生可尝试经一侧入路对双侧 MIA 行夹闭术。对于部分Ⅱ级(单侧幕上MIA,加单侧幕下或幕下中线 MIA;单侧幕下 MIA,加单侧幕上或幕上中线 MIA;幕上中线加幕下中线MIA)、Ⅲ级、Ⅳ级的 MIA,可分期采用多个手术入路行动脉瘤夹闭术。对于幕上的 MIA,可通过锁孔、额外侧入路等来完成 MIA 夹闭术;对于幕下的 MIA(包括 PICA 起始部动脉瘤),可通过颞下、远外侧、乙状窦后入路等,甚至上述入路的锁孔来完成动脉瘤夹闭术。

对于幕上的 MIA,翼点入路和额外侧入路两种入路疗效相近,但在入路适应证选择上有些区别。两种入路均适用于颈内动脉眼动脉段、大脑前动脉水平段、前交通动脉、大脑前动脉垂直段近端、基底动脉分叉部及大脑后动脉前段动脉瘤夹闭术,但对水平段较长的大脑中动脉分叉处动脉瘤,以及瘤体偏向后外侧的颈内-交通段动脉瘤选择翼点入路,则显露更佳,夹闭动脉瘤较容易。前循环多发动脉瘤,欲行对侧大脑前动脉水平段、垂直段近端及瘤颈朝向内侧的颈内动脉眼动脉段动脉瘤手术者,选择额外侧或者眶上入路更合适。对基底动脉及大脑后动脉前段动脉瘤,应根据影像所示的瘤体、瘤颈朝向及周围可操作间隙情况来选择手术入路,以可看清瘤颈、瘤体瘤颈两侧间隙,较利于上夹为原则。对 MIA 手术策略有分歧者可利用 3D 打印技术来辅助完成手术方案的制订。

经单侧入路治疗双侧 MIA 并不适用于上述所有类型 MIA。有一定的适应证(如 Hunt-Hess 分级Ⅲ级以下)的 MIA 病例较为合适,否则脑肿胀、脑积水和蛛网膜粘连可能会影响脑组织的退缩、载瘤动脉和动脉瘤的显露。对于 Hunt-Hess 分级Ⅲ级的患者,如果脑室内无明显积血,可以考虑先行侧脑室外引流释放脑脊液,脑组织退缩良好才考虑经单侧入路行对侧动脉瘤夹闭术。而对于 Hunt-Hess 分级Ⅳ~Ⅴ级的患者,因脑肿胀等导致脑组织退缩不良,不建议经单侧入路行双侧动脉瘤夹闭术;对于梭形动脉瘤需要行搭桥手术或瘤体较大者,也不适合经单侧入路行双侧动脉瘤夹闭术。

手术对动脉瘤的部位和朝向也是有要求的。这些动脉瘤包括位于对侧的颈内动脉眼动脉段部位的动脉瘤、后交通动脉瘤、颈内动脉末端(分叉部)动脉瘤、大脑中动脉 M1 段动脉瘤、大脑中动脉 M1-M2 交界处(部分 M2 段近心端)动脉瘤、大脑前动脉 A1 段动脉瘤、对侧大脑前动脉 A1 段单侧或优势供血的前交通动脉瘤和部分对侧 A2 段动脉瘤。但也不是所有这些动脉瘤都可以经单侧入路一期夹闭。例如,颈内动脉眼动脉段动脉瘤如果朝向内侧且瘤体较小,那么经对侧入路行动脉瘤夹闭术是理想的,但如果瘤体较大或朝向外侧,那么通过单侧入路行对侧颈内动脉眼动脉段动脉瘤夹闭相当有难度。此外,MIA 如果不是常见部位的动脉瘤,而是位于远端(如 A3 段远端和 M2 段远端、M3 段远端以后)的动脉瘤,则需要至少多个锁孔入路来进行治疗。

经眶上入路可显示基底动脉顶端,可达后床突上方 1.5 cm;但基底动脉远端动脉瘤的瘤颈高于后床突 1.0 cm 时,选择经眶上入路,去除眶顶后可增加从颅底向上方的视角,以利于观察及操作;而当瘤颈低于后床突 0.5 cm 时,经颞下入路是更好的选择。对基底动脉上位于大脑后动脉及小脑上动脉间的动脉瘤,采用经眶上入路比经翼点入路更为方便。因选择侧方翼点入路时,同侧动眼神经会阻挡在动脉瘤前方,对本身已很狭小的空间中的操作造成更大的不便。而采用经眶上入路时,可避开在血管间向外侧走行的动眼神经,以便于直视下夹闭动脉瘤。因纵深距离较长,经眶上入路夹闭基底动脉远端动脉瘤时应选择适当长度的直形动脉瘤夹。

2. 手术入路的选择 手术应选择更为安全和有效的一侧入路,大部分应选择从破裂的动脉瘤一侧进入。选择错误时可能导致术中灾难性大出血。有学者尝试了从未破裂动脉瘤的一侧行双侧 MIA 夹闭术,在手术中显露载瘤动脉的两端以控制术中出血,最终动脉瘤顺利夹闭。

如何判断破裂的责任动脉瘤? 对于术前破裂的责任动脉瘤,建议遵循以下几点来判断:①CT 检查发现蛛网膜下腔出血较集中部位或有颅内血肿(包括脑内血肿和硬脑膜下血肿)形成部位,提示为破裂的责任动脉瘤部位;②形态不规则、呈分叶状、含子动脉瘤、瘤体较长或瘤体较大的动脉瘤为责任动脉瘤且较易破裂;③破裂的责任动脉瘤的载瘤动脉痉挛较重;④前交通动脉瘤比较容易破裂出血;⑤部分患者的破裂的责任动脉瘤可根据其出血时的症状如动眼神经麻痹等进行明确。但仍然有一小部分患者术前无法明确破裂的责任动脉瘤,术中才能判断是否为破裂的责任动脉瘤。

对于后交通动脉瘤或颈内动脉交通段动脉瘤,应注意是否有先天性血管变异如胚胎型大脑后动脉或 P1 段缺如等,若有这些异常,那么后交通动脉连同大脑后动脉起始部一起夹闭将导致术后缺血性神经功能损伤事件发生。如果选择单侧入路行双侧动脉瘤夹闭术,那么选择手术入路时应考虑经载瘤动脉侧入路,以方便观察后交通动脉起始部有无误夹,以防术后脑缺血事件的发生。如果经验不足,建议行一期双侧开颅动脉瘤夹闭术,更为稳妥。

动脉瘤的部位是经单侧入路行 MIA 夹闭要考虑的因素之一。

(1) 对于朝内侧、后内侧、下方、下外侧的对侧后交通动脉瘤(从头部解剖),可能更适合采用对侧眶上或者额外侧入路,不适合采用对侧翼点入路(图 5-21),朝向外侧的后交通动脉瘤则不适合采用对侧入路(包括眶上和翼点入路)。

(2) 对侧颈内动脉末端(分叉部)动脉瘤、大脑中动脉 M1 段动脉瘤、大脑中动脉 M1-M2 交界处(部分 M2 段近端)动脉瘤,适合经单侧翼点、额外侧和眶上入路行对侧动脉瘤夹闭术。

(3) 对于大脑前动脉系(如 A3 段)动脉瘤合并大脑交通动脉瘤,可以考虑从单侧纵裂入路一次性夹闭 MIA,但术中很有可能出现未成熟动脉瘤破裂出血。

(4) MIA 如果合并位于比较远端(如 A4、A5 段和 M2 段远端、M3 段远端以后)的动脉瘤,那么需要经多个锁孔入路来进行治疗。

(5) MIA 如果合并后循环囊性动脉瘤,则需要联合颞下、乙状窦后、远外侧入路等多个入路进行一期治疗。

动脉瘤朝向也是选择手术入路时要考虑的重要因素之一。例如,对于朝内侧和垂体上动脉方向的颈内动脉眼动脉段小动脉瘤,尤其适合经对侧入路行动脉瘤夹闭术。对侧入路可以直接显露该部位的动脉瘤颈的两侧,也不会对视神经产生过多的牵拉和骚扰而导致术后视力障碍(图 5-22 至图 5-24)。但对侧入路不适合朝外侧的颈内动脉眼动脉段动脉瘤,建议对该部位的动脉瘤术前仔细进行影像学评估甚至模拟手术。

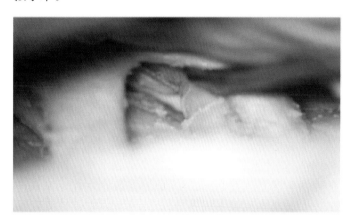

图 5-21　从对侧眶上锁孔-第一间隙可以看到对侧后交通动脉、脉络膜前动脉和神经

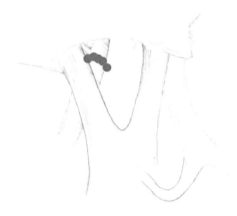

图 5-22　经单侧入路行对侧颈内动脉眼动脉段动脉瘤夹闭术的最佳朝向范围(一)

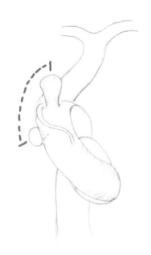

图 5-23　经单侧入路行对侧颈内动脉眼动脉段动脉瘤夹闭术的最佳朝向范围(二)(弧形虚线范围)

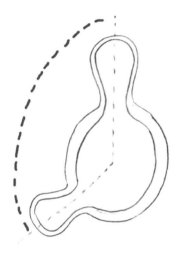

图 5-24　图 5-22 中颈内动脉眼动脉段动脉瘤横截面的最佳朝向范围(弧形虚线范围)

　　有条件者术前可在 3D-CTA 或 3D-DSA 影像学工作站模拟术中观察动脉瘤的形态、朝向、与载瘤动脉的关系、周围穿支动脉以及与颅底的关系,以防漏诊,这样有利于术者预先掌握术中局部显微解剖结构。也可以利用一些相似的软件(如 MIMICS)进行术前模拟观察术中的动脉瘤局部显微解剖结构。还可利用 3D 技术打印出来的 MIA 模型在体外先进行模拟手术,预选出最佳手术入路和动脉瘤的夹闭方案。

　　3. 手术要点　翼点、眶上、额外侧、纵裂入路是前循环动脉瘤手术时较常应用的手术入路;后循环动脉瘤的常用手术入路包括颞下、远外侧、乙状窦后入路和枕下正中入路等。

　　(1)采用翼点入路时,蝶骨嵴和近前颅底骨窗应磨平,必要时需用高速磨钻磨平前颅底突起的骨嵴,采用其他的锁孔入路(如眶上、额外侧、颞下入路)时也应磨平颅底和颅底突起的骨嵴,这样显微镜的光线才能到达对侧,术者才能获得足够的操作空间。采用翼点、眶上和额外侧入路时,硬脑膜打开后在显微镜下充分打开外侧裂、侧裂的近端,也应将颈动脉池和视神经池的蛛网膜充分打开,这样可以较为容易进入基底池(包含 Willis 环),也相对容易将额叶拉开,减少脑压板对额叶的牵拉伤,为深部组织的分离提供足够的操作空间。进入基底池后如果能顺利将蛛网膜下腔的脑脊液释放出来,可进一步减少脑组织的牵拉伤。如果脑池的脑脊液在蛛网膜分离后释放不理想,可以在终板处将脑室系统的脑脊液释放或术前预置腰大池或侧脑室外引流管来释放脑脊液。

（2）视神经间隙：在显露视交叉和终板后，可看到视神经间隙。视神经间隙是由双侧视神经和蝶骨平台围成的一个三角形间隙（图 5-25），从这个间隙可以探查到对侧颈内动脉眼动脉段和对侧后交通动脉起始部，使后交通动脉起始部从第一间隙显露。较为容易显露的锁孔入路为眶上锁孔入路，翼点锁孔入路对于后交通动脉起始部的显露相对困难。在显露对侧颈内动脉眼动脉段或对侧后交通动脉之前，先切开对侧视神经的镰状韧带，镰状韧带应沿着视神经管的骨缘从内往外切开（图 5-26）。镰状韧带切开后对侧的视神经可以相对安全地向上或向侧方移动而免于损伤，对侧颈内动脉眼动脉段和后交通动脉可以相对显露得更多，也能相对更安全地进行对侧颈内动脉瘤手术夹闭或修补。如果视神经移动的幅度不够，仍然遮挡载瘤动脉和动脉瘤颈的两侧，可以用高速磨钻磨除对侧视神经管上壁来增加视神经的移动度。这样颈内动脉眼动脉段起始部、载瘤动脉的近心端和后交通动脉的起始部就可以相对安全、较大程度地显露。另外，通过单侧入路行对侧颈内动脉眼动脉段的动脉瘤夹闭术前，预暴露颈内动脉和颈总动脉是不合适的（患者头位偏向另外一侧，因头位问题术中进行预暴露存在困难），因此对于该部位的动脉瘤，有时需要在复合手术室将闭塞球囊预置在颈内动脉以防术中大出血。

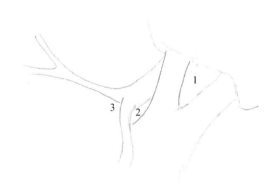

图 5-25　视神经间隙

1. 视神经间隙；2. 对侧视神经颈内动脉间隙；3. 对侧颈内动脉末端间隙

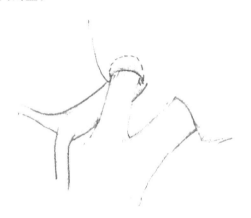

图 5-26　镰状韧带的切开示意图

应沿着视神经管的骨缘从内往外切开

（3）对侧视神经颈内动脉间隙：对侧视神经颈内动脉间隙是由对侧颈内动脉内侧、对侧视交叉和部分视束的上外侧边缘、对侧大脑前动脉 A1 段的近心端下方组成的三角形间隙（图 5-25），对侧颈内动脉可通过这个间隙向外推开，对侧脉络膜前动脉起始部也可以显露。如果床突以远的颈内动脉较长或视交叉前置，通过这个间隙可以看到对侧后交通动脉的起始部。

（4）对侧颈内动脉末端间隙：由对侧大脑前动脉 A1 段、对侧大脑中动脉 M1 段和额叶底部围成的间隙（图 5-25）。通过这个间隙可以探查到对侧颈内动脉末端动脉瘤。但若这个间隙有穿支动脉，且瘤体朝向对侧，对该部位的动脉瘤的夹闭可能会有一定的困难。

（5）对侧大脑中动脉分叉部的显露：沿着蝶骨嵴方向将对侧大脑中动脉 M1 段的蛛网膜锐性分离，保护好豆纹动脉的外侧穿支，当对侧大脑中动脉 M1 段的蛛网膜被分离后，对侧的额叶相对容易被抬离，这样对侧大脑中动脉分叉部（M1-M2交界处）的动脉瘤甚至部分 M2 段近端的动脉瘤可以被安全夹闭（图 5-27 和图 5-28）。

（6）整个动脉瘤夹闭过程中建议应用超声技术、神经内镜

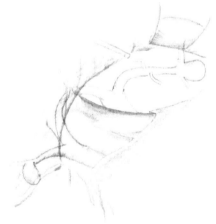

图 5-27　经单侧锁孔入路行对侧大脑中
动脉瘤夹闭术示意图

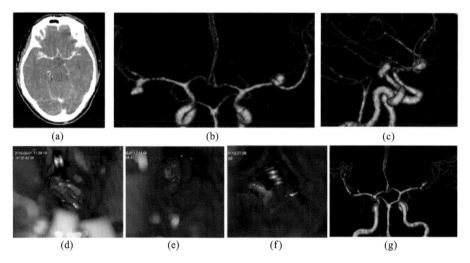

图 5-28　双侧大脑中动脉瘤夹闭术术前、术中与术后影像

(a)CT 增强扫描显示双侧大脑中动脉瘤;(b)CTA 重建正位片显示双侧大脑中动脉瘤;(c)CTA 重建斜位片显示双侧大脑中动脉瘤;(d)术中显示左侧大脑中动脉瘤夹闭;(e)术中显示双侧视神经以及右侧大脑中动脉 M1 段;(f)术中显示右侧大脑中动脉瘤夹闭;(g)术后 CTA 重建显示双侧大脑中动脉瘤夹闭满意

技术和神经电生理监测辅助手术操作。

(7) 如果瘤体较大的动脉瘤占位效应明显,夹闭完成后,可先进行瘤体穿刺,若出血较多,则调整瘤夹位置,然后切开,清除瘤内血栓。

(8) 如果对侧动脉瘤比较深,特别是对侧大脑中动脉瘤,建议用比较细长的显微器械行动脉瘤夹闭术。

(9) 术中注意嗅神经的牵拉程度,防止嗅神经撕断而引起患者术后嗅觉障碍。

(二)血管内介入治疗

随着双导管技术、支架技术、弹簧圈栓塞及球囊辅助技术的成熟,以及新型材料血流导向装置(如密网支架、覆膜支架)等的应用,目前血管内介入治疗已基本解决过去因瘤颈过宽导致难以栓塞或复发率较高等许多难题,基本上可以处理所有位置的动脉瘤,更不用说 MIA 的一期栓塞治疗(图 5-29)。相关研究表明,密网支架用于治疗大脑前动脉、大脑中动脉及后循环等部位的动脉瘤时,取得了较好的效果,也是临床应用较多的支架类型。总体而言,血管内介入治疗颅内动脉瘤相比手术夹闭有一定的优势,主要适

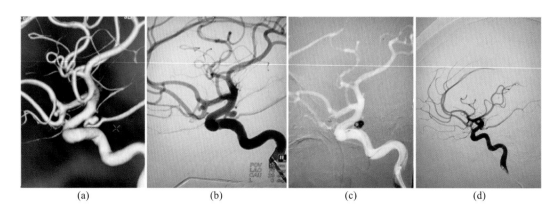

图 5-29　MIA 的一期栓塞治疗

(a)栓塞前 3D-DSA 显示前交通动脉瘤合并左侧后交通动脉起始部动脉瘤;(b)栓塞前 2D-DSA 显示前交通动脉瘤合并左侧后交通动脉起始部动脉瘤;(c)栓塞中路径图示前交通动脉瘤不显影,左侧后交通动脉起始部动脉瘤处于栓塞过程中;(d)栓塞后 DSA 示前交通动脉瘤及左侧后交通动脉起始部动脉瘤不显影,后交通保留完好

用于位置深在、手术暴露困难的椎基底系统动脉瘤,或者患者术前 Hunt-Hess 分级较高、老年患者或合并较多基础病者。血管内介入治疗的原则是根据动脉瘤类型选择合适的材料,先栓塞责任动脉瘤或出血倾向较大的动脉瘤,在患者身体条件允许的情况下,再同时处理其余多个未破裂动脉瘤,做到一期全部处理,减轻患者进行二期手术的负担。治疗顺序则应遵循先易后难和先远端再近端的原则。但血管内介入治疗也并非十全十美,如血管内介入治疗费用较高。根据国际蛛网膜下腔出血动脉瘤试验(international subarachnoid aneurysm trial,ISAT)的研究结果,血管内介入治疗与开颅夹闭术相比,能够降低致残率和死亡率,改善临床预后。目前许多中心倾向于将血管内介入治疗作为 MIA 的首选治疗方案。

(三)联合治疗

考虑到手术可引起创伤性应激反应,有人联合运用开颅夹闭术和血管内介入治疗一次性处理 MIA。以下几种情况适合应用联合治疗技术:①MIA 分布在颅脑两侧,对一侧动脉瘤进行夹闭后,由于脑肿胀或者动脉瘤位置、形态、大小和朝向等原因,对侧动脉瘤无法经单侧入路进行一期夹闭,同时又顾及短期内对侧动脉瘤容易破裂出血,可在一期联合手术期间行对侧动脉瘤血管内介入治疗。②对于 MIA,部分动脉瘤进行手术夹闭治疗,动脉瘤夹调夹困难时行补充介入栓塞治疗。③对 MIA 合并颈内动脉眼动脉段复杂或巨大型动脉瘤进行夹闭时,需要明确动脉瘤是否夹闭完全、有无残留、术中是否需要调夹。④术中需在颈内动脉颅外段或者瘤颈处预置球囊进行临时阻断,以利于颅内动脉瘤颈塑形和安全夹闭。

六、结语

疾病治疗的关键在于早发现、早治疗,颅内动脉瘤一旦破裂出血,其死亡率、致残率相当高,破裂后颅内动脉瘤的预后与 Hunt-Hess 分级、Fisher 分级、年龄有很大的相关性。我们相信,随着显微手术器械、显微照明系统、介入材料的发展,以及显微手术操作技术和血管内介入技术的不断进步,MIA 显微手术夹闭和(或)血管内介入治疗后的并发症发生率以及死亡率、致残率将越来越低,MIA 治疗技术将更为微创化和精准化。

参 考 文 献

[1] 康德智,兰青,余良宏,等.眶上与翼点"锁孔"入路显微手术治疗颅内动脉瘤的比较研究[J].中华显微外科杂志,2006,29(5):382-384.

[2] 兰青.颅内动脉瘤的手术治疗技术[J].中华神经外科杂志,2015,31(6):541-543.

[3] 兰青,朱卿,许亮,等.对侧入路夹闭颅内动脉瘤的手术探讨[J].中华神经外科杂志,2016,32(2):112-116.

[4] 兰青,朱卿,麻育源.锁孔手术入路在后循环动脉瘤夹闭术中的初步应用[J].中华医学杂志,2010,90(15):1028-1031.

[5] 杨华,凌锋,王大明,等.多发性颅内动脉瘤的治疗[J].中华外科杂志,2001,39(1):39-41.

[6] Abla A A,Englot D J,Lawton M L. Retrosigmoid craniotomy for clipping of two vertebrobasilar junction aneurysms[J]. Neurosurg Focus,2014,36(1 Suppl):1.

[7] Anderson J R,Thompson W L,Alkattan A K,et al. Three-dimensional printing of anatomically accurate,patient specific intracranial aneurysm models[J]. J Neurointerv Surg,2016,8(5):517-520.

[8] Bian L H,Liu Y F,Nichols L T,et al. Epidemiology of subarachnoid hemorrhage,patterns of management,and outcomes in China:a hospital-based multicenter prospective study[J]. CNS Neurosci Ther,2012,18(11):895-902.

[9] Bijlenga P,Ebeling C,Jaegersberg M,et al. Risk of rupture of small anterior communicating artery aneurysms is similar to posterior circulation aneurysms[J]. Stroke,2013,44(11):3018-3026.

［10］ Cebral J R,Raschi M. Suggested connections between risk factors of intracranial aneurysms：a review［J］. Ann Biomed Eng,2013,41(7):1366-1383.

［11］ Clatterbuck R E,Tamargo R J. Contralateral approaches to multiple cerebral aneurysms［J］. Neurosurgery,2005,57(1 Suppl):160-163.

［12］ Etminan N. Aneurysmal subarachnoid hemorrhage—status quo and perspective［J］. Transl Stroke Res,2015,6(3):167-170.

［13］ Heiskanen O. Risk of bleeding from unruptured aneurysm in cases with multiple intracranial aneurysms［J］. J Neurosurg,1981,55(4):524-526.

［14］ Honeybul S,Barker S,Poitelea C,et al. Multiple intracranial aneurysms presenting with epistaxis ［J］. J Clin Neurosci,2006,13(3):394-397.

［15］ Hong T,Wang Y. Unilateral approach to clip bilateral multiple intracranial aneurysms［J］. Surg Neurol,2009,72(Suppl 1):S23-S28.

［16］ Joo S P,Kim T S,Choi J W,et al. Characteristics and management of ruptured distal middle cerebral artery aneurysms［J］. Acta Neurochir(wien),2007,149(7):661-667.

［17］ Kalani M Y,Nakaji P,Zabramski J M,et al. Surgical clipping of a ruptured posterior inferior cerebellar artery aneurysm［J］. Neurosurg Focus,2015,38(VideoSuppl1):Video12.

［18］ Lehecka M,Dashti R,Hernesniemi J,et al. Microneurosurgical management of aneurysms at A4 and A5 segments and distal cortical branches of anterior cerebral artery［J］. Surg Neurol,2008,70 (4):352-367.

［19］ Lehecka M,Dashti R,Hernesniemi J,et al. Microneurosurgical management of aneurysms at A3 segment of anterior cerebral artery［J］. Surg Neurol,2008,70(2):135-151.

［20］ Lynch J C,Andrade R. Unilateral pterional approach to bilateral cerebral aneurysms［J］. Surg Neurol,1993,39(2):120-127.

［21］ Molyneux A J,Kerr R S,Yu L M,et al. International subarachnoid aneurysm trial(ISAT) of neurosurgical clipping versus endovascular coiling in 2143 patients with ruptured intracranial aneurysms：a randomised comparison of effects on survival,dependency,seizures,rebleeding, subgroups,and aneurysm occlusion［J］. Lancet,2005,366(9488):809-817.

［22］ Nanda A,Konar S,Bir S C,et al. Modified far lateral approach for posterior circulation aneurysms：an institutional experience［J］. World Neurosurg,2016,94:398-407.

［23］ Oshiro E M,Rini D A,Tamargo R J. Contralateral approaches to bilateral cerebral aneurysms：a microsurgical anatomical study［J］. J Neurosurg,1997,87(2):163-169.

［24］ Rexiati N,Aikeremu R,Kadeer K,et al. Short-term efficacy of pipeline embolization device for treating complex intracranial aneurysms［J］. Biomed Mater Eng,2018,29(2):137-146.

［25］ Rinne J,Hernesniemi J,Puranen M,et al. Multiple intracranial aneurysms in a defined population：prospective angiographic and clinical study［J］. Neurosurgery,1994,35(5):803-808.

［26］ Richling B,Bavinzski G,Gross C,et al. Early clinical outcome of patients with ruptured cerebral aneurysms treated by endovascular (GDC) or microsurgical techniques. A single center experience［J］. Interv Neuroradiol,1995,1(1):19-27.

［27］ Rodríguez-Hernández A,Zador Z,Rodríguez-Mena R,et al. Distal aneurysms of intracranial arteries：application of numerical nomenclature,predilection for cerebellar arteries,and results of surgical management［J］. World Neurosurg,2013,80(1-2):103-112.

［28］ Schnell S,Ansari S A,Vakil P,et al. Three-dimensional hemodynamics in intracranial aneurysms：influence of size and morphology［J］. J Magn Reson Imaging,2014,39(1):120-131.

[29] Schnell S, Wu C, Ansari S A. Four-dimensional MRI flow examinations in cerebral and extracerebral vessels-ready for clinical routine? [J]. Curr Opin Neurol,2016,29(4):419-428.

[30] Wachter D, Kreitschmann-Andermahr I, Gilsbach J M, et al. Early surgery of multiple versus single aneurysms after subarachnoid hemorrhage:an increased risk for cerebral vasospasm? [J]. J Neurosurg,2011,114(4):935-941.

[31] Zheng S F, Yao P S, Yu L H, et al. Surgical technique for aneurysms at the A3 segment of anterior cerebral artery via anterior interhemispheric keyhole approach[J]. Turk Neurosurg, 2017,27(1):22-30.

[32] Zheng S F, Yao P S, Yu L H, et al. Keyhole approach combined with external ventricular drainage for ruptured, poor-grade, anterior circulation cerebral aneurysms [J]. Medicine, 2015, 94 (51):e2307.

（林元相 郑树法 康德智）

第十一节 血泡样动脉瘤

一、概述

血泡样动脉瘤(blood blister-like aneurysm,BBA)是一种罕见的血管性疾病,占颈内动脉瘤的 0.3%～6.6%。其可以发生在颅内血管的任何部位,但主要发生在颈内动脉(internal carotid artery,ICA)非分叉部血管壁,如颈内动脉前壁。血泡样动脉瘤体积小,缺乏可识别的瘤颈,通常在数天至数周发展为囊性外观,其瘤壁脆,容易破裂而导致蛛网膜下腔出血(SAH),具有高致残率和高死亡率。颅内血泡样动脉瘤发病机制不详,可能与动脉粥样硬化、高血压及动脉夹层引发的假性动脉瘤有关。研究表明血泡样动脉瘤发生于粥样硬化与正常血管壁之间,其内弹力层退化,瘤壁缺乏胶原层,仅由一层菲薄的血管外膜及纤维组织构成,周围管壁发育缺陷。组织学上,血泡样动脉瘤是一种假性动脉瘤,因此血泡样动脉瘤容易破裂,导致蛛网膜下腔出血。血泡样动脉瘤的诊断及治疗仍然充满挑战。

二、临床表现

在血泡样动脉瘤破裂之前,患者可无症状。血泡样动脉瘤破裂多引起蛛网膜下腔出血,患者表现为突发剧烈头痛、呈爆炸样,难以忍受,可以是全头痛也可以是局部头痛。大部分患者伴有恶心、呕吐,部分患者可以出现意识不清或烦躁、幻觉等。大部分患者出现脖子僵直。部分患者可表现为玻璃体蛛网膜下出血、视盘水肿或视网膜出血。除了蛛网膜下腔出血的临床表现外,还需要特别注意患者有无高血压、曲霉菌感染、类固醇服用史等病史。

三、诊断

影像学检查:患者入院后行头颅 CT 检查提示蛛网膜下腔出血,头颅 CTA 或 DSA 检查是常用的检查手段,可帮助明确蛛网膜下腔出血原因。血泡样动脉瘤的血管造影图像可表现为微小的半球状水泡、宽基底膨出、不规则突起等,常位于颈内动脉床突上段非分支部位,以前内侧壁常见,重复造影可见血泡样动脉瘤在数天到数周进展为囊性外观。磁共振血管壁成像(MR-VWI)检查结果既能反映血管管腔情况,也能反映血管壁情况。T1WI 和 T2WI 可显示血泡样动脉瘤血管壁上存在高强度斑点,提示壁内血肿,因此 MR-VWI 可作为血泡样动脉瘤的补充诊断方法。根据血泡样动脉瘤的不同形态,可大致分为四种不同亚型。①Ⅰ型:也称经典型,表现为一个无瘤颈的小突起。②Ⅱ型:表现为囊性外观,其瘤颈宽,但瘤颈直径未超过载瘤动脉直径。③Ⅲ型:也称纵向型动脉瘤,其累及颈内动脉的纵向病灶长度超过载瘤动脉直径。④Ⅳ型：也称圆周形动脉瘤，该类型血泡样动脉瘤累及颈内动脉一周。

目前国内常用的血泡样动脉瘤的影像学诊断依据多沿用长海医院所使用的标准：①动脉瘤位于颈内动脉床突上段前壁或前内侧壁、前外侧壁；②不在血管分叉部；③首次造影检查显示动脉瘤最大径小于10 mm；④明确蛛网膜下腔出血且未发现其他可以解释蛛网膜下腔出血的病灶；⑤脑血管检查（CTA、MRA、DSA）证实动脉瘤在短期内明显增大；⑥动脉瘤壁或瘤颈部动脉壁不规则。同时符合上述①②③④项时可拟诊为血泡样动脉瘤，当额外符合⑤⑥两项中的一项时诊断为影像学确诊的血泡样动脉瘤。需要注意的是只有破裂动脉瘤才可能诊断为血泡样动脉瘤。

四、治疗

基于血泡样动脉瘤的自身特点，对血泡样动脉瘤的治疗仍具有挑战性。无论是显微外科手术还是血管内介入治疗，术中及术后的出血风险均较高，且血泡样动脉瘤在术后极易复发，临床上对血泡样动脉瘤的最佳治疗方案尚未达成共识。目前对于血泡样动脉瘤的治疗方法主要有显微外科手术和血管内介入治疗。

（一）显微外科手术

显微外科手术主要包括单纯动脉瘤夹闭术、动脉瘤包裹夹闭术、血管壁缝合术、动脉瘤孤立或联合颅内-颅外血管搭桥手术。

1. 单纯动脉瘤夹闭术　对血泡样动脉瘤行单纯动脉瘤夹闭术存在争议，有学者认为大多数血泡样动脉瘤直接夹闭可作为一线治疗方案。然而，血泡样动脉瘤与囊状动脉瘤不同，因其瘤壁薄、无明显瘤颈且累及周围载瘤动脉，直接夹闭极易造成瘤颈撕裂，瘤体脱落，可导致术中致命性出血。有文献报道其术中出血率达30%~50%；且术后复发率及再出血率也较高。在夹闭过程中动脉瘤夹必须与载瘤动脉走行方向平行夹闭瘤颈及部分正常血管壁，否则可能导致严重缺血并发症的发生。

2. 动脉瘤包裹夹闭术　血泡样动脉瘤的血管壁过于脆弱者可选择动脉瘤包裹夹闭术，有效加固瘤壁，从而降低夹闭过程中血泡样动脉瘤破裂风险。动脉瘤包裹夹闭术采用筋膜、棉片、肌肉、纤维织物或聚四氟乙烯等材料，跨过载瘤动脉并包裹动脉瘤，采用动脉瘤夹夹闭动脉瘤及部分载瘤动脉壁，若累及载瘤动脉过长，可采用多个动脉瘤夹串联夹闭。动脉瘤包裹夹闭术亦存在风险，由于包裹材料的阻挡，有时难以确定动脉瘤边界，易出现夹闭不全而造成动脉瘤复发、再出血或因过度夹闭而影响载瘤动脉供血。

3. 血管壁缝合术　血泡样动脉瘤手术夹闭过程中可能出现动脉瘤脱落。血管壁缝合术最初仅为血泡样动脉瘤术中出血的补救性措施，但随着显微外科材料的发展、技术及理念的不断提高，血管壁缝合术逐渐成为血泡样动脉瘤的首选治疗手段之一，并取得良好的疗效。对于颈内动脉及颅内血管近段仅累及不超过血管周长1/3的血泡样动脉瘤，血管壁缝合术治疗效果满意，而对于累及血管周长大于1/3的病灶，缝合后存在血管狭窄风险。血泡样动脉瘤多见于颈内动脉前壁，位置深，对术者的显微外科技术要求高。

4. 动脉瘤孤立或联合颅内-颅外血管搭桥手术　适用于血泡样动脉瘤破裂引起的高级别蛛网膜下腔出血患者。尽管这种疗法复杂且耗时，但使用该技术可以在血泡样动脉瘤患者中获得良好的临床结果。动脉瘤孤立术通过夹闭血泡样动脉瘤近端和远端的载瘤动脉，将血泡样动脉瘤永久地排除在循环系统之外，可有效预防血泡样动脉瘤复发和再出血。术前需要做好充分评估，最好能做DSA检查，以明确动脉瘤的位置以及周围是否有重要的分支血管、颈外动脉发育情况。利用患侧颈内动脉球囊闭塞试验，可判断前后交通动脉的代偿情况。球囊闭塞试验阴性的患者，由于血管痉挛、血压波动、高凝状态等因素，术后有可能出现新发脑梗死。高流量搭桥（HFB）或者低流量搭桥可能是改善动脉瘤孤立后颅内缺血的有效手段。有学者认为，无论血流代偿情况如何，在采用动脉瘤孤立术的同时行颅内-颅外血管搭桥手术，可能是目前治疗血泡样动脉瘤最好的方法，该方法不仅可以彻底闭塞动脉瘤，还能保证脑组织充足的血供。

（二）血管内介入治疗

血管内介入治疗主要包括支架辅助弹簧圈栓塞治疗、覆膜支架技术、密网支架治疗等。

1. 支架辅助弹簧圈栓塞治疗 一方面支架覆盖瘤颈，有利于弹簧圈形态及结构的稳定，促进动脉瘤内血栓形成；另一方面，加速瘤颈部血管内膜增生，促进内皮化，使载瘤动脉重建；且置入支架可以部分改变血管的走行方向，因此而改变载瘤动脉的血流动力学，降低瘤腔内压力，从而减少再出血。有研究表明，单支架辅助弹簧圈栓塞疗法是血泡样动脉瘤复发的独立危险因素，而一项回顾性多中心研究表明，重叠支架（不少于 2 个）治疗血泡样动脉瘤的动脉瘤闭塞率更高、动脉瘤复发率更低、围手术期出血风险更低。临床上常用的支架包括雕刻支架，如 Neuroform 支架、Solitaire 支架、Enterprise 支架。常用雕刻支架的金属覆盖率为 6%～11%，该类型支架对肿瘤局部血流动力学的改变不足，辅助栓塞效果欠佳。编织支架（如 LVIS 支架）的金属覆盖率较雕刻支架更高，并且术中可以通过"灯笼"技术提高局部的金属覆盖率，再重叠一枚编织支架，对血管壁进行重建，可以达到很好的治疗效果。与非 LVIS 支架相比，LVIS 支架治疗血泡样动脉瘤后复发风险更低，并且不会增加与手术相关并发症的风险。同时，可采用"铆钉"技术，即支架远端到位后，先经栓塞导管将弹簧圈推出 2～3 袢，加固瘤颈及稳定微导管，逐步释放支架，使动脉瘤颈由宽颈变成相对窄颈，且在支架和载瘤动脉之间形成楔形空间，继续栓塞动脉瘤腔，直至少量弹簧圈疝入动脉内，完全释放支架。动脉与支架之间的弹簧圈致密封闭近端瘤颈，有利于动脉壁修复。

2. 覆膜支架置入 以单层聚四氟乙烯膜裹覆于支架外层的覆膜支架，可以起到完全隔绝作用，在整个血管内介入手术过程中支架不会与动脉瘤发生接触，支架置入后通常不需要对血泡样动脉瘤进行弹簧圈栓塞，这降低了术中血泡样动脉瘤破裂的可能性。覆膜支架重建载瘤动脉，可即刻闭塞动脉瘤，促进周围血管内皮增生，修复血管内膜，达到解剖治愈目的。覆膜支架的选择要注意：①充分评估血泡样动脉瘤的位置、动脉瘤两端载瘤动脉直径。②覆膜支架缺乏良好的柔韧性，在通过弯曲血管时容易刺激血管壁，诱发血管痉挛，增加缺血并发症的发生率。③内漏是覆膜支架置入后的主要并发症，指支架与载瘤血管壁之间的血流填充在支架放置之后立即出现。术中若出现内漏，需要处理。根据内漏血流的方向，分为Ⅰ型内漏和Ⅱ型内漏。Ⅰ型内漏指支架末端与血管壁之间存在血流填充，Ⅱ型内漏是由血流通过颈内动脉分支血管进入动脉瘤所致。要预防Ⅰ型内漏，术前应仔细评估载瘤动脉的大小，选择尺寸合适的覆膜支架，术中可选择更大的球囊进行后扩或选择一枚直径更大的支架在第一枚支架内释放，以覆盖漏口。Ⅱ型内漏引起动脉瘤破裂的风险高，需要立即进行处理，可以将弹簧圈填入后交通动脉起始部，阻断血液逆流，但可能导致缺血事件的发生。根据覆膜支架存在内漏的弊端，对于动脉近端与远端直径相差较大的患者，不推荐使用覆膜支架。④重要分支血管离动脉瘤很近时，覆膜支架置入后可影响穿支动脉血流，导致缺血事件的发生，手术过程中应尽量避免覆盖这些动脉或不推荐使用覆膜支架。

3. 密网支架治疗 密网支架的研发及投入临床使用，使血泡样动脉瘤患者看到新的希望。与传统自膨式支架相比，密网支架的孔隙更小且金属覆盖率更高，金属覆盖率达 30%～35%，其具有更好的血流导向能力，能重塑局部血管内的血流，减少血流进入动脉瘤内，降低血流对动脉瘤壁的冲击力；同时促进载瘤动脉的内皮化，修复动脉壁损伤。然而，密网支架置入后不能立即使动脉瘤闭塞，无法迅速将血泡样动脉瘤从血流中孤立出来，且术后需要行双联抗血小板治疗，在血管壁修复之前，仍然存在血泡样动脉瘤再破裂的风险。2018 年，Zhu 等公布了近年来采用密网支架治疗血泡样动脉瘤的荟萃分析结果，发现动脉瘤完全闭塞率为 72%，复发率为 13%，再出血率为 3%；围手术期致残率及死亡率分别为 26% 和 3%，长期预后良好率为 83%。近年来，有研究者采用新一代带有亲水性聚合物涂层的血流导向支架治疗急性破裂动脉瘤，研究结果显示，这种技术诱导血栓形成的风险较低，血管内介入治疗后可进行单一抗血小板治疗以降低急性期出血并发症发生风险。密网支架辅助弹簧圈栓塞可能在技术上是安全、有效的治疗血泡样动脉瘤的方案，弹簧圈栓塞使动脉瘤即刻闭塞，这在一定程度上避免了动脉瘤再破裂，但弹簧圈接触动脉瘤壁使得术中血泡样动脉瘤再破裂风险增加。也有学者认为，密网支架辅助松散的弹簧圈进行填塞而非致密填塞，可以促进瘤内血栓形成，这种方法可促进血泡样动脉瘤即刻闭塞，同时降低急性期再出血发生率。密网支架可提高血泡样动脉瘤的治愈率，但仍存在一定的并发症，临床医生应准确评估患者的病情和血管条件，采用个体化的治疗方案。

<h1 style="text-align:center">参 考 文 献</h1>

[1] Aydin K,Arat A,Sencer S,et al. Treatment of ruptured blood blister-like aneurysms with flow diverter SILK stents[J]. J Neurointerv Surg,2015,7(3):202-209.

[2] Bojanowski M W,Weil A G,McLaughlin N,et al. Morphological aspects of blister aneurysms and nuances for surgical treatment[J]. J Neurosurg,2015,123(5):1156-1165.

[3] Fang Y,Zhu D,Peng Y,et al. Treatment of blood blister-like aneurysms with stent-assisted coiling:a retrospective multicenter study[J]. World Neurosurg,2019,126(6):e486-e491.

[4] Guzzardi G,Galbiati A,Stanca C,et al. Flow diverter stents with hydrophilic polymer coating for the treatment of acutely ruptured aneurysms using single antiplatelet therapy:preliminary experience[J]. Interv Neuroradiol,2020,26(5):525-531.

[5] Hao X,Li G,Ren J,et al. Endovascular patch embolization for blood blister-like aneurysms in dorsal segment of internal carotid artery[J]. World Neurosurg,2018,113:26-32.

[6] Kikkawa Y,Ikeda T,Takeda R,et al. Results of early high-flow bypass and trapping for ruptured blood blister-like aneurysms of the internal carotid artery[J]. World Neurosurg,2017,105:470-477.

[7] Kim B M,Kim D I,Chung E C,et al. Endovascular coil embolization for anterior choroidal artery aneurysms[J]. Neuroradiology,2008,50(3):251-257.

[8] Konczalla J,Gessler F,Bruder M,et al. Outcome after subarachnoid hemorrhage from blood blister-like aneurysm rupture depends on age and aneurysm morphology[J]. World Neurosurg,2017,105(9):944-951.

[9] Ma L,Feng H,Yan S,et al. Endovascular treatment of complex vascular diseases of the internal carotid artery using the Willis covered stent:preliminary experience and technical considerations[J]. Front Neurol,2020,11:554988.

[10] Owen C M,Montemurro N,Lawton M T. Blister aneurysms of the internal carotid artery:microsurgical results and management strategy[J]. Neurosurgery,2017,80(2):235-247.

[11] Yang C,Vadasz A,Szikora I. Treatment of ruptured blood blister aneurysms using primary flow-diverter stenting with considerations for adjunctive coiling:a single-centre experience and literature review[J]. Interv Neuroradiol,2017,23(5):465-476.

[12] Yu J,Xu B,Guo Y,et al. Direct clipping of a blister-like aneurysm in the supraclinoid segment of the internal carotid artery:a clinical analysis of nine cases[J]. Int J Clin Exp Med,2015,8(11):21786-21795.

[13] Zeng S,Yang H,Yang D,et al. Case report of late type Ⅲb endoleak with Willis covered stent (WCS) and literature review[J]. World Neurosurg,2019,130:160-164.

[14] Zhang P,Zhong W,Li T,et al. Flow diverter-assisted coil embolization of blood blister-like aneurysm using semi-deploying technique[J]. Front Neurol,2021,11:625203.

[15] Zhu D,Yan Y,Zhao P,et al. Safety and efficacy of flow diverter treatment for blood blister-like aneurysm:a systematic review and meta analysis[J]. World Neurosurg,2018,118:e79-e86.

（康德智　王灯亮）

第六章　脑血管畸形

第一节　脑血管畸形概述

脑血管畸形是一种先天性血管性疾病,不同的脑血管畸形有着不同的自然史和特异性临床表现,不同的临床表现及破裂出血的危险性取决于病变的病理种类、大小、部位、血管构筑特征及血流动力学特征等,从而也会影响其临床治疗决策。相对于颅内动脉瘤,人类对脑血管畸形的认识较晚。20世纪70年代以后,随着影像学技术的发展,头颅CT和MRI的广泛应用,越来越多的合并癫痫、神经功能缺损以及不明原因脑出血的隐匿性脑血管畸形得以被发现和诊断,推进了人类对各类脑血管畸形的认识。1966年McCormick首次将脑血管畸形分为四种类型:脑动静脉畸形、脑海绵状血管畸形、毛细血管扩张症和发育性静脉异常(表6-1),此外还有几种特殊类型:动静脉瘘、大脑大静脉动脉瘤样畸形、硬脑膜动静脉畸形、颈内动脉-海绵窦瘘和混合性或未分类的血管瘤。

表 6-1　四种经典类型的血管畸形

经典类型	占比
脑动静脉畸形	44%～60%
脑海绵状血管畸形	19%～31%
毛细血管扩张症	4%～12%
发育性静脉异常	9%～10%

随着科学技术的发展,人类对血管畸形的认识逐渐深入;但受制于多种因素,至今血管畸形的流行病学资料,以及血管畸形破裂引起的颅内出血自然史研究资料不够完善,尚缺乏确定手术适应证、评定手术效果的循证医学标准。现代麻醉技术、显微手术、术中多模态导航、电生理监测、血管内治疗技术、复合手术室和立体定向放射外科技术为脑血管畸形的治疗提供了可靠的技术保障。

针对脑血管畸形发病率的研究资料很少,迄今尚未明确脑血管畸形的总体发病率。美国明尼苏达州开展的一项研究显示,1965—1992年,该地区脑血管畸形的总体发病率为2.05‰,年龄及性别校正发病率为1.84‰,人群中伴随临床症状的发病率为1.22‰。随着神经影像学技术的进步,研究人群的平均年龄和随访时间的增加,脑血管畸形发病率在不断升高。自1990年起,脑血管畸形的年龄及性别校正发病率增至19.0‰。脑血管畸形中最常见的类型是脑动静脉畸形,其次为脑海绵状血管畸形。

一、脑动静脉畸形

动静脉畸形(arteriovenous malformation,AVM)为缺乏正常发育毛细血管的粗大异常血管团,其扩张的供血动脉和动脉化的引流静脉在病灶内形成动静脉分流,目前多认为其属于血管先天性发育异常起源,部分病例为头部外伤后起源,其体积也随着年龄增长而增大,并大多从低流量状态发展到中到大流量以及高压力状态。脑动静脉畸形在脑磁共振研究中的无症状患病率为0.05%,在人群中的检出率约为0.13‰,其好发年龄为20～40岁,男女发病率相当。动静脉畸形几乎均为先天性疾病,遗传型较为罕见,一些遗传综合征可能会伴发脑动静脉畸形,如呈常染色体显性遗传的遗传性出血性毛细血管扩张症(hereditary hemorrhagic telangiectasia,HHT;也称Rendu-Osler-Weber综合征)患者中有15%～20%伴发脑动静脉畸形。2018年,Radovanovic等发现,散发脑动静脉畸形中62.5%的患者存在KRAS点突变,这为脑动静脉畸形的遗传学认识提供了新的思路。

脑动静脉畸形患者的首发症状以颅内出血常见,约占 58%,以癫痫为首发症状的患者次之,约占 34%,以神经功能缺损等症状起病者占 8%,无症状者占 2%~4%。颅内出血是导致脑动静脉畸形患者预后不佳的主要原因之一。脑动静脉畸形造成的颅内出血中 60% 为脑内血肿,26% 为脑内血肿合并脑室内出血,8% 为单纯脑室内出血,4% 为蛛网膜下腔出血。脑动静脉畸形引起的颅内出血倾向于比原发性颅内出血更良性的自然史。由于脑动静脉畸形治疗方式不同、脑血管造影覆盖度较低,以及缺乏长期随访数据,多数临床研究病例选择存在一定的偏差。目前对于脑动静脉畸形未经治疗的自然史的了解基本上基于日常临床实践和 ARUBA 试验中保守治疗组的观察性研究。这些研究都未描述没有接受脑动静脉畸形治疗的随机样本的临床资料,因此真正的自然史仍然未知,评价脑动静脉畸形患者的长期出血风险相当困难。

脑动静脉畸形患者出血后死亡率为 5%~10%,其中 8.8% 的幕上动静脉畸形患者死于颅内出血,而幕下动静脉畸形患者中死亡率可达 19%,30%~50% 的患者出现永久性神经功能障碍,严重神经功能障碍发生率为 14%,轻微神经功能障碍发生率为 26%。脑动静脉畸形患者年破裂出血率约为 3%,首次年破裂出血率为 2.2%,而破裂后再出血率会增至 4.5%,且首次出血后第 1 年再出血率达 6%~15%。既往出血史、深部动静脉畸形、完全深静脉引流及病变相关动脉瘤等临床及影像学特征目前已被证实为脑动静脉畸形破裂出血的主要危险因素。脑动静脉畸形引起颅内出血的高峰年龄为 40~50 岁,绝大多数颅内出血发生在 50 岁以前。脑动静脉畸形患者出血的危险性还需要考虑年风险度和寿命总风险度,以指导临床诊疗决策。

Kondziolka 研究发现,脑动静脉畸形病灶平均每年破裂出血率为 2%~4%,儿童或颅后窝动静脉畸形出血风险更高,他同时提出出血风险的计算公式:出血风险 = 1 − (每年不出血风险)^{预期剩余寿命年数}。Brwon 提出了另一种更为简易的计算整体寿命年出血危险度公式:整体寿命年出血危险度 = 105 − 患者年龄。两种计算公式所得结果十分接近。

此外,颅内出血并不是脑动静脉畸形患者的唯一长期预后结局,许多脑动静脉畸形患者会长期伴发癫痫。一些患者还可能出现少见的进行性和致残性的神经功能障碍,这一现象归因于动脉盗血引起的局部组织缺血,或静脉流出阻塞导致的静脉血压升高。

二、脑海绵状血管畸形

海绵状血管畸形(cavernous malformation,CM)也称海绵状血管瘤,是由不规则厚度的窦状血管腔道组成的海绵状异常血管团,其内部无脑实质、边界清楚,也无大的供血动脉或引流静脉。通常直径为 1~5 cm,可能有出血、钙化或血栓形成。

脑海绵状血管畸形发病率目前尚不明确。目前资料多为尸体解剖数据,总体发病率约为 0.02%。也有部分回顾性颅脑磁共振研究,Curling 回顾性分析了 8131 例颅脑磁共振检查结果,发现 32 例脑海绵状血管畸形,发病率约为 0.39%;Robinson 采用相同方法回顾了 4045 例患者,发现 19 例脑海绵状血管畸形,发病率约为 0.47%。此外澳大利亚人群的发病率约为 0.9%。脑海绵状血管畸形占中枢神经系统血管畸形的 5%~13%,其中 48%~86% 位于幕上,5%~10% 位于基底节区,4%~35% 位于脑干。多发脑海绵状血管畸形并不常见,占比为 23%~50%,家族性病例中多发常见,约占 75%,非家族性病例中占 20%~33%。

脑海绵状血管畸形在所有年龄段均可发病,但以 20~50 岁发病较为多见。儿童也可存在脑海绵状血管畸形,儿童患病高峰有 2 个,分别是 3 岁和 11 岁。脑海绵状血管畸形属于先天性病变,按照基因型可分为两类:散发性和家族性。家族性病例符合孟德尔显性遗传规律,并有多种表现型。散发性病例一般被认为是先天性病变,也有学者认为与中枢神经系统放射性损伤、外伤和特异性感染相关。有研究显示散发性脑海绵状血管畸形患者中存在 MAP3K3、PIK3CA、MAP2K7 或 CCM 基因的体细胞突变。而家族性病例以多发病灶和明显的家族发病倾向为特征,病灶数目一般在 3 个以上。40% 以上家族性脑海绵状血管畸形患者可无明显的临床表现。一般认为与家族性病例发病相关的亚型主要有 CCM1、CCM2 和 CCM3（表 6-2）。

表 6-2　家族性脑海绵状血管畸形的亚型

项　　目	CCM1	CCM2	CCM3
部位	7q11～q22	7p13～15	3q25.2～q27
基因	KRIT1	MGC4607	PDCD10
比例	40%	20%	40%

脑海绵状血管畸形可长期处于稳定状态不出血，也可在短时间内反复出血，且病灶不断增大而产生临床症状。故脑海绵状血管畸形可分为症状性出血和影像学或病理学发现的亚临床出血，以后一种出血类型更为多见。幕上海绵状血管畸形造成严重或致命的颅内出血少见，但是目前脑海绵状血管畸形，尤其是位于桥脑及中脑的脑干海绵状血管畸形出血较为凶险，死亡率高。

脑海绵状血管畸形的出血风险并不清楚。在队列研究中，脑海绵状血管畸形的出血率普遍较低，年出血率为 2.6%～3.1%。脑海绵状血管畸形出血风险与病灶大小无关，女性似乎出血风险更高，但各项研究结果并不一致。目前已进行的 3 项汇总分析显示，脑海绵状血管畸形患者 5 年总体出血风险为 15.8%（13.7%～17.9%），而年度复发性出血风险会随着时间推移而显著降低，这对脑海绵状血管畸形患者选择长期临床治疗决策具有意义。此外，偶发脑海绵状血管畸形患者的首发出血风险非常低，每人每年约 0.08%。多项研究表明，以出血为首发症状和病灶位于脑干是脑海绵状血管畸形再次出血的危险因素，并且病灶位于脑干的脑海绵状血管畸形患者在未经治疗的自然病程中的出血率也较高，为 2%～60%。而家族性脑海绵状血管畸形的出血风险较散发性更高，每人每年为 4.3%～6.5%。由于家族性病例为多发性脑海绵状血管畸形病例，因此每个病灶的年出血率为 0.6%～1.1%，与散发性病例相近。

癫痫发作在幕上海绵状血管畸形患者中最常见，约占 60%。脑海绵状血管畸形相关的癫痫发作被认为是由病灶反复微出血造成周边血液（含铁血黄素）、病灶旁胶质增生和炎症反应所致。目前只有 1 项研究将癫痫发作视为脑海绵状血管畸形患者的终点事件。Josephson 等对 139 例确诊为脑海绵状血管畸形的成年患者进行了一项前瞻性研究，在 38 例表现为颅内出血或神经功能缺损的患者中，5 年初发癫痫发作的风险为 6%，在 57 例偶发脑海绵状血管畸形患者中，5 年初发癫痫发作的风险为 4%；在从未发生颅内出血或神经功能缺损但表现为或进展为癫痫的成年患者中，5 年期间达到 2 年无癫痫发作的比例为 47%。因此，脑海绵状血管畸形成年患者在初次癫痫发作后再发癫痫的风险较高，近半数患者在诊断癫痫后 5 年内能达到 2 年无癫痫发作。

此外，脑海绵状血管畸形还可导致进行性神经功能缺损。进行性神经功能缺损多见于脑干海绵状血管畸形，其次是基底节区和丘脑病灶。一项回顾性研究分析了 30 例没有接受手术治疗的脑干海绵状血管畸形患者，平均随访时间为 35.7 个月，结果发现正常或伴有轻度残疾患者占 66.6%，6.7% 的患者为中度残疾，6.7% 患者为重度残疾，而死亡患者达 20%，但并没有确定临床转归不良的危险因素，颅内出血与否也与临床转归无明显的相关性。

三、脑静脉畸形

脑静脉畸形（venous malformation，VM）又称为脑静脉瘤，指先天性正常局部脑引流静脉的异常扩张，其外形异常，但生理功能为引流静脉，是脑血管畸形的一种。静脉畸型通常分为发育性静脉异常（DVA）和孤立型静脉曲张。CT 和 MRI 应用前，静脉畸形的报道很少，随着血管造影和磁共振等诊断技术的进步，临床报道病例逐渐增多。发育性静脉异常在儿童及成人中均可发生，其中男性较多见。影像学及解剖学研究发现，发育性静脉异常的发生率为 2.5%～3%。有研究认为，脑静脉发育异常是继发于妊娠期胎儿脑静脉栓塞的一种代偿性发育结构。但是，一些病例研究显示，发育性静脉异常的发生与人类第 9 对染色体短臂的基因突变相关，遵循常染色体显性遗传规律。目前静脉畸形的确切病因不明确，仍有待进一步研究。

脑静脉畸形是尸体解剖中最常发现的颅内血管畸形。一项包含 4069 例尸体解剖的研究发现了 105 例脑静脉畸形。目前尚无脑静脉畸形自然史的长期随访研究。多数患者无症状或颅内出血表现，幕上病变者可能会有慢性头痛、癫痫、神经功能缺损；幕下病变者可表现为步态不稳或其他颅后窝占位表现。

脑静脉畸形是否可以引起颅内出血及癫痫发作，各学者认识不一致。有研究报道了 27 例脑静脉畸形患者，其中 14 例患者出现神经系统症状，包括 7 例颅内出血、3 例颅内出血合并癫痫发作的患者。研究者对 10 例颅后窝病变患者（其中 7 例病变位于小脑半球），经过多年的随访后发现，没有患者出现神经系统症状，从而提出除非脑静脉畸形反复出血，否则所有脑静脉畸形患者均首选保守治疗。Rothfus 回顾分析了 20 例小脑半球静脉畸形出血病例，提出小脑病变较其他部位病变更易发生颅内出血和再次破裂出血，颅内出血可发生在任何年龄，但大多数发生在青少年期。尽管如此，一般认为大多数脑静脉畸形患者无临床症状，其自然预后良好，不需要治疗。

四、硬脑膜动静脉瘘

硬脑膜动静脉瘘（dural arteriovenous fistula，DAVF）指硬脑膜上的动脉与静脉出现直接交通的一类血管性疾病，主要或全部由硬脑膜动脉供血，引流至静脉窦、硬脑膜或蛛网膜下腔的静脉，其交通最常发生于静脉窦壁上或者静脉窦旁的硬脑膜。硬脑膜动静脉瘘的病因尚不明确，对于其是先天性疾病还是后天获得性疾病存在争议。硬脑膜动静脉瘘在婴儿期即可发病，且可与脑动静脉畸形或动脉瘤并存的临床特点，支持其为先天性起病；但有证据表明大多数硬脑膜动静脉瘘是获得性、特发性病变，并且与静脉血栓形成相关，而其确切的发病机制尚未完全清楚。

硬脑膜动静脉瘘占颅内血管畸形的 $10\%\sim15\%$，女性患者占比为 $61\%\sim66\%$，发病年龄一般为 $40\sim50$ 岁，儿童罕见。如果为儿童硬脑膜动静脉瘘，则病情多复杂，且为双侧。

硬脑膜动静脉瘘临床表现多样，与病变部位及生理学特性相关。位于横窦和乙状窦的病变较常见，占 63% 左右，搏动性耳鸣是其最常见的临床表现，其他症状包括眼外肌功能失调，导致复视、眼球突出以及海绵窦病变所导致的视力损害等。

硬脑膜动静脉瘘亦存在出血风险，以脑内出血和蛛网膜下腔出血常见，也可发生硬脑膜下出血和硬脑膜外出血。皮质引流静脉、静脉系统扩张是预测颅内出血的重要因素。此外，位于岩窦和直窦的硬脑膜动静脉瘘较少见，但其出血率较高。位于颅内主要静脉窦的硬脑膜动静脉瘘颅内出血的发生率约为 7.5%，而不通过颅内主要静脉窦引流的病变总体出血率可达 51%。关于硬脑膜动静脉瘘颅内出血自然史的研究有限。一项研究纳入了 54 例未破裂出血的硬脑膜动静脉瘘患者，平均随访时间为 6.6 年，有 5 例患者出现颅内出血，出血率约为每人每年 1.8%。根据多伦多大学的报道，按照有无皮质静脉的引流，硬脑膜动静脉瘘分为侵袭性硬脑膜动静脉瘘或良性硬脑膜动静脉瘘，在 3 年的随访时间里，98% 的良性硬脑膜动静脉瘘（无皮质静脉引流）维持其良性特征；在 4 年的随访时间里，侵袭性硬脑膜动静脉瘘（有皮质静脉引流）的年出血率为 8.1%，年非出血性神经功能障碍发生率为 6.9%，死亡率为 10.4%。对于存在皮质静脉引流的侵袭性硬脑膜动静脉瘘，一般应予以治疗；对于无皮质静脉引流的良性硬脑膜动静脉瘘，应定期进行影像学和临床随访。

五、毛细血管扩张症

毛细血管扩张症（capillary telangiectasia）的病灶常见于桥脑和基底节区。尸体解剖显示其发病率为 $0.1\%\sim0.15\%$。毛细血管扩张症患者极少出现临床表现，有个别病例报道提及症状性病例个案，主要包括颅内出血、癫痫发作以及局灶性脑缺血症状，尸体解剖中也发现颅内出血证据，然而在发生颅内出血的毛细血管扩张症患者中，常可见伴发的脑海绵状血管畸形，提示脑海绵状血管畸形可能是出血来源。

参 考 文 献

［1］ Greenberg M S. 神经外科手册(第 8 版)［M］.赵继宗,译.南京:江苏凤凰科学技术出版社,2017.

［2］　赵继宗.血管神经外科学［M］.北京：人民卫生出版社，2013.

［3］　Derdeyn C P，Zipfel G J，Albuquerque F C，et al. Management of brain arteriovenous malformations：a scientific statement for healthcare professionals from the American Heart Association/American Stroke Association［J］. Stroke，2017，48(8)：e200-e224.

［4］　Weng J，Yang Y，Song D，et al. Somatic MAP3K3 mutation defines a subclass of cerebral cavernous malformation［J］. Am J Hum Genet，2021，108(5)：942-950.

（赵元立）

第二节　脑动静脉畸形

一、概述

脑血管畸形是脑血管异常发育和异常沟通的疾病总称。脑动静脉畸形（BAVM/CAVM）是常见的脑血管畸形。BAVM病变处脑供血动脉和引流静脉之间发生异常沟通，以异常的迂曲血管网取代毛细血管床，称为"血管巢"。由于病变处血流量大，血管巢结构薄弱，容易发生出血。有些病例并不存在血管巢，而是动静脉直接相通，称为脑动静脉瘘（arteriovenous fistula，AVF）或软脑膜AVF。由于动静脉短路，大量的动脉血经血管巢或直接进入引流静脉，还可导致周边脑组织盗血，并使受累动静脉改建，发生供血动脉、引流静脉动脉瘤样改变，进而引起脑组织缺血、受压、静脉充血等一系列病理生理变化。BAVM的年检出率为(1.1～1.3)/10万，是青壮年患者中最易致残的疾病，确诊年龄平均为20～40岁。研究认为，BAVM是在胚胎3～4周时脑血管发育受到阻碍导致的。其可能来自原始血管网中动静脉间直接短路的残留，或者是由毛细血管和静脉连接处重塑障碍所致。大部分患者是无遗传背景的散发病例，也有部分患者同时合并毛细血管扩张症、威布恩-马森综合征、韦伯综合征等家族性遗传疾病。研究表明，有超过900种基因与BAVM有关，BAVM的形成源于这些基因控制的复杂的血管生成调控网络异常，目前没有一种机制能够单独解释其确切成因及血管发育异常的根源。

（一）临床表现

BAVM的主要临床表现有脑出血、癫痫、头痛和局灶性神经功能缺损等。

1. 脑出血　脑出血是BAVM最常见的症状，占52%～77%，多表现为脑实质内出血，并可延伸至蛛网膜下腔或脑室内。BAVM年出血率为2%～4%，女性在妊娠期间发生BAVM出血的危险性增加。

2. 癫痫　癫痫可在颅内出血时发生，也可单独出现，占18%～40%。

3. 头痛　5%～14%的患者可表现为头痛。无特征性，双侧和单侧均可能出现。

4. 局灶性神经功能缺损　不伴有出血或癫痫的局灶性神经功能缺损少见，占5%～15%，可表现为持续或进展性的神经功能缺损，可能与病灶周围脑组织盗血以及病灶对周边脑组织的压迫有关。

5. 其他表现　额叶、颞叶的BAVM患者可合并精神症状；累及额颞部、眶内和海绵窦的BAVM患者可有眼球突出；桥小脑角区的BAVM患者可因引流静脉压迫三叉神经而出现三叉神经痛；儿童患者可表现为心力衰竭，心力衰竭甚至可能是唯一表现。

（二）诊断

对于BAVM，需要综合根据患者临床表现和影像学检查诊断，最终利用DSA确诊并进行分类和分型。年轻人脑出血、不典型部位和不伴高血压的脑出血、继发性癫痫等应当考虑BAVM的可能，在CT影像上寻找BAVM的直接或间接征象，并行MRI检查或DSA检查。DSA检查可以确诊，但仍要注意有血管造影不可见的隐匿性血管畸形的可能，包括部分BAVM的可能。完整的诊断需要包括分型、血管构筑学分析和临床分级。

1. 分型　根据畸形团的位置,BAVM 可分为表浅型(皮质型)和深部型。皮质型再分为脑沟型、脑回型和混合型(沟回型);深部型再分为蛛网膜下腔型、深部实质型、丛型和混合型。脑沟型 BAVM 畸形团位于脑沟软脑膜下,可以局限在脑沟内,也可以通过脑沟深入皮质、皮质下甚至到达脑室壁,呈圆锥形,供应软脑膜的末梢动脉是其主要的供血动脉,常伴脑膜血管供血。脑回型 BAVM 被皮质包绕,也可延伸到白质或脑室壁,供血动脉主要来自软脑膜分支。沟回型 BAVM 通常是较大的 BAVM,兼有脑沟型和脑回型 BAVM 的特点。深部型 BAVM 相对少见。蛛网膜下腔型 BAVM 位于基底池和脑裂内,血供来自脉络膜动脉蛛网膜下腔段和穿支动脉。深部实质型 BAVM 位于脑深部灰质和白质,由穿支动脉、脉络膜动脉及供应髓质的软脑膜分支动脉供血。丛型 BAVM 位于脑室内,血供主要来自脉络膜动脉。混合型深部 BAVM 一般较大,兼有上述三型的特点。

2. 血管构筑学分析　BAVM 在脑血管造影上表现为动静脉之间分流,导致引流静脉早期显影和动静脉循环时间缩短。该分流可有两种形式:瘘型和丛型。瘘型即大管径的动静脉之间的直接沟通;丛型包含一支或多支供血动脉来源的众多成簇的血管丛。一般通过选择性造影可以了解供血动脉的来源、数量和病理改变,畸形团的大小、部位,引流静脉的种类、引流方向和病理改变,是否存在直接瘘和动脉瘤,以及正常脑组织的引流情况。利用超选择性脑血管造影可以了解供血动脉末梢结构,畸形团内的瘘、动脉瘤等结构,多支引流静脉的汇合情况等。

(1) 供血动脉:根据供血动脉与畸形团的关系,供血动脉可以分为三型:终末型、假终末型和间接型。终末型供血动脉的末梢在供应正常脑组织的分支远端,终止于畸形团,栓塞相对安全;假终末型供血动脉可终止于畸形团内,亦可继续向远端供应正常脑组织,由于畸形团的高流量虹吸作用,造影时通常远端血管不显影,栓塞治疗过程中可能栓塞远端脑组织正常供血动脉而引起缺血事件;间接型即过路供血,供应正常脑组织的主干动脉上直角发出数支短小的供血动脉供应畸形团。

(2) 畸形团:畸形团可分为致密性和弥散性,其中致密性多见,弥散性相对少见。一个畸形团可以由一个或多个不同大小、不同形式的间隔组成,间隔内的动静脉分流可以是丛型、瘘型或混合型的。畸形团内的间隔在血流动力学上是相互关联的,仅闭塞一个间隔的供血动脉而非动静脉分流部位,则该间隔仍可以接受邻近间隔的血供继续形成动静脉分流;而过早闭塞间隔内的引流静脉则可能增加出血风险,因此,对于间隔血管构筑特征的充分把握,是进行 BAVM 介入治疗的基础。

(3) 引流静脉:皮质 BAVM 通常通过皮质静脉引流入邻近静脉窦,皮质下和延伸至深部或脑室的 BAVM 通常既有浅部又有深部引流,深部动静脉畸形通常引流入深部静脉系统。深部静脉引流入皮质静脉或皮质静脉向深部静脉引流发生率为 30%,通常预示正常引流静脉的闭塞。

(4) BAVM 相关动脉瘤:BAVM 相关动脉瘤的发生与血流动力学有关。一般可以分为血流相关性动脉瘤、供血动脉远端动脉瘤和畸形团内动脉瘤。有研究者认为,畸形团内动脉瘤与出血相关。幕下 BAVM 相关动脉瘤可能更易发生出血。

3. 临床分级

(1) Spetzler-Martin 分级:Spetzler-Martin 分级(SMG)是目前使用最为广泛的分级系统,可以评估显微外科手术的并发症发生率和死亡率。其主要依据三条标准:畸形团大小,引流静脉的方向和畸形团是否毗邻功能区(表 6-3)。按照参数的分值相加得到总分,将 BAVM 评定为 SMG Ⅰ～Ⅴ级,另外,外科手术无法切除的 BAVM(累及脑干或涉及整个大脑半球)定为Ⅵ级。

表 6-3　BAVM Spetzler-Martin 分级

分级特征	计　分
大小	
小型(直径<3 cm)	1
中型(直径 3～6 cm)	2
大型(直径>6 cm)	3

分 级 特 征	计 分
邻近部位	
非功能区	0
功能区	1
引流静脉	
仅浅静脉	0
深静脉	1

（2）Buffalo 分级：SMG 并不能预测介入栓塞治疗后并发症的发生情况，近些年，有学者提出了针对介入栓塞治疗预后评估的 BAVM 分级系统，具有代表性的是 2015 年提出的 Buffalo 分级系统，主要依据供血动脉的数量、直径和畸形团是否毗邻功能区进行评分（表 6-4），按照参数的分值相加得到总分，将 BAVM 评定为 Buffalo Ⅰ～Ⅴ级。但是，这些评分系统的信度和效度尚有待进一步验证。

表 6-4　BAVM Buffalo 分级

分 级 特 征	计 分
供血动脉数量（可供栓塞的供血动脉）	
1～2	1
3～4	2
≥5	3
供血动脉直径（距离畸形团 1 cm 之内的大部分供血动脉）	
>1 mm	0
≤1 mm	1
畸形团部位	
非功能区	0
功能区	1

二、治疗

BAVM 的治疗目的在于防止病灶出血，改善脑组织供血，缓解神经功能缺损，减少癫痫发作。需要对 BAVM 治疗的风险与其自然史尤其是出血和再出血的发生率进行权衡。出血史是 BAVM 诊断之后是否会发生出血的最重要的影响因素。BAVM 首次发生出血的风险大约为每年 2%；首次出血以后，再次发生出血的风险在第一年可能达 7%～18%，以后随着时间的推移，出血风险逐渐下降，总体在每年 4% 左右。另外，有研究表明，年龄增长、病灶位于深部、单独深部静脉引流都是出血的危险因素。年出血率从无上述危险因素的 0.9% 到具有上述全部危险因素的 34.5% 不等。因此，对于已出血的 BAVM，应当积极进行外科治疗以防止再出血。国际上首个针对未出血 BAVM 的治疗方案选择的随机对照研究——ARUBA 研究发现，保守治疗组在随访期间卒中的发生率和死亡率远小于积极治疗组。虽然其结果备受争议，但仍提示对于未出血 BAVM 的治疗方案选择应该更加慎重。

BAVM 的治疗方法主要有药物治疗、显微外科手术切除、介入栓塞治疗、立体定向放射治疗以及联合治疗等。应根据患者临床表现和血管构筑学特征选择个体化治疗方案。既往多数学者认可根据 Spetzler-Martin 分级系统来选择治疗方案。SMG Ⅰ～Ⅱ级的患者多选择显微外科手术治疗，Ⅲ级的患者倾向于介入栓塞治疗，而Ⅳ～Ⅴ级的患者则应采取以介入栓塞治疗为主的综合治疗。

介入栓塞治疗是 BAVM 治疗的重要措施之一。其主要目的：①治愈性栓塞，即完全栓塞畸形团；②靶点栓塞，主要是针对 BAVM 相关的出血危险因素如动脉瘤等进行栓塞，降低病变出血的风险；③综合治疗的一部分，手术切除前或立体定向放射治疗前栓塞，缩减病变体积，降低出血风险，以有利于手术或放射外科治疗的进行。近年来，随着影像学、材料学以及介入治疗技术的进步，BAVM 的介入治疗取得了长足的进步，使得越来越多的 SMG Ⅰ～Ⅱ级甚至体积较小的 SMG Ⅲ～Ⅳ级 BAVM 仅通过介入栓塞治疗即可获得解剖治愈。

总体而言，治疗方案的选择应该根据患者的临床表现、血管构筑学特征以及诊疗中心的显微神经外科和神经介入治疗的水平进行综合评估，最理想的情况是进行多学科联合评估，给患者制订个体化的治疗方案。

（一）脑动静脉畸形（BAVM）部分栓塞术

部分栓塞包括靶点栓塞和术后切除以及立体定向放射治疗前的栓塞，主要目的是为下一步治疗争取时间或创造条件，若不能进行后续治疗，单纯部分栓塞 BAVM 并不能改变患者的长期预后。

1. 影像学评估 BAVM 的影像学评估是介入栓塞治疗的基础，包括利用术前的 MRI、CT 等分析 BAVM 的部位及毗邻结构。另外，完整的脑血管造影是对 BAVM 进行血管构筑学分析的基础，包括采用造影导管对整个脑的血液循环和 BAVM 供血动脉进行选择性评估，以及采用微导管进入供血动脉远端，对供血动脉、畸形团和引流静脉组成的单元进行更为详细的超选择性血管造影评估。

（1）明确病变部位和毗邻结构：通过头颅 MRI、CT 等检查确认畸形团的位置，尤其是与功能区的关系，对介入栓塞治疗和后续治疗方案的制订尤其重要，直接关系到患者的预后。有条件的还可以进行功能 MRI 以及弥散张量成像等检查，以更准确评估畸形团与功能皮质、传导束之间的关系。

（2）评估病变结构、分型和分级：通过选择性和超选择性血管造影，全面了解供血动脉的来源及数量，是否存在动脉端狭窄或动脉瘤，畸形团的大小，畸形团内的直接瘘和动脉瘤，引流静脉的种类、数量、引流方向和病理改变，引流静脉和畸形团间的结合点，多支引流静脉的汇合情况以及正常脑组织的引流情况。通过上述信息，可对 BAVM 进行分型和分级，评估介入栓塞治疗及后续治疗的风险。

（3）确定部分栓塞的靶点：与部分栓塞的目的有关，若为出血急性期靶点栓塞，需要重点关注有无供血动脉远端和畸形团内动脉瘤，或畸形团内高流量的瘘，降低延迟手术期间的出血风险；若为显微外科手术前栓塞，则重点关注深部供血动脉和手术不易达到的部位的畸形团的栓塞；若为立体定向放射治疗前栓塞，也应关注对放射治疗不敏感的直接瘘；若为分期介入栓塞，则需制订计划栓塞畸形团的某些分隔，且不影响共同引流的静脉通道。

2. 技术要点

（1）通路建立：常规选择 6F 导引导管，在 0.035 in（约 0.089 cm）泥鳅导丝导引下超选至供血动脉入颅处。由多支供血动脉供应的 BAVM，常需多支供血动脉（如双侧颈内动脉或颈内动脉和椎动脉）同时置管。

（2）栓塞材料选择：根据需要栓塞的结构，供血动脉的直径、长度和迂曲程度，动静脉分流的流量，选择相应微导管和栓塞材料。固态栓塞材料有弹簧圈、PVA 颗粒、可脱球囊等；液态栓塞材料根据其特性可分为两种：黏附性液态栓塞材料和非黏附性液态栓塞材料。这两种材料分别以 N-羟丁基-2-氰基丙烯酸酯（NBCA）和乙烯-乙烯醇共聚物（EVOH）作为代表。目前，这两种材料较为常用。

（3）工作角度选择：根据旋转造影和三维重建结果，选择合适的工作角度，使能清晰显示供血动脉沿途的分叉，以利于微导管超选。

（4）微导管超选：选择合适的微导管，在路径图下，采用漂浮技术或微导丝导引的方法超选至尽可能接近畸形团或靶点结构处。经微导管造影再次评估血流量和流速，以确定液态栓塞材料的浓度和黏滞度，并重新选择合适的工作角度，使微导管头端不与畸形团或靶点结构重叠，以保证注射液态栓塞材料时，清晰显示反流情况。

（5）准备液态栓塞材料：准备注射 NBCA 时应避免 NBCA 受到离子介质的污染。需要在单独的操作平台上进行操作，使用不含离子介质的 5% 葡萄糖水冲洗并擦干混合容器，并用不含聚碳酸酯的干注射器抽取 NBCA 和碘化油,按照病变的情况决定 NBCA 和碘化油的配比,并充分混匀后使用。注射 NBCA 之前,必须以 5% 葡萄糖注射液冲洗并灌注微导管。Onyx 是乙烯-乙烯醇共聚物(EVOH)溶解于二甲基亚砜(DMSO),并加钽粉作为显影剂的混合物,根据血流速度选择合适黏滞度的 Onyx。在注射前需要对 Onyx 进行预热,并振荡 20 min 以上,以使钽粉均匀分布在 Onyx 中。注射 Onyx 需要选用可以耐受 DMSO 的注射器和微导管,抽取 Onyx 后应尽快注射,防止钽粉沉淀而影响 Onyx 显影。

（6）注射栓塞材料:NBCA 注射时主要借助血流将栓塞材料推入畸形团以及供血动脉内,并需要根据微导管头端位置和 NBCA 的浓度决定允许反流的距离和后续的拔管方式,微导管位于颈外动脉、较大的颈内动脉分支或 NBCA 浓度较低时,可以允许少量反流,并慢慢拔出微导管;当微导管位于远端较小分支或因流量较大使用较高浓度的 NBCA 时,则尽可能避免反流,并迅速轻柔拔管。Onyx 的弥散需要借助压力梯度,标准的 Onyx 栓塞需要采用"固化-推注"技术,即在注射期间,使 Onyx 在微导管头端周围形成少许反流,建立"塞子"。一旦"塞子"做好,Onyx 可在压力梯度的驱动下向病灶内弥散。注射过程中若 Onyx 向非计划区域弥散或反流,则停止 30 s 至 2 min 再继续注射,以改变弥散方向。无论采用何种栓塞材料,部分栓塞时都应注意防止阻塞静脉端。

（7）血流相关性动脉瘤栓塞:若动脉瘤为出血的责任病灶或为供血动脉远端动脉瘤,则应针对动脉瘤进行栓塞。可根据近端动脉直径、长度和迂曲情况,与畸形团的距离,选择合适的栓塞材料和微导管,或和部分畸形团一起采用液态材料栓塞,或单独采用弹簧圈栓塞动脉瘤。

3. 围手术期处理

（1）术前应充分告知患者及其家属手术的必要性和相应风险,并签署知情同意书。

（2）术前应做详细的神经查体(作为基线),供术后查体时对照。若为功能区病变或供血动脉为功能血管,栓塞治疗应在神经电生理监测下进行。

（3）手术通常在气管插管全身麻醉下实施。

（4）手术应常规在全身肝素化下实施。

（5）术后行头颅 CT 检查,检查术后是否存在因拔管或血流动力学改变而造成的出血,术后应控制血压。

4. 并发症防治

（1）脑出血:栓塞治疗引起脑出血的常见原因如下。微导管、微导丝刺破细小的供血动脉;栓塞时推注力过大,使畸形团破裂;术毕拔管导致血管断裂;经动脉入路栓塞时主要引流静脉过早被栓塞,导致残余畸形团引流不畅。预防和应对方法如下。①操作要轻柔;②经动脉入路栓塞时注意保护引流静脉不先被栓塞;③术中进行控制性降压,采用临时球囊阻断供血动脉,降低跨血管畸形压力;④避免液态栓塞材料反流过多而给拔管造成困难。

（2）正常灌注压突破(normal perfusion pressure breakthrough,NPPB):表现为术后脑水肿或脑出血。其发生机制是畸形团周边阻力血管由于短路的盗血作用,丧失了自主调节功能,而当畸形团被栓塞后,周边血管的血流动力学明显改变,阻力血管丧失功能,导致血管床在正常灌注情况下血流量显著增加,进而导致出血。对于大型高流量的 BAVM,应注意控制一期栓塞的体积,进行分期栓塞,并在术后严格降压。

（3）脑梗死:主要原因为邻近的正常血管内误栓。术中应保持警惕,微导管造影时保证栓塞血管没有为正常脑组织供血的分支。

（4）肺栓塞:在畸形团内存在高流量直接动静脉瘘的情况下,栓塞材料可能经引流静脉直接进入肺循环。因此对于流量较大的 BAVM,应当注意控制血流或首先使用更容易控制的栓塞材料。

典型病例 1:患者,女,9 岁,突发肢体抽搐伴左侧肢体活动障碍,头颅 CT 提示脑室内出血,DSA 提示右侧基底节区动静脉畸形(AVM)合并脉络膜前动脉瘤(图 6-1(a)(b)),外院予以脑室外引流术,术后行伽玛刀放射治疗。3 年后于我院复查 DSA,可见畸形团明显缩小,供血动脉为右侧脉络膜前动脉、豆纹动脉和大脑后动脉分支,通过深静脉引流,脉络膜前动脉瘤明显增大(图 6-1(c)(d))。全身麻醉下行 AVM

经动脉入路部分栓塞及动脉瘤栓塞术。术中采用电生理监测。造影见动脉瘤不显影,畸形团栓塞约60%(图 6-1(g)(h))。

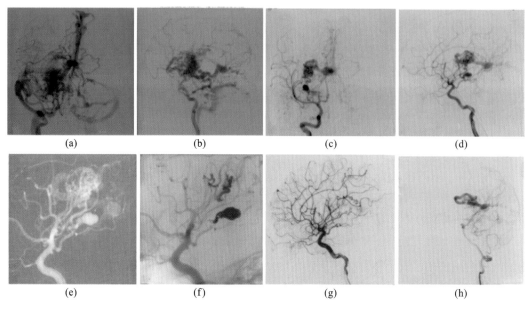

(a)　　　　(b)　　　　(c)　　　　(d)

(e)　　　　(f)　　　　(g)　　　　(h)

图 6-1　典型病例 1

(二)脑动静脉畸形(BAVM)经动脉入路治愈性栓塞术

1. 影像学评估　总体上与 BAVM 部分栓塞术内容相同。对于高度选择性的患者,可以行治愈性栓塞术。结构上符合下列条件的,可选择经动脉入路治愈性栓塞术:①畸形团最大径不超过 3 cm;②有较为粗大的供血动脉,可使微导管头端接近畸形团;③引流静脉起始端可以辨认。

2. 技术要点

(1) 通路建立:常规股动脉穿刺置鞘,选择 6F 导引导管,在 0.035 in(约 0.089 cm)泥鳅导丝导引下超选至供血动脉入颅处。由多支供血动脉供应的 BAVM,需多支供血动脉(如双侧颈内动脉或颈内动脉和椎动脉)同时置管,供栓塞及造影确认用。

(2) 栓塞材料选择:根据畸形结构和类型、供血动脉的供血方式和直径、动静脉分流的流量,选择相应的治愈性栓塞术,并选择微导管和栓塞材料,包括弹簧圈、NBCA 和 Onyx 等。

(3) 工作角度选择:根据旋转造影和三维重建结果,选择合适的工作角度,使能清晰显示供血动脉沿途的分叉,以利于微导管超选。

(4) 微导管超选:参见"脑动静脉畸形(BAVM)部分栓塞术"部分,根据所采用的栓塞技术不同,选择不同的微导管。在进行可解脱微导管的准备时,要注意对微导管尤其是解脱点的保护,以免发生导管头端的意外解脱。在进行体外准备时,冲洗微导管时宜选用 5 mL 以上的注射器,防止使用小注射器压力过大而导致头端解脱;导丝进入微导管后,应提起导管较硬的部分,以使较软的头端下垂,防止导丝从内部损伤解脱点,微导管超选到位以后,超选择性血管造影时也需要控制压力。

(5) 准备液态栓塞材料:参见"脑动静脉畸形(BAVM)部分栓塞术"部分。

(6) 控制性降压:在经动脉入路治愈性栓塞过程中,应将收缩压控制在 90 mmHg 以下,尽可能降低跨畸形团的压力,减少出血风险。

(7) 注射栓塞材料:参见"脑动静脉畸形(BAVM)部分栓塞术"部分。Onyx 是目前治愈性栓塞术最常用的栓塞材料。行治愈性栓塞术时,需要最终闭塞静脉端,但畸形团没有完全栓塞时,应尽可能控制栓塞材料进入引流静脉中的量,防治过早阻塞静脉主干而引起出血。

(8) 球囊辅助栓塞技术:高顺应性球囊在 BAVM 的栓塞治疗中,主要有以下几个方面的应用:①在微导管超选过程中,临时阻断主干远端,辅助微导管超选从主干上成锐角发出的供血动脉;②用于供血动脉近端,增加供血动脉近端的压力,促进 Onyx 向畸形团内弥散;③临时封堵其他供血动脉,有效控制动脉端血流,使 Onyx 可以更快、更多地注入畸形团;④有些双腔球囊导管还可以直接注射 Onyx 等栓塞材料,充盈球囊后直接经球囊导管注射栓塞材料,可以有效减少液态栓塞材料的反流,并在长时间注射液态栓塞材料后相应减少导管留置的风险。

（9）"高压锅"技术(pressure cooker technique,PCT):PCT 的操作方法是采用头端可解脱微导管注射 Onyx 栓塞畸形团,而事先通过另一支微导管在上述微导管的头端和解脱点之间填塞弹簧圈及注射 NBCA 来形成"塞子"。这样的"塞子"相比 Onyx 自身反流凝固的"塞子"可以更快形成,并更为牢固,可减少 Onyx 反流,提高 Onyx 的栓塞速度,方便控制弥散方向,减少不必要的停顿。

（10）双微导管技术:主要操作方法是利用两支微导管分别超选不同的供血动脉,并同时或交替注射 Onyx,这样不仅能节省注射时间,还能有效控制竞争血流,促进 Onyx 向畸形团内弥散。

3. 围手术期处理 参见"脑动静脉畸形(BAVM)部分栓塞术"部分。术中需要控制性降压。

4. 并发症防治 参见"脑动静脉畸形(BAVM)部分栓塞术"部分。另外,在治愈性栓塞术中,引流静脉最终被栓塞,但若此时仍有残余畸形团不能完全被栓塞材料弥散,则会造成治愈性栓塞术后出血。防治的要点如下:①谨慎选择病例;②采用微导管超选至残余供血动脉远端,分别栓塞残余畸形团;③术后 72 h 内严格控制血压。

典型病例 2:患者,女,11 岁,反复发作性头痛 10 个月,以左侧额顶部为著。头颅 MRI 提示左侧顶叶动静脉畸形(AVM)。全脑血管造影证实左侧顶叶动静脉畸形,供血动脉为左侧大脑前动脉顶内上动脉和顶内下动脉,通过皮质静脉向上矢状窦引流(图 6-2(a)(b))。全身麻醉下经动脉入路行治愈性栓塞术,术中采用电生理监测。首先微导管超选顶内下动脉,经造影确认为过路供血,以弹簧圈及 33% Glubran 胶闭塞供血动脉发出处(图 6-2(c));随后微导丝辅助 Sonic 微导管头端可解脱导管和 Headway 微导管至顶内上动脉远端(图 6-2(d)),经造影确认为终末供血;经 Headway 微导管填入弹簧圈,并注射 33% Glubran 胶 0.2 mL 做"塞子"(图 6-2(e))。随后经 Sonic 微导管使用 Onyx18 进行栓塞,路径图下缓慢注射,直至弥散至整个畸形团内(图 6-2(f));术后即刻造影可见畸形团完全栓塞(图 6-2(g)),患者无神经功能缺损。术后 2 年复查造影见畸形团完全栓塞,无静脉早显影(图 6-2(h))。

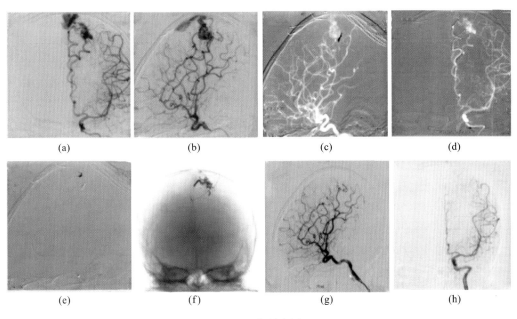

(a)　　　(b)　　　(c)　　　(d)

(e)　　　(f)　　　(g)　　　(h)

图 6-2　典型病例 2

（三）脑动静脉畸形(BAVM)经静脉入路治愈性栓塞术

1. 影像学评估

（1）确定适应证:影像学评估总体上同(BAVM)部分栓塞术。另外经静脉入路需要更为细致地评估畸形团的类型、大小、供血动脉的来源，更重要的是评估引流静脉的直径、迂曲程度，有无静脉瘤样扩张，不同畸形团分隔引流静脉的汇合情况，颈静脉和静脉窦通畅情况。符合以下条件的，可以考虑行经静脉入路治愈性栓塞术：①小型出血性 BAVM（直径<3.5 cm）；②位置深在，不适合行显微外科手术切除和立体定向放射治疗的 BAVM；③没有合适的供血动脉可供栓塞；④单支静脉引流为主的 BAVM，静脉系统适合行微导管超选。随着介入栓塞技术的进步，较大的病变可进行分期栓塞，表浅型病变及多支引流静脉病变等亦可经静脉入路栓塞。

（2）确定引流静脉可以安全闭塞的长度：将不同显影时期的 BAVM 引流静脉和正常引流静脉对比，确定畸形引流静脉和正常脑组织引流静脉的汇合点，在栓塞时，该点是静脉内栓塞材料可以反流到的最远位置。当决定经静脉入路行分次栓塞时，该点则需要确定在准备栓塞的分隔引流静脉和其余分隔的引流静脉汇合点之前。

2．技术要点

（1）通路建立：股动脉穿刺置鞘，供血动脉内置导引导管，备造影和微导管以超选主要供血动脉；颈静脉穿刺置鞘，若计划采用头端可解脱微导管，可经股静脉穿刺置鞘，并将长鞘或 8F 导引导管经下腔静脉—心房—上腔静脉置于颈内静脉，中间导管或远端通路导管超选至静脉窦接近引流静脉汇入处。

（2）动脉端血流控制：供血动脉内微导管超选至接近畸形团，当供血动脉为过路供血时，可以将高顺应性球囊超选至供血动脉从主干发出处，以备经静脉栓塞时，控制动脉端血流，减小跨畸形团的压力。

（3）引流静脉超选：选择合适工作角度，经动脉内导管或微导管做路径图，显示引流静脉全程及静脉窦汇入处，微导管在导丝导引下超选至引流静脉起始端。当采用静脉端反向"高压锅"技术（PCT）时，需要将另一根微导管超选到前述微导管头端以近或头端与解脱点之间（当前一根微导管为头端可解脱微导管时）。

（4）栓塞材料选择：参见"脑动静脉畸形（BAVM）部分栓塞术"部分。

（5）控制性降压：参见"脑动静脉畸形（BAVM）经动脉入路治愈性栓塞术"部分。

（6）注射栓塞材料：非黏附性液态栓塞材料是经静脉入路栓塞使用的最主要的栓塞材料。需快速经静脉内微导管注射，以期尽快充盈畸形团并在静脉起始端的微导管头端形成"塞子"，使栓塞材料进一步向畸形团内弥散。采用静脉内逆向 PCT，可以更快形成稳定的"塞子"，促进栓塞材料的逆向弥散。方法是经第二根微导管首先填塞弹簧圈，并注射 NBCA 封闭弹簧圈间的空隙，拔管后再经第一根微导管快速注射液态栓塞材料。

（7）拔管或留管：根据栓塞材料的铸型和动脉内造影情况判定畸形团的栓塞程度，完全栓塞后，采用头端可解脱微导管注射液态栓塞材料的，可以在多次空白路径图下缓慢回撤微导管，直至头端解脱，拔除微导管近端部分；采用非头端可解脱微导管的，一般需要将微导管留置在体内，先剪断微导管尾端，无张力地撤出导引导管，再在空白路径图下缓慢牵拉微导管，对微导管适当施加张力，于进入静脉鞘处剪断微导管，透视下确认微导管回缩至颈静脉内，拔除静脉鞘。

3．围手术期处理　参见"脑动静脉畸形（BAVM）部分栓塞术"部分。

4．并发症防治　参见"脑动静脉畸形（BAVM）经动脉入路治愈性栓塞术"部分。

典型病例3：患者，女，51 岁，突发头痛伴恶心、呕吐 2 周，头颅 CT 提示右侧侧脑室旁角急性血肿并破入脑室（图 6-3(a)），头颅 MRI 提示右侧丘脑动静脉畸形（AVM）（图 6-3(b)）。全脑血管造影证实右侧丘脑 AVM，供血动脉为双侧大脑后动脉，右侧豆纹动脉，右侧脉络膜前、后动脉；通过大脑大静脉向直窦引流（图 6-3(c)(d)）。全身麻醉下行经静脉入路治愈性栓塞术，术中采用电生理监测。首先在路径图下微导丝（Traxcess 14）辅助 Marathon 微导管经椎动脉超选至左侧大脑后动脉丘脑支，接近畸形团，行激发试验未见异常变化，经微导管注入 33％Glubran 胶 0.4 mL，部分栓塞动脉端及畸形团（图 6-3(e)）。随后在右侧颈内-大脑中动脉 Hyperform 4/20 球囊临时释放阻断下经静脉入路栓塞畸形团。左侧股静脉穿刺置 8F 鞘，6F Sofia 导管下超选至直窦，Apollo 微导管在微导丝辅助下超选至畸形团静脉起始端，Headway duo 微导管超选至其头端以近。充盈颈动脉内球囊阻断血流后，经 Headway duo 微导管在静

第六章　脑血管畸形 | 305

脉内填入 3 枚弹簧圈,并注射 33％Glubran 胶 0.4 mL 做"塞子"(图 6-3(g))。随后经 Apollo 微导管注射 Onyx18 及 Onyx34 进行栓塞,直至弥散至整个畸形团内(图 6-3(h));术后即刻造影可见畸形团完全栓塞 (图 6-3(j)(k)),患者无神经功能缺损。术后 6 个月复查可见畸形团不显影(图 6-3(l))。

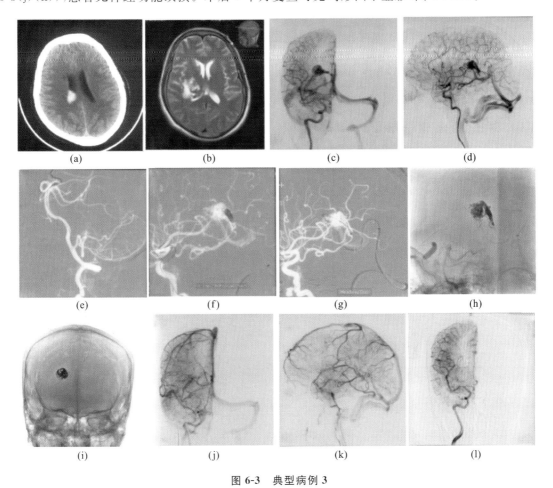

图 6-3　典型病例 3

参 考 文 献

[1] Al-Olabi L,Polubothu S,Dowsett K,et al. Mosaic RAS/MAPK variants cause sporadic vascular malformations which respond to targeted therapy[J]. J Clin Invest,2018,128(11):5185.

[2] Alaraj A,Amin-Hanjani S,Shakur S F,et al. Quantitative assessment of changes in cerebral arteriovenous malformation hemodynamics after embolization[J]. Stroke,2015,46(4):942-947.

[3] Amyere M,Revencu N,Helaers R,et al. Germline loss-of-function mutations in EPHB4 cause a second form of capillary malformation-arteriovenous malformation(CM-AVM2) deregulating RAS-MAPK signaling[J]. Circulation,2017,136(11):1037-1048.

[4] Can A,Gross B A,Du R. The natural history of cerebral arteriovenous malformations[J]. Handb Clin Neurol,2017,143:15-24.

[5] Consoli A,Scarpini G,Rosi A,et al. Endovascular treatment of unruptured and ruptured brain arteriovenous malformations with Onyx18:a monocentric series of 84 patients[J]. J Neurointerv Surg,2014,6(8):600-606.

[6] da Costa L,Wallace M C,Ter Brugge K G,et al. The natural history and predictive features of hemorrhage from brain arteriovenous malformations[J]. Stroke,2009,40(1):100-105.

[7] Dalyai R,Theofanis T,Starke R M,et al. Stereotactic radiosurgery with neoadjuvant embolization

of larger arteriovenous malformations: an institutional experience[J]. Biomed Res Int, 2014, 2014:306518.

[8] Diaz O, Scranton R. Endovascular treatment of arteriovenous malformations[J]. Handb Clin Neurol, 2016, 136:1311-1317.

[9] Dinc N, Won S Y, Eibach M, et al. Cerebral vasospasm due to arteriovenous malformation-associated hemorrhage:impact of bleeding source and pattern[J]. Cerebrovasc Dis, 2019, 47(3-4):165-170.

[10] Farhat H I. Cerebral arteriovenous malformations[J]. Dis Mon, 2011, 57(10):625-637.

[11] Fennell V S, Martirosyan N L, Atwal G S, et al. Hemodynamics associated with intracerebral arteriovenous malformations:the effects of treatment modalities[J]. Neurosurgery, 2018, 83(4):611-621.

[12] Gross B A, Du R. Diagnosis and treatment of vascular malformations of the brain[J]. Curr Treat Options Neurol, 2014, 16(1):279.

[13] Hofmeister C, Stapf C, Hartmann A, et al. Demographic, morphological, and clinical characteristics of 1289 patients with brain arteriovenous malformation[J]. Stroke, 2000, 31(6):1307-1310.

[14] Huo X, Jiang Y, Lv X, et al. Gamma knife surgical treatment for partially embolized cerebral arteriovenous malformations[J]. J Neurosurg, 2016, 124(3):767-776.

[15] Huo X, Li Y, Wu Z, et al. Combined treatment of brain AVMs by Onyx embolization and gamma knife radiosurgery decreased hemorrhage risk despite low obliteration rate[J]. Turk Neurosurg, 2015, 25(1):100-110.

[16] Jhaveri A, Amirabadi A, Dirks P, et al. Predictive value of MRI in diagnosing brain AVM recurrence after angiographically documented exclusion in children[J]. Am J Neuroradiol, 2019, 40(7):1227-1235.

[17] Lawton M T, Rutledge W C, Kim H, et al. Brain arteriovenous malformations[J]. Nat Rev Dis Primers, 2015, 1:15008.

[18] Lee B B, Lardeo J, Neville R. Arterio-venous malformation: how much do we know? [J]. Phlebology, 2009, 24(5):193-200.

[19] Lopes D K, Moftakhar R, Straus D, et al. Arteriovenous malformation embocure score:AVMES [J]. J Neurointerv Surg, 2016, 8(7):685-691.

[20] Mohr J P, Parides M K, Stapf C, et al. Medical management with or without interventional therapy for unruptured brain arteriovenous malformations(ARUBA):a multicentre, non-blinded, randomised trial[J]. Lancet, 2014, 383(9917):614-621.

[21] Oulasvirta E, Koroknay-Pál P, Hafez A, et al. Characteristics and long-term outcome of 127 children with cerebral arteriovenous malformations[J]. Neurosurgery, 2019, 84(1):151-159.

[22] Robert T, Blanc R, Sylvestre P, et al. A proposed grading system to evaluate the endovascular curability of deep-seated arteriovenous malformations[J]. J Neurol Sci, 2017, 377:212-218.

[23] Sirakov S, Sirakov A, Minkin K, et al. Initial experience with the new ethylene vinyl alcohol copolymer based liquid embolic agent Menox in the endovascular treatment of cerebral arteriovenous malformations[J]. J Neurointerv Surg, 2019, 11(10):1040-1044.

[24] Spetzler R F, Hargraves R W, McCormick P W, et al. Relationship of perfusion pressure and size to risk of hemorrhage from arteriovenous malformations[J]. J Neurosurg, 1992, 76(6):918-923.

[25] Todnem N, Ward A, Nahhas M, et al. A retrospective cohort analysis of hemorrhagic arteriovenous malformations treated with combined endovascular embolization and gamma knife stereotactic

radiosurgery[J]. World Neurosurg,2019,122:e713-e722.

[26] Vollherbst D F,Sommer C M,Ulfert C,et al. Liquid embolic agents for endovascular embolization: evaluation of an established(Onyx) and a novel(PHIL) embolic agent in an in vitro AVM model [J]. Am J Neuroradiol,2017,38(7):1377-1382.

[27] Xu M,Xu H,Qin Z. Animal models in studying cerebral arteriovenous malformation[J]. Biomed Res Int,2015,2015:178407.

[28] Yang W,Westbroek E M,Anderson-Keightly H,et al. Male gender associated with post-treatment seizure risk of pediatric arteriovenous malformation patients[J]. Neurosurgery,2017, 80(6):899-907.

[29] Zaki Ghali M G,Kan P,Britz G W. Curative embolization of arteriovenous malformations[J]. World Neurosurg,2019,129:467-486.

(李　强)

第三节　脑海绵状血管畸形

一、概述

脑海绵状血管畸形(cerebral cavernous malformation,CCM)又称为脑海绵状血管瘤,因其在脑血管造影中不显影,也被称为隐匿性血管畸形,是一种边界清楚的良性血管错构瘤,由密集的、扩大的毛细血管腔组成,通常背对背排列,因外形似海绵而得名。CCM并非真正的肿瘤,虽然多位于颅内,但其组织内部缺乏或极少存在神经和脑组织,在组织学分类上属于血管畸形的一种,但又缺乏大的供血动脉和大的引流静脉。CCM常见于颅内,50%～80%位于幕上,4%～35%位于颅后窝,颅内脑外CCM多见于海绵窦区。尽管最常见于颅内,但CCM也可以出现在中枢神经系统的任何部位,包括脊髓、颅神经、脑室以及视网膜,而其他部位(包括皮肤在内)罕见。

CCM曾被认为是一种罕见病,直到1976年才有了第一例关于CCM病例的描述。随着影像学技术的发展,尤其是1986年MRI的临床应用,越来越多的CCM被检出。CCM占中枢神经系统血管畸形的5%～15%,仅次于脑动静脉畸形。CCM的发病率国内文献报道为0.4%～0.8%,2017年血管瘤联盟(Angioma Alliance)报道为0.16%～0.5%,在大于16岁的人群中每年检出率大约为0.56/10万。基于尸检研究、临床MRI研究以及非临床的脑MRI研究,CCM总体发病率在0.16%～0.9%。CCM分为家族性和散发性两类,家族性约占总体病例的20%,多有家族史和多个病灶,呈常染色体显性遗传倾向,虽然存在多个病灶,但该类型患者症状通常可以归因于单一的显性病变,并且约40%的患者从未出现临床表现。余下的80%为散发性,以单个病灶为主,没有明显家族史,常伴有发育性静脉异常(DVA)。在散发性病例中大概有10%的患者存在多个病灶,多聚集于DVA周围。CCM可以先天发生也可以后天获得,具体病因不明,有文献报道射线、外伤、病毒感染等可能是致病因素。CCM可发生于任何年龄,无明显性别差异。

二、病理学

大体观:CCM为紫红色桑葚样外观,多呈分叶状,外面常有不规则纤维膜包裹,剖面形似海绵,直径从数毫米至数厘米不等,海绵窦区的CCM往往可以很大。与脑动静脉畸形不同,CCM内没有大的供血动脉和扩张的引流静脉,属于低流量血管畸形。质地可软可硬,取决于其内部所含血管、血栓、钙化甚至骨化成分的变化。CCM周围常有一圈黄色的含铁血黄素沉着带。光镜下CCM内部主要由单层血管内皮细胞组成,这些内皮细胞间通常没有紧密连接,管壁缺乏弹力层以及平滑肌细胞等成熟血管结构,血管窦腔之间通常没有正常实质组织。此外,构成血脑屏障的要素,包括星形胶质细胞足突和周细胞,均较少或完全缺失,这种情况会导致血脑屏障损伤,因此,CCM 会发生"渗漏",病灶内或病灶周围经常会有微小出血,并且易发生血栓。由于出血,患者可能会出现头痛、卒中、癫痫、运动和感觉障碍等。尽管大部分此类微出血没有临床症状,但反复出血和血栓形成随着时间推移会影响周围脑实质,引起含铁血黄素沉积、胶原反应性增生和巨噬细胞浸润(图 6-4)。

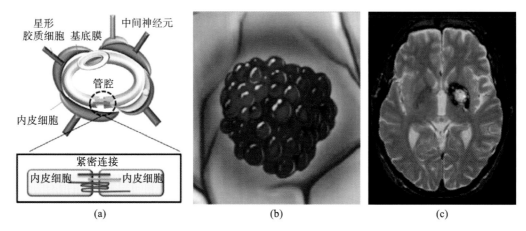

图 6-4 CCM 的光镜、大体及影像学表现

(a)光镜表现:光镜下看,内皮细胞之间缺乏紧密连接。(b)大体表现:大体上看,病灶像一个桑葚,窦道内部充满血液,四周可见含铁血黄素沉积。(c)影像学检查表现:在 T2 加权成像上表现为中心网状混杂信号,T2 高信号提示出血和血栓形成,低信号提示血肿机化或钙化,周边低信号为含铁血黄素沉着带

三、病因学

目前已知 CCM 具有遗传易感性。家族性 CCM 可发生在任何种族的人群中,在美国西南部的西班牙裔美国人中更为常见,首个易感基因 CCM1 是 1999 年在西班牙裔家族中首次发现的。基因连锁分析发现 3 个位点的基因突变与 CCM 发生相关:染色体 7q(CCM1)、7p(CCM2)和 3q(CCM3)。后续的克隆位点实验证实 CCM1 基因负责编码 CCM1 蛋白,即 KRIT1 或 Krev1 相互作用捕获蛋白-1,CCM2 基因控制着一种名为 malcavernin 的蛋白,CCM3 基因负责产生名为程序性细胞死亡蛋白-10 或 PDCD10 的蛋白。家族性 CCM 的发生 50%~65%归因于 CCM1 基因突变,20%归因于 CCM2 基因突变,10%~16%归因于 CCM3 基因突变。不同突变基因型对应的 CCM 临床表现严重程度不尽相同。

CCM1/KRIT1 是第一个在 7 号染色体 q21.2 位点上发现的与 CCM 有关的基因。编码区域由构成基因的 19 个外显子中的 16 个组成。KRIT1 基因在胚胎中广泛表达,在大血管中显著表达,而在成年期逐渐减少,主要在神经和上皮组织中检测出。该基因的敲除小鼠会出现心脏缺陷和血管异常,多在妊娠中期死亡,显示了 KRIT1 基因在血管发育和形态发生中的重要性。此外,皮肤角化过度和毛细血管静脉畸形与 KRIT1 基因变异密切相关。50%的家族病例中发现了该基因的突变,KRIT1 基因变异存在于大多数的西班牙裔美国患者中。CCM1 基因的临床外显率约为 88%。到目前为止,在 CCM1 基因中已经发现了超过 300 种不同的突变。移码、无义、错义和剪接位点变异是 KRIT1 基因中常见的突变,这些突变会导致蛋白翻译提前终止。

CCM2 基因位于 7p13 上,由 10 个编码外显子组成。约 20%的家族性 CCM 是由该基因突变引起的。据报道该基因是唯一一种 100%临床和影像学外显的基因。到目前为止,人们在 CCM2 基因中已经发现了 90 多个不同的突变(错义、无义、移码和剪接位点变异)。CCM2 基因在各种器官的内皮细胞中广泛表达。斑马鱼和小鼠的 CCM2 基因沉默显示动脉和静脉形成缺陷,导致动物在胚胎阶段死亡。与其他 CCM 基因突变的携带者相比,CCM2 基因突变的患者通常病灶数目较少,且在生活中病变数量增加的风险低于 KRIT1 基因突变的患者。CCM2 基因突变的患者不太容易发生皮肤病变。

CCM3 基因,又名 PDCD10 基因,是 Bergametti 等在 2005 年筛查 KRIT1 或 CCM2 基因无突变患者

后发现的与 CCM 相关的最新基因。CCM3 基因是高度保守的促凋亡基因,位于 3q26.1 上,包含 7 个编码外显子和 3 个非编码外显子。和前述两种 CCM 基因一样,人们在 CCM3 基因中发现了会导致蛋白功能丧失的 70 多种突变。动物模型中 CCM3 基因缺失可导致异常的血管生成和造血功能障碍。携带 CCM3 基因突变的患者比例低于携带 CCM1 或 CCM2 基因突变的患者,约占家族性 CCM 总数的 10%,CCM3 基因的外显率约为 63%。不过 CCM3 基因突变患者的临床表现往往更严重,发病时间也更早。值得一提的是,5%~15% 的家族性 CCM 患者不存在上述三种 CCM 基因的突变,这提示可能存在第四种未知的致病基因。Gianfrancesco 等在 2008 年提出,ZPLD1(zona pellucida-like domain containing 1)基因可能是 CCM 的新的候选基因。然而,进一步的研究发现这种情况罕见,因为 ZPLD1 基因并不直接导致 CCM,可能只是与一些未确定的疾病相关的调控途径有关,因此可能存在某种现有技术无法检测的上述三种基因突变之外的突变,这不乏为一种更合理的解释。

　　CCM 基因主要调控与血管内皮间紧密连接、细胞增殖和血管生成有关的信号通路。CCM 呈常染色体显性遗传。家族性 CCM 通常无相关的 DVA 特征,该类患者常伴有皮肤毛细血管扩张和视网膜血管瘤,家族性 CCM 患者还可能以大约每 2 年 1 处的速度发生新的 CCM 病变,因此对于有多发 CCM 或者单一 CCM 伴有明确家族史的患者,进行基因筛查是有必要的。由 CCM1 基因突变引起者临床症状相对较轻,CCM3 基因突变者则往往有较严重的临床表现,表现为占位体积更大、发病年龄更轻、出血倾向更高,常伴有脊柱侧弯、脑膜瘤、星形细胞瘤和前庭神经鞘瘤等。家族性 CCM 虽然是常染色体显性遗传病,但由于外显率的可变性,某一个基因的遗传突变不足以致病。动物实验表明,只携带一个突变等位基因的小鼠很少发生 CCM。因此 Knudson 的二次突变学说是解释 CCM 发病机制最可靠的假说。根据这一理论,先是胚胎细胞的突变(第一次突变)导致一个等位基因的丢失,随后,仅在一些细胞中,另一个等位基因的体细胞发生突变(第二次突变),两个等位基因的突变最终触发病变的启动。

　　散发性 CCM 大约占病例总数的 80%,常伴有 DVA,目前认为散发性 CCM 的发生与感染、外伤、病毒、射线照射有关。最新研究表明定位于内皮上的体细胞突变可能是其潜在核心遗传机制。

　　研究人员还发现肠道菌群在 CCM 的发生中可能具有潜在的致病作用,当肠道发生炎症反应或者黏膜变薄时,含有革兰阴性杆菌的脂多糖会穿过肠道黏膜激活内皮壁上的 TLR4(toll-like receptor 4),刺激 CCM 基因,从而促使 CCM 发生。关于肠道微生物组对 CCM 的影响有待进一步研究。

　　目前国内外还没有成熟的通过大型前瞻性临床试验得出的指南来指导 CCM 的筛查、随访和治疗,现行的意见基本还是根据 CCM 的自然史和流行病史再结合一些较大的对照研究而得出的。血管瘤联盟于 2017 年发表了关于 CCM 治疗的一些推荐意见,可以作为我们目前治疗的参考,根据这一意见,对多发性 CCM 患者进行基因筛查是有必要的。证据级别和水平定义见表 6-5 至表 6-7。具体如下。

　　(1)首次诊断并有 3 代家族病史患者,主要症状包括头痛、出血、MRI 影像学异常或者局灶性神经功能症状。(Ⅰ级,C 水平)

　　(2)多发 CCM 不伴有相关静脉畸形和头部放射治疗史或者有明确家族史的患者,建议对 CCM1、CCM2、CCM3 基因进行测序。(Ⅰ级,B 水平)

　　(3)已经明确有相关基因突变的患者,应告知患者该疾病有常染色体显性遗传的可能性,建议对其家族中高危人群进行基因筛查。但对无症状的患者进行基因筛查可能涉及医学伦理问题,会加重患者负担。因此对无症状人群行基因筛查前,应就阳性结果可能产生的心理不适给予疏导。(Ⅰ级,C 水平)

表 6-5　AHA/ASA 使用的证据级别

证据级别	具体内容
Ⅰ级	有证据和(或)共识支持该方案或治疗是有用且有效的
Ⅱ级	关于一项诊疗方案或治疗方法的有用性和有效性证据不一致或意见有分歧
Ⅱa 级	证据或者意见倾向于该诊疗方案或治疗方法
Ⅱb 级	诊疗方案或治疗方法的有用性/有效性不太确定
Ⅲ级	证据或共识认为该诊疗方案或治疗方法无效甚至在某种程度下有害

表 6-6 AHS/ASA 使用的治疗水平定义

治 疗 建 议	具 体 内 容
A 水平	证据来源于多个随机临床试验或荟萃分析
B 水平	证据来源于单个随机临床试验或多个非随机研究
C 水平	证据来源于专家共识、病例研究或者行业标准

表 6-7 AHS/ASA 使用的诊断水平推荐

诊断推荐	具 体 内 容
A 水平	证据来源于统一标准下的多个前瞻性队列研究,评估者采用盲法
B 水平	证据来源于单个 A 类或 1 个或多个病例对照研究或者多个使用统一标准的研究,但评估者未设盲
C 水平	证据来源于专家共识

四、临床表现

CCM 患者多在 30～50 岁开始发病,常见的症状包括癫痫(50%)、自发性出血(25%)、局灶性神经功能障碍(25%)。

(一)无症状或头痛

超过 70% 的 CCM 患者无明显症状,慢性头痛可能是这些患者唯一的主诉,多呈现偏头痛,患者因体检而发现颅内病变,影像学上并无出血证据。慢性头痛通常不是手术指征。

(二)癫痫

癫痫是 CCM 患者最常见的症状,60% 的癫痫由幕上占位引起。癫痫的发作或加重往往与急性或亚急性出血有关。研究表明,无症状 CCM 患者 5 年内首发癫痫的概率为 4%,伴有出血或神经功能障碍的患者 5 年内首发癫痫的概率为 6%,首发癫痫后 5 年内再发的风险高达 94%。癫痫形式多样,具体症状因部位而定。致病机制考虑为病灶对脑实质的压迫或者病灶内反复微出血导致周围含铁血黄素沉积、胶质细胞增生和炎症浸润而引起致痫灶形成,其中含铁血黄素包含的铁离子是比较强的致痫剂。癫痫在男性 CCM 患者中有更高的发生倾向。

(三)出血

自发性脑出血是 CCM 最严重的并发症和最主要的治疗原因。CCM 内常常可以存在不同阶段的出血,随着病灶内反复出血和窦腔内微血栓形成,占位灶周围可有含铁血黄素沉积和病灶体积增大,但由于 CCM 属于低流量血管畸形,因此出血很少会突破囊壁而在脑组织周围形成大的出血灶,对脑组织往往只是产生推移或者压迫,这也给手术带来了便利。CCM 出血的临床表现多样。为了更好地规范 CCM 的自然史和预后,血管瘤联盟对 CCM 出血的定义进行了标准化:与 CCM 部位相关的一种或多种急性或亚急性症状(包括头痛、癫痫发作、意识障碍或者新发/原有局灶性神经功能体征出现或恶化)联合一种或数种病灶内、外的出血证据(影像学、病理学、手术证据或者脑脊液证据)。这一定义排除了以往 CCM 体积增大而无其他近期出血相关证据以及病灶周边出现含铁血黄素环这两个要求。

了解 CCM 的出血自然史非常重要。文献表明,偶尔发现的无症状 CCM 出血风险非常低,大约为 0.08%。非脑干部位 CCM 5 年内首次出血的概率大约为 3.8%,脑干 CCM 5 年内首次出血的概率为 8%,家族性 CCM 的年出血率高于散发性,为 4.3%～6.5%。但在首次出血后,CCM 再次出血的概率显著提高,非脑干部位 CCM 5 年内再次出血的概率提升到 18.4%,脑干 CCM 5 年内再次出血的概率更是高达 30.8%。不过 CCM 再次出血多发生在前 2 年,后续出血率会随着时间推移而下降,5 年脑出血率会逐渐降到 5%,而且值得一提的是,虽然首次出血后再次出血率较高,但 CCM 属于低流量血管畸形,出血灶往往会在病灶内逐步移位而不会对周围脑实质产生明显挤压,因此大多数患者在首次出血后的一年内会逐步康复,但是反复出血尤其是脑干部位的出血还是会引起比较严重的并发症,这点对于我们评估治疗方案有指导意义。

CCM 出血的风险并不十分清楚。目前认为与出血风险增加相关的两个因素是首次出血和脑干部位 CCM。性别、病灶大小等因素对出血风险的影响目前尚无定论,至于年龄,相较于老年人,儿童和青年患者的出血风险并未明显增高,但在家族性 CCM 患者中,可见到年纪更小的出血患者。

(四)局灶性神经功能障碍

CCM 引起的局灶性神经功能障碍往往发生在脑干、基底节、丘脑和海绵窦区,因为这些部位空间狭小,密集分布重要神经核团,CCM 出血或体积增大往往会对这些重要结构产生压迫,进而引起神经功能障碍,当血肿机化或者吸收后,症状会逐渐减轻。值得注意的是,脑干不同部位 CCM 出现的临床症状不尽相同,尤其是桥脑部位,可以出现病灶很大但症状比较轻微的现象,这是因为桥脑有足够的空间允许上、下行纤维束受 CCM 挤压而逐步移位,不至于产生明显损害。但不管何种部位反复出血,都会导致神经功能障碍进行性加重,永久性神经功能损害风险增加。

五、诊断

(一)CT

CT 对 CCM 缺乏敏感性。但一部分患者是通过 CT 首先发现病灶的,特别是病灶伴有急性出血或者钙化者。CCM 可表现为边界清楚的圆形或类圆形混杂密度影,增强后无明显强化,周围无明显水肿。CT 更易发现因 CCM 出血伴发的血肿、水肿和脑积水等占位性病变。

(二)MRI

MRI 是诊断 CCM 的首选检查手段,对于 CCM 出血及分解产物具有非常高的敏感性和特异性(图6-5)。由于检测不同阶段血液分解产物的重要性,T1 加权成像和 T2 加权成像都非常有必要。T1 加权

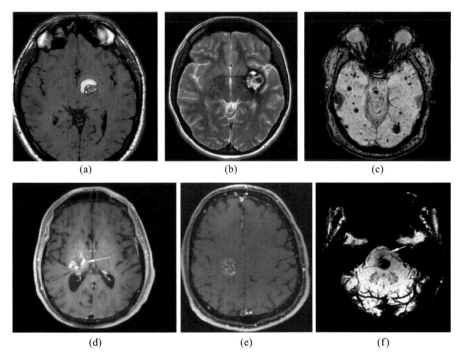

图 6-5 MRI 检测 CCM

(a)T1 加权成像可以用于评估亚急性出血;(b)T2 加权成像通常表现为特征性的网状中心,周边环状低信号;(c)在家族性 CCM 患者中,含铁血黄素敏感序列可以看到多发病灶;(d)T1 增强扫描可以看到相关的静脉发育异常(黄色箭头所示);(e)T1 增强扫描示 CCM 病灶轻度强化;(f)7T SWI 显示 CCM(红色箭头所示)及伴随 DVA(黄色箭头所示)结构优于 1.5 T/3.0 T MRI

成像往往显示急性或者亚急性期出血形成的高信号,假如近期没有出血,T1 加权成像也可以表现为等信号;T2 加权成像往往表现为中央呈网状混杂信号改变,周围有含铁血黄素沉着的低信号环,呈"爆米花"或者"桑葚"样改变。急性出血患者行 MRI 检查时,往往可以看到水肿带。在增强序列上 CCM 可以表现为弥散的、低强度的强化。大约 30% 的散发性患者 MRI 影像上可以看到 DVA。DVA 不仅参与 CCM 的发病机制,还可能影响其自然史。一些数据支持 DVA 在影响出血风险方面的潜在作用。DVA 血栓形成可引起流出道梗阻,导致 CCM 破裂。T2/GRE(梯度回波)序列和 SWI(磁敏感加权成像)序列,可以看到常规 MRI 无法显示的多发 CCM 病灶,7T SWI 表明所有的散发性 CCM 都有相关的 DVA。值得注意的是,不伴有 DVA 的多发 CCM 中,除了家族性 CCM 以外,也有可能是放射治疗引起的改变。由于 SWI 序列对铁离子和脱氧血红蛋白的超高敏感性,目前认为其对 CCM 尤其是家族性 CCM 的敏感性超过了 T2/GRE。随着影像学技术的发展,根据 MRI 特征和病理学特征,CCM 可以分为 4 个类型,即 Zabramski 分型(表 6-8)。

表 6-8　基于 MRI 特征和病理学特征的 CCM Zabramski 分型

分　型	T1 加权成像	T2 加权成像	病 例 特 征	图　　像
Ⅰ 型	高信号	中心高或低信号,伴周围低信号	亚急性出血,周围有含铁血黄素沉着,巨噬细胞和胶质细胞增生	
Ⅱ 型	网状核心	网状核心,周围低信号	不同阶段出血和血栓形成,周边有含铁血黄素沉着	
Ⅲ 型	等或低信号	核心低信号,环绕低信号	血肿慢性吸收	

续表

分 型	T1 加权成像	T2 加权成像	病 例 特 征	图 像
Ⅳ型	不易看到	不易看到	—	

1. Ⅰ型 分为急性出血期(<3周):T1加权成像呈高信号,T2加权成像呈高或低信号;亚急性期(3~6周):随着血肿的机化吸收,病灶周边可形成含铁血黄素染色带,伴随巨噬细胞浸润和脑组织胶质细胞增生,病灶周围形成包膜,表现为T1加权成像上病灶中心呈高信号,周边呈低信号带。

2. Ⅱ型 典型的CCM MRI特征如下:T1和T2加权成像上表现为核心网状混杂信号,周边低信号带,提示病灶处于活动期,可能反复出血。

3. Ⅲ型 在T1加权成像和T2/GRE上均表现为等或低信号,提示血肿慢性吸收后病灶内或病灶周围有含铁血黄素沉着。

4. Ⅳ型 病灶在T1或T2加权成像上很难显示或完全不显示。但在T2/GRE上能够发现这类病灶,表现为小的点状低密度影,提示病变处于早期,即毛细血管扩张期。

（三）定量磁化率成像（QSM）

QSM技术可以通过测量病变的铁含量来对CCM进行诊断和出血风险的预判,研究表明,QSM测量发现超过6%的铁含量阈值增加可以预判未来出血风险。

（四）脑血管造影

CCM在脑血管造影上往往不显影,脑血管造影在CCM中的诊断价值比较有限,至于相关性静脉畸形完全可以通过增强MRI来进行甄别。

CCM的影像学检查指导意见如下。

(1) 首选头颅MRI用于可疑或者已知CCM的诊断和随访。（Ⅰ级,B水平）

(2) MRI序列应包括GRE和SWI序列,以确保多发CCM不会漏诊。（Ⅰ级,B水平）

(3) 脑血管造影不推荐用于CCM的诊断,除非需要与脑动静脉畸形鉴别。（Ⅲ级,C水平）

(4) 指导治疗或者明确CCM变化时需要影像学检查随访,当出现新发症状时应立刻进行检查,推荐病情变化一周内首先进行头颅CT检查,两周内进行MRI检查,应多次进行头颅MRI检查明确是否有新发CCM或出血。（Ⅰ级,C水平）

六、鉴别诊断

家族性CCM往往需要与高血压以及脑血管淀粉样变性导致的多发微出血灶相鉴别,家族性CCM患者除了多发病灶以外常常有一到两个较大病灶,单纯多发微小病灶的CCM很少见。CCM与其他疾病(如转移瘤、出血或者钙化性肿瘤、少突胶质细胞瘤等)亦不难鉴别。

七、治疗

CCM的治疗主要从三个方面考虑:①处理CCM疾病本身;②处理CCM所引起的相关症状,如出血、癫痫等;③处理 CCM 患者其他共存疾病。CCM 的治疗原则是将干预的风险与疾病的自然史和预后进行权衡。CCM 的治疗方式主要包括保守治疗、手术治疗、立体定向放射治疗、立体定向激光射频消融治疗、药物治疗。推荐治疗意见如下。

(一)保守治疗

(1)无症状患者不推荐行手术治疗,尤其是病灶位于功能区、深部及脑干等部位,以及多发 CCM 无症状患者。(Ⅲ级,B 水平)

(2)癫痫控制良好,病灶并未出血的患者,推荐给予药物抗癫痫治疗。(Ⅰ级,B 水平)

对于保守治疗的患者,积极随访非常重要,目前 CCM 的随访时间尚无定论,随访的最佳时间主要还是基于临床判断。我们建议患者每 6 个月定期复查 MRI,病情稳定后可每年复查一次,当出现神经功能改变时要尽快复查。

(二)手术治疗

手术治疗可以彻底切除病灶,防止病灶出血和控制癫痫发作,应结合 CCM 自然史和手术风险(致残率/死亡率)制订手术策略。

(1)孤立的、位于非功能区或表浅部位、手术风险较低的病灶,考虑到病灶未来出血的风险高,会给患者带来心理上的焦虑,因为随访而需要支付不菲的费用,对职业或生活质量的要求高以及需要进行抗凝治疗,推荐行手术治疗。(Ⅱb级,C 水平)

(2)引起癫痫发作的 CCM,在抗癫痫药物治疗效果不佳时可考虑行早期手术治疗。(Ⅱa级,B 水平)

癫痫由单个病灶引起、发作时间短于 2 年、CCM 直径小于 1.5 cm、局灶性癫痫发作而非继发性全身发作者,手术效果较好,2 年内缓解率可以达到70%～90%。目前的争论在于癫痫手术中 CCM 周围的含铁血黄素带是否切除,较为稳妥的做法是,对于非功能区,切除周围的含铁血黄素带;但对于功能区仅做病灶切除。至于家族性多发病灶患者,癫痫症状往往由某一个较大责任病灶引起,因此术前脑电监测和术中致痫灶定位至关重要。

(3)有症状且手术风险较小的患者,因手术风险与 2 年内患者保守治疗的疾病自然史相当,建议行手术治疗。(Ⅱb级,B 水平)

(4)有出血史或存在引起临床症状的深部病灶的患者,考虑到手术风险与患者保守治疗 5～10 年的疾病自然史相当,建议行手术治疗。(Ⅱb级,B 水平)

(5)脑干 CCM 出血会给患者带来严重并发症,在评估脑干手术的风险和 CCM 出血风险后,建议在脑干 CCM 二次出血后进行手术治疗。(Ⅱb级,B 水平)

(6)因单次出血而致残的脑干 CCM,手术指征相对较弱。(Ⅱb级,C 水平)

现代神经外科已经进入微创时代,术前功能磁共振导航、症状评估、致痫灶定位、术中电生理监测等手段的应用可帮助我们将手术风险降到最低。

(三)立体定向放射治疗

常规放射治疗对 CCM 无明显效果,同时有研究者报道放射治疗有诱发 CCM 新生的不良作用,因此不常规推荐放射治疗。对于位于深部、功能区、脑干、海绵窦,无法行手术切除或切除后残留的 CCM 患者,或者无法手术的高龄患者可考虑立体定向伽玛刀或射波刀分次治疗,但具体疗效目前尚不明确。指导意见如下。

(1)如果 CCM 位于不能手术的高风险区域,可考虑对有出血史的单发病灶进行放射治疗。(Ⅱb级,B 水平)

(2)放射治疗不推荐用于无症状、可以手术切除以及家族性 CCM 患者。(Ⅲ级,C 水平)

(四)立体定向激光射频消融治疗

最近,一种 MRI 引导的立体定向激光射频消融治疗,已经被用于 CCM 引起的耐药癫痫。该治疗具有微创、实时可视化和MRI监测热成像等优势,但由于目前未进行推广,所以对其疗效还没有明确的结论和建议。

(五)药物治疗

随着对CCM基因遗传学理解的深入和实验室技术的发展,一些候选药物有望降低CCM的出血风险。临床前动物实验证明西罗莫司、索拉非尼、舒林酸、法舒地尔、辛伐他汀等药物具有潜在作用。贝伐珠单抗和普萘洛尔的积极作用已经有相关病例报道,目前正在开展相关临床试验证明其对CCM的作用。

八、海绵窦区海绵状血管瘤

颅内脑外海绵状血管瘤又称轴外海绵状血管畸形,区别于CCM。大多数发生于中颅底,以海绵窦区海绵状血管瘤多见,多与硬脑膜关系密切,也可以发生于幕下、桥小脑角、眶内,但较为罕见。以往认为颅内脑外海绵状血管瘤和CCM属于同一种疾病,但后来发现两者在生物学行为、影像学表现和处理原则上具有较大差别。

海绵窦区海绵状血管瘤在生物学行为上类似于真性肿瘤,以海绵窦压迫症状为主,可包绕神经、血管,妊娠期会逐渐增大,很少会自发出血。

(一)临床表现

海绵窦区海绵状血管瘤起源于海绵窦区脉管系统,起病隐匿,多见于女性,40岁以后为发病高峰,很少有出血表现。由于进展缓慢,海绵窦区海绵状血管瘤被发现时病灶往往已长到很大,患者有海绵窦区神经(Ⅱ、Ⅲ、Ⅳ、Ⅴ、Ⅵ)受压表现,可表现为头痛、视力减退、眼球突出、复视、眼睑下垂、面部麻木、动眼神经麻痹等症状。部分患者以癫痫发作起病。

(二)影像学表现

1. CT检查 可见鞍旁等、高密度影,边界清楚,与海绵窦区肿瘤很难鉴别。

2. MRI检查 海绵窦区海绵状血管瘤具有特征性MRI表现,如T1上呈低信号,T2上呈超高均匀信号、哑铃形,可包绕同侧颈内动脉延伸到鞍上。值得注意的是,此处病灶需与动脉瘤相鉴别,动脉瘤可见血管流空影,T2上多呈低信号。

(三)治疗

手术仍然是海绵窦区海绵状血管瘤的主要治疗方式,特别是对于瘤体较大、直径超过4 cm伴有压迫症状者。手术入路推荐中颅底硬脑膜外入路。对于体积较小、术后残留病灶、年老体弱无法耐受手术者,可考虑行放射治疗。

九、合并妊娠、抗凝治疗等特殊情况的CCM患者

合并妊娠、抗凝治疗等特殊情况的CCM患者的推荐处理意见如下。

(1)有家族史或者多发CCM患者妊娠前推荐进行遗传咨询。(Ⅰ级,C水平)

(2)妊娠与否对出现神经症状的风险无明显影响。(Ⅱa级,B水平)

(3)妊娠期间出现新的神经系统症状者推荐行头颅MRI检查。(Ⅱa级,C水平)

(4)抗血栓药物对CCM患者的风险尚无定论。(Ⅲ级,C水平)

(5)CCM伴有脑缺血患者的溶栓风险尚不明确。(Ⅲ级,C水平)

(6)体育运动对CCM患者的影响尚不明确。(Ⅱb级,C水平)

十、预后和随访

CCM是一种中枢神经系统低血流、先天或者获得性血管畸形。它们可能呈散发性、家族性或由辐射

引起。CCM 可以通过影像学检查偶然发现，也可以因相关的癫痫、头痛或局灶性神经功能障碍（伴或不伴出血）而检出。CCM 的总体预后良好。需要对 CCM 治疗的风险与疾病的自然史、病变部位、患者的年龄、症状等进行权衡。定期随访非常重要。在未来的 CCM 治疗中，除了手术切除外，综合治疗手段利于预防出血、治疗癫痫和减轻患者负担。

参 考 文 献

［1］ Akers A L，Johnson E，Steinberg G K，et al. Biallelic somatic and germline mutations in cerebral cavernous malformations（CCMs）：evidence for a two-hit mechanism of CCM pathogenesis［J］. Hum Mol Genet，2009，18（5）：919-930.

［2］ Al-Holou W N，O'Lynnger T M，Pandey A S，et al. Natural history and imaging prevalence of cavernous malformations in children and young adults［J］. J Neurosurg Pediatr，2012，9（2）：198-205.

［3］ Al-Shahi R，Bhattacharya J J，Currie D G，et al. Prospective，population-based detection of intracranial vascular malformations in adults：the Scottish Intracranial Vascular Malformation Study（SIVMS）［J］. Stroke，2003，34（5）：1163-1169.

［4］ Al-Shahi Salman R，Hall J M，Horne M A，et al. Untreated clinical course of cerebral cavernous malformations：a prospective，population-based cohort study［J］. Lancet Neurol，2012，11（3）：217-224.

［5］ Akers A，Al-Shahi Salman R，A Awad I，et al. Synopsis of guidelines for the clinical management of cerebral cavernous malformations：consensus recommendations based on systematic literature review by the Angioma Alliance Scientific Advisory Board Clinical Experts Panel［J］. Neurosurgery，2017，80（5）：665-680.

［6］ Baranoski J F，Kalani M Y，Przybylowski C J，et al. Cerebral cavernous malformations：review of the genetic and protein-protein interactions resulting in disease pathogenesis［J］. Front Surg，2016，3：60.

［7］ Brinjikji W，Flemming K D，Lanzino G. De novo formation of a large cavernoma associated with a congenital torcular dural arteriovenous fistula：case report［J］. J Neurosurg Pediatr，2017，19（5）：567-570.

［8］ Choquet H，Pawlikowska L，Lawton M T，et al. Genetics of cerebral cavernous malformations：current status and future prospects［J］. J Neurosurg Sci，2015，59（3）：211-220.

［9］ Cigoli M S，Avemaria F，De Benedetti S，et al. PDCD10 gene mutations in multiple cerebral cavernous malformations［J］. PLoS One，2014，9（10）：e110438.

［10］ de Vos I J，Vreeburg M，Koek G H，et al. Review of familial cerebral cavernous malformations and report of seven additional families［J］. Am J Med Genet A，2017，173（2）：338-351.

［11］ Draheim K M，Huet-Calderwood C，Simon B，et al. Nuclear localization of integrin cytoplasmic domain-associated protein-1（ICAP1）influences β1 integrin activation and recruits Krev/interaction trapped-1（KRIT1）to the nucleus［J］. J Biol Chem，2017，292（5）：1884-1898.

［12］ Feldmeyer L，Baumann-Vogel H，Tournier-Lasserve E，et al. Hyperkeratotic cutaneous vascular malformation associated with familial cerebral cavernous malformations（FCCM）with KRIT1/CCM1 mutation［J］. Eur J Dermatol，2014，24（2）：255-257.

［13］ Fischer A，Zalvide J，Faurobert E，et al. Cerebral cavernous malformations：from CCM genes to endothelial cell homeostasis［J］. Trends Mol Med，2013，19（5）：302-308.

［14］ Flemming K D，Graff-Radford J，Aakre J，et al. Population-based prevalence of cerebral cavernous malformations in older adults：Mayo clinic study of aging［J］. JAMA Neurol，2017，74（7）：801-805.

[15] Flemming K D，Kumar S，Brown R D Jr，et al. Cavernous malformation hemorrhagic presentation at diagnosis associated with low 25-hydroxy-vitamin D level［J］. Cerebrovasc Dis，2020，49（2）：216-222.

[16] Flemming K D，Lanzino G. Cerebral cavernous malformation：what a practicing clinician should know［J］. Mayo Clin Proc，2020，95（9）：2005-2020.

[17] Golden M，Saeidi S，Liem B，et al. Sensitivity of patients with familial cerebral cavernous malformations to therapeutic radiation［J］. J Med Imaging Radiat Oncol，2015，59（1）：134-136.

[18] Horne M A，Flemming K D，Su I C，et al. Clinical course of untreated cerebral cavernous malformations：a meta-analysis of individual patient data［J］. Lancet Neurol，2016，15（2）：166-173.

[19] Li D，Hao S Y，Tang J，et al. Clinical course of untreated pediatric brainstem cavernous malformations：hemorrhage risk and functional recovery［J］. J Neurosurg Pediatr，2014，13（5）：471-483.

[20] McDonald D A，Shi C，Shenkar R，et al. Lesions from patients with sporadic cerebral cavernous malformations harbor somatic mutations in the CCM genes：evidence for a common biochemical pathway for CCM pathogenesis［J］. Hum Mol Genet，2014，23（16）：4357-4370.

[21] McDonald R J，McDonald J S，Kallmes D F，et al. Intracranial gadolinium deposition after contrast-enhanced MR imaging［J］. Radiology，2015，275（3）：772-782.

[22] Mikati A G，Tan H，Shenkar R，et al. Dynamic permeability and quantitative susceptibility：related imaging biomarkers in cerebral cavernous malformations［J］. Stroke，2014，45（2）：598-601.

[23] Moore S A，Brown R D Jr，Christianson T J，et al. Long-term natural history of incidentally discovered cavernous malformations in a single-center cohort［J］. J Neurosurg，2014，120（5）：1188-1192.

[24] Morris Z，Whiteley W N，Longstreth W T Jr，et al. Incidental findings on brain magnetic resonance imaging：systematic review and meta-analysis［J］. BMJ，2009，339：b3016.

[25] Riolo G，Ricci C，Battistini S. Molecular genetic features of cerebral cavernous malformations （CCM） patients：an overall view from genes to endothelial cells［J］. Cells，2021，10（3）：704.

[26] Scimone C，Donato L，Katsarou Z，et al. Two novel KRIT1 and CCM2 mutations in patients affected by cerebral cavernous malformations：new information on CCM2 penetrance［J］. Front Neurol，2018，9：953.

[27] Spiegler S，Najm J，Liu J，et al. High mutation detection rates in cerebral cavernous malformation upon stringent inclusion criteria：one-third of probands are minors［J］. Mol Genet Genomic Med，2014，2（2）：176-185.

[28] Su I C，Krishnan P，Rawal S，et al. Magnetic resonance evolution of de novo formation of a cavernoma in a thrombosed developmental venous anomaly：a case report［J］. Neurosurgery，2013，73（4）：E739-E745.

[29] Yadla S，Jabbour P M，Shenkar R，et al. Cerebral cavernous malformations as a disease of vascular permeability：from bench to bedside with caution［J］. Neurosurg Focus，2010，29（3）：E4.

（朱　巍）

第四节　硬脑膜动静脉瘘

一、概述

硬脑膜动静脉瘘(dural arteriovenous fistula,DAVF)是硬脑膜小叶内、硬脑膜动脉与硬脑膜窦和(或)蛛网膜下腔静脉之间的异常沟通,以脑膜动脉与硬脑膜窦或皮质静脉的病理吻合为特征。DAVF 好发于各个年龄段,常见于中年患者,以 50～70 岁多见,平均发病年龄为 60 岁,发病率为每年(0.16～0.29)/10 万,占脑血管畸形的 10％～15％,男、女性患者的比例为1:1.65。

DAVF 主要为动脉血液直接流入静脉窦导致静脉窦内压力增高,静脉回流障碍甚至逆流所致,患者常可出现脑水肿、颅内压增高、脑代谢障碍、血管破裂出血等病理改变。虽然 DAVF 常局限于硬脑膜窦区域,如横窦、乙状窦、海绵窦和上矢状窦,但在整个颅腔内均可见到 DAVF。约 8％的患者可能出现多个位置的 DAVF。好发部位依次为横窦-乙状窦,海绵窦,小脑幕,上矢状窦,颅前窝(图 6-6)。在累及横窦-乙状窦的 DAVF 中,病变累及左侧者稍多见。

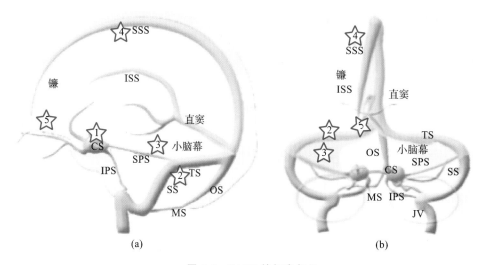

图 6-6　DAVF 的好发部位

(a)侧位;(b)正位。1.海绵窦区(CS)(20％～40％);2.横窦(TS)-乙状窦(SS)区;3.小脑幕区(12％～14％);4.上矢状窦(SSS)(8％);5.颅前窝(2％～3％);SPS,岩上窦;ISS,下矢状窦;JV,颈静脉;MS,边缘窦区;OS,枕窦;IPS,岩下窦

DAVF 占脑动静脉畸形(AVM)的 10％～15％,占幕上血管畸形的 6％、幕下血管畸形的 35％。

一项基于苏格兰人群的研究显示,成人 DAVF 的检出率为每年 0.16/10 万。日本的一项调查显示,DAVF 每年的检出率为 0.29/10 万。

DAVF 形成的病理机制尚不清楚。绝大多数为特发性的,也有一小部分与头部损伤、感染(如中耳炎、鼻窦炎)、既往开颅手术、肿瘤或硬脑膜的静脉窦血栓形成,服用激素、口服避孕药,妊娠,更年期激素水平下降等密切相关。

大多数人认为,DAVF 是由硬脑膜窦的进行性狭窄或闭塞引起的。随着静脉窦压力的增加,脑膜动脉与硬脑膜窦或皮质静脉逐渐形成瘘。此外,有报道称,DSA 等影像学检查发现 39％～78％的 DAVF 患者常合并静脉窦血栓形成。静脉窦血栓形成后,随着中性粒细胞、单核细胞和内皮细胞进入血栓中,血栓不断溶解、机化,并刺激启动新血管生成机制,使硬脑膜内层丰富的微血管网出芽、增生,向硬脑膜浅层的网状静脉丛延伸。这些静脉丛管壁很薄,易与新生的血管发生融合,从而产生大量的动静脉瘘。

目前,国内外对 DAVF 的发病机制尚存一定争议,争议主要集中在静脉窦血栓形成与静脉窦高压方面:DAVF 是由血栓机化而导致的异常新生血管还是血栓形成导致静脉窦高压,再由静脉窦高压诱发动静脉直接交通而造成的病理开放?

二、临床表现

DAVF 的临床表现主要取决于其具体位置和动静脉分流的静脉引流方式(表 6-9)。位于海绵窦的DAVF 可能阻碍眼静脉引流,导致眼内高压和眼周肿胀,引起球结膜充血水肿、复视(由眼肌麻痹导致)、视力下降和(或)眶后疼痛。位于听觉器官附近(如横窦或乙状窦)的 DAVF,可引起搏动性耳鸣。这是因为供血动脉高血流量和动静脉分流会引起湍流,产生节律性血管噪声,与心跳收缩期同步。位于脑干周围的 DAVF 也可能引起脑干和(或)颈髓水平的静脉充血,压迫后组颅神经,可表现为脑干梗死、颈椎病(四肢瘫痪)或颅神经病变。位于深静脉系统(如直窦)近端的 DAVF 可能在大脑深部结构(如丘脑)引起静脉淤滞,导致患者嗜睡和痴呆。伴有皮质静脉反流的 DAVF 患者则多表现为进展性的临床症状,包括脑出血及非出血性神经功能障碍,如局灶性神经功能障碍等,多见于横窦、乙状窦、矢状窦及小脑幕区的DAVF。

表 6-9　不同部位 DAVF 各临床表现的发生率

症　状	部　位				
	海绵窦区	横窦-乙状窦区	小脑幕区	上矢状窦	颅前窝
眼部症状	80%～97%	—	—	—	—
颅神经功能障碍	44%～77%	7%～12%	14%～17%	—	—
颅内杂音、耳鸣	40%～50%	40%～42%	70%～88%	—	—
头痛	—	46%～76%	8%～24%	50%	12%～15%
视觉症状	28%～38%	12%～28%	—	—	—
中枢神经系统症状	3%	10%～20%	23%～42%	29%	5%～33%
颅内出血	少见	15%～28%	60%～74%	23%	44%～48%

(一)颅内杂音

几乎所有的 DAVF 均可引起颅内杂音,尤其是位于横窦-乙状窦区等听觉器官附近的 DAVF,患者常有搏动性耳鸣。有报道称,约 67% 的患者因颅内杂音而前来就诊。杂音多位于同侧,有时对侧也可出现。

(二)眼征

主要为眼静脉引流受阻所致,眼静脉回流障碍导致眼内压增高,眶周肿胀,继而造成眼球突出、球结膜充血水肿、复视、视力下降和(或)眶后疼痛,多见于海绵窦区 DAVF 患者(图 6-7)。部分患者多因眼部症状而来医院就诊,但往往误诊为眼部疾病而去眼科就诊,经药物保守治疗后效果不佳时才经头颅 CT或 MRI 等检查发现。

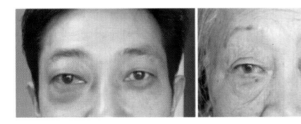

图 6-7　海绵窦区 DAVF
可见患者眼球突出、球结膜充血、水肿,甚至眼肌麻痹

(三)头痛

有文献报道,约 50% 的患者出现头痛症状,多位于病变侧,也可累及整个头部,以偏头痛或钝痛多见,也可以为持续性、搏动性的剧烈头痛,运动后或血压增高时头痛症状可加重,可能与静脉压、颅内压增

高加重硬脑膜动静脉对脑膜的刺激有关。

(四)颅内出血

伴有皮质静脉反流的 DAVF 患者多表现为进展性的临床症状,包括蛛网膜下腔出血(SAH)、脑实质内出血及硬脑膜下出血。有文献报道,11%～48%的患者可能出现不同程度的颅内出血,其中 20%的患者以蛛网膜下腔出血为首发症状。

(五)中枢神经功能障碍

当 DAVF 位于横窦、乙状窦、矢状窦及小脑幕区时,患者可表现为局灶性神经功能障碍症状,如运动障碍、视野缺损、复视、言语障碍、癫痫等;当 DAVF 位于深静脉系统(如直窦)时,可能在大脑深部结构(如丘脑)产生静脉淤滞,导致患者嗜睡、进展性认知功能障碍,甚至痴呆。

(六)其他

不同部位的 DAVF 可导致相应区域脑组织缺血、水肿,患者表现出不同神经功能障碍症状,如眩晕、听力下降等。

三、诊断

(一)数字减影血管造影(DSA)

DSA 仍然为诊断 DAVF 的金标准。为了通过动静脉分流(DAVF 的标志)检测早期静脉窦/静脉充盈,传统的 DSA 具有高时间分辨率和能够成像特定动脉分支的优势,从而能够准确识别 DAVF,并对静脉引流模式进行分类。DSA 提高了 DAVF 的检出率,尤其是对于那些小分流相关的 DAVF。如果怀疑有典型临床表现的患者存在 DAVF,尽管 MRI 和 CT 检查结果均为阴性,但仍需要常规行 DSA 检查。

此外,行 DSA 检查时应特别注意是否存在"危险吻合",以便指导治疗。

常见的"危险吻合"如下。

(1)脑膜中动脉颅底组前支或前组与眼动脉的脑膜回返动脉的吻合。

(2)枕动脉、咽升动脉、颈深动脉、颈升动脉的肌支与椎动脉的肌支在颈枕联合区及上颈段存在广泛吻合。

(3)脑膜中动脉可与颈内动脉相吻合,脑膜中动脉岩骨后支参与同侧面神经供血。

(二)CTA 和 MRA

影像学技术的发展使得时间分辨 MRA 和 CTA 的发展成为可能,时间分辨 MRA 和 CTA 利用静脉造影的首过效应来评估颅内循环的血流动力学特征。时间分辨 MRA 和 CTA 可更好地显示动静脉分流。据报道,与 DSA 相比,3 T 时间分辨 MRA 在筛查、随访和治疗后评价颅内 DAVF 方面的敏感性和特异性均为 100%。在诊断和分类颅内 DAVF 时,时间分辨 CTA 几乎等同于 DSA。

(三)多普勒超声

利用多普勒超声检查,可探测手术前后静脉窦和眼静脉的血流方向及流速,检测耳鸣患者横窦-乙状窦的血流,对筛查 DAVF 有一定帮助。但由于颅骨的影响,多普勒超声检查尚不能作为主要的辅助检查手段。

四、分型

由于 DAVF 的侵袭性与静脉引流模式密切相关,人们基于引流静脉的特点提出了各种分类系统。其中,以 Borden 分型和 Cognard 分型较为常见(图 6-8 和图 6-9)。这两种分类系统的原则是,有皮质静脉反流或瘘内血液直接流入皮质静脉的 DAVF 属于更高级别的 DAVF,这与临床结局恶化的风险增加相关。

(一)Borden 分型

(1)Borden Ⅰ型:DAVF 直接引流入静脉窦,无皮质静脉反流。

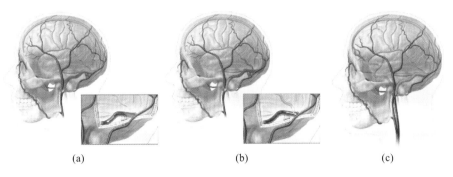

(a)　　　　　　　　　　(b)　　　　　　　　　　(c)

图 6-8　DAVF 的 Borden 分型

(a)Ⅰ型：进行性静脉窦狭窄或闭塞导致静脉充血和脑膜动脉(如图所示的枕动脉跨骨分支)与硬脑膜窦(如图所示的横窦汇合处)吻合。DAVF 直接引流入静脉窦，无皮质静脉引流。(b)Ⅱ型：DAVF 直接引流入静脉窦，存在皮质静脉逆向引流；逐步恶化的静脉高压导致顺向(窦内)和逆向皮质静脉引流。(c)Ⅲ型：脑膜动脉直接引流入皮质静脉

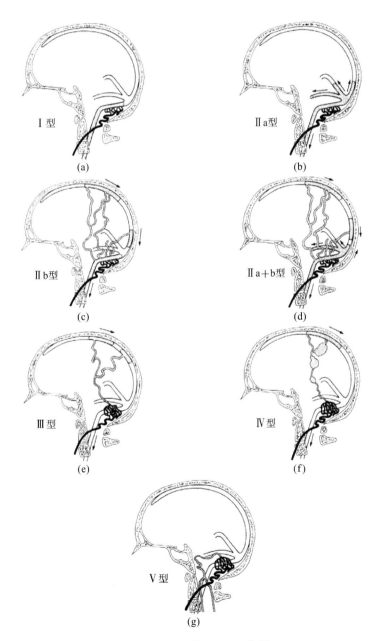

Ⅰ型
(a)

Ⅱa型
(b)

Ⅱb型
(c)

Ⅱa+b型
(d)

Ⅲ型
(e)

Ⅳ型
(f)

Ⅴ型
(g)

图 6-9　DAVF 的 Cognard 分型

（2）Borden Ⅱ型：DAVF 直接引流入静脉窦，伴皮质静脉反流。

（3）Borden Ⅲ型：DAVF 直接引流入皮质静脉。

（二）Cognard 分型

Cognard 则在上述基础上进一步细分，具体如下。

（1）Cognard Ⅰ型：DAVF 直接引流入静脉窦，无反流。

（2）Cognard Ⅱ型：

①Cognard Ⅱa 型：DAVF 直接引流入静脉窦，存在静脉窦内血液反流但无皮质静脉反流。

②Cognard Ⅱb 型：DAVF 引流入静脉窦，无静脉窦内血液反流，但存在皮质静脉反流。

③Cognard Ⅱa＋b 型：DAVF 直接引流入静脉窦时存在静脉窦内血液反流及皮质静脉反流。

（3）Cognard Ⅲ型：DAVF 直接反流入皮质静脉。

（4）Cognard Ⅳ型：DAVF 直接反流入皮质静脉伴皮质静脉扩张。

（5）Cognard Ⅴ型：DAVF 直接反流入脊髓静脉。

Borden Ⅰ型 DAVF 的特征与 Cognard Ⅰ型和Ⅱa 型 DAVF 相似，Borden Ⅱ型 DAVF 与 Cognard Ⅱb 型和Ⅱa＋b 型 DAVF 相似。Borden Ⅲ型 DAVF 与 Cognard Ⅲ、Ⅳ、Ⅴ型 DAVF 具有相似的特征。脑出血和静脉充血导致局灶性神经功能障碍的风险随着 Borden 和 Cognard 分型级别的增加而持续增加。例如，Cognard Ⅰ型、Ⅱa 型、Ⅱb 型、Ⅱa＋b 型、Ⅲ型、Ⅳ型、Ⅴ型 DAVF 患者中有侵袭性表现患者的百分比分别为 1％、37％、30％、67％、76％、97％和 100％。

存在皮质静脉引流（Borden Ⅲ型或 Cognard Ⅱb 至Ⅴ型）与高死亡率、出血性事件的发生以及非出血性神经功能障碍密切相关。

五、治疗

（一）血管内治疗

血管内治疗的目的是消除动静脉分流。值得注意的是，DAVF 的病理实体似乎位于硬脑膜窦、静脉或软脑膜静脉壁内。只有消除病变动脉和静脉之间的所有病理联系，才能实现完全和永久的治愈。部分栓塞可以暂时缓解症状，但不太可能使 DAVF 患者获得长期治愈。此外，部分栓塞可能会改变静脉引流模式，导致心血管疾病。

治疗 DAVF 的最佳方法仍然具有争议。经动脉入路、经静脉入路、联合方法已被用于治疗 DAVF。在进行栓塞治疗前，应考虑每种方法的优点和缺点。

1. 栓塞入路

（1）经静脉入路：与脑动静脉畸形相比，经静脉入路栓塞是可行的，在许多情况下对 DAVF 非常有效（图 6-10、图 6-11）。经静脉入路栓塞是通过微导管逆行置管受检皮质静脉或硬脑膜窦，随后放置可分离的微线圈或液态栓塞剂来完成的。因此，在栓塞前对静脉循环进行深入研究很重要。如果要使硬脑膜窦保持正常静脉引流，准确识别瘘管是必要的，以避免潜在的静脉梗死或出血。

经静脉入路栓塞的好处包括逆行进入瘘管部位较简单，并且能够在一个疗程内关闭分流。虽然通过供血动脉栓塞多个动静脉连接是困难的，但这可以通过包裹病变的单个静脉通道的管腔来实现。因此，经静脉入路栓塞是有多个动脉蒂供血的 DAVF 的首选治疗方法。使用经静脉入路完全栓塞瘘管的概率很高，报道为 71％～87％。

海绵窦区 DAVF 特别易于经静脉入路栓塞，病变闭合成功率高（图 6-10、图 6-11）。同侧岩下窦为海绵窦区 DAVF 提供了方便的入路。当无法进入同侧岩下窦时，可经对侧岩下窦插管进入对侧海绵窦，再经海绵间静脉穿过中线。其他进入海绵窦的途径包括经面部和眼上静脉进入。直接经皮穿刺海绵窦或眶静脉也有部分报道，其他静脉入路不可用。总的来说，尽管海绵窦区 DAVF 栓塞可能导致颅神经病变或瘘管闭合不完全时静脉引流恶化，但该技术是可以接受的。

经静脉入路栓塞 DAVF 的风险包括血管穿孔、梗死、颅内出血、短暂性的与静脉引流改变相关的永

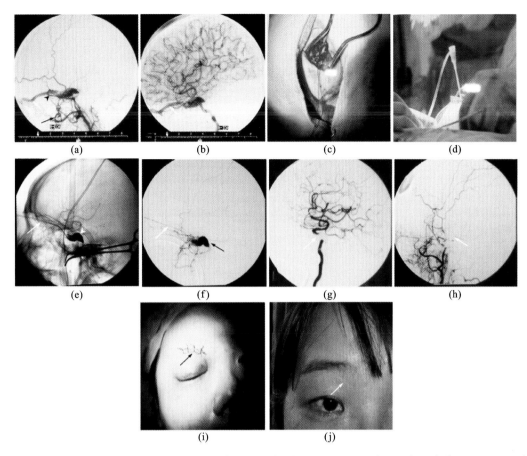

图 6-10　55 岁老年女性,因右眼眼球突出、结膜充血水肿 3 年入院,行 DSA 检查示右侧海绵窦区 DAVF,选择经眼上静脉入路,采用弹簧圈＋NBCA 栓塞右侧海绵窦区 DAVF

(a)(b)DSA(右侧颈内动脉、颈外动脉侧位片)示右侧海绵窦区 DAVF,主要由右侧上颌动脉(白色箭头所示)、脑膜中动脉分支(黑色三角箭头所示)供血,向右侧眼上静脉引流(黑色箭头所示);(c)在右侧眉弓下靠内侧 1/3 处切开皮肤,暴露右侧眼上静脉;(d)将导管插入;(e)微导丝导引下将微导管(白色箭头所示)置入海绵窦区,缓慢填入 GDC 弹簧圈(白色三角箭头所示)12 枚;(f)再通过微导管(白色箭头所示)缓慢注入 50%NBCA(黑色箭头所示)将右侧海绵窦区 DAVF 栓塞;(g)(h)栓塞治疗后术中即时造影(右侧颈内动脉、颈外动脉侧位片)示瘘口完全闭塞(白色箭头所示);(i)术后拔出微导管及导管鞘,缝合切口(黑色箭头所示);(j)术后 4 年,临床随访未见复发,右眼上睑缝合切口(白色箭头所示)愈合良好,不影响美观

久性神经功能障碍。其他并发症包括颅神经麻痹和听力受损。有报道显示,经静脉入路海绵窦区 DAVF 栓塞后不同部位出现 DAVF 复发。

(2)经动脉入路:经动脉入路栓塞 DAVF 已成为一种广泛应用的方法。在这种方法中,动脉微导管必须紧贴瘘口,以便液态栓塞剂通过瘘口缓慢推入近端静脉出口。如果栓塞太近,可能导致持续的动脉分流和侧支血流补充;如果栓塞太远,可能导致静脉阻塞和梗死。

经动脉入路栓塞 DAVF 通常使用液态栓塞剂,如 N-羟丁基-2-氰基丙烯酸酯(NBCA)或 Onyx,效果非常好。有研究者利用楔形微导管技术,采用 NBCA 进行栓塞,结果显示病变闭塞良好。

由于供血动脉多、小、曲折,经动脉入路可能并不总是可行的。

经动脉入路栓塞的并发症包括栓塞物质迁移到静脉部位,这可能导致静脉闭塞加重等。随着血管内治疗技术的进步和材料的不断改进,经动脉入路栓塞的主要并发症并不常见,治愈率很高。

2. 栓塞剂　经动脉入路栓塞时使用颗粒(如聚乙烯醇(PVA)颗粒),已被证明会增加栓塞后瘘口重建的风险。目前,NBCA 和乙烯-乙烯醇共聚物(EVOH)仍然是较常用的经动脉入路栓塞液态栓塞剂。NBCA 是一种液态黏附单体,与血液中的羟基接触时会发生聚合。通过在不同浓度下将 NBCA 与碘油混合,可以调节聚合速度,NBCA 的稀释程度越低,聚合速度越快。

NBCA 已广泛应用于 DAVF 的治疗,多用于经动脉入路,效果良好。NBCA 的一个主要缺点是注入

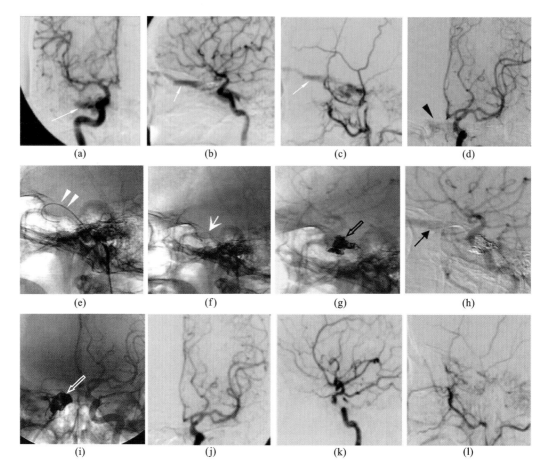

图 6-11   中年男性,右眼眼球结膜充血、水肿,眼球轻度突出 1 个月,DSA 示右侧海绵窦区 DAVF

(a)(b)(c)DSA(右侧颈内动脉正侧位、颈外动脉侧位片)示右侧海绵窦区 DAVF(白色箭头所示);(d)左侧颈内动脉正位片示左侧颈内动脉多瘘口瘘入海绵窦后通过海绵间窦(黑色三角箭头所示)向右侧海绵窦及眼上静脉引流;(e)黑导丝(白色三角箭头所示)通过岩下窦(IPS)探路;(f)微导管(白色小箭头所示)经 IPS 到位;(g)经微导管缓慢填入弹簧圈(黑色空心箭头所示);(h)术中即时造影示瘘口仍存在,血流速度缓慢,眼上静脉仍显影(黑色箭头所示);(i)经微导管缓慢注入 Onyx(白色空心箭头所示)栓塞海绵窦区 DAVF;(j)左侧颈内动脉正位片;(k)右侧颈内动脉侧位片;(l)右侧颈外动脉侧位片示治疗结束后瘘口基本闭塞

时间很短,通常在几分钟内。此外,还需要确定 NBCA 的适当浓度,这需要经验丰富的操作人员进行确定。限制剂量的 NBCA 混合液注射可导致栓塞不足和治愈率降低。

另一个值得关注的问题是注射后 NBCA 流量难以控制,高浓度 NBCA 可能导致近端动脉闭塞,低浓度 NBCA 可能迁移到引流静脉,从而导致静脉梗死或出血。

Onyx 是一种新近开发的非黏附性液态栓塞剂。与血液接触后,Onyx 沉淀并阻塞血管,但不黏附于血管壁。与 NBCA 相比,它允许缓慢注射,这使得操作者能够控制和优化动脉-动脉栓塞的数量,从而更好地穿透血管床。Onyx 的另一个优势是,在对病变进行栓塞时,可以在 30～120 s 进行动脉造影术,以评估硬脑膜瓣和正常血管中残留的分流。

(二)外科手术

当血管内治疗和放射治疗不能消除瘘管时,可以考虑行手术治疗。一项荟萃分析研究显示,位于颅前窝的 DAVF 是手术治疗的理想适应证,因为来自眼动脉分支的供血动脉可能会增加栓塞相关的视觉并发症的发生风险。对于位于鼻窦的 DAVF,可以切除引流鼻窦或填充血栓形成材料。对于非窦性DAVF,可以通过简单中断引流硬脑膜皮质静脉和(或)切除受累的脑膜动脉来进行治疗。手术干预的并发症包括失血、卒中、感染和对大脑的直接损害。

（三）放射治疗

立体定向放射治疗是栓塞和手术治疗 DAVF 的补充治疗选择。可使用伽玛刀、线性加速器或质子束，靶向传递相应剂量的强辐射，通过触发内皮细胞损伤并在瘘管周围形成血管血栓来消除瘘管。由于放射治疗的效果通常在治疗后 6 个月至 2 年显现，对于高级别 DAVF 患者，尤其是那些伴有皮质静脉引流或有侵袭性表现的患者，该治疗并不是理想的治疗方法。然而，对于良性 DAVF，采用栓塞和（或）手术干预未能消除瘘管的患者，以及拒绝行开放手术、拒绝应用麻醉药和（或）注射对比剂的患者，可以考虑行放射治疗。一项荟萃分析研究显示，分别有 73% 和 58% 的患者通过立体定向放射治疗实现了海绵窦区和非海绵窦区 DAVF 的完全栓塞。立体定向放射治疗的并发症发生率一般较低，术后出血率、神经功能障碍发生率和死亡率分别为 1.2%、1.3% 和 0.3%。

（段传志　张　炘）

第七章　闭塞性脑血管病

第一节　闭塞性脑血管病概述

广义的卒中(stroke)包括缺血性卒中和出血性卒中,卒中往往特指由脑血管病引起的突然的损害,而脑血管病(cerebrovascular disease)的含义更为广泛,除了突发的脑血管意外,也包括逐渐进展的脑血管病。本章所述的闭塞性脑血管病涵盖了急性脑供血动脉闭塞、脑供血动脉狭窄及慢性闭塞。另外,本章内容还包括脑静脉系统闭塞性疾病。脑静脉系统闭塞性疾病的临床和影像学表现与脑动脉闭塞性疾病有很大的差异。不同于脑动脉闭塞性疾病往往引起脑缺血性梗死,脑静脉系统闭塞性疾病往往引起颅内高压和出血(静脉性梗死)。

一、流行病学

在全球范围内,卒中是仅次于心血管疾病、恶性肿瘤的第三位导致人类死亡的疾病。但卒中在导致成人残疾的疾病中排第一位。根据我国卫健委的调查,卒中已经成为导致国人死亡的第一位疾病。随着人民生活水平的不断提高,其发病率还在逐年上升。缺血性脑血管病在卒中病例中的占比在70%以上,目前对卒中死亡率的控制、残疾后的康复以及再发卒中的控制仍然不尽如人意,约1/3卒中患者失去了生活自理能力,而存活者中约3/4有不同程度的劳动力丧失。卒中的高发病率、高致残率、高死亡率及高复发率使得脑血管病的防治成为亟待解决的问题,越来越受到国内外医学界特别是神经科学界的重视。

在我国,无论是致死病因,还是致残病因,卒中均排第一位。相关报道显示,中国每年因卒中死亡的人数约196万人,城市人口中因卒中死亡的人数占城市居民疾病死亡人数的20.5%,农村人口中因卒中死亡的人数占农村居民疾病死亡人数的23.2%。在全球卒中患病率的推测研究中,我国是卒中患病率较高的国家之一,25岁以上国人一生中罹患卒中的概率达41%～47%。而在全球,这一概率为24.9%,东亚人群患病率(38.8%)显著高于欧洲人群(31.6%)和撒哈拉以南的非洲人群(11.8%)。一项2013年进行的全国性调查研究显示,缺血性卒中占77.8%,脑实质出血占15.8%,蛛网膜下腔出血占4.4%,类型不确定的占2.0%。卒中幸存者中常见的危险因素为高血压(88%)、吸烟(48%)、饮酒(44%),男性显著多于女性。在卒中发生率和死亡率方面,我国东北、中部、西南、华南等地区呈现逐渐递减的分布态势。

近年来,颅内、外动脉粥样硬化性狭窄的发病率在不同种族之间存在差异的文献屡见报道,颅外动脉粥样硬化性狭窄是欧美白种人缺血性卒中和短暂性脑缺血发作(TIA)的主要原因,而颅内动脉粥样硬化性狭窄则是亚洲患者卒中的最重要原因,占缺血性卒中的33%～51%。除了遗传易感性、解剖引起的血流动力学差异外,传统动脉粥样硬化危险因素对颅内、外动脉粥样硬化的贡献比不同,也可能为不同种族人群动脉粥样硬化好发部位存在差异的重要因素。更深入研究不同危险因素在颅内动脉粥样硬化性狭窄和颅外动脉粥样硬化性狭窄中的作用,有助于对缺血性卒中进行积极的预防和治疗。

二、病因学

(一)急性缺血性卒中的病因学

急性缺血性卒中最常用的病因学分型为TOAST分型,具体如下。

(1) 大动脉粥样硬化型(large-artery atherosclerotic),包括升主动脉和主动脉弓、头臂干、锁骨下动脉、颅内动脉等的硬化性狭窄、夹层等引起的急性缺血性卒中，并不局限于动脉粥样硬化引起的缺血性卒中，称为大动脉病变型更为合适，大动脉严重狭窄或闭塞可以造成供血区域脑组织的低灌注缺血梗死。大动脉本身的炎症、斑块内出血、局部血栓形成或夹层可造成血栓栓塞。

（2）心源性栓塞型，主要由房颤、房间隔缺损、动脉导管未闭、左心耳未闭、瓣膜疾病、心内膜炎等心源性的栓子栓塞到脑血管引起。

（3）小血管闭塞型，这种情况往往引起腔隙性梗死。

（4）其他病因型，如凝血功能障碍、血液成分改变等导致的卒中。

（5）不明原因型，包括发现多个病因但无法确定由其中哪一个引起，不明原因或评估不全的缺血性卒中。

根据一项 1993—2015 年的系统回顾性研究，在缺血性卒中的发病类型中，心源性栓塞型占 22％，大动脉粥样硬化型占 23％，小血管闭塞型占 22％，其他病因型占 7％，不明原因型占 26％；白种人中心源性栓塞型最多见，占 28％，而亚洲人群中大动脉粥样硬化型最多见，占 33％。

如果完全按照 TOAST 分型，很多狭窄闭塞性脑血管病未能纳入，如烟雾病、多发性大动脉炎、其他非动脉粥样硬化性狭窄闭塞（如动脉夹层、纤维肌发育不良（FMD））等。

目前的分型主要基于患者的危险因素、临床表现、脑梗死的影像学类型、脑血管影像学（如血管超声、CTA、MRA、DSA 等）表现。

颅外颈动脉狭窄闭塞导致卒中的机制有栓塞、低血流动力学及混合机制，而颅内大动脉狭窄闭塞导致卒中的主要机制是低血流动力学和穿支事件。慢性完全闭塞血管的残端也可以形成血栓而导致栓塞事件。

（二）脑供血动脉狭窄闭塞的病因学

脑供血动脉狭窄闭塞的最主要病因是动脉粥样硬化。动脉粥样硬化发病的风险因素包括高龄、高血压、糖尿病、高脂血症、吸烟、肥胖、代谢紊乱及不健康的饮食和生活习惯等，其中可控的危险因素包括高血压、心脏病、糖尿病、吸烟、高脂血症、房颤、肥胖、代谢综合征、酗酒等，不可控的因素包括年龄、性别和遗传因素等。动脉粥样硬化是系统性的血管疾病，可累及各个系统的血管，较常累及心脏大血管、脑供血动脉和周围血管系统。

脑供血动脉狭窄闭塞的其他病因包括夹层、FMD、埃勒斯-当洛综合征、马方综合征、感染性和非感染性动脉炎、烟雾病、放射损伤、邻近组织异常或病变的压迫等。

脑动脉夹层曾经被认为是少见的疾病，随着人们对脑血管病临床表现认识的深入，无创性血管影像技术的发展和运用，脑动脉夹层的发现率逐渐升高。脑动脉夹层最常发生于颅外的颈动脉，特别是颈内动脉颅外的远端，远离颈总动脉分叉，而颈总动脉分叉和颈内动脉起始段是动脉粥样硬化性狭窄的好发节段。而颅外椎动脉夹层往往发生在椎动脉进入横突孔之前，或椎动脉离开脊柱到穿入硬膜之间的节段，颈内动脉和椎动脉颅外段好发夹层节段的共同特点是活动度较大。颅外脑动脉夹层还可能由创伤、颈枕部拉伸和按摩引起，有的创伤甚至是很轻微的，椎动脉颅内段也是夹层的好发部位。当结缔组织病影响血管的中膜或弹力层时，夹层的发生率会显著提高。夹层多表现为血管狭窄或闭塞、血管壁间血肿、血栓栓塞，而颅内的夹层还可能导致蛛网膜下腔出血或梭形动脉瘤形成。动脉夹层形成时往往伴随疼痛，如：颅外颈内动脉夹层可引起同侧的搏动性头痛，颈部、下颌部、咽部和面部的锐性疼痛；交感神经异常可引起霍纳综合征（患侧瞳孔缩小，眼球内陷，上睑下垂，面部少或无汗等）等。椎动脉夹层的疼痛往往位于后枕颈部。

FMD 是一种非粥样硬化也非炎症性的动脉病变，主要累及中等血管，如肾动脉、髂动脉、颈内动脉及椎动脉。血管造影的发现率为 0.5％～0.7％，但患病率可能达 5％，肾脏移植检查发现，FMD 的患病率为 4％。FMD 有典型的串珠样改变，容易形成夹层，累及颈内动脉起始段以远，颈内动脉起始段通常正常。85％是双侧性的，85％的患者是中年女性患者。FMD 累及肾动脉多发生于 15～50 岁患者，FMD 患者中 75％累及肾动脉。FMD 是常染色体显性遗传病。FMD 伴动脉瘤较常见，有研究报道，在 37 例

FMD 患者中发现 19 例患者共罹患 25 枚动脉瘤。

埃勒斯-当洛综合征是一种结缔组织异常性疾病,也称为先天性结缔组织发育不全综合征,是 Ⅰ ~ Ⅲ 型胶原合成异常所致。该综合征是丹麦医生 Edvard Ehlers 和法国医生 Henri-Alexandre Danlos 在 20 世纪初发现的。

马方综合征是一种遗传病,多数呈显性遗传,是由位于 15 号染色体长臂上、编码原纤维蛋白-1 的 FBN1 基因突变所致。患者可有骨骼、心脏和血管系统的异常。典型的马方综合征患者身高超出常人, 心脏瓣膜异常,多有主动脉瘤,也可伴有脑动脉夹层。

感染性动脉炎的病原体可能是细菌、真菌、梅毒螺旋体、钩端螺旋体和病毒。感染性动脉炎往往累及 直径较小的血管,如大脑中动脉的 M3、M4 段,或因为颅底感染而累及邻近的血管。

非感染性动脉炎主要有多发性大动脉炎(也称为高安动脉炎)、结节性多动脉炎、巨细胞动脉炎、系统 性红斑狼疮动脉炎和放射性动脉炎等。其中多发性大动脉炎常累及主要的脑供血动脉,好发年龄段是 15~30 岁,女性发病率是男性的 8~9 倍,被称为无脉病,也被称为东方美女病。慢性非特异性炎性疾病 主要影响主动脉及其分支大血管。患者可以有发热、夜汗、疲劳、关节痛、体重减轻等。检查时常有贫血、 血沉加快、CRP 阳性,肾素和醛固酮水平升高。

三、病理生理

(一) Willis 环和脑动脉侧支循环

1. Willis 环　颅底动脉形成的环状吻合结构,称为 Willis 环。Willis 环广泛存在于爬行类、鸟类和 哺乳类动物中,是由英国医生 Thomas Willis 发现的。这种环状吻合结构有利于一侧脑血管闭塞后形成 代偿血流,避免发生大面积脑梗死。Willis 环由前交通动脉、双侧大脑前动脉 A1 段、双侧颈内动脉末端、 双侧后交通动脉、双侧大脑后动脉 P1 段和基底动脉顶端组成。Willis 环不一定都完整,大脑前动脉 A1 段、大脑后动脉 P1 段、前交通动脉、后交通动脉都可能出现一侧或者双侧的缺如或发育不良。在临床工 作中,如果患者发生一侧颈内动脉闭塞,评估有无通过前交通动脉和后交通动脉的代偿血流是十分重要 的。如果患者发生椎基底动脉狭窄闭塞,也应评估有无通过后交通动脉的代偿血流。当没有代偿血流 时,患者易发生大面积梗死,而代偿血供差的患者在血管重建后也更容易发生高灌注或再灌注损伤。

2. 脑动脉的侧支循环　脑动脉的侧支循环分为 3 级,其中第一级就是上述的 Willis 环。第一级的 侧支循环效率也是最高的,如果 Willis 环完整、代偿充分,Willis 环近端血管的急性闭塞一般不会引起严 重的缺血症状和大面积的脑梗死。左、右侧之间良好的一级侧支循环有赖于发育良好的双侧大脑前动脉 A1 段和前交通动脉,前、后循环之间良好的一级侧支循环有赖于发育良好的后交通动脉和大脑后动脉 P1 段。

脑动脉的二级侧支循环由皮质血管之间的吻合,颅外动脉、颅内动脉之间的吻合血管组成。颅内皮 质血管之间的吻合中最重要的是大脑中动脉皮质血管和大脑前动脉皮质血管之间的吻合,这一吻合血管 系统主要位于额顶叶,平行于中线,该吻合血管系统之间的界面形成前分水岭;大脑中动脉和大脑后动脉 软脑膜吻合血管之间的界面形成后分水岭;而皮质血管和深部血管之间的界面形成内分水岭。分水岭区 域是供血最远端的区域,是最容易受到低灌注损伤而出现梗死的区域,同样也是小栓子最难廓清的区域, 可形成所谓的分水岭脑梗死,而分水岭脑梗死是近端脑供血动脉狭窄闭塞的重要表现之一。

颅外动脉和颅内动脉之间有很多吻合血管,特别是颈外动脉的颌内动脉分支和颈内动脉眼动脉分支 之间的吻合,以及椎动脉和颈部肌肉供血动脉之间的吻合。正常情况下有些吻合血管甚至在造影上无法 辨认,而在慢性病理状况下,特别是颅内动脉严重狭窄或闭塞的情况下,这些吻合血管变得清晰可见并成 为非常重要的侧支代偿血管。而颅外动脉和颅外动脉之间的吻合血管也可以间接给闭塞的颅外动脉远 端提供代偿血流。例如,左侧颈总动脉闭塞时,可以通过右侧颈外动脉或椎动脉颅外分支和左侧颈外动 脉分支之间的吻合为左侧颈内动脉提供代偿血流。

脑动脉的三级侧支循环由新生血管组成,这往往需要一定的缺血时间才能逐步形成,最典型的就是烟雾病患者的闭塞大血管周围形成的血管网结构,而血管新生的机制研究将为缺血性卒中的治疗提供新思路。

（二）脑血液循环的病理生理

成人的脑组织重量约为 1500 g,只占体重的 2％～3％,但在静息状态下,脑组织的血流量约占心搏出量的 25％,能量消耗约占 20％,而在儿童,脑组织能量消耗可以达到总体能量消耗的 50％。神经信号的传导会消耗大量的能量,而脑组织主要由糖的有氧代谢供给能量,基本无能量储备,因此脑组织对缺血缺氧十分敏感。只要缺血超过 5 min,神经组织就可发生不可逆的损伤。

脑血流量(CBF)由灌注压和血管阻力决定。健康的中年人,正常休息状态下,CBF 为 45～60 mL/(100 g·min),其中灰质的血流量是 60～100 mL/(100 g·min),白质的血流量≤20 mL/(100 g·min)。儿童的 CBF 可以是成人的 2 倍。低体温、应用麻醉药或代谢抑制剂都会影响 CBF。当脑动脉严重狭窄或闭塞时,远端脑组织的血流量可能下降。

不同程度 CBF 的下降可导致不同的脑组织损伤,损伤的严重程度还与缺血时间的长短密切相关。CBF 在 40 mL/(100 g·min)以下时,蛋白质的合成就会受到抑制;CBF 低于 20 mL/(100 g·min)时,能量状态被破坏;CBF 在 15 mL/(100 g·min)以下时,细胞膜发生缺氧而去极化。CBF 大概在 25 mL/(100 g·min)时,能够记录到脑电图(EEG)的改变;CBF 在 15～25 mL/(100 g·min)时,诱发电位发生变化;CBF 低于 10 mL/(100 g·min)时,可在数分钟内造成缺血脑组织不可逆的梗死。

四、诊断

前循环脑动脉狭窄引起的缺血症状主要有对侧肢体乏力、麻木,失语及发作性黑蒙(视网膜或视觉皮质缺血),后循环椎基底动脉系统狭窄可以导致发作性共济失调、步态不稳、构音障碍、眩晕、猝倒,以及颅神经损害和交叉性偏瘫症状。

大脑中动脉狭窄患者可以表现为发作性的对侧肢体偏瘫、感觉障碍,上肢的偏瘫往往重于下肢,优势侧大脑中动脉狭窄可引起上干供血不足、栓塞,或上干本身狭窄缺血可以引起运动性失语,和(或)言语困难及失写,优势侧大脑中动脉下干的缺血或栓塞可以引起感觉性失语、失读及偏盲。单纯的大脑前动脉狭窄比较少见,可以引起以下肢为重的偏瘫及感觉障碍。

椎动脉狭窄后,可以通过后交通动脉或颅外动脉的吻合支进行代偿,出现失代偿时患者可以表现为发作性头昏、眩晕、同侧共济失调及对侧肢体乏力、黑蒙、猝倒、言语含糊、眼球震颤、复视及吞咽困难等。严重时可以引起网状激活系统缺血,患者出现意识障碍。眩晕是后循环缺血患者常见的临床表现,应注意与其他疾病引起的眩晕进行鉴别,特别是耳源性眩晕。基底动脉狭窄引起眩晕较常见,如果前循环的代偿不足,患者还可出现枕叶缺血,表现为黑蒙及视野缺损。基底动脉尖部综合征表现为情感和行为障碍、眼球运动障碍、瞳孔异常及构音障碍。若后交通动脉缺如,椎基底动脉严重供血不足可能导致枕叶梗死,患者出现皮质性失明。单纯的大脑后动脉狭窄少见,大脑后动脉供血不足主要是因为椎基底动脉供血不足而又没有前循环的代偿。大脑后动脉缺血主要影响枕叶及颞叶内侧,患者可出现同向性偏盲、象限性偏盲、感觉障碍及近记忆障碍。在血管造影检查中,小脑后下动脉开口狭窄并不少见,小脑后下动脉缺血主要由同侧椎动脉狭窄而对侧椎动脉发育不良导致,小脑后下动脉供血区域的缺血可以由同侧小脑上动脉的吻合支代偿。

狭窄部位听诊杂音:在颈总动脉分叉部可听到收缩期增强的连续性吹风样杂音,听诊器适度压迫后听诊可以提高阳性率。锁骨下动脉狭窄时也可能听到血管杂音。

双侧上肢的血压测量对比是诊断锁骨下动脉严重狭窄或闭塞的简易、有效方法,如果双侧上肢的血压相差超过 20 mmHg,往往提示低血压侧锁骨下动脉严重狭窄或闭塞。

五、影像学评估

闭塞性脑血管病的脑组织表现最典型的就是分水岭脑梗死,表现为大脑中动脉和大脑前动脉供血交界区(前分水岭)、大脑中动脉和大脑后动脉供血交界区(后分水岭)的梗死,也可以出现皮质血管和深部穿支供血交界区(内分水岭)的梗死。

颈动脉狭窄患者的筛选多采用彩色双功能颈动脉超声检查。为避免遗漏其无法探测部位的狭窄(C_2段水平以上的颅内动脉狭窄),可以结合应用 MRA 或 CTA。彩色双功能超声检查结合了二维超声检查及多普勒分析,从超声二维形态学及多普勒血流分析两方面分析颈动脉狭窄,具有简便、经济、快速、可重复性等优点,在临床上得到了广泛的采用,超声检查还可以用于颈动脉狭窄血管置入支架后的随访,容易被患者接受。超声检查还可以分析动脉粥样硬化的特征,如斑块的形态、有无溃疡、是否均质、是低回声还是强回声等。通常均质性、扁平形斑块相对稳定,而溃疡性、低回声、不规则斑块不稳定。经颅多普勒超声检查是无创评估颅内动脉狭窄和侧支循环情况的有效方法。

CT、CTA 及灌注 CT:利用 CT 检查,可以观察有无颅内出血及较明显的脑梗死,但对较小的梗死难以判断,CT 检查通常用于急性期排除出血。CTA 是一种非创伤性的血管成像检查,成像快速,对颈动脉狭窄的钙化分析尤其有优势。灌注 CT 可以敏感地显示是否存在狭窄供血区的低灌注,随着多排螺旋 CT 的应用,灌注 CT 可以快速、简便地对脑缺血做出早期诊断,特别适用于急诊检查。CTA 也可用于颈动脉狭窄内膜切除术或支架成形术后的随访。

MRI、MRA、弥散加权及灌注 MRI:MRI 检查对脑梗死最为敏感,特别是 FLAIR 序列,可以避免脑室及脑沟脑池脑脊液信号的干扰,清晰地显示脑梗死灶;而弥散加权 MRI 可以更早地显示急性脑梗死灶,同时可以鉴别急性或慢性脑梗死;灌注 MRI 同样可以分析脑血流量(CBF)、脑血容量(CBV)、平均通过时间(MTT)等参数,分析脑供血情况。MRA 在评估脑动脉狭窄时往往存在夸大狭窄程度的现象。

随着 DSA、CT 和 MRA 技术的发展,脑血管病的诊断有了革命性改变。但上述技术只能评估血管腔内形态的改变,而血管疾病的根源在于血管壁发生病理改变,这是上述技术无法直接评估的。近十几年来,随着高分辨率磁共振血管壁成像(HRMR-VWI)技术的发展,人们开始尝试直接观察颅内血管壁结构的改变,这一技术的运用使我们对脑血管病的认识从疾病发生后的形态改变结果层面提升到疾病本身病理层面。HRMR-VWI 评估脑血管的研究主要集中在分析狭窄闭塞性病变,在鉴别诊断动脉粥样硬化、夹层、烟雾病、血管炎、可逆性脑血管收缩综合征(RCVS)中发挥了重要的作用。

动脉粥样硬化病变多表现为局限性偏心混杂信号的斑块,HRMR-VWI 甚至能显示斑块的脂质核心、纤维帽和斑块内出血。典型斑块中靠近管腔的纤维帽和靠近外膜的含增生滋养血管的部分可以强化,中间夹杂不增强的脂质核心。HRMR-VWI 显示颅内动脉夹层具有常规血管影像学检查无法比拟的优势,可以更好地显示内膜瓣和真假腔,还可以显示新月形的壁间血肿。烟雾病多累及颈内动脉末端和邻近的大脑中动脉和大脑前动脉,往往表现为同心圆性的管壁增厚,可轻中度增强或不增强,累及部位血管往往发生负性重构。完全闭塞的血管结构往往难以分辨。累及颅内大血管的血管炎或原发性的中枢神经系统血管炎通常表现为多节段、光滑均匀、显著增强的同心圆性管壁,少部分表现为偏心性的局部管壁增厚及增强。RCVS 需要与血管炎进行鉴别。两者都表现为动脉壁同心圆性增厚,但 RCVS 的血管通常不增强或轻度增强,因为 RCVS 是由平滑肌暂时性收缩造成的。

DSA 检查一直是颈动脉狭窄诊断的"金标准"。颈动脉粥样硬化在 DSA 上的常见表现是管腔不规则,狭窄处表面光滑往往提示为简单纤维型斑块,而表面粗糙不规则提示纤维帽破裂;当然,最重要的表现是管腔狭窄。有几种方法可用于判断管腔狭窄程度。NASCET 法比较的是最狭窄处管径和远端正常血管的管径,而 ECST 法比较的是最狭窄处剩余管径和同部位正常管径的估计值。

血管内超声(IVUS)和光学相干断层扫描(OCT)已经逐步运用到脑血管病的诊断治疗中,其中 OCT 具有分辨率高的优点。

脑供血动脉狭窄闭塞好发于颅外颈内动脉起始段(一般也累及颈总动脉分叉部)、椎动脉起始段、锁骨下动脉。其中最多见的部位是颈内动脉起始段。

颅内大血管的狭窄闭塞,好发于大脑中动脉、基底动脉、椎动脉颅内段、颈内动脉颅内段、大脑前动脉和大脑后动脉。

六、外科及介入治疗和争议

颅外颈动脉狭窄是最早进行外科干预治疗研究的闭塞性脑血管病。早在20世纪50年代中期,就有学者尝试进行颈动脉内膜切除术(carotid endarterectomy,CEA)。1991年发表的北美症状性颈动脉内膜切除试验(NASCET)证实,颈动脉内膜切除术可使症状性狭窄程度超过70%的患者获益。1998年的亚组分析进一步将颈动脉内膜切除术的手术指征降低到症状性狭窄程度超过50%。而另外的两项无症状颈动脉狭窄切除手术的对照研究(ACAS、ECST)和NASCET研究中基于无症状患者的分析,将狭窄程度超过70%的无症状颈动脉狭窄纳入切除手术的指征。但上述研究目前最显著的缺陷是药物治疗方案陈旧,治疗药物只有阿司匹林,并没有采用目前的双联抗血小板聚集药物加他汀类调脂药物的方案,CREST2和SPACE2研究已在进行中,但这两项研究进展缓慢。

随着颈动脉狭窄支架手术的发展,支架手术是否能够替代切除手术成为人们关注的焦点,一系列的临床随机对照研究陆续展开。总体而言,颈动脉支架植入术(CAS)的安全性逐渐接近颈动脉内膜切除术。CAS的主要缺陷是围手术期卒中发生率高于颈动脉内膜切除术,而颈动脉内膜切除术的围手术期心肌梗死和颅神经麻痹发生率高于CAS。

在颅内动脉狭窄方面,SAMMPRIS研究和VISSIT研究均未能证实支架手术优于药物治疗,虽然近期的一些研究显示颅内动脉狭窄支架手术的并发症发生率显著降低,但还不能证实颅内动脉狭窄支架手术的有效性,尚需进一步的随机对照研究的验证。

除了切除手术和支架手术外,闭塞性脑血管病的另外一项外科治疗是颅内外血管的旁路手术(或称为颅内-颅外血管搭桥手术),但1985年的EIBS研究和2011年的COSS研究均未能证实搭桥手术治疗前循环慢性狭窄闭塞病变的有效性。

参 考 文 献

［1］ 董强,黄家星,黄一宁,等.症状性动脉粥样硬化性颅内动脉狭窄中国专家共识[J].中国神经精神疾病杂志,2012,38(3):129-145.

［2］ Adams H P Jr,Bendixen B H,Kappelle L J,et al. Classification of subtype of acute ischemic stroke. Definitions for use in a multicenter clinical trial. Toast. Trial of org 10172 in acute stroke treatment[J]. Stroke,1993,24(1):35-41.

［3］ Alexander M J,Zauner A,Chaloupka J C,et al. Weave trial:final results in 152 on-label patients [J]. Stroke,2019,50(4):889-894.

［4］ Ali R,Connolly I D,Li A,et al. The strokes that killed churchill, roosevelt, and stalin[J]. Neurosurg Focus,2016,41(1):E7.

［5］ Barnett H J,Taylor D W,Eliasziw M,et al. Benefit of carotid endarterectomy in patients with symptomatic moderate or severe stenosis. North American symptomatic carotid endarterectomy trial collaborators[J]. N Engl J Med,1998,339(20):1415-1425.

［6］ Bonati L H,Dobson J,Featherstone R L,et al. Long-term outcomes after stenting versus endarterectomy for treatment of symptomatic carotid stenosis:the international carotid stenting study (icss) randomised trial[J]. Lancet,2015,385(9967):529-538.

［7］ Brott T G,Howard G,Roubin G S,et al. Long-term results of stenting versus endarterectomy for carotid-artery stenosis[J]. N Engl J Med,2016,374(11):1021-1031.

［8］ Chimowitz M I,Lynn M J,Howlett-Smith H,et al. Comparison of warfarin and aspirin for symptomatic intracranial arterial stenosis[J]. N Engl J Med,2005,352(13):1305-1316.

［9］ Derdeyn C P,Fiorella D,Lynn M J,et al. Mechanisms of stroke after intracranial angioplasty and stenting in the SAMMPRIS trial[J]. Neurosurgery,2013,72(5):777-795.

［10］　Dieleman N,van der Kolk A G,Zwanenburg J J,et al. Imaging intracranial vessel wall pathology with magnetic resonance imaging：current prospects and future directions［J］. Circulation,2014, 130(2)：192-201.

［11］　Eckstein H H,Reiff T,Ringleb P,et al. SPACE-2：a missed opportunity to compare carotid endarterectomy,carotid stenting,and best medical treatment in patients with asymptomatic carotid stenoses［J］. Eur J Vasc Endovasc Surg,2016,51(6)：761-765.

［12］　International Carotid Stenting Study investigators,Ederle J,Dobson J,et al. Carotid artery stenting compared with endarterectomy in patients with symptomatic carotid stenosis (International Carotid Stenting Study)：an interim analysis of a randomised controlled trial［J］. Lancet,2010,375(9719)：985-997.

［13］　Gao P,Zhao Z,Wang D,et al. China Angioplasty and Stenting for Symptomatic Intracranial Severe Stenosis(CASSISS)：a new,prospective,multicenter,randomized controlled trial in China ［J］. Interv Neuroradiol,2015,21(2)：196-204.

［14］　EC/IC Bypass Study Group. Failure of extracranial-intracranial arterial bypass to reduce the risk of ischemic stroke. Results of an international randomized trial［J］. N Engl J Med,1985,313(19)： 1191-1200.

［15］　Kernan W N,Ovbiagele B,Black H R,et al. Guidelines for the prevention of stroke in patients with stroke and transient ischemic attack：a guideline for healthcare professionals from the American Heart Association/American Stroke Association［J］. Stroke,2014,45(7)：2160-2236.

［16］　Ma N,Zhang Y,Shuai J,et al. Stenting for symptomatic intracranial arterial stenosis in China：1-year outcome of a multicentre registry study［J］. Stroke Vasc Neurol,2018,3(3)：176-184.

［17］　Mandell D M,Mossa-Basha M,Qiao Y,et al. Intracranial vessel wall MRI：principles and expert consensus recommendations of the American Society of Neuroradiology［J］. Am J Neuroradiol, 2017,38(2)：218-229.

［18］　Mas J L,Chatellier G,Beyssen B,et al. Endarterectomy versus stenting in patients with symptomatic severe carotid stenosis［J］. N Engl J Med,2006,355(16)：1660-1671.

［19］　Powers W J,Clarke W R,Grubb R L Jr,et al. Extracranial-intracranial bypass surgery for stroke prevention in hemodynamic cerebral ischemia：the Carotid Occlusion Surgery Study randomized trial［J］. JAMA,2011,306(18)：1983-1992.

［20］　Reiff T,Eckstein H H,Mansmann U,et al. Angioplasty in asymptomatic carotid artery stenosis vs. endarterectomy compared to best medical treatment：one-year interim results of SPACE-2［J］. Int J Stroke,2020,15(6)：638-649.

［21］　Reznik M,Kamel H,Gialdini G,et al. Timing of carotid revascularization procedures after ischemic stroke［J］. Stroke,2017,48(1)：225-228.

［22］　SPACE Collaborative Group,Ringleb P A,Allenberg J,et al. 30 day results from the SPACE trial of stent-protected angioplasty versus carotid endarterectomy in symptomatic patients：a randomised non-inferiority trial［J］. Lancet,2006,368(9543)：1239-1247.

［23］　Shuaib A,Butcher K,Mohammad A A,et al. Collateral blood vessels in acute ischaemic stroke：a potential therapeutic target［J］. Lancet Neurol,2011,10(10)：909-921.

［24］　Wang W,Jiang B,Sun H,et al. Prevalence,incidence,and mortality of stroke in China：results from a nationwide population-based survey of 480 687 adults［J］. Circulation,2017,135(8)： 759-771.

［25］　Wang Y,Wang Y,Zhao X,et al. Clopidogrel with aspirin in acute minor stroke or transient ischemic attack[J]. N Engl J Med,2013,369(1):11-19.

[26] Wang Y,Zhao X,Liu L,et al. Prevalence and outcomes of symptomatic intracranial large artery stenoses and occlusions in China:the Chinese Intracranial Atherosclerosis(CICAS) Study[J]. Stroke,2014,45(3):663-669.

[27] Yadav J S,Wholey M H,Kuntz R E,et al. Protected carotid-artery stenting versus endarterectomy in high-risk patients[J]. N Engl J Med,2004,351(15):1493-1501.

[28] Zaidat O O,Fitzsimmons B F,Woodward B K,et al. Effect of a balloon-expandable intracranial stent vs medical therapy on risk of stroke in patients with symptomatic intracranial stenosis:the VISSIT randomized clinical trial[J]. JAMA,2015,313(12):1240-1248.

[29] Zhou M,Wang H,Zhu J,et al. Cause-specific mortality for 240 causes in China during 1990-2013: a systematic subnational analysis for the Global Burden of Disease Study 2013[J]. Lancet,2016, 387(10015):251-272.

（洪 波）

第二节 脑供血动脉急性闭塞

一、概述

卒中是目前我国成人死亡、残疾的首位病因，终身发病风险约40%。卒中具有高发生率、高致残率、高死亡率、高复发率、高经济负担五大特点。我国流行病学调查报告显示，2013年我国20岁以上居民卒中发生率为345/10万。

脑供血动脉急性闭塞导致的急性缺血性卒中(acute ischemic stroke,AIS)占卒中病例总数的70%～80%，并且近年来发病率不断上升。其中伴有大血管闭塞的急性缺血性卒中(AIS-LVO)是最为严重的类型，重残率及死亡率达70%以上，危害极大。急性缺血性卒中治疗的关键在于尽早开通闭塞血管，挽救缺血半暗带，获得缺血区域的血流再灌注。时间窗内(≤4.5 h)重组组织型纤溶酶原激活物(rt-PA)静脉溶栓是各国指南推荐的急性缺血性卒中首选治疗方案。但是静脉溶栓治疗时间窗窄，对大脑中动脉、颈内动脉等大血管的闭塞再通率较低，治疗效果不佳。因此，对于颅内大血管急性闭塞导致的缺血性卒中，各国都在探索早期血管内介入治疗方案，包括动脉接触溶栓、微导丝碎栓、球囊碎栓、超声碎栓以及机械取栓等。

近年来，介入材料的更新、取栓技术的不断完善以及影像学评估技术的进步，使急性缺血性卒中的血管内治疗取得了飞速发展，显著改善了患者的临床预后。本节将主要介绍脑供血动脉(大血管)急性闭塞导致的急性缺血性卒中的临床表现、辅助检查、诊断及治疗等。

二、临床表现

脑供血动脉急性闭塞导致的急性缺血性卒中往往表现为突发的神经功能障碍，如语言、肢体活动及平衡功能障碍，严重者表现为意识障碍，如昏迷等。患者的临床表现主要取决于闭塞血管部位、供血范围、侧支循环代偿程度等。根据闭塞血管的供血范围，分为前循环大血管闭塞和后循环大血管闭塞，其中前循环大血管指颈内动脉系统，包括颈内动脉、大脑中动脉M1段及大脑中动脉M2段；后循环大血管指椎基底动脉系统，包括椎动脉颅外段、椎动脉颅内段、基底动脉及大脑后动脉近端等。

（一）前循环（颈内动脉系统）大血管闭塞

前循环大血管闭塞后临床表现复杂多样，取决于导致缺血的机制及侧支循环代偿的情况。如果侧支循环代偿良好，可完全无临床症状。当大血管急性闭塞且侧支循环代偿不良时，可引起短暂性缺血发作或持续性、局灶性神经功能缺损的症状及体征。前循环大血管闭塞常见的临床表现为病灶对侧偏瘫、偏身感觉障碍、同向性偏盲的"三偏"症状及体征；优势半球受累还可出现失语，非优势半球受累可有体象障碍等。由于眼动脉从颈内动脉发出；颈内动脉闭塞累及眼动脉时，可表现为单眼一过性黑蒙，偶尔可发展为永久性视力障碍。因此，单眼一过性黑蒙也是前循环常见的临床症状。此外，高级皮质功能受累往往提示前循环大血管闭塞。

（二）后循环（椎基底动脉）大血管闭塞

后循环大血管为双侧椎动脉以及其汇合而成的基底动脉，向脑干、小脑、丘脑、枕叶等供血。因此当后循环发生大血管闭塞时，临床症状主要表现为平衡功能障碍、共济失调、感觉障碍、构音障碍、吞咽困难等，严重者出现呼吸抑制、昏迷（如基底动脉尖闭塞）等。与前循环相比，后循环大血管闭塞有一定的特殊性。文献报道，人群中椎动脉发育不良的比例为 $19\% \sim 43.5\%$，表现为一侧椎动脉纤细、缺如，或仅供血至同侧小脑后下动脉不汇入基底动脉等。因此，单一椎动脉病变时患者往往症状较轻或无症状，易漏诊；而合并基底动脉闭塞时患者临床症状往往较重，危及生命。

三、辅助检查

1. 血液检验和心电图检查等 血液检验的项目包括血常规、凝血功能、血糖、血脂、同型半胱氨酸、肾功能、电解质、血沉等。心电图、24 h 动态心电图等检查也有利于发现卒中的危险因素和病因。

2. 影像学检查 影像学检查是诊断前循环、后循环大血管闭塞的最直接方法。常用的影像学检查为基于 CT 或 MRI 的多模态影像学检查（平扫、灌注及血管成像）。由于 CT 检查时间短，急诊室可及性高等，临床上多采用基于 CT 的多模态影像学检查作为首选策略。通过 CT 平扫排除脑出血，识别大脑中动脉高密度征、皮质边缘和豆状核区灰白质分界不清楚，脑沟脑回消失等早期缺血性改变；通过 CTA 发现闭塞的血管，通过灌注成像明确核心梗死和缺血半暗带的体积，进而指导后续治疗。基于 MRI 的多模态影像也能实现上述功能，且对于核心梗死的判断、血栓性质的鉴别等有特殊价值，但扫描时间较长，患者往往难以配合，因此临床应用受到一定限制。

四、诊断及鉴别诊断

1. 诊断 急性缺血性卒中诊断主要依赖于临床症状、影像学检查等。心电图、心脏超声等辅助检查有助于卒中病因的鉴别。

2. 鉴别诊断 急性大血管闭塞性缺血性卒中需要与脑出血、癫痫发作、低血糖反应等疾病鉴别。鉴别要点主要为患者临床起病方式、临床症状及体征、影像学检查及血液检验结果等。

五、治疗

急性缺血性卒中治疗的关键在于尽早开通闭塞血管、获得血流的再灌注、挽救缺血半暗带。急性脑动脉闭塞导致的急性缺血性卒中治疗包括一般治疗和特殊治疗。前者主要是指生命体征的维持、基础疾病的控制等。特殊治疗包括静脉溶栓治疗、血管内介入治疗及外科手术治疗等。

（一）一般治疗

一般治疗包括血压、血糖、血脂管理，生命体征维持及合并症的治疗，如脑水肿、肺部感染等。

急性缺血性卒中后血压管理目前仍存在争议。对于准备溶栓或行机械取栓治疗的患者，血压应控制在收缩压＜180 mmHg、舒张压＜100 mmHg；病情稳定后，若血压持续不低于 140/90 mmHg，根据临床治疗需求给予药物降压治疗。ENCHANTED2/MT 研究结果表明，对于急性大血管闭塞性缺血性卒中行血管内治疗成功再通闭塞血管后，术后收缩压低于 120 mmHg 会导致不良预后增加。因此，围手术期收缩压一般不应低于 120 mmHg；而血压管理的上限目前尚无统一观点，仍有待进一步随机对照试验结果。

合并糖尿病的卒中患者需要加强血糖管理，推荐目标血糖浓度为 $7.8 \sim 10.0$ mmol/L。机械取栓术后血糖浓度控制在 7.8 mmol/L 以下有助于改善患者的预后。

对于动脉粥样硬化导致的颅内大血管闭塞，应积极给予调脂治疗。对于其他病因导致的大血管闭塞，调脂治疗有利于改善临床预后。推荐将低密度脂蛋白胆固醇水平控制在 1.8 mmol/L 以下；常用调脂药物包括阿托伐他汀钙、瑞舒伐他汀钙；必要时给予负荷剂量，口服药物效果不佳者，可辅以皮下注射 PCSK9 抑制剂。

脑水肿和肺部感染是大血管闭塞性缺血性卒中救治过程中常见的并发症。临床医生需要根据患者脑水肿严重程度加强脱水以降低颅内压，维持足够脑灌注和预防脑疝发生。肺部感染需要根据药物敏感试验结果选择敏感抗生素，加强肺部管理。

（二）静脉溶栓治疗

静脉溶栓是急性缺血性卒中急性期首选的药物再灌注治疗；与常规抗血小板治疗相比，静脉溶栓可以明显提高血管再通率、改善临床预后。目前常用的静脉溶栓药包括阿替普酶（rt-PA，0.9 mg/kg）和替奈普酶（TNK，0.25 mg/kg）。应用阿替普酶静脉溶栓的 RCT 的荟萃分析证实：发病后 4.5 h 内行阿替普酶静脉溶栓可使患者明确获益；而且溶栓时间越早，患者获益越大。近年来，替奈普酶逐步应用于临床实践，其疗效与阿替普酶相仿，并在某些方面表现出一定的优势，如用药剂量减少、给药方式更方便及大血管闭塞开通率更高等。

对于伴有大血管闭塞的患者，常需要在静脉溶栓基础上进行动脉内介入治疗，称之为桥接治疗。目前指南推荐符合条件的患者优先选择桥接治疗。然而，取栓术前是否可以跳过静脉溶栓存在较大争议，国际上先后有 6 项 RCT 取得了相互矛盾的结果，但是基于中国人群的两项 RCT（DIRECT-MT 研究和 DEVT 研究）表明，基于我国的卒中救治体系，针对中国急性大血管闭塞人群，跳过溶栓直接取栓的疗效不差于桥接治疗，因此对部分患者采取直接取栓的方式进行治疗可能是合理的。

（三）血管内介入治疗

血管内介入治疗采用支架拉取或者导管抽吸的方法，将闭塞血管开通，其临床疗效已被多项 RCT 证实，并被各国指南以最高等级推荐为大血管急性闭塞的一线策略选择。

1. 支架拉取血栓技术　美国 FDA 于 2012 年批准了 Solitaire FR 和 Trevo Pro 支架型取栓器应用于临床。

MR CLEAN、SWIFT-PRIME、ESCAPE、EXTEND-IA、REVASCAT 5 项多中心 RCT 及荟萃分析同样均证实了使用可回收支架型取栓器行血管内介入治疗可以明显提高闭塞血管的再通率、改善 90 天临床预后。2018 年美国心脏协会/美国卒中协会（AHA/ASA）发布的急性缺血性卒中管理指南中，将血管内介入治疗以最高等级推荐为前循环急性大血管闭塞性缺血性卒中的首选治疗策略。随着 DAWN 和 DEFUSE-3 研究结果的发表，血管内介入治疗的时间窗现已扩展到 24 h。

2. 导管抽吸血栓技术　2014 年 Turk 等首先报道了利用导管抽吸血栓的技术，该技术在操作流程上相对简单，一次取栓血管再通率高，因此广泛应用于临床实践。2019 年北美的 COMPASS 研究对比了支架拉取血栓和导管抽吸血栓两种方法，结果表明：发病后 6 h 内的前循环大血管闭塞，使用导管抽吸血栓技术血管再通率不低于支架拉取血栓技术，且手术时间更短，器械成本更低。因此目前，导管抽吸血栓与支架拉取血栓作为同等有效的两项技术被指南同等推荐。但两种技术并非截然分开，抽拉结合的复合技术目前被广泛应用于临床。

3. 挽救性技术　当支架拉取和导管抽吸等常规技术仍未成功再通闭塞血管，或虽然血管成功再通但靶病变部位出现动脉夹层或残余重度狭窄时，需要行挽救性治疗。常用的机械取栓挽救性治疗技术包括球囊扩张术、支架置入术等。

（四）外科手术治疗

血管内介入治疗已成为急性大血管闭塞的首选治疗策略，但在某些特殊情况下，外科手术仍然是有益的补充和挽救的方法。

1. 急诊颅内-颅外血管搭桥手术　颅内-颅外血管搭桥手术在急性缺血性卒中患者的血管重建中并没有被广泛应用,尽管有一些单中心队列研究的报道,针对不符合机械取栓适应证的患者,采用颅内-颅外血管搭桥手术,结果提示可以改善术后状态,并预防卒中复发,但这些研究存在样本量有限、随访时间短等局限性,还需要进一步探索。

2. 急诊血管切开取栓　与急诊搭桥手术一样,急诊切开闭塞血管,直视下取出栓子也多作为无机械取栓适应证或者取栓失败患者的补救措施。目前仅有单中心或个例报道,在经验丰富的中心可以作为挽救性治疗手段;其有效性还需要进一步探索。

3. 复合手术　对于迂曲主动脉弓、主动脉支架成形术后或置换术后的急性大血管闭塞患者,机械取栓通路建立困难,往往需要行颈动脉穿刺或复合手术治疗。有文献报道,对于复杂血管条件的前循环大血管闭塞,急诊颈动脉切开置管联合远端取栓术操作可行,临床疗效确切、安全性相对较高。对于颈内动脉串联病变患者,急诊颈动脉内膜切除术联合血管内取栓在技术上可行,疗效有待进一步研究。

4. 急诊去骨瓣减压术　大面积脑梗死患者行保守治疗后死亡率高达80%,去骨瓣减压可以释放颅内空间,降低颅内压,保证脑组织的血流及氧供,避免了脑水肿导致的组织移位压迫脑干。对3项在欧洲开展的多中心RCT的荟萃分析发现,对于大面积脑梗死患者,与保守治疗相比,卒中后48 h内接受去骨瓣减压术的患者12个月死亡率显著降低,结局"良好"(改良Rankin量表(mRS)评分0~4分)的幸存者比例更高。因此,目前全球指南一致推荐前循环大面积脑梗死患者早期行去骨瓣减压术,有助于改善患者临床预后。

参 考 文 献

[1]　吴江,贾建平.神经病学[M].3版.北京:人民卫生出版社,2015.

[2]　Berkhemer O A,Fransen P S,Beumer D,et al. A randomized trial of intraarterial treatment for acute ischemic stroke [J]. N Engl J Med,2015,372(1):11-20.

[3]　Goyal M,Demchuk A M,Menon B K,et al. Randomized assessment of rapid endovascular treatment of ischemic stroke [J]. N Engl J Med,2015,372(11):1019-1030.

[4]　Saver J L,Goyal M,Bonafe A,et al. Stent-retriever thrombectomy after intravenous t-PA vs t-PA alone in stroke [J]. N Engl J Med,2015,372(24):2285-2295.

[5]　Jovin T G,Chamorro A,Cobo E,et al. Thrombectomy within 8 hours after symptom onset in ischemic stroke [J]. N Engl J Med,2015,372(24):2296-2306.

[6]　Campbell B C,Mitchell P J,Kleinig T J,et al. Endovascular therapy for ischemic stroke with perfusion-imaging selection [J]. N Engl J Med,2015,372(11):1009-1018.

[7]　Yang P F,Zhang Y W,Zhang L,et al. Endovascular thrombectomy with or without intravenous alteplase in acute stroke [J]. N Engl J Med,2020,382(21):1981-1993.

[8]　Zi W J,Qiu Z M,Li F L. Effect of endovascular treatment alone vs intravenous alteplase plus endovascular treatment on functional independence in patients with acute ischemic stroke:the DEVT randomized clinical trial [J]. JAMA,2021,325(3):234-243.

[9]　Suzuki K,Matsumaru Y,Takeuchi M,et al. Effect of mechanical thrombectomy without vs with intravenous thrombolysis on functional outcome among patients with acute ischemic stroke:the SKIP randomized clinical trial [J]. JAMA,2021,325(3):244-253.

[10]　LeCouffe N E,Kappelhof M,Treurniet K M,et al. A randomized trial of intravenous alteplase before endovascular treatment for stroke [J]. N Engl J Med,2021,385(20):1833-1844.

[11]　Powers W J,Rabinstein A A,Ackerson T,et al. Guidelines for the early management of patients with acute ischemic stroke:2019 update to the 2018 guidelines for the early management of acute ischemic stroke:a guideline for healthcare professionals from the American Heart Association/

American Stroke Association[J]. Stroke,2019,50(12):e344-e418.

[12] 国家卫生健康委脑卒中防治工程委员会,中华医学会神经外科学分会神经介入学组,中华医学会放射学分会介入学组,等.急性大血管闭塞性缺血性卒中血管内治疗中国专家共识(2019 年修订版)[J].中华神经外科杂志,2019,35(9):868-879.

[13] Spiotta A M,Chaudry M I,Hui F K,et al. Evolution of thrombectomy approaches and devices of acute stroke:a technical review[J]. J Neurointerv Surg,2015,7(1):2-7.

[14] Crockett M T,Phillips T J,Chiu A H Y. Dual suction Headway27 microcatheter thrombectomy for the treatment of distal intracranial arterial occlusion strokes:initial experience with the micro-ADAPT technique[J]. J Neurointerv Surg,2018,11(7):714-718.

[15] 邢鹏飞,张磊,李子付,等.Excelsior XT-27 微导管抽吸取栓术治疗远端血管闭塞二例[J].中华神经外科杂志,2020,36(1):78-81.

[16] Wang Y J,Zhao X Q,Liu L P,et al. Prevalence and outcomes of symptomatic intracranial large artery stenoses and occlusions in China:the Chinese Intracranial Atherosclerosis (CICAS) study [J]. Stroke,2014,45(3):663-669.

[17] 中华医学会神经病学分会,中华医学会神经病学分会脑血管病学组.中国急性缺血性脑卒中诊治指南 2018[J].中华神经科杂志,2018,51(9):666-682.

[18] 国家卫生健康委脑卒中防治工程委员会.中国脑卒中防治指导规范[M].北京:人民卫生出版社,2018.

[19] Yang P F,Song L L,Zhang Y W,et al. Intensive blood pressure control after endovascular thrombectomy for acute ischaemic stroke (ENCHANTED2/MT):a multicentre,open-label,blinded-endpoint,randomised controlled trial [J]. Lancet,2022,400(10363):1585-1596.

[20] Chen Y Y,Chao A C,Hsu H Y,et al. Vertebral artery hypoplasia is associated with a decrease in net vertebral flow volume[J]. Ultrasound Med Bio,2010,36(1):38-43.

[21] Peterson C,Phillips L,Linden A,et al. Vertebral artery hypoplasia:prevalence and reliability of identifying and grading its severity on magnetic resonance imaging scans [J]. J Manipulative Physiol Ther,2010,33(3):207-211.

[22] Turk A S,Spiotta A,Frei D,et al. Initial clinical experience with the ADAPT technique:a direct aspiration first pass technique for stroke thrombectomy [J]. J Neurointerv Surg,2018,10(Suppl 1):i20-i25.

[23] Jo H, Seo D, Kim Y D,et al. Quantitative radiological analysis and clinical outcomes of urgent EC-IC bypass for hemodynamic compromised patients with acute ischemic stroke [J]. Sci Rep,2022,12(1):8816.

[24] EC/IC Bypass Study Group. Failure of extracranial-intracranial arterial bypass to reduce the risk of ischemic stroke. Results of an international randomized trial [J]. NEJM,1985,313(19):1191-1200.

[25] Powers W J, Clarke W R, Grubb R L Jr,et al. Extracranial-intracranial bypass surgery for stroke prevention in hemodynamic cerebral ischemia:the Carotid Occlusion Surgery Study randomized trial [J]. JAMA,2011,306(18):1983-1992.

[26] Barnett H J,Fox A,Hachinski V,et al. Further conclusions from the extracranial-intracranial bypass trial [J]. Surg Neurol,1986,26(3):227-235.

[27] Matano F,Tamaki T,Yamazaki M,et al. Open surgical embolectomy for cardiogenic cerebral embolism:technical note and its advantages [J]. J Clin Neurosci,2021,89:206-210.

[28] Park J,Hwang Y H,Huh S,et al. Minimally invasive and rapid surgical embolectomy (MIRSE)

as rescue treatment following failed endovascular recanalization for acute ischemic stroke [J]. Acta Neurochir (Wien),2014,56(11):2041-2049.

[29] Hirano Y, Ono H, Inoue T, et al. Emergent surgical embolectomy for middle cerebral artery occlusion related to cerebral angiography followed by neck clipping for an unruptured aneurysm in the anterior communicating artery [J]. Surg Neurol Int,2020,11:420.

[30] Vahedi K, Hofmeijer J, Juettler E,et al. Early decompressive surgery in malignant infarction of the middle cerebral artery:a pooled analysis of three randomised controlled trials [J]. Lancet Neurol,2007,6(3):215-222.

[31] Das S,Mitchell P,Ross N,et al. Decompressive hemicraniectomy in the treatment of malignant middle cerebral artery infarction:a meta-analysis [J]. World Neurosurg,2019,123:8-16.

[32] Jüttler E, Unterberg A, Woitzik J, et al. Hemicraniectomy in older patients with extensive middle-cerebral-artery stroke [J]. N Engl J Med,2014,370(12):1091-1100.

（杨鹏飞）

第三节　颅外脑供血动脉狭窄及慢性闭塞

一、概述

（一）颅外脑供血动脉的定义

颅外脑供血动脉是位于心脏与颅底间，向颅内供血的动脉及其分支的统称。正常生理状态下其主要包括头臂干、双侧颈总动脉、锁骨下动脉近端（至椎动脉起始处）、颈内动脉颅外段以及椎动脉颅外段等。而在某些病理状态下，上述动脉中的一条或几条存在重度狭窄或闭塞时，生理状态下的非脑供血动脉，如颈外动脉及其分支（颌内动脉、枕动脉、咽升动脉等）、锁骨下动脉分支甲状颈干等也可转换为脑供血动脉。因此，脑血管病相关学科中提及颅外脑供血动脉狭窄性病变时，多指病变发生率较高且经干预可有效预防脑缺血事件发生的颈内动脉、椎动脉颅外段及锁骨下动脉近端狭窄或慢性闭塞。

（二）病因及相关因素

颅外脑供血动脉狭窄及慢性闭塞最常见的病因是动脉粥样硬化，以颈动脉狭窄为例，动脉粥样硬化性狭窄约占90%。其他病因还包括动脉慢性炎性病变（如多发性大动脉炎、巨细胞动脉炎以及其他血管炎性疾病）、动脉夹层、颈动脉迂曲或折曲、纤维肌发育不良（FMD）、放射线损伤等。本节中涉及的动脉狭窄或慢性闭塞，除特殊说明外均为动脉粥样硬化源性。

相关因素大体分为可干预性及不可干预性两类。可干预性因素主要包括高血压、糖尿病、血脂异常、房颤、吸烟、酒精摄入、超重或肥胖、体力活动不足、心理因素等。不可干预性因素包括年龄、种族、遗传因素等。

（三）流行病学特点

颅外脑供血动脉狭窄及慢性闭塞是导致缺血性卒中的重要原因，其好发部位存在显著的分布特征。中国卒中患者动脉粥样硬化性狭窄的分布模式研究显示，与颅内动脉狭窄相比，中国人群颅外脑供血动脉狭窄的患病率较低（27.6% vs 52.6%），且随年龄增长，颅内动脉狭窄比例逐渐下降，颅外脑供血动脉狭窄和颅外脑供血动脉合并颅内动脉狭窄的比例增加（趋势 $\chi^2=6.698,p=0.001$）。总体上，男性、年龄增长和吸烟是颅外脑供血动脉狭窄性病变的主要危险因素。

1. 颅外颈动脉狭窄及慢性闭塞　颅外颈动脉狭窄性病变主要累及颈动脉分叉及颈内动脉起始处。国外社区人群相关研究显示，男性颅外颈动脉狭窄患病率约为9%，而女性为6%～7%；1年卒中发生率为 4%～15%,5 年卒中发生率约为 25%。中国人群数据大体一致:颅外颈动脉狭窄患病率约为 7.4%,发病率约为 0.036%,年卒中发生率约为 10.5%,占缺血性卒中的 25%～30%。

2. 颅外椎动脉狭窄及慢性闭塞　椎动脉多起自锁骨下动脉第 1 段,其他变异如直接起自主动脉弓者占 5%～10%,有研究报道中国人群中这一比例在 3.2%～4.3%。椎动脉起始段(vertebral artery origin,VAO)是椎动脉狭窄的好发部位。患病率上,目前缺乏高质量社区人群数据。研究显示,后循环缺血性卒中患者中 26%～32%存在椎动脉狭窄或闭塞。此外,有研究表明,症状性脑血流灌注不足的患者中,造影发现右侧 VAO 狭窄患病率为 18.4%,左侧为 22.3%,仅次于颈动脉分叉处的 33.8%(右侧)、34.1%(左侧),提示可能存在侧别差异。年卒中发生率受侧支代偿影响较大,症状性患者中约为 5.25%,无症状性患者中仅为 0.4%,约占缺血性卒中的 9%。

3. 锁骨下动脉狭窄及慢性闭塞　国外社区老年人群相关研究显示,以双上肢收缩压差值≥10 mmHg 为诊断依据,锁骨下动脉狭窄患病率约为 2%,而伴有动脉狭窄疾病的患者,锁骨下动脉狭窄患病率可增至 9%。锁骨下动脉狭窄通常好发于左侧,左、右侧患病比例约为 3:1。中国老年人群锁骨下动脉狭窄患病率约为 1.7%,与西方国家类似。锁骨下动脉狭窄发病率与吸烟史、收缩压、高密度脂蛋白水平以及是否合并其他周围血管病密切相关。

（四）病理生理及发病机制

颅外脑供血动脉狭窄性病变主要通过以下机制引起脑缺血症状。

1. 动脉-动脉栓塞　不稳定的动脉粥样硬化性斑块破裂导致粥样物质(如胆固醇结晶或其他碎屑)脱落,或继发血栓形成后不断脱落形成栓子,导致远端血管栓塞。

2. 血流动力学障碍　管腔重度狭窄或闭塞导致远端脑组织血流低灌注。其中,锁骨下动脉近端狭窄或闭塞时,狭窄远端动脉管腔内压力显著下降,同侧椎动脉血流逆向流入锁骨下动脉,导致后循环缺血症状,即锁骨下动脉盗血综合征。

二、临床表现

颅外脑供血动脉狭窄及慢性闭塞的临床表现多样,根据既往 6 个月内是否发生过责任动脉供血区缺血性卒中或短暂性脑缺血发作(TIA),大体可分为症状性和无症状性两大类。

（一）前循环缺血症状

颅外段颈动脉狭窄性病变可引起前循环缺血症状,表现为颈内动脉供血区的 TIA 或缺血性卒中,包括同侧一过性黑矇或视力丧失,失语,对侧面部、肢体感觉和(或)运动功能障碍等。无症状性患者可以完全无症状,也可以表现为头痛、头晕、记忆力减退等不典型症状。

（二）后循环缺血症状

锁骨下动脉及颅外段椎动脉狭窄性病变可引起后循环缺血症状,表现为后循环 TIA 或缺血性卒中,如眩晕、呕吐、晕厥、复视、双眼黑矇、视力下降、视野缺损、饮水呛咳、构音障碍、共济失调、肢体麻木和(或)无力等;也可完全无症状。锁骨下动脉狭窄还可引起与上肢运动相关的缺血症状,如患肢发凉、运动耐受力差、静息痛及局部组织坏死等。

三、诊断

颅外脑供血动脉狭窄及慢性闭塞的诊断依据包括病史采集、体格检查(简称查体)以及相关影像学检查结果。

（一）病史采集

病史采集中,除明确主要症状特点外,需注意相关合并症等可能的危险因素,包括放射治疗史、外伤史等。

（二）体格检查

所有颅外脑供血动脉狭窄及慢性闭塞的患者均应常规行神经系统体格检查，包括意识、面部对侧情况、言语功能、肢体运动、感觉功能等。对于靶血管的检查还可包括以下内容。

1. 颅外颈动脉狭窄及慢性闭塞　应对双侧颈动脉搏动进行触诊，存在狭窄性病变的颈动脉一般会出现搏动减弱甚至消失；听诊时常将双侧颈三角及锁骨上方区域作为听诊区，部分患者听诊时可闻及血管杂音，轻度狭窄及完全闭塞患者由于血流速度变慢或消失而无杂音。部分患者行眼底检查时可见眼底动脉微栓子形成。

2. 锁骨下动脉、颅外椎动脉狭窄及慢性闭塞　需同时关注上肢桡/肱动脉搏动情况、双侧锁骨上窝及颈后部的血管杂音、双上肢的收缩压差等。一般认为双上肢收缩压差≥15 mmHg时，提示存在上肢动脉病变可能。但有研究证实，该方法与血管造影相比，特异性较高（90％）而敏感性低（50％）。

（三）影像学检查

1. 脑血管评价　脑血管影像是明确病变原因、部位，初步判定病变性质的基础。颅外脑供血动脉狭窄及慢性闭塞的血管评价包括对管腔狭窄程度及管壁形态结构等的评价。

1）管腔评价

（1）狭窄程度的测量：有多种计算方法，计算公式均为狭窄程度＝$(1-Ds/Dn) \times 100\%$，Ds 与 Dn 分别代表动脉最狭窄处和正常处管径。对于颅外脑供血动脉狭窄的测量，临床上目前多选取远端动脉正常处管径作为基础管径。对于颅外颈动脉狭窄，最常采用北美症状性颈动脉内膜切除试验（NASCET）法；对于颅外椎动脉狭窄，多采用椎动脉支架试验（VAST）法；对于锁骨下动脉狭窄，并无类似影响力广泛的研究，但在计算狭窄程度时，本质上仍以远端动脉正常处管径作为基础管径。

根据不同狭窄程度将颅外脑供血动脉狭窄分为四级：小于 50％为轻度狭窄，50％～69％为中度狭窄，70％～99％为重度狭窄，大于 99％为极重度狭窄或次全闭塞。

（2）血管超声：目前首选的筛查及辅助诊断方法。其可显示血流方向及血流频谱，测量指标包括管径、斑块大小、动脉内-中膜厚度、收缩期峰值流速及比值、搏动指数等，用于诊断动脉狭窄或闭塞的部位及程度。回声的高低及强弱均匀程度，可提示斑块成分及稳定性。血管超声无创、经济、方便、可重复性较好，可对患者进行连续、长期的动态观察，但受探测角度、操作者熟练程度影响较大。此外，临床诊疗中需强调头颈一体化、左右大脑半球结合、前后循环结合的理念及思维方式，规范而有效地开展血管超声检查。

（3）CTA：空间分辨率较强，在一定程度上可替代DSA。通过注射碘对比剂，可对比显示动脉管腔大小、形态，狭窄部位、程度及管壁特征。通过软件重建可对颅内外供血动脉进行三维成像，并清晰显示动脉与周围骨性结构的关系。对于狭窄程度≥50％的病变，CTA 的敏感性和特异性分别达 97.1％和 99.5％，阴性预测值为 99.8％。而对于大动脉闭塞性疾病，CTA 的敏感性和特异性可达 100.0％。

传统 CTA 检查中，若动脉管壁钙化较重，局部易产生伪影而妨碍对管腔的观察，在一定程度上限制了其应用。近年来兴起的双能CT，利用能量减影可去除 CTA 图像内的骨质、钙化对血管狭窄程度的干扰。在此基础上发展的改良去钙化 CTA 技术已应用于颈动脉钙化病变，结果显示与 DSA 所测狭窄度具有高度一致性。其缺点在于具有一定的放射性，肾功能不全的患者应用时需谨慎。

（4）MRA：临床常用的血管评价手段，优点为对动脉钙化不敏感；缺点包括受检者体内有铁磁性置入物时禁行，扫描时间相对较长，且扫描期间要求受检者尽可能保持不动，可耐受性相对较差等。

时间飞跃法（time of flight，TOF）MRA 可重建动脉血管立体影像，不使用对比剂及放射线，患者接受度高，适用于连续随访。但其空间分辨率不高，易受血管扭曲、狭窄血管处形成的涡流、呼吸运动及大血管搏动等因素影响，因此易产生伪影及夸大效应。狭窄程度较重时，无法与闭塞有效区分开来。

增强 MRA（CE-MRA）借助钆对比剂，改变血液的弛豫时间，可在一定程度上克服普通 TOF 技术成像时间较长、夸大评价血管狭窄、搏动伪影明显的缺点，提高了空间分辨率，较常规 MRA 能更清楚地显示管腔形态。

静音 MRA(silent-MRA)是近年来兴起且日趋临床化的一项新型 MRA 手段。该检查基于动脉自旋标记(arterial spin labeling,ASL)技术,无需对比剂,采集范围大,采集时间窗不受限制,可通过控制标记时间,实现选择性动脉成像。该检查不受静脉污染现象的影响,空间及时间分辨率相对较高,成像质量稳定。但其对成像设备要求较高,目前相关研究尚有限。

此外,椎基底动脉平行解剖扫描成像(BPAS)技术可显示椎基底动脉的外轮廓,即使是在血管闭塞的情况下也不会受到影响。BPAS 能使后循环血管内轮廓可视化,联合 MRA 有助于区分先天性发育不良、动脉硬化或椎基底动脉系统夹层动脉瘤等。

（5）DSA:目前仍是诊断血管狭窄的"金标准"。其可动态观察对比剂在动脉中的通过过程及侧支代偿状况,对于颅内外动脉狭窄性病变的整体判读有着不可替代的作用。尤其对于慢性闭塞病变,可有效显示闭塞段长度、残端形态、远端反流情况、血流速度及侧支代偿情况等。其评价微小病变及血管的能力较其他血管检查强,但作为有创性检查,其有诱发卒中的可能。其还可导致穿刺部位血肿、医源性动脉夹层、对比剂肾病等其他并发症,一般不作为首选检查。

2）管壁评价

（1）磁共振血管壁成像(MR-VWI):目前最为常用的血管壁评价手段,但多应用于颅内动脉狭窄性病变,用于推测管壁成分、结构完整性等。同时,对于颅外段供血动脉闭塞性病变,其也可提示闭塞段长度、管腔内容物性质等。但高质量的病理-影像对照证据仍较少,且受磁共振分辨率的限制,其对病变具体组分的判定以及量化缺乏较为公认的标准及证据,仍需进一步研究。

（2）光学相干断层扫描(optical coherence tomography,OCT)和血管内超声(intravascular ultrasound,IVUS):新兴的结构评价手段,从冠状动脉诊疗领域引入脑血管领域。两项检查均为有创性检查且须配合 DSA 进行,但其较高的分辨率(OCT 10～20 μm,IVUS 150～300 μm)便于操作者对病变进行更加细致的观察。结合冠状动脉应用经验,目前可以定性或定量评价的指标包括术前纤维帽连续性、纤维帽厚度、钙化程度及类型、腔内血栓、巨噬细胞浓度;术中内膜撕裂、支架贴壁、组织脱垂程度;以及术后随访斑块再生、血栓形成程度等。目前已有少量研究报道,具有一定的临床前景和应用价值。

2. 脑组织结构评价　脑组织影像可用于排除出血性卒中,评估有无梗死、判断梗死时相以及推测卒中机制,从而指导后续治疗。

（1）颅脑 CT 平扫:诊断价值不及 MRI,主要作为 MRI 禁忌患者的替代检查方式。

（2）颅脑 MRI:脑组织结构评价的首选方法,常用的扫描序列包括 T1 加权成像序列、T2 加权成像序列、液体抑制反转恢复(FLAIR)序列、弥散加权成像(DWI)序列以及磁敏感加权成像(SWI)序列等。

其中,DWI 是检测人体组织内水分子布朗运动的技术,一般应用表观扩散系数(apparent diffusion coefficient,ADC)来定量反映水分子的扩散运动。梗死灶内水分子扩散受限,ADC 值降低,DWI 图像上表现为高信号,7 天左右时达到最高值,持续大约 3 周。因此,借助 DWI 序列可快速识别急性期脑梗死,有助于指导干预时机的选择。

SWI 是利用组织间磁场敏感差异和血氧水平依赖效应成像的新技术,可有效检出脑内微出血灶。其可作为常规 MRI 检查的补充,用于评估脑血管重建手术的风险及预后。

3. 脑组织灌注评价　颅外脑供血动脉狭窄及慢性闭塞时,可选择性进行脑组织灌注评价。判定脑组织血流动力学障碍的金标准为正电子发射断层显像(PET)或氙气 CT,但受各种条件限制,临床上极少应用。目前常用的灌注评价手段包括 CT 灌注成像(CTP)、灌注加权成像(perfusion weighted imaging,PWI)及动脉自旋标记(arterial spin labeling,ASL)等。通常以无病变或非责任病变侧为参考,通过对比患侧及"健侧"脑组织灌注相关指标,定性或半定量地反映脑灌注情况。但相关判定参数的阈值尚未明确,仍需进一步研究。

四、治疗

（一）药物治疗

药物治疗是预防缺血事件发生及复发的基石。系统的药物治疗包括危险因素控制及抗血小板药物治疗等。2013年全球疾病负担相关研究显示,超过90%的卒中是由可干预性危险因素导致的,而仅通过控制代谢性疾病、改善生活习惯即可减少75%的卒中发生。因此,系统、个体化的药物治疗是防治颅外脑供血动脉狭窄及慢性闭塞相关卒中的关键。

除传统的循证研究体系支持外,近年来,随着国民健康意识的提高和相关行业的发展,创新性的卒中防控策略也在逐渐兴起、完善。

1. 零级预防 主要策略是利用行政手段,从国家层面防止危险因素的出现。相关措施:通过调控价格及积极的科普宣传达到控烟、限糖的目的;鼓励步行和骑自行车,加强体力活动等。

2. 一级预防 主要针对已存在危险因素而有卒中风险的人群,包括个体化及人群预防策略。除经典的限盐、合理膳食等策略外,其他较新颖、有效的措施还包括以下内容。

(1)多效药丸(Polypill)策略:Polypill是多种固定剂量药物的组合药丸,用于心脑血管病预防时通常包含阿司匹林、他汀类药物以及降压药。其目的是简化处方、降低成本并提高患者依从性,进而达到抗血小板聚集、降脂、控制血压的作用。已有多项大型临床试验证实,其应用可显著改善患者的药物使用依从性。

(2)移动医疗(mHealth)策略:利用手机、可穿戴设备等移动终端监测生命体征,反馈血压等重要指标的调控效果,提高患者的服药依从性。

3. 二级预防 主要是基于循证医学证据的预防干预措施。主要包括戒烟、控制血压、控制血糖、应用他汀类药物降低胆固醇、应用抗血小板药物等。临床实际应用中,应依据颅外脑供血动脉狭窄的病因、合并症及血管重建方案,个体化地调整干预策略。

抗血小板药物:常用的抗血小板药物包括阿司匹林、氯吡格雷等。对于症状性颅外脑供血动脉狭窄及慢性闭塞患者,应积极给予抗血小板治疗。

研究证实,应用低剂量阿司匹林即可获得与高剂量相同的疗效,且不增加出血风险。对于轻型缺血性卒中或高危TIA患者,早期、短期联用阿司匹林和氯吡格雷可有效降低缺血事件复发率,其获益主要见于缺血事件后21天内。

对于拟行支架或复合手术治疗的患者,术前应常规给予双联抗血小板药物(阿司匹林100 mg/d + 氯吡格雷75 mg/d),术后视支架种类调整双联抗血小板治疗时间。对于单纯开放性手术患者,推荐术前给予单一抗血小板药物。

(二)血管重建治疗

血管重建手段包括介入治疗及手术治疗。对于部分慢性闭塞患者,可选择性地给予介入 + 手术即复合手术治疗。

1. 颅外颈动脉狭窄

1)颈动脉内膜切除术(CEA) CEA是预防卒中的经典方法,至今仍被认为是颈动脉狭窄的首选治疗方式。研究证实,对于症状性患者,CEA使重度狭窄患者2年卒中发生率降低17%,使中度狭窄患者5年卒中发生率降低6.3%,具有预防意义;而对于无症状性患者,CEA使重度狭窄患者5年卒中发生率降低6%,同样具有预防意义。

(1)手术适应证:①症状性患者:6个月内有过非致残性缺血性卒中或一过性大脑缺血症状(包括大脑半球缺血事件或一过性黑蒙),具有低中危外科手术风险;无创性成像证实颈动脉狭窄程度超过70%,或血管造影发现狭窄程度超过50%;且预期围手术期卒中死亡率应小于6%。②无症状性患者:颈动脉狭窄程度大于70%、无症状的患者,且预期围手术期卒中死亡率应小于3%。

(2)手术禁忌证:①狭窄程度小于50%且无斑块不稳定等特殊情况者;②颈动脉慢性完全性闭塞且无缺血症状者;③脑梗死导致严重残疾,未保留有用功能者。

(3)手术细节选择。

①手术时机:对于症状性患者,一般认为缺血事件发生后早期(如2周内)干预,可有效降低卒中复发风险,但存在导致再灌注损伤的可能。术前行MRI DWI检查排除新发脑梗死,可能会减少再灌注损伤,

指导进行手术时机的选择。

②麻醉方式:包括局部麻醉和全身麻醉。相关系统评价研究显示,两者的围手术期卒中发生率无明显区别。两者各有利弊,全身麻醉患者自身体验较好、术中生命体征较为稳定;局部麻醉后,术者可实时观察患者血流阻断后的神经系统体征变化,但患者体验差,配合不佳时可能会有额外风险,对术者及麻醉医生的技术要求也较高。因此,一般建议采用全身麻醉。

③具体术式:包括标准 CEA、外翻式 CEA 以及改良外翻式 CEA 等。不同术式各有所长,如标准CEA 历史最为悠久、技术成熟、适用范围广泛;外翻式 CEA 可避免颈内动脉远端的切开缝合,并可通过修剪血管断端扩大吻合口;改良外翻式 CEA 不离断颈内动脉,有报道称可简化手术操作、缩短手术时间。总的来说,各术式间无先进与否之分,可结合患者具体情况及术者习惯,个体化选择。

④补片应用:早期研究结果显示,应用补片可减少 CEA 后急性闭塞及再狭窄。因此,部分指南推荐使用补片进行颈动脉血管重建。但随着手术条件的改善、手术技术以及药物治疗技术的发展,尤其是显微镜下 CEA 理念的推广,应用补片导致手术时间延长、补片存在破裂或感染风险等问题逐渐凸显。因此,同样建议结合患者具体情况及术者习惯,个体化选择是否应用补片。

⑤术中转流:目前仍存争议。应用转流存在延长手术时间、损伤动脉内膜的风险;而不使用转流,代之以大幅度升高血压,存在损伤心脏功能的可能。有研究表明,是否转流与围手术期 TIA 和卒中发生率之间无明显相关性。也有学者建议通过术中监测,如经颅多普勒超声(transcranial Doppler,TCD)、残端压(stump pressure,SP)、脑电图(electroencephalogram,EEG)等辅助判断是否需要转流。因此,同样推荐根据临床实际个体化选择是否应用转流。

⑥手术入路:包括颈静脉内侧入路、颈静脉外侧入路以及颈后三角入路等。颈静脉内侧入路较为常用、技术最为成熟;颈静脉外侧入路对颈内动脉前部及远端暴露更好,且无须处理颈内静脉横行属支,但会增加喉返神经损伤风险;颈后三角入路多用于高位 CEA 的显露。因此,同样推荐根据临床实际个体化选择手术入路。

2)颈动脉支架置入术(CAS) 颈动脉支架置入术(CAS)被视为 CEA 的有效替代方法。

(1)手术适应证:基本同 CEA,更适用于外科手术高危患者,包括因解剖因素导致病变显露困难(如颈动脉分叉位置过高、锁骨平面以下颈总动脉狭窄、严重的颈椎关节炎等),以及系统性疾病(如严重心功能不全、控制不良的心律失常、严重慢性阻塞性肺气肿等)导致无法耐受开放性手术者。

(2)手术禁忌证:基本同 CEA,此外还包括对对比剂过敏以及动脉走行迂曲,导管、球囊、支架等器械到位困难等。

(3)手术细节选择。

①手术时机:同 CEA。

②麻醉方式:常规采用局部麻醉,但在患者配合差、病变复杂、预计手术时间较长等情况下,可采用全身麻醉。

③支架选择:颅外颈动脉支架均为自膨式,按照支架网格形态可分为开环、闭环两种。各支架间网格面积大小也存在较大差异。应根据病变的解剖特征、位置形态以及可能的斑块成分等个体化选择。

④保护装置:目前指南要求无特殊情况应尽量使用。有研究称,新型颈动脉支架微网支架、双层密网支架等增加了斑块覆盖率、降低了术中远端栓塞的发生率,因此有望减少保护装置的使用,但目前尚无确切证据及推荐。

保护装置可分为远端闭塞球囊、远端保护伞以及近端保护装置。其中,远端保护伞最为常用,不阻断血流但存在栓子逃逸、回收困难等风险;远端闭塞球囊应用最早,但部分患者无法耐受;近端保护装置适用于远端血管迂曲成角,保护伞释放的位置难以选择或可能造成回收困难的患者。

2. 颅外颈动脉慢性闭塞 无症状性颅外颈动脉慢性闭塞患者的卒中发生率较低,而症状性患者在接受最佳药物治疗的情况下,其年卒中发生率为 5%～7%。因此,对于症状性且术前脑灌注影像证实闭塞侧大脑半球有血流动力学障碍的患者,可由有经验的医生尝试行血管重建手术。

手术方式目前尚无明确的指南推荐。临床工作中,应根据病变特点(闭塞节段、残端形态等)个体化选择治疗方案。

(1) 对于闭塞局限于颈动脉起始段的患者,建议行单纯 CEA。

(2) 对于闭塞段在颈动脉岩骨段以下的患者,建议行 CEA,必要时可联合使用球囊扩张、支架成形等介入手术。

(3) 对于闭塞段在床突段以下的长节段闭塞患者,经评估成功率高的可尝试行复合手术或单纯介入再通手术。

(4) 对于闭塞远端在床突段及以上的非局限闭塞者,不建议尝试血管再通。

(5) 对于再通失败或经评估成功率较低的患者,可尝试行颅内-颅外血管搭桥手术,但其效果是否优于药物治疗目前尚未得到循证医学证据证实。

3. 颅外椎动脉狭窄及慢性闭塞

1) 椎动脉支架成形术　非首选治疗方法,仅在最佳药物治疗效果欠佳时才予以考虑。其操作简单,安全性高,目前已成为症状性颅外椎动脉狭窄及慢性闭塞的重要治疗手段。

(1) 手术适应证:药物治疗无效的症状性颅外椎动脉重度狭窄(狭窄程度 70%～99%)。

(2) 手术禁忌证:同颈动脉支架置入术。

(3) 手术细节选择:多借鉴颈动脉支架置入术经验,较为特殊的情况如下。

①支架选择:包括金属裸支架和药物涂层支架。已有多项荟萃分析及队列研究证实,椎动脉起始段支架成形术后再狭窄率较高,采用椎动脉支架成形术时推荐首选药物涂层支架。目前常用的支架包括 Bridge(微创)和 Maurora(信立泰)。

②保护装置:VAO 直径相对较小且常处于扭曲状态,且 VAO 斑块多是向心性、光滑的纤维斑块,溃疡出血概率较低,从形态到病理与颈动脉狭窄存在明显差异。目前尚无确切证据表明,椎动脉支架成形术中应用保护装置可以获益。因此,不推荐使用。

2) 椎动脉开放性手术　包括椎动脉内膜切除术、椎动脉-颈总动脉吻合术、椎动脉-颈动脉吻合术、椎动脉-锁骨下动脉吻合术、椎动脉搭桥术等。有研究对多项手术病例进行系列总结后发现,围手术期卒中死亡率为 0～6.6%,其他并发症如颅神经损伤、心肌梗死、切口血肿、感染、气胸等的发生率为 5%～100%,随访期再狭窄率为 0～33.3%。鉴于其创伤较大、并发症发生率高,目前仅作为介入治疗失败后的备选方案。

4. 锁骨下动脉狭窄及慢性闭塞

1) 锁骨下动脉支架成形术　操作简单,安全性高。目前已成为症状性锁骨下动脉狭窄的重要治疗手段。

(1) 手术适应证:药物治疗无效的症状性锁骨下动脉重度狭窄(狭窄程度 70%～99%)。

(2) 手术禁忌证:同颈动脉支架置入术。

(3) 手术细节选择:同样多借鉴颈动脉支架置入术经验,较为特殊的情况如下。

①介入治疗路径:包括股动脉入路、患侧肱/桡动脉入路以及两者联合入路。对于锁骨下动脉近端完全闭塞性病变,常规的经股动脉入路操作距离较长,导管头端无合适的着陆区,稳定性、支撑力不足,导丝常难以通过闭塞段。此时,可尝试选择肱/桡动脉入路或联合入路,提高再通成功率。

②支架选择:有专家共识推荐,严重钙化开口处病变应置入支撑力强、定位精确的球扩支架;中远段、长段,尤其是病变累及椎动脉和(或)胸廓内动脉者应选择自膨式支架。

2) 锁骨下动脉开放性手术　包括颈动脉-锁骨下动脉搭桥术、颈动脉-腋动脉搭桥术等。与椎动脉开放性手术类似,其创伤性较大,并发症发生率高,目前仅作为介入治疗失败后的备选方案。

参 考 文 献

［1］ 曹翠丽，池学谦，马常升，等.左椎动脉起自主动脉弓的变异［J］.河北医科大学学报，2006，27（6）：566-568.

［2］ 王金龙，张鸿祺，焦力群，等.应用DSA诊断椎-基底动脉变异［J］.医学影像学杂志，2014（7）：1081-1084，1088.

［3］ 游凯，赵红叶，李长青，等.北京市顺义区2445名年龄≥50岁居民颈动脉超声筛查结果分析［J］.中国脑血管病杂志，2018，15（8）：420-425.

［4］ 中国医疗保健国际交流促进会血管疾病高血压分会专家共识写作组.锁骨下/颅外椎动脉狭窄的处理：中国专家共识［J］.中国循环杂志，2019，34（6）：523-532.

［5］ 《中国脑卒中防治报告》编写组.《中国脑卒中防治报告2019》概要［J］.中国脑血管病杂志，2020，17（5）：272-281.

［6］ 中华医学会神经病学分会神经血管介入协作组，中国医师协会神经内科医师分会神经介入专业委员会，中国研究型医院学会介入神经病学专业委员会.中国颅内外大动脉非急性闭塞血管内介入治疗专家共识［J］.中华内科杂志，2020，59（12）：932-941.

［7］ 中国医师协会介入医师分会神经介入专业委员会，中华医学会放射学分会介入放射学组，中国卒中学会复合介入神经外科分会，等.慢性颈内动脉闭塞再通治疗中国专家共识［J］.中华介入放射学电子杂志，2019，7（1）：1-6.

［8］ Aday A W，Beckman J A. Medical management of asymptomatic carotid artery stenosis［J］. Prog Cardiovasc Dis，2017，59（6）：585-590.

［9］ Brott T G，Hobson R W 2nd，Howard G，et al. Stenting versus endarterectomy for treatment of carotid-artery stenosis［J］. N Engl J Med，2010，363（1）：11-23.

［10］ Ding X，Li C，Yu K，et al. Different risk factors between intracranial and extracranial atherosclerotic stenosis in Asian population：a systematic review and meta-analysis［J］. Int J Neurosci，2014，124（11）：834-840.

［11］ European Stroke Organisation（ESO）Executive Committee，ESO Writing Committee. Guidelines for management of ischaemic stroke and transient ischaemic attack 2008［J］. Cerebrovasc Dis，2008，25（5）：457-507.

［12］ Ferguson G G，Eliasziw M，Barr H W，et al. The North American Symptomatic Carotid Endarterectomy Trial：surgical results in 1415 patients［J］. Stroke，1999，30（9）：1751-1758.

［13］ Gluncic V，Ivkic G，Marin D，et al. Anomalous origin of both vertebral arteries［J］. Clin Anat，1999，12（4）：281-284.

［14］ Hass W K，Fields W S，North R R，et al. Joint study of extracranial arterial occlusion. Ⅱ. Arteriography，techniques，sites，and complications［J］. JAMA，1968，203（11）：961-968.

［15］ Hua Y，Jia L，Xing Y，et al. Distribution pattern of atherosclerotic stenosis in Chinese patients with stroke：a multicenter registry study［J］. Aging Dis，2019，10（1）：62-70.

［16］ Lemke A J，Benndorf G，Liebig T，et al. Anomalous origin of the right vertebral artery：review of the literature and case report of right vertebral artery origin distal to the left subclavian artery［J］. Am J Neuroradiol，1999，20（7）：1318-1321.

［17］ Liu C，Li W，Tong K A，et al. Susceptibility-weighted imaging and quantitative susceptibility mapping in the brain［J］. J Magn Reson Imaging，2015，42（1）：23-41.

［18］ Liu J，Zhao L，Yao L，et al. Basi-parallel anatomic scanning（BPAS-MRI）compared with high-resolution MRI for the diagnosis of vertebrobasilar artery abnormalities［J］. Eur J Radiol，2020，

123:108791.

[19] Mandell D M,Mossa-Basha M,Qiao Y,et al. Intracranial vessel wall MRI:principles and expert consensus recommendations of the American Society of Neuroradiology[J]. Am J Neuroradiol, 2017,38(2):218-229.

[20] Marquardt L,Kuker W,Chandratheva A,et al. Incidence and prognosis of＞or＝50％ symptomatic vertebral or basilar artery stenosis:prospective population-based study[J]. Brain,2009,132(Pt 4):982-988.

[21] Moufarrij N A,Little J R,Furlan A J,et al. Vertebral artery stenosis:long-term follow-up[J]. Stroke,1984,15(2):260-263.

[22] Naylor A R,Ricco J B,de Borst G J,et al. Editor's choice-management of atherosclerotic carotid and vertebral artery disease:2017 clinical practice guidelines of the European Society for Vascular Surgery(ESVS)[J]. Eur J Vasc Endovasc Surg,2018,55(1):3-81.

[23] Pandian J D,Gall S L,Kate M P,et al. Prevention of stroke:a global perspective[J]. Lancet, 2018,392(10154):1269-1278.

[24] Wityk R J,Chang H M,Rosengart A,et al. Proximal extracranial vertebral artery disease in the New England Medical Center Posterior Circulation Registry[J]. Arch Neurol,1998,55(4): 470-478.

（焦力群）

第四节　颅内动脉狭窄及慢性闭塞

一、概述

近年来,随着人们生活水平的提高、工作方式以及饮食习惯的变化,缺血性卒中发生率、致残率和死亡率呈升高趋势,给社会和家庭造成了严重的负担,成为影响人类健康的主要原因之一。国内一项覆盖31 个省区市,纳入城市和农村地区的 48 万余名 20 岁以上人群的随机抽样调查结果显示,卒中发生率为246.8/10 万,死亡率为 114.8/10 万,其中缺血性卒中患者占 60％～70％。

颅内动脉狭窄(intracranial artery stenosis,ICAS)是缺血性卒中的重要病因,高血压、高脂血症、糖尿病、过度肥胖、吸烟、饮酒等是 ICAS 的危险因素,我国颅内动脉狭窄的发生率达 13.2％,年卒中发生率为 30％～50％,死亡率为 5.9％～8％,远远高于西方国家。约 10％的缺血性卒中是由颅内动脉粥样硬化性严重狭窄或慢性闭塞所致,这类疾病可统称为颅内大动脉闭塞性疾病,其卒中年复发风险为 3.6％～22.0％,狭窄程度越重,卒中发病风险越高。颅内动脉狭窄程度为 50％～69％的患者卒中年发病率为6％,狭窄程度为 70％～99％的患者卒中年发病率达 19％,而症状性颅内动脉慢性闭塞的患者卒中年发病率可达 23.4％。大多数颅内动脉狭窄及慢性闭塞患者由于存在广泛的血流代偿,可以无症状或者症状轻微,且难以判定脑血管闭塞发生的具体时间,目前对于颅内外大血管非急性闭塞尚无严格定义。为判断颅内动脉急性闭塞治疗的时间窗,有研究将发病超过 24 h 的大脑中动脉闭塞称为大脑中动脉非急性闭塞,闭塞时间超过 4 周的称为大脑中动脉慢性闭塞。

颅内动脉狭窄及慢性闭塞的主要病因是动脉粥样硬化,此外还包括心源性栓塞、血管夹层、烟雾病及脑血管炎等。在亚裔、非裔美国人及西班牙人群中,颅内大动脉狭窄及闭塞更多见。在中国人群中,33％～50％的卒中及超过 50％的短暂性脑缺血发作(transient ischemic attack,TIA)是由颅内大动脉狭窄或闭塞所致。国内对脑梗死及 TIA 患者行脑动脉造影术时发现,颅内动脉狭窄好发于大脑中动脉及颈内动脉颅内段。中国颅内动脉粥样硬化研究(CICAS)应用磁共振血管成像(MRA)检查发现,颅内大动脉闭塞不同部位的发生率如下：大脑中动脉 14.18%，大脑后动脉 7.86%，颈内动脉颅内段 5.17%，大脑前动脉 3.81%，基底动脉 2.3%。该研究结果提示颅内动脉闭塞好发于前循环，以大脑中动脉闭塞最常见。德国的一项研究利用 DSA、MRA、CTA 或血管超声对德国 4157 例缺血性卒中及 TIA 患者进行检查后发现，颅内大动脉闭塞不同部位的发生率如下：大脑中动脉 M1 段 3.7%，颈内动脉末端 2.8%，大脑中动脉 M2 段 1.8%，基底动脉 1.2%，大脑后动脉 0.3%，大脑前动脉 0.1%。

瑞士一项纳入 2209 例缺血性卒中患者的研究发现，颅内动脉闭塞不同部位的发生率如下：大脑中动脉 M1 段 9.2%，大脑中动脉 M2～M3 段 5.1%，颈内动脉末端 2.8%，大脑前动脉 2.6%，基底动脉 2.5%，大脑后动脉 1.7% 等。一项基于缺血性卒中及 TIA 患者的 CTA 研究发现，38.6% 的患者有颅内大动脉狭窄和(或)闭塞，其中单纯狭窄者占 4.1%，单纯闭塞者占 32.2%，合并狭窄及闭塞者占 2.3%；在闭塞性病变中，左、右两侧无显著差异，而最常见的部位仍然是大脑中动脉，占 67.5%(其中大脑中动脉 M2 段占 35%，M1 段占 32.5%)，其次是颈内动脉颅内段，占 32.1%。

颅内动脉狭窄及慢性闭塞可导致脑缺血发作，其可能的发病机制如下。①低灌注：狭窄区域内的脑血流量减少及侧支循环不足导致灌注量下降。②动脉粥样硬化斑块导致穿支动脉闭塞。③狭窄部位形成的栓子可能造成远端血管栓塞。④斑块破裂或斑块内出血可导致狭窄部位血栓形成。

二、临床表现

动脉粥样硬化所导致的颅内动脉狭窄及慢性闭塞多见于中老年人，患者常有多种心血管危险因素，临床上依据颅内动脉狭窄及慢性闭塞是否产生脑缺血症状，将其分为无症状性和症状性两大类。

(一)无症状性颅内动脉狭窄及慢性闭塞

许多颅内动脉狭窄及慢性闭塞患者临床上无任何神经系统症状和体征，仅在查体时发现，无症状性颅内动脉狭窄及慢性闭塞者多有丰富的脑血流代偿。

(二)症状性颅内动脉狭窄及慢性闭塞

(1) 脑缺血症状：多种多样，患者可有黑蒙、头昏、头痛、眩晕、嗜睡、耳鸣、失眠、视物模糊、记忆力减退等症状。

(2) TIA：临床表现为一侧肢体感觉或运动功能短暂障碍，一过性单眼失明或失语等，一般仅持续数分钟，发病后 24 h 内完全恢复，经影像学检查通常无法发现局灶性病变。

(3) 眼部缺血症状：偏盲、复视、视力下降等。

(4) 缺血性卒中：患者常有偏瘫、失语、偏侧肢体感觉障碍、颅神经损伤，严重者可出现昏迷甚至死亡。

(三)不同血管狭窄及慢性闭塞的临床表现

1. 颈内动脉主干狭窄及慢性闭塞 对侧肢体感觉、运动功能障碍，同向性偏盲或同侧视力丧失，以及同侧 Horner 综合征。

2. 大脑中动脉狭窄及慢性闭塞

(1) 大脑中动脉主干狭窄及慢性闭塞导致病灶对侧"三偏"(病变对侧偏瘫、偏身感觉障碍及同向性偏盲)与对侧中枢性面瘫、舌瘫。当优势半球受累时患者会出现完全性失语症，而非优势半球受累时则会出现体象障碍。

(2) 当上部分支(包括眶额动脉、中央前回及顶前部分支)发生狭窄及慢性闭塞时，患者可出现病灶对侧面部、上肢轻偏瘫和感觉缺失，下肢不受累，伴布罗卡(Broca)失语(又称为运动性失语，优势半球)和体象障碍(非优势半球)等症状，不伴有同向性偏盲。

(3) 当下部分支(包括颞极、颞枕部和颞叶前中后部分支)发生狭窄及慢性闭塞时，可导致对侧同向性偏盲，下部视野受损严重；对侧皮质感觉(如图形觉和实体辨别觉明显受损)，痛觉缺失和结构性失用等，患者通常不伴有偏瘫症状；优势半球受累时患者可出现感觉性失语症，非优势半球受累时则呈现急性意识模糊状态;深穿支动脉闭塞则导致皮质下失语。

3. 椎动脉开口处狭窄及慢性闭塞　常见的临床症状包括头晕、眩晕、偏盲、肢体瘫痪及感觉异常、肢体或头面部麻木、共济失调、跌倒发作、构音或吞咽障碍、声嘶、Horner 综合征等。

4. 椎基底动脉狭窄及慢性闭塞　早期狭窄不重时症状轻微、不典型,可能仅有后循环缺血发作的表现,但是发作时症状较颈内动脉系统复杂,发作方式较固定,如眩晕、共济失调、复视、一侧面部及口周麻木等。随着血管狭窄程度的加重及闭塞,患者可有猝倒发作、短暂性全面遗忘症。另外,由于椎基底动脉及其分支血管发生变异的可能性较高,椎基底动脉狭窄及慢性闭塞后患者可出现不同的临床表现,如意识障碍、头晕、短暂性肢体运动及感觉障碍、视物模糊等。患者的临床表现根据病灶的部位(可涉及中脑、桥脑、延髓、小脑、枕叶及脑干的特殊传导通路)不同而异,如上行网状激活系统受累引起意识障碍,前庭神经核及其传导通路受累可引起头晕,内侧纵束受累可引起复视,交感神经通路受累可引起 Horner 综合征等,也可能伴有偏身无力及偏身感觉障碍(脊髓丘脑束、皮质脊髓束损伤的非特异性表现)。另外,椎基底动脉狭窄及慢性闭塞引起后循环缺血后患者病情相对较重,预后差,且治疗过程中容易出现病情变化及并发症。

三、诊断

(一)颅内动脉狭窄及慢性闭塞常用的血管检查方法

1. 颅内动脉狭窄的血管检查方法

(1) CTA:虽不如 DSA 诊断准确,但其在区分细微的对比度差异方面以及在诊断血管壁钙化方面具有独特优势;在管腔狭窄程度的判断上,与 DSA 诊断的符合率为 90% 左右。

(2) MRA:诊断效果与 CTA 相似,但在对钙化的显影和判断方面较 CTA 差。在对血管狭窄程度的判断上,MRA 倾向于夸大病变,在区分严重狭窄和闭塞方面的效果并不理想,与 DSA 诊断的符合率约为 90%,类似于 CTA。

(3) DSA:目前是诊断血管病变的"金标准"。DSA 能够准确地显示血管的狭窄程度和范围,为制订治疗方案提供最终依据。

2. 颅内动脉慢性闭塞的血管检查方法　颅内动脉慢性闭塞的诊断主要依据临床表现及神经影像学检查。头颅 CTA、MRA 对颅内动脉慢性闭塞的诊断有较高的特异性及敏感性,但是时间分辨率太低,不能动态评估侧支代偿的状况。全脑 DSA 有很好的时间及空间分辨率,利用全脑 DSA 可以动态观察颅内动脉狭窄及慢性闭塞部位、形态及侧支代偿情况,以指导进一步的治疗。

(二)颅内动脉狭窄的临床分型

1. 颅内动脉狭窄的临床分型　2003—2004 年,姜卫剑等针对颅内动脉粥样硬化性狭窄提出了具体的临床分型,该分型根据患者的临床情况,将颅内动脉粥样硬化性狭窄分为无症状性狭窄和症状性狭窄。其中症状性狭窄分为以下类型。

Ⅰ型狭窄:狭窄血管供血区域缺血,患者出现相应区域缺血的临床表现。

Ⅱ型狭窄:狭窄引起侧支血管供血区域缺血(盗血),狭窄血管供血区得到代偿而未引起相应症状,患者表现为侧支血管供血区域缺血症状或盗血综合征。

Ⅲ型狭窄:混合型或复杂型。

2. 颅内动脉狭窄的形态分型

(1) Mori 分型:1998 年,Mori 等首次提出了针对颅内动脉狭窄造影结果的分型,该分型根据狭窄血管的结构和颅内血管成形的经验,依据狭窄血管长度和几何形态将颅内动脉狭窄分为三型。

A 型:狭窄长度≤5 mm,狭窄呈同心性和中等程度的偏心性。

B 型:5 mm<狭窄长度≤10 mm,狭窄呈极度偏心性,中等成角。

C 型:狭窄长度>10 mm,极度成角(>90°)。

然而,Mori 分型是基于冠状动脉狭窄的介入分型,相对于冠状动脉,颅内动脉的解剖结构更复杂,

Mori 分型不能准确地预测颅内动脉狭窄介入治疗各个步骤的结果,无法据此制订手术和围手术期计划。

(2) LMA 分型:姜卫剑于 2004 年首次在国际上提出 LMA 分型(classifications of location,morphology and access),即部位分型、血管病变的形态学分型和径路分型。

①部位分型:该分型关注的重点在于病变与分叉处关系。N 型,非分叉处病变;A 型,分叉前病变;B 型,分叉后病变;C 型,跨分叉病变,分支动脉无狭窄;D 型,跨分叉病变,分支动脉有狭窄;E 型,分支动脉开口处狭窄;F 型,分叉前狭窄合并分支动脉狭窄。

②形态学分型:A 型病变,狭窄长度<5 mm,同心性或适度偏心性的比较光滑的狭窄;B 型病变,狭窄长度 5～10 mm,偏心性或成角(>45°);C 型病变,狭窄长度>10 mm,或成角角度>90°。

③径路分型:对导管到靶病变之间的径路进行分型。Ⅰ型径路,适度迂曲,径路血管光滑;Ⅱ型径路,较严重迂曲;Ⅲ型径路,严重迂曲。

LMA 分型的意义在于,部位分型有助于决定血管内支架的放置位置和如何选择支架,以及是否采用分支动脉保护技术来减少分支闭塞的并发症;形态学分型有助于预测手术危险性和支架远期通畅情况;径路分型则有助于预测支架成形术的成功率。

(三)颅内动脉慢性闭塞的临床分型

关于颅内动脉慢性闭塞的分型较少,高峰等针对大脑中动脉及椎动脉慢性闭塞提出的分型如下。

(1) 大脑中动脉 M1 段慢性闭塞分型。

Ⅰ型:闭塞长度≤10 mm,在 M1 段远端主干或分叉处可见远端侧支逆行充盈。

Ⅱ型:闭塞长度>10 mm,在 M1 段远端分叉处可见远端侧支逆行充盈。

Ⅲ型:大脑中动脉 M1 段主干完全闭塞,M2 段分支可见远端侧支逆行充盈,但无法显示 M1 段远端分叉和主干。

(2) 椎动脉颅内段慢性闭塞分型。

Ⅰ型:闭塞段≤15 mm。

Ⅱ型:闭塞段>15 mm。

Ⅲ型:闭塞段血管成角且成角角度≥45°。

Ⅳ型:闭塞段延伸到颅外。

(四)颅内动脉狭窄及慢性闭塞的影像学评估

1. 病变血管形态学评估 常用的检查有血管超声、MRI、CT 和 DSA 检查。对于动脉管腔粗细、斑块厚度及体积,可采用血管超声、CTA 或 MRA 进行评估。DSA 可以评估闭塞病变近端及残端形态、闭塞段长度、闭塞段以远的血管床以及侧支循环情况等。

此外,高分辨率磁共振成像(high-resolution magnetic resonance imaging,HR-MRI)对动脉粥样硬化斑块稳定性或斑块成分的评估具有突出优势。术前对病变血管进行充分的形态学评估有助于术者判断狭窄或闭塞段的病变性质,制订个体化的手术策略。

2. 侧支循环评估 颅内外动脉慢性闭塞合并血流动力学障碍是缺血性卒中发生的根源。血流可以通过交通血管、侧支血管、皮质血管或新生血管吻合到达缺血区,改善缺血区组织灌注。颅内动脉狭窄及慢性闭塞血管远端血流减少是导致患者缺血性卒中发生的主要机制,也是缺血性卒中复发的独立危险因素。对于脑侧支循环的评估,目前尚无统一的评估体系。

利用 MRA、CTA 和 DSA 检查,美国介入和治疗神经放射学学会(American Society of Interventional and Therapeutic Neuroradiology,ASITN)/介入放射学学会(Society of Interventional Radiology,SIR)将大脑中动脉慢性闭塞后侧支循环分为 4 级。

0 级:在闭塞大脑中动脉区域未见血管信号。

1 级:闭塞大脑中动脉区域血管信号影与对侧相应区域之比<50%。

2 级:闭塞大脑中动脉区域血管信号影与对侧相应区域之比≥50%。

3 级:闭塞大脑中动脉区域血管信号影与对侧相应区域相当甚至更多。

0～1级为不良侧支循环,2级及以上者为良好的侧支循环。良好的侧支循环是患者预后良好的重要判断指标,敏感性及特异性分别为70%和93.3%。DSA作为评估脑血管系统的金标准,可以提供血流动力学、血管狭窄程度和侧支循环的相关信息。有良好侧支循环的患者预后相对较好。

3. 脑灌注状态的评估 脑灌注状态的评估越来越受到临床的重视,常用技术包括CT灌注成像(CTP)、磁共振灌注成像(MRP)、正电子发射断层显像(PET)、单光子发射计算机断层成像(single-photon emission computed tomography,SPECT)等。其中,CTP可用于脑灌注状态的量化分析,涉及的血流动力学参数主要包括脑血流量(cerebral blood flow,CBF)、脑血容量(cerebral blood volume,CBV)、平均通过时间(mean transit time,MTT)、峰值时间(time-to-peak,TTP)。

MRP通过灌注加权成像(PWI)分析局部脑组织毛细血管网血流动力学变化来反映脑血管功能储备,相较于弥散加权成像(DWI)技术能更早发现脑组织缺血情况,还可通过与DWI的像差来显示梗死灶周边的缺血半暗带。

此外,SPECT与PET也可用于脑灌注状态的评估。SPECT可提供多个脑组织切面的图像,判断脑组织的缺血部位及范围,但其空间分辨率低,对获得的血流动力学参数只能进行定性或者半定量分析。PET是最理想的定量评估技术,成像更清晰、分辨率更高、定量分析更精确,但设备昂贵、检查花费高、检测时间长。其与SPECT类似,都需要应用有放射性环境污染的核素,限制了其在脑血流动力学评估中的广泛应用。

总之,对颅内动脉狭窄及慢性闭塞进行充分评估是诊治的前提,术前行多普勒超声、CTA、DSA、HR-MRI等检查判断闭塞病变近端及残端形态、闭塞段长度、闭塞段以远的血管床以及侧支循环情况等,再根据实际情况选择CTP、MRP或PET完善头颅灌注成像,明确脑组织灌注情况,进行综合评估。

四、治疗

(一)药物治疗

1. 抗血小板与抗凝治疗 对于症状性颅内动脉狭窄及慢性闭塞患者,应该在发病后尽早进行抗血小板治疗,并坚持长期使用。可选择的抗血小板药物通常为阿司匹林、氯吡格雷、西洛他唑等。处于发病早期、病情稳定的患者在发病后1周内,推荐联合使用氯吡格雷加阿司匹林以减低血栓栓塞导致的早期卒中复发风险。推荐剂量为氯吡格雷(75 mg/d)加阿司匹林(75～150 mg/d)。联合用药时间不宜超过发病后3个月。用药1周后重新评估风险,判断是继续联合治疗还是改为单一抗血小板治疗。单一抗血小板治疗时,与阿司匹林相比,氯吡格雷可能使患者获益更多。联用西洛他唑(200 mg/d)和阿司匹林(75～150 mg/d)较单用阿司匹林可逆转或延缓MRA上症状性颅内动脉狭窄及慢性闭塞的进展,与联用氯吡格雷和阿司匹林疗效相当,但长期疗效未见明确报道,有待进一步研究。对于症状性颅内动脉狭窄及慢性闭塞患者的二级预防,不推荐常规使用抗凝治疗,少数情况下,在充分评估获益和出血风险的前提下慎重使用抗凝治疗。对于存在阿司匹林"临床治疗失败"的患者,不常规推荐华法林抗凝治疗作为替代措施,可以考虑换用其他抗血小板药物或联合抗血小板治疗。对于多种抗血小板药物方案"治疗失败",同时又不能进行支架治疗的患者,由于联合抗血小板治疗和抗凝治疗缺乏有效性的验证,应在充分评估出血风险并严密监测的前提下谨慎使用。对于症状性颅内动脉狭窄及慢性闭塞合并急性冠脉综合征的患者,可以选择联用氯吡格雷与阿司匹林,联合抗血小板治疗和抗凝治疗并非绝对禁忌。对于症状性颅内动脉狭窄及慢性闭塞合并房颤的患者,可以选择华法林进行抗凝治疗(使INR控制在2～3)、用氯吡格雷联合阿司匹林或单用阿司匹林治疗。

2. 强化降脂治疗 对于症状性颅内动脉狭窄及慢性闭塞患者,推荐早期启动他汀类药物治疗,给予阿托伐他汀40 mg/d,建议目标LDL-C水平降至1.81 mmol/L(70 mg/dL)以下,或使LDL-C水平下降幅度>50%,并长期维持。

3. 血压管理 症状性颅内动脉狭窄及慢性闭塞合并高血压的患者应积极控制血压。缺血发作后给予降压处理的时机以及降压的目标值应个体化。选择一定的降压比例比一定的绝对数值更为安全。推荐一天内降压水平不要超过基础血压的 20%。对于糖尿病合并高血压患者，一般应控制血压在 130/80 mmHg 或以下。在充分考虑患者全身靶器官损害、耐受性等情况下，可优先考虑基于长效钙通道阻滞剂（CCB）和血管紧张素 II 受体拮抗剂（ARB）的降压策略。

4. 血糖控制治疗　对于症状性颅内动脉狭窄及慢性闭塞伴糖尿病的患者而言，血糖控制的靶目标为 HbA1C<7% 是合理的。一些患者可以在不产生严重低血糖或其他不良反应的前提下，更为严格地控制血糖。以下患者的血糖控制目标宜适当放宽：有严重低血糖病史者；预期存活时间有限者；有严重的并发症或合并症者；有长期糖尿病史，尽管采用相应的监测和治疗措施，血糖控制仍然难以达标者。此外，由于低血糖对缺血性卒中患者的危害更大，应尽可能避免。

（二）外科手术治疗

颅内-颅外动脉搭桥手术曾是预防症状性颅内动脉狭窄及慢性闭塞最常用的手术。但在 20 世纪 80 年代进行的一项国际性前瞻性、多中心、随机临床试验比较了颅内-颅外搭桥（颞浅动脉到大脑中动脉）手术和药物治疗的效果，结果显示，相比于单用阿司匹林，手术并未降低整体卒中风险。随后，日本学者分别发表于 2006 年、2015 年的 JET、JET2 研究，以及 2011 年在 JAMA 上发表的著名的 COSS 研究也得出了相同的结论：颅内-颅外动脉搭桥手术与单纯药物治疗相比，对预防卒中复发无效。

COSS 研究结果显示，搭桥手术可明显改善患侧脑血流动力学。术后 30 天和末次随访时桥血管通畅率分别为 98% 和 96%。手术组的同侧缺血性卒中复发率为 21%，与非手术组（23%）相比，无显著差异。因此，与药物治疗相比，颅内-颅外动脉搭桥手术无明显优势，目前不提倡使用颅内-颅外动脉搭桥手术治疗颅内动脉重度狭窄及慢性闭塞。

虽然与药物治疗相比，搭桥手术无明显优势，但 COSS 研究结果显示搭桥手术与药物治疗一样可以降低卒中复发风险，对于部分在规范足量药物治疗后仍然反复出现缺血性卒中发作的患者而言，在脑动脉搭桥经验丰富的医学中心由高资历医生进行颅内-颅外动脉搭桥手术可能是较好的选择。

（三）血管内治疗

与搭桥手术一样，对颅内动脉狭窄及慢性闭塞患者行血管内治疗目前还有很多争议，尤其是慢性闭塞患者的介入再通治疗，目前还处于探索阶段。

我国是颅内动脉狭窄的高发国家，国人颅内动脉狭窄与西方人群存在显著的差异，但目前我国缺乏大型研究数据。SAMMPRIS 研究由美国国立神经病学与卒中研究院（NINDS）资助，是第一个比较强化药物治疗与药物＋支架成形术（应用 Wingspan 支架）治疗颅内动脉狭窄的前瞻性、多中心、随机对照研究，该研究纳入 451 例 TIA 或非致残性卒中后 30 天内患者，随机分为强化药物治疗组（$n=227$）与强化药物治疗＋介入治疗（$n=224$）两组，主要复合终点事件为入组后 30 天内发生卒中、死亡，或靶动脉血管重建后 30 天内发生卒中、死亡，或 30 天后靶动脉区内发生缺血性卒中。结果显示，强化药物治疗＋介入治疗组 30 天发生卒中、死亡的概率较强化药物治疗组显著升高（14.7% vs 5.8%，$p=0.002$）；随访 1 年强化药物治疗＋介入治疗组主要复合终点事件发生率较强化药物治疗组亦显著升高（20.0% vs 12.2%，$p=0.009$）。

VISSIT 试验是使用 Pharos Vitesse 球扩支架治疗颅内动脉狭窄的小宗病例试验研究，纳入 112 例患者，随机分成 2 组，强化药物治疗组 53 例，药物＋支架成形术组 59 例，结果显示，30 天卒中或 TIA 发生率强化药物治疗组为 9.4%，药物＋支架成形术组 24.1%；1 年卒中或 TIA 发生率强化药物治疗组为 15.1%，药物＋支架成形术组 36.2%。再次证明强化药物治疗优于侵袭性的介入治疗。

之后的 WEAVE 试验是一项前瞻性、多中心、单臂、连续登记、后市场监管的研究，纳入 152 例患者，围手术期卒中发生率为 2.6%。1 年后随访结果显示，发生卒中、死亡的概率为 8.5%，低于 SAMMPRIS 研究中强化药物治疗组的 12.2%。

我国学者在这方面也做了很多研究。姜卫剑教授报道，颅内动脉狭窄者支架治疗后围手术期并发症发生率为 2%。焦力群教授牵头的 CASSISS 研究虽然尚未公布结果，但前期的 CRTICAS 多中心登记研究中，患者无差别连续入组，27 家中心总计纳入 1140 例患者，最终并发症发生率为 9.3%，如果控制入组标准,支架治疗由大型医疗中心的经验丰富术者来做,并发症发生率会更低。

只有对颅内动脉狭窄进行更精准的评估,才能针对不同患者进行个体化治疗。近年来高分辨率磁共振血管壁成像(HRMR-VWI)的推广使用为我们提供了部分信息,包括局部斑块的性质、致栓的可能性、局部穿支受累的情况等,利用上述信息可以对远端栓塞和局部穿支梗死进行预测,进行血流动力学检查、流体力学检查等,基于计算机重建的 CFD 技术能够提供给我们更多的流体力学信息。

总之,近年来研究显示,颅内动脉重度狭窄的血管内治疗致残率和死亡率大幅减低,主要是因为颅内介入治疗手术技术不断提高,颅内动脉狭窄患者的手术时机和适应证选择越来越合理,新型颅内专用器械越来越完善。

1. 颅内动脉狭窄介入治疗　对于症状性颅内动脉粥样硬化性狭窄程度在 70%～99%,病变长度≤15 mm,目标血管直径≥2 mm 的患者,强化药物治疗无效或侧支代偿不完全的情况下血管内治疗可以作为药物治疗的辅助手段(B 级证据,Ⅱa 类推荐)。

(1)手术适应证:

①有明确的病变血管相关症状。

②经过规范药物治疗后无效,或在治疗期间症状反复发作。

③经系统检查后 DSA 证实狭窄程度大于 70%,且狭窄处有明显的血流动力学改变。

④末次缺血性卒中发病 2 周后。

⑤治疗血管不宜太细,最好直径不小于 1.5 mm。

(2)手术禁忌证:

①不能耐受抗凝、抗血小板治疗。

②存在全身或局部感染且未能得到有效控制。

③近 3 个月内有颅内出血或内脏出血,或目前有较严重的出血倾向。

④患者伴有恶性高血压且经治疗后效果不明显。

⑤患者对对比剂过敏。

⑥患者对所使用的材料或器材过敏。

⑦血管严重扭曲或变异,导管等输送系统难以安全通过。

⑧目标血管存在广泛或狭窄范围过大的病变。

⑨患者有血管炎性狭窄以及广泛的血管结构异常。

⑩邻近治疗部位有动脉瘤,且不能提前或同时处理。

⑪患者有严重房室传导阻滞和病态窦房结综合征。

(3)单纯球囊扩张成形术:与单纯球囊扩张成形术相比,球囊扩张＋支架成形术的复杂性和费用增加,且单纯球囊扩张成形术较为安全,是首先考虑的方法。

目前治疗颅内动脉狭窄时,国内使用较多的专用球囊导管为 Gateway 球囊导管及新上市的 NeuroRX 球囊导管和 SacSpeed 球囊导管。Gateway 球囊是 Maverick 2 球囊的改进版,由快速交换设计变为非快速交换设计,稳定性增加,NeuroRX 和 SacSpeed 球囊均为快速交换球囊,直径 2 mm 及以上的球囊两端有 X 线下可见的 Mark 标记,而直径 1.5 mm 的球囊 Mark 标记在中央位置。

虽然单纯球囊扩张成形术对迂曲血管有较高的通过性,且无异物滞留在血管内,但它存在很多缺陷,包括动脉内膜损伤及夹层、急性血管闭塞、血管弹性回缩使管径无法得到有效扩张、再狭窄等,如果明显影响血流,则要根据术中情况决定是否置入支架。

单纯球囊扩张成形术的流程如下。

①术前准备:虽然单纯球囊扩张不置入支架,但患者有缺血症状时,常规采用双联抗血小板治疗是有益的,且术中情况变化时可能要置入支架。术前 5 天口服肠溶阿司匹林(100 mg/d)或氯吡格雷(75 mg/d),必要时检测双联抗血小板药物是否有效。

②麻醉:虽然有术者习惯采用局部麻醉,或部分患者血管顺滑平直不用全身麻醉也能获得很好的结

果,并且避免了全身麻醉相关风险,但球囊扩张时患者很不舒服,建议全身麻醉下手术。术中应保持麻醉平稳,未扩张前不要大幅度降低血压,扩张成形后血压可以适度降低,特殊情况下术后麻醉状态返回NICU,维持血压稳定,患者在24 h后逐渐苏醒。

③术中全身抗凝:由于各种导管、导丝对血管的影响,术中可能会出现血流缓慢甚至血栓形成,股动脉置鞘后全身肝素化(首次给予负荷剂量70 U/kg,1 h后追加1000 U),维持活化凝血时间(ACT)在250~300 s。但同时也要备好术中出血时紧急中和肝素药物——鱼精蛋白,一般中和1000 U肝素需10 mg鱼精蛋白,总量根据术中肝素代谢情况估算。

④穿刺造影:常用Seldinger技术行股动脉穿刺,置8F短鞘或6F长鞘,先行全脑血管造影及病变血管的三维旋转造影,了解血管闭塞位置、长度以及代偿和远端血管床情况。

⑤建立理想通路:利用8F导引导管或6F长鞘将5F中间导管带到颈内动脉末端(血管特别迂曲、到位困难的可以带到海绵窦段,建议选择顺应性好的球囊)。

⑥球囊扩张:a.球囊选择及准备,选择长度能覆盖狭窄段、直径略小于血管直径的球囊。以肝素生理盐水冲洗导丝腔,球囊抽吸排气但不要预充盈。b.球囊到位,如果血管迂曲严重、狭窄段成角、斑块不规则,可用微导管带3 m导丝先通过狭窄段到远端,再撤下微导管换上球囊。如果血管情况较好可用球囊带导丝直接到狭窄处,球囊两端在正常血管腔内,常规造影确定球囊理想位置。c.球囊扩张,一般球囊命名压为6 atm,爆破压为12 atm,将狭窄段扩张至正常管径的80%,但术中应根据血管状况、斑块硬度及球囊成形情况决定球囊压力,多数不超过命名压。透视下按每10 s 0~1 atm的速度缓慢充盈球囊至理想状态,维持10~20 s,缓慢泄压至轻度负压,球囊保留在原位,造影了解扩张后效果,如果球囊影响造影效果,可以将球囊退到狭窄近端。多数一次扩张即可,偶尔需二次稍高压力(8 atm)扩张。如果狭窄段过长,可以由远及近分段扩张。

⑦最后造影评估:扩张理想后撤出球囊,行工作位及正侧位造影,术中行DynaCT或XperCT检查了解是否有颅内出血。行三维旋转造影,了解狭窄残余及夹层情况,有时单纯正侧位造影很难完全看清夹层情况,影响血流不明显时可以不置入支架(图7-1)。

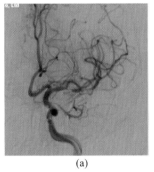 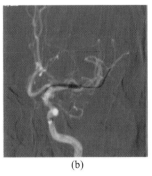 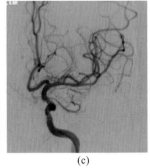

(a)　　　　　　　　　(b)　　　　　　　　　(c)

图7-1　单纯球囊扩张成形术

(a)左侧大脑中动脉下干起始约90%重度狭窄;(b)Gateway球囊(8 mm×9 mm)在6 atm下扩张;(c)扩张后造影,狭窄处完全恢复正常

(4)血管内支架置入术:基于美国心脏协会(AHA)以及颅内动脉狭窄治疗中国专家共识等建议,对于狭窄程度大于70%、在最佳内科药物治疗下仍然发生卒中的症状性颅内动脉狭窄患者,可考虑球囊扩张成形和(或)支架置入术。目前颅内动脉狭窄介入治疗的专用支架相对贫乏,较为常用的为Winspan自膨式支架和Apollo球扩支架,但很难满足颅内动脉迂曲、成角、纤细等狭窄病变的扩张需要。导管释放型支架由于操作简单、顺应性好等被大量应用,如Enterprise、Neuroform、LVIS、LEO甚至Solitaire AB支架等,均有相关文献报道,并且取得了不错的效果,大幅降低了手术并发症发生率。

颅内动脉狭窄术后再狭窄率居高不下,仍然是临床难题,药物洗脱支架应运而生。颅内药物洗脱支架通过支架表面缓释抗增殖药物抑制血管内皮过度增生,从而降低术后再狭窄率。

支架置入术流程:支架置入前球囊扩张手术流程同前,狭窄段扩张理想后保留3 m导丝在原位,撤出球囊。选择合适支架,不同类型支架的释放方式不同。

①Winspan 支架:先拧紧内体上的"Y"形阀防止支架移位,沿留置的 3 m 导丝推送支架外体部分越过狭窄段,观察 Mark 点,确认支架位置,推送内体至支架近端,回撤外体,观察支架远近段 Mark,使支架正好覆盖狭窄段,右手固定内体,左手缓慢回撤外体释放支架。

注意事项:血管迂曲严重时,Winspan 支架到位困难,建议更换顺应性好的自膨式支架;Winspan 支架为开环支架,体外不要推出观察;支架到理想位置后要固定推送杆,防止支架移位而使释放位置不理想;释放后的部分支架不可回收也不能调整位置,如果未能完全覆盖病变段,必要时考虑放第二枚支架。

②Apollo 支架:此为球扩支架,可以快速交换,沿留置的 3 m 导丝推送至狭窄段。Apollo 支架整体显影较好,可以在 X 线下清晰定位,完全覆盖狭窄段后,固定导丝及推送杆防止支架在球囊充盈时移位,压力泵下缓慢充盈球囊,6 atm 命名压下多数支架能完全打开,遇到较硬斑块时根据球囊充盈情况适度增压至完全打开。绝大多数无须二次扩张。球囊完全泄压后撤出。

注意事项:Apollo 球扩支架结构为支架在外、球囊在内,到位前不建议对球囊进行常规排气处理,防止球囊收缩后外层的支架松动甚至脱落;支架较硬,成角血管狭窄时不建议使用 Apollo 支架;血管迂曲或远端病变一定要在中间导管的辅助下使用,选择支架宜短不宜长,不然到位困难;球囊开始充盈时要缓慢,及时调整导丝及推送杆张力,让球囊两端充盈固定支架后再增至命名压,避免球囊明显移位;撤球囊时如果支架跟随移位,可能是球囊未泄压完全,或擦挂支架所致,可以置入中间导管顶住支架,撤出球囊,不可强行拉球囊而使支架大幅移位。

③导管输送支架:包括 Neuroform EZ 支架、Enterprise 支架、Solitaire AB 支架、LVIS 支架、LEO 支架,配套导管分别为 XT27 导管、Prowler select plus 导管、Rebar 导管、Headway21 导管和 VASCO 导管。这类支架及导管顺应性好,到位容易,对血管刺激小,适合通路迂曲或远端病变。首先准备配套微导管,导管沿留置的 3 m 微导丝越过狭窄段到远端。撤出微导丝,沿微导管推送支架,使支架完全覆盖狭窄段,回撤微导管,支架完全释放。除 Solitaire AB 支架需要电解脱外,其他支架完全推出导管后即脱离推送杆。

注意事项:支架导管要通过"Y"形阀接高压肝素生理盐水持续滴注,防止导管内血栓形成;支架进入导管前用生理盐水冲洗支架导入鞘。Solitaire AB 和 Enterprise 支架无头端导丝,其他支架头端有 10～19 mm 导丝,微导管越过狭窄处 2 cm 以上,以防止头端导丝刺破血管,必要时可剪掉头端导丝。Neuroform EZ 支架是开环支架,不可回收和调整位置,其他支架均可在完全释放前回收,根据情况调整位置。LVIS 和 LEO 支架是编织支架且网孔小,可更好地固定破碎的斑块。有文献报道,利用专业测量方法对工作状态的编织支架的径向支撑性进行测量发现,它们并不差于雕刻支架(图 7-2)。

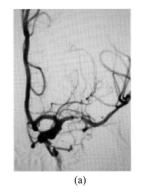 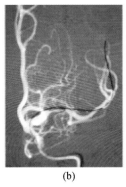 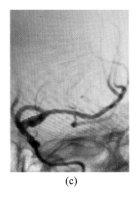 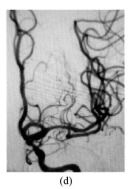

(a)　　　　　　　(b)　　　　　　　(c)　　　　　　　(d)

图 7-2　血管内支架置入术

(a)左侧大脑中动脉 M1 段约 85% 重度狭窄;(b)Gateway 球囊(2.5 mm×9 mm)在 4 atm 压力下扩张;(c)置入 3.5 mm×15 mm LVIS 支架;(d)支架置入后造影,狭窄处恢复正常

最后,撤出微导管,行工作位、正侧位及三维旋转造影,了解狭窄残余及夹层情况。术中行 DynaCT 或 XperCT 检查,了解是否有颅内出血。撤出各级导管,缝合或封闭股动脉穿刺点,用纱布和弹力绷带加压包扎。

2. 颅内动脉慢性闭塞介入治疗 目前国内对颅内动脉慢性闭塞的介入治疗仍有很多争议,国内专家认为药物治疗仍然是首选方案,但药物治疗无效并存在严重血流动力学障碍者可以考虑行血管内再通。

(1)手术适应证:

①DSA 证实颅内动脉闭塞。

②存在与闭塞血管相关的症状性卒中、TIA 或严重认知功能障碍。

③规范、足量药物治疗仍有缺血发作。

④存在血流动力学低灌注。

⑤末次梗死为点片状,发病 2 周后。

⑥术前基本生活正常,mRS 评分≤2 分。

⑦造影可以看到闭塞段远端的血管床。

(2)手术禁忌证:与颅内动脉狭窄手术禁忌证相同。

(3)操作要点(以大脑中动脉闭塞为例):

①术前准备:常规化验检查,术前 5 天口服肠溶阿司匹林(100 mg/d)或氯吡格雷(75 mg/d),必要时检测双联抗血小板药物是否有效,术中肝素化,维持 ACT 在 250~300 s。术前进行充分双联抗血小板治疗,术中肝素化情况下围手术期是否使用替罗非班仍然有争议,建议视术中具体情况决定。

②麻醉:常规全身麻醉气管插管下手术。术中保持麻醉平稳,血管未开通前血压不要大幅降低,开通后血压可以适度降低,必要情况下术后麻醉状态返回 NICU,维持血压稳定,患者在 24 h 后逐渐苏醒。

③穿刺造影:常用 Seldinger 技术行股动脉穿刺,置 8F 短鞘或 6F 长鞘,先行全脑血管造影及病变血管的三维旋转造影,了解血管闭塞位置、长度以及代偿和远端血管床情况。

④建立理想通路:利用 8F 导引导管或 6F 长鞘将 5F 中间导管带到颈内动脉末端。

⑤穿过闭塞段:一般选择带 3 m 微导丝的 1.7F 微导管,微导丝与微导管张力适度,相互配合(如果闭塞段较硬,微导丝及微导管反复尝试不能通过,及时终止手术,不可暴力操作)。微导丝穿过闭塞段到达远端血管床后行正侧位造影,确认微导丝在远端血管床内(如果未在,要排除微导丝穿孔),跟进微导管至远端血管床,撤出微导丝后经造影再次确认,用 3 m 微导丝换下微导管。

⑥球囊扩张:根据血管直径和闭塞段长度选择适当球囊,体外先排空球囊及推送杆内少量气体(压力泵内为 2 份显影剂、1 份生理盐水的稀释液),如果闭塞段长度超过球囊长度,可以由远及近分段扩张,如果考虑血管远、近段直径差距较大,可以用不同的球囊分别进行扩张。术中视血管扩张程度决定球囊充盈压力,不要拘泥于某一刻板数值。扩张完毕不要急于撤出球囊,可以把球囊撤至闭塞近端,经造影证实扩张理想且无破裂出血才撤出(一旦发现动脉破裂,要迅速充盈球囊,阻断血流,观察几分钟,使球囊泄压进行造影检查,如仍有出血,再次充盈,反复多次直到彻底止血)。

⑦置入支架:如果闭塞段扩张后无明显夹层,管腔直径维持在正常血管的 70%以上,且观察 20 min血流通畅无异常,可以不置入支架。否则,在术中 CT 证实无渗出或出血后建议置入支架。选择合适的支架类型和规格,支架长度要覆盖闭塞段两端各 3 mm 以上。术中要密切观察支架对豆纹动脉的影响,建议选择闭环自膨式支架且不完全释放,造影证实豆纹动脉不受影响后再完全释放,如果豆纹动脉消失则可以考虑收回支架。如果管腔回缩明显,必要时考虑支架内后扩张,而后扩张时球囊较容易通过闭环支架。

⑧撤出微导管,行工作位、正侧位及三维旋转造影,了解狭窄残余及夹层情况。术中行 DynaCT 或XperCT 检查,了解是否有颅内出血。撤出各级导管,缝合或封闭股动脉穿刺点,用纱布和弹力绷带加压包扎(图 7-3 和图 7-4)。

3. 术后管理

(1)转入 NICU 后严格观察患者病情变化,行心电、血压监护至少 24 h,每小时进行 1 次神经系统检查。有瞳孔变化、血压大幅波动或患者烦躁、肢体肌力下降等情况及时复查头部 CT,必要时行 DSA 检查。

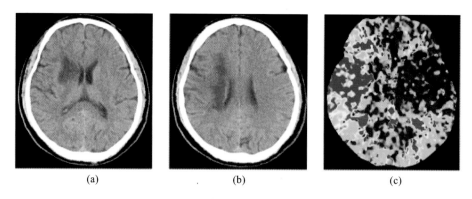

图 7-3　闭塞再通术前评估

(a)尾状核头部梗死;(b)半卵圆中心梗死;(c)CTP 结果显示右侧额顶部 TTP 延长,血流灌注不足

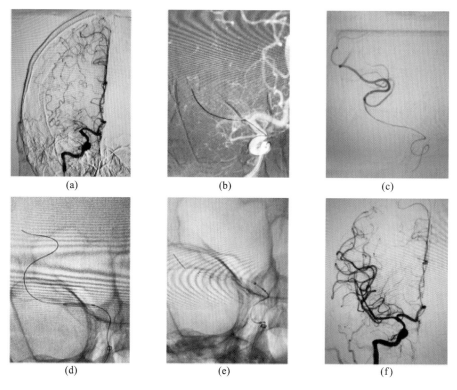

图 7-4　闭塞再通术

(a)右侧大脑中动脉慢性闭塞,可见圆钝残端;(b)微导丝小心穿过闭塞段;(c)微导管到达远端,造影显示远端血管通畅;(d)Gateway
球囊(2.5 mm×15 mm)扩张闭塞段;(e)置入 3.5 mm×15 mm LVIS 支架;(f)成功再通后造影,显示右侧大脑中动脉通畅

(2)继续服用抗血小板药物阿司匹林(100 mg/d)或氯吡格雷(75 mg/d),持续至术后 6~12 个月,之后终身服用阿司匹林。

(3)夹层明显或术中有血栓形成者,可以在密切监测凝血功能前提下加强抗血小板聚集治疗,替罗非班起始推注量为 10 μg/kg,3 min 内推注完毕,再按 15 μg/(kg·min)持续静脉泵入,维持 24~36 h。

4. 术中、术后颅内并发症的处理　从术前准备开始,每个环节都要规范操作,术中、术后及时发现异常,明确原因,尽早处理。

(1)颅内出血的处理:

①及时发现:当术中血压突然升高或心率下降,术后清醒患者突然出现头痛或镇静状态下患者生命体征不稳,甚至瞳孔早期变小后期变大等,提示颅内出血的可能性较大。

②术中发生颅内出血时,要行正侧位及三维旋转造影,寻找出血点,明确后迅速用鱼精蛋白中和肝素,严格控制血压。细小动脉穿孔出血者迅速微导管超选,弹簧圈闭塞出血动脉。球囊扩张主干破裂者,

迅速充盈球囊以临时阻断血流,几分钟后使球囊泄压并行造影检查,仍然出血者再次充盈,反复几次,多数能止血,不能止血者及时转手术室缝合或包裹破裂口,清除血肿。

③术后发生颅内出血时,要及时复查头部 CT,明确出血后暂停抗血小板及抗凝药物治疗,控制血压,根据出血量决定是继续观察还是开颅清除血肿。

(2)颅内动脉急性血栓形成或栓塞:

①急性血栓形成,首先考虑是否因抗凝及抗血小板不足,补足抗栓药物量,先从导引导管内缓慢推注替罗非班(10 μg/kg),效果不佳者将微导管带到血栓部位靶向溶栓,可以用少量尿激酶(50000 U)或阿替普酶(5 mg)起步,再重复应用几次。血栓负荷大、效果仍然不佳者可以考虑取栓。

②栓塞事件,术中房颤栓子、斑块脱落、材料断裂等导致动脉栓塞,药物溶栓效果不佳,影响血流不明显者可不予手术处理,明显影响者可能需要取出栓塞物。如果放置支架会增加手术复杂性,首先考虑中间导管抽吸,避免支架取栓塞物时与原支架发生纠缠。抽吸效果不佳时考虑应用第二枚支架压迫栓塞物。必要时转入手术室切开血管取出栓塞物。

(3)对比剂脑病:血管内使用对比剂可引起神经系统结构或功能短暂可逆性异常,患者可出现精神异常、意识障碍、癫痫发作、肢体瘫痪、失语、失明、失忆等,排除出血或梗死后给予抗炎、补液、脱水、抗凝、降颅内压等治疗。患者多在几小时至几天恢复正常。

(4)过度灌注:重度狭窄患者中,在血管管腔扩张至正常后,约 19% 的患者会出现过度灌注,但多无症状,1%～3% 的患者会出现过度灌注综合征,脑灌注幅度较术前基础水平增加 1 倍以上,与长期血管狭窄导致的远端血管调节功能受损有关。患者表现为头痛、意识障碍、视力下降、恶心、呕吐、烦躁、兴奋、高血压,甚至脑水肿、出血等。早期及时复查头颅 CT 及 MRI 排除脑出血和梗死。CT 上可见脑沟变浅或消失,1% 患者可有点状出血。MRI 的 T2 和 FLAIR 序列影像可见皮质和皮质下脑水肿,DWI 示病变侧弥漫信号增强,CBF、CBV 较术前升高数倍。处理措施为严格控制血压,给予甘露醇降颅内压,激素和巴比妥类药物对部分患者可能有效。有脑出血或梗死者采取相应处理措施。

参 考 文 献

[1] 董强,黄家星,黄一宁,等.症状性动脉粥样硬化性颅内动脉狭窄中国专家共识[J].中国神经精神疾病杂志,2012,38(3):129-145.

[2] 高鹏,马妍,王亚冰,等.颅内大动脉慢性闭塞血管内再通的可行性和安全性分析[J].中国脑血管病杂志,2017,14(8):405-409.

[3] 姜卫剑,王拥军,戴建平.缺血性脑血管病血管内治疗手册[M].北京:人民卫生出版社,2004.

[4] 中国卒中学会,中国卒中学会神经介入分会.2018 症状性动脉粥样硬化性非急性颅内大动脉闭塞血管内治疗中国专家共识[J].中国卒中杂志,2018,13(11):1166-1181.

[5] 中国卒中学会,中国卒中学会神经介入分会,中华预防医学会卒中预防与控制专业委员会介入学组.替罗非班在动脉粥样硬化性脑血管疾病中的临床应用专家共识[J].中国卒中杂志,2019,14(10):1034-1044.

[6] 中华医学会神经病学分会神经血管介入协作组,中国医师协会神经内科医师分会神经介入专业委员会,中国研究型医院学会介入神经病学专业委员会.中国颅内外大动脉非急性闭塞血管内介入治疗专家共识[J].中华内科杂志,2020,59(12):932-941.

[7] Banerjee C,Chimowitz M I. Stroke caused by atherosclerosis of the major intracranial arteries[J]. Circ Res,2017,120(3):502-513.

[8] Chimowitz M I,Lynn M J,Howlett-Smith H,et al. Comparison of warfarin and aspirin for symptomatic intracranial arterial stenosis[J]. N Engl J Med,2005,352(13):1305-1316.

[9] Gao F,Sun X,Zhang H,et al. Endovascular recanalization for nonacute intracranial vertebral artery occlusion according to a new classification[J]. Stroke,2020,51(11):3340-3343.

［10］ Gorelick P,Wong K S,Liu L. Epidemiology[J]. Front Neurol Neurosci,2016,40:34-46.

［11］ EC/IC Bypass Study Group. Failure of extracranial-intracranial arterial bypass to reduce the risk of ischemic stroke. Results of an international randomized trial[J]. N Engl J Med,1985,313(19): 1191-1200.

［12］ Han J H,Ho S S,Lam W W,et al. Total cerebral blood flow estimated by color velocity imaging quantification ultrasound:a predictor for recurrent stroke？[J]. J Cereb Blood Flow Metab, 2007,27(4):850-856.

［13］ Jiang W J,Wang Y J,Du B,et al. Stenting of symptomatic M1 stenosis of middle cerebral artery: an initial experience of 40 patients[J]. Stroke,2004,35(6):1375-1380.

［14］ Kataoka H,Miyamoto S,Ogasawara K,et al. Results of prospective cohort study on symptomatic cerebrovascular occlusive disease showing mild hemodynamic compromise [Japanese Extracranial-Intracranial Bypass Trial(JET)-2 Study][J]. Neurol Med Chir(Tokyo),2015,55(6):460-468.

［15］ Lau A Y,Wong E H,Wong A,et al. Significance of good collateral compensation in symptomatic intracranial atherosclerosis[J]. Cerebrovasc Dis,2012,33(6):517-524.

［16］ Lee S J,Cho S J,Moon H S,et al. Combined extracranial and intracranial atherosclerosis in Korean patients[J]. Arch Neurol,2003,60(11):1561-1564.

［17］ Li Y,Cai Y,Zhao M,et al. Risk factors between intracranial-extracranial atherosclerosis and anterior-posterior circulation stroke in ischaemic stroke[J]. Neurol Res,2017,39(1):30-35.

［18］ Mattioni A,Cenciarelli S,Biessels G,et al. Prevalence of intracranial large artery stenosis and occlusion in patients with acute ischaemic stroke or TIA[J]. Neurol Sci,2014,35(3):349-355.

［19］ Ogasawara K,Ogawa A,Yoshimoto T. Cerebrovascular reactivity to acetazolamide and outcome in patients with symptomatic internal carotid or middle cerebral artery occlusion:a xenon-133 single-photon emission computed tomography study[J]. Stroke,2002,33(7):1857-1862.

［20］ Powers W J,Clarke W R,Grubb R L Jr,et al. Extracranial-intracranial bypass surgery for stroke prevention in hemodynamic cerebral ischemia:the Carotid Occlusion Surgery Study randomized trial[J]. JAMA,2011,306(18):1983-1992.

［21］ Rotzinger D C,Mosimann P J,Meuli R A,et al. Site and rate of occlusive disease in cervicocerebral arteries:a CT angiography study of 2209 patients with acute ischemic stroke[J]. Am J Neuroradiol,2017,38(5):868-874.

［22］ Sacco R L,Kargman D E,Gu Q,et al. Race-ethnicity and determinants of intracranial atherosclerotic cerebral infarction. The Northern Manhattan Stroke Study[J]. Stroke,1995,26 (1):14-20.

［23］ Stone G W,Kandzari D E,Mehran R,et al. Percutaneous recanalization of chronically occluded coronary arteries:a consensus document:part Ⅰ[J]. Circulation,2005,112(15):2364-2372.

［24］ Wang Y L,Wu D,Liao X,et al. Burden of stroke in China[J]. Int J Stroke,2007,2(3):211-213.

［25］ Wang Y,Zhao X,Liu L,et al. Prevalence and outcomes of symptomatic intracranial large artery stenoses and occlusions in China:the Chinese Intracranial Atherosclerosis(CICAS) Study[J]. Stroke,2014,45(3):663-669.

［26］ Wang W,Jiang B,Sun H,et al. Prevalence,incidence,and mortality of stroke in China:results from a nationwide population-based survey of 480 687 adults[J]. Circulation,2017,135(8): 759-771.

［27］ Weimar C,Goertler M,Harms L,et al. Distribution and outcome of symptomatic stenoses and occlusions in patients with acute cerebral ischemia[J]. Arch Neurol,2006,63(9):1287-1291.

[28] Wong K S,Huang Y N,Gao S,et al. Intracranial stenosis in Chinese patients with acute stroke [J]. Neurology,1998,50(3):812-813.

[29] Yamauchi H,Higashi T,Kagawa S,et al. Is misery perfusion still a predictor of stroke in symptomatic major cerebral artery disease? [J]. Brain,2012,135(Pt 8):2515-2526.

[30] Zhao D,Liu J,Wang W,et al. Epidemiological transition of stroke in China:twenty-one-year observational study from the Sino-MONICA-Beijing Project[J]. Stroke,2008,39(6):1668-1674.

（李聪慧）

第五节 烟 雾 病

一、概述

（一）疾病概述

烟雾病（moyamoya disease）是一种原因不明，以双侧颈内动脉末端、大脑中动脉和大脑前动脉起始段慢性进行性狭窄或闭塞为特征，并继发颅底异常血管网形成的一种脑血管病（图 7-5）。1969 年日本学者 Suzuki 及 Takaku 首先报道该病，由于这种颅底异常血管网在脑血管造影图像上形似烟雾，故将该病称为"烟雾病"。烟雾状血管是扩张的穿通动脉，起侧支循环的代偿作用。该病可合并动脉瘤及动静脉畸形。

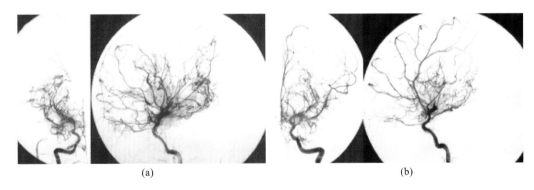

(a)　　　　　　　　　　　　　　(b)

图 7-5　典型烟雾病脑血管造影表现

(a)右侧颈内动脉正侧位；(b)左侧颈内动脉正侧位。(a)(b)显示双侧颈内动脉末端至大脑前动脉、大脑中动脉起始段狭窄，并且颅底可见典型烟雾状血管

烟雾病不同于烟雾综合征和烟雾现象，烟雾综合征和烟雾现象由某些明确病因所引起，如动脉硬化、脑膜炎、镰状细胞贫血、肿瘤、外伤、神经纤维瘤病、唐氏（Down）综合征以及自发性颈内动脉闭塞等。

（二）流行病学

烟雾病最早发现于日本，一度被认为仅发生于日本人群中。1962 年法国 Subirana 报道了一组烟雾病病例，此后世界各地陆续有这种疾病的报道。但总体而言，该病在中国、日本、韩国等东亚国家中高发。Kleinloog 等综合分析了 1962—2011 年中国、日本、美国所报道的烟雾病文献，结果显示，按 10 万人口计，日本发病率为 0.35%～0.94%，中国发病率为 0.41%，美国发病率为 0.05%～0.17%。欧洲发病率为（0.03～0.1)/10 万。世界各地的烟雾病差异还体现在临床表现上，如亚洲成年患者多有脑出血，欧洲则不一定。这种地区之间有差异的原因不明。

烟雾病的发病有一定的家族聚集性，有家族史的人群发病率更高，是正常人群的 42 倍。近来发现烟雾病相关基因位点有 17q25、8q23、6q25、12p12 和 3p24 等。其中 17q25 区域的环指蛋白 213（RNF213）的 C.14576 G＞A 变异是本病的易感基因变异，与家族遗传性关系密切。Miyawaki 报道烟雾病患者中

85％有 C.14576 G＞A 变异,与正常对照组相比有显著相关性(p＜0.0001)。Miyawaki 发现纯合型 C.14576 G＞A 变异患者的发病年龄小于 4 岁,60％患者以脑梗死为首发症状,与杂合型和野生型变异比,预后更差。Hong 等发现人类白血病抗原 HLA-DRB1* 1302 和 HLA-DQB1* 0609 等位基因与家族性烟雾病关系密切。

男女发病的比例为 1∶1.6。本病可见于任何年龄,发病年龄有两个高峰,第一个高峰在 4 岁左右,以缺血性发作为主;第二个高峰在 34 岁左右,以脑出血起病为主。但是,成年患者以缺血发作起病者也不少见。

（三）病因和病理学

烟雾病的病因迄今不明。有下列各种病因和相关因素:免疫介导和炎症反应,钩端螺旋体、EB 病毒感染后引发血管免疫反应,遗传因素所致先天性血管内膜发育异常,系统性红斑狼疮或神经纤维瘤病 I 型等全身系统性病变等。烟雾病与类风湿因子、甲状腺自身抗体、抗磷脂抗体等自身抗体有关;还与成纤维细胞生长因子、肝细胞生长因子、转化生长因子-β、血小板衍生生长因子、基质金属蛋白酶等相关。通过术中观察及组织学检查发现,烟雾病患者颅底动脉环主要分支的内膜细胞被破坏、内弹力层不规则断裂,中膜平滑肌细胞从内弹力层断裂处向内膜增生,血管管腔不对称狭窄,管壁增厚。血管增厚主要为平滑肌细胞增生和大量细胞外基质产生所致,而内膜及内弹力层几乎没有磷脂沉积,这与动脉粥样硬化不同(图 7-6)。这些发现在儿童与成人之间无明显差别。烟雾病患者的心脏、肾脏及其他器官的动脉也可见到类似的病理改变,提示该病不单纯是脑血管病,有可能是一种系统性血管疾病。最近的研究发现,病变血管中免疫球蛋白 G(IgG)和钙结合蛋白 S100A4 均呈阳性,表明免疫机制引起血管平滑肌细胞形态和功能改变,使表达 S100A4 的平滑肌细胞更容易从断裂的内弹力层突入细胞内膜,加快血管狭窄或闭塞。烟雾状血管是扩张的穿支,血管壁可发生纤维蛋白沉积、内弹力层断裂、中膜变薄以及微动脉瘤形成等许多不同的病理变化。烟雾状血管可发生管壁结构破坏及继发血栓形成。这些病理改变是临床上烟雾病患者既可表现为缺血症状,又可表现为出血症状的病理学基础。

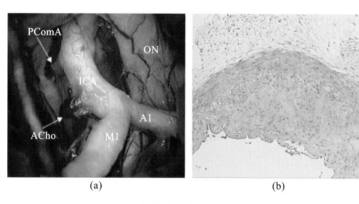

图 7-6　烟雾病患者颈内动脉末端

(a)烟雾病患者颈内动脉末端及其分叉部术中照片,可见颈内动脉末端及大脑前动脉、大脑中动脉起始段外径变细,但前交通动脉、后交通动脉及 A1 段发出的穿支直径正常。(b)烟雾病患者颈内动脉末端组织学检查(HE 染色),显示颈内动脉末端内膜增厚、内弹力层不规则断裂及中膜变薄。PComA,后交通动脉;ACho,脉络膜动脉;ON,视神经;ICA,颈内动脉

烟雾病早期,病变主要累及颈内动脉颅内段的远端、大脑前动脉和大脑中动脉的近端部分,偶见于交通动脉和大脑前动脉、大脑中动脉的远端部分。颈外动脉和身体其他部位的动脉有时也可发生类似的病理改变。在早期阶段,病变通常不累及 Willis 环的后半部分。脑底部出现烟雾状血管以及脑表面软脑膜血管形成异常血管网是本病的特征。这些烟雾状血管来源于 Willis 环,并与大脑前动脉和大脑中动脉的终末支相通。因此,它们很可能是扩张和扭曲的豆纹动脉及丘脑穿通动脉。这些异常的小动脉管壁的增厚和内弹力层的重叠,导致管腔狭窄,还可使部分内弹力层断裂、中间层纤维化和局部呈不规则扩张,形成微小动脉瘤。微小动脉瘤和血管扩张同时伴有不同程度的纤维化常常是导致血管破裂出血的原因。

Kono 等研究发现,烟雾病患者软脑膜上的异常血管网并非病变时形成的新生血管,烟雾病患者软脑膜上血管的数量与正常人无明显差异,这种异常血管网是软脑膜动脉、静脉扩张所致。Ikeda 等对烟雾病患者的颅外血管进行研究,发现动脉的内膜呈进行性纤维化增厚,这种病理变化与颅内动脉相似。部分患者在肺动脉近端有血栓形成,与正常年龄和性别组对照,烟雾病患者的肺动脉、肾动脉和胰动脉的内膜明显增厚,在统计学上有显著意义($p<0.05$)。

烟雾病以动脉内膜缓慢、进行性增厚为特征,发生在单侧或双侧颈内动脉的远端分叉处,逐渐蔓延至邻近的 Willis 环前部,引起前循环近端动脉的狭窄和闭塞,造成正常脑血供减少,缺血部位的脑组织常常发生萎缩、软化,在显微镜下可以看到皮质下第二层、第三层有坏死灶。

影响本病病情发展和预后的因素如下。①前循环近端主要动脉内膜增生的程度。②侧支循环血管的形成和代偿能力。③患者的年龄。

Ogawa 等研究发现,5 岁以内儿童的脑血流量是成人的 $2\sim2.5$ 倍,$10\sim15$ 岁儿童的脑血流量是成人的 1.3 倍。由此可见,年龄越小,对脑血供的需求越多,因此年龄较小的儿童起病较为严重,常伴脑梗死和癫痫发作。随着时间的推移,患者对脑血供的需求量减少,发病的程度随之减轻,有些患者甚至可以自发性痊愈。

(四)脑侧支循环系统

1. 侧支循环系统的组成 脑血供的侧支循环系统由以下几个部分组成。

(1)脑内侧支吻合系统:脑表面和脑底部各有一套穿通血管吻合,均位于侧脑室的外侧角。由于缺血的程度不同,这些血管吻合形成不同程度的烟雾状血管网,见于烟雾病或烟雾现象。

(2)脑底交通系统:即 Willis 环。烟雾病早期主要累及 Willis 环前半部和邻近的血管,后期可累及 Willis 环的后半部分。

(3)皮质软脑膜血管吻合系统:主要是脑表面直径为 $200\sim600~\mu m$ 的小血管之间直接的端端吻合。

(4)硬脑膜血管吻合网:硬脑膜血管之间可相互吻合成网,如果没有含脑脊液的蛛网膜下腔,这种吻合网与脑表面直接接触,可向脑表面供血。该系统在脑缺血时可作为侧支血供的来源。

(5)颅外血管网:头皮、颅外肌肉和颅骨的血管可以相互吻合成网,这种网的血供是相当丰富的,可以通过直接或非直接的方式与颅内血管相通。

(6)功能性侧支:高碳酸血症、颈交感神经切断或上颈部交感神经节切除等可增加脑血流。

(7)颅底侧支吻合系统:该系统位于颅底,通过颈动脉系统与椎动脉系统在颈部相吻合。

脑血供的侧支循环系统可以相互吻合。脑表面有三层膜、脑脊液和颅骨,在保护脑组织方面起重要作用,但是它们之间不仅很难形成侧支循环,还阻碍其他侧支与脑血管交通,尤其是侧支循环丰富的硬脑膜血管系统和颅外血管网系统几乎无法与脑表面血管网吻合。

2. 分类 根据 Suzuki 的分类标准,烟雾病的分期如下。

(1)Ⅰ期:病变呈缓慢、进行性发展,Willis 环的前半部、颈内动脉狭窄和闭塞,脑内侧支吻合系统(第一侧支)和皮质软脑膜血管吻合系统(第三侧支)起代偿作用,如代偿不足则可引起缺血性发作。

(2)Ⅱ期:脑内侧支吻合系统代偿性扩张,在脑底部形成异常血管网。由于正常脑血管造影中没有这类血管,因此较易引起临床注意。在这一阶段,皮质软脑膜血管吻合系统(第三侧支)在脑血管造影中未显示而常被忽视。

(3)Ⅲ期:随着病变的进展,颈内动脉血流进一步减少,脑内侧支吻合系统变得更为明显,同时来自硬脑膜的侧支也开始在脑血管造影中显示出来,分别在脑表面和前颅底形成穹隆烟雾症和筛板烟雾症。

(4)Ⅳ期:随着时间延长,皮质软脑膜血管吻合系统(第三侧支)、硬脑膜血管吻合网(第四侧支)和颅外血管网(第五侧支)之间吻合增多,脑内侧支吻合系统(第一侧支)的作用逐渐减弱,并且在脑血管造影中逐渐消失。

(5)Ⅴ期和Ⅵ期:通过颈外动脉系统,脑部得到足够的供血,缺血性发作逐渐减少,甚至痊愈。

有时由于病变进展较快或脑底交通系统(第二侧支)供血不足,颅内外侧支代偿系统来不及形成和发挥作用,导致脑供血不足而引起不可逆的脑缺血。为解决脑缺血的问题,避免脑损害的发生,有以下两种方法可供选择:①减少脑血流量,等待脑侧支循环的自然形成。②通过外科手术,建立或促使脑侧支循环形成。显然采取后一种方法较为合理。

二、临床特点

儿童及成年烟雾病患者的临床表现各有特点。儿童患者以缺血症状为主要临床表现,包括短暂性脑缺血发作(TIA)、可逆性缺血性神经功能障碍(RIND)及脑梗死。成年患者的缺血症状和体征与儿童患者类似,但成年患者常以出血症状为主,具体症状因出血部位而异。少数患者可无症状,因体检或其他原因被发现,可能属疾病早期。

(一)临床表现

1.脑缺血

(1)可表现为 TIA、RIND 及脑梗死。由于缺血性发作短暂,患者就诊时或入院时症状已消失,因此从家属那里获得的病史是很重要的,同时应该详细记录下列内容:首次发病的年龄、发病的方式(缺血性或出血性)、发作的次数、严重程度、神经功能障碍情况,以及诱发因素和发生时间等。对于上次起病情况和病情变化过程也应做记录,并且要弄清楚目前的体征是上次发作后残留的还是几次发作累积的结果。有些症状家属无法提供,要提示性询问患者,如是否有感觉性发作、头痛和视觉障碍等。

(2)TIA 常与过于紧张、哭泣、应激性情感反应、剧烈运动、进餐、过冷或过热有关。此与过度通气引发血二氧化碳分压下降有关。

(3)运动障碍常为早期症状,约占 80.5%,主要表现为肢体无力甚至偏瘫。常有上述诱发因素。可见于 TIA、RIND 或脑梗死患者。

2.颅内出血　近半数成年患者可出现颅内出血。出血往往会给患者带来严重的神经功能损害,患者可能还会发生反复出血。有文献报道,再出血率达 28.3%~33%,年再出血率为 7.09%。

烟雾病患者发生颅内出血的主要原因:烟雾状血管破裂出血或合并的微动脉瘤破裂出血。烟雾状血管破裂出血的主要原因是持续的血流动力学压力使脆弱的烟雾状血管破裂;通常出血发生于基底节区、丘脑及脑室旁区域,且常常合并脑室内出血。微动脉瘤可位于侧支血管或烟雾状血管的周围,或基底动脉分叉部,或基底动脉与小脑上动脉交界处。对于烟雾病患者而言,椎基底动脉系统在提供血流代偿方面往往起着重要的作用,椎基底动脉系统也承担着较大的血流动力学压力,这或许是诱发烟雾病患者动脉瘤形成和造成蛛网膜下腔出血的一个重要原因。目前越来越多的证据表明,成年烟雾病患者可发生非颅内动脉瘤破裂所致的蛛网膜下腔出血。导致烟雾病患者发生颅内出血的少见原因是脑表面扩张的动脉侧支破裂。

3.癫痫　一些患者以癫痫发作起病,可部分发作或全身性大发作。

4.不随意运动　通常表现为患者一侧肢体出现舞蹈样动作。面部不随意运动在烟雾病患者中较为少见,睡眠时不随意运动消失。

5.头痛　部分患者伴头痛。头痛的原因估计与颅内血供减少有关。临床上许多伴头痛的烟雾病患者在行血管重建手术后症状即自行消失。

6.智力　烟雾病患者由于脑缺血而存在不同程度的智力下降。根据 Matsushima 分型,Ⅰ型的平均智商为 111.4,Ⅱ型的平均智商为 88.9,Ⅲ型的平均智商为 68.9,Ⅳ型的平均智商为 63.9。由此可见,脑缺血程度越严重,对智商的影响越大。在患者治疗前和治疗后做智商(IQ)测定和发育商(DQ)测定,有助于对手术效果进行评价。

(二)临床分型

多采用 Matsushima(1990)的烟雾病分型标准。

1.Ⅰ型(TIA 型)　TIA 或者 RIND 发作每月不多于 2 次,无神经功能障碍,头颅 CT 无阳性发现。

2. Ⅱ型(频发 TIA 型) TIA 或者 RIND 发作每月多于 2 次,余同上。

3. Ⅲ型(TIA-脑梗死型) 脑缺血发作频繁,并遗留神经功能障碍,头颅 CT 可看到低密度梗死灶。

4. Ⅳ型(脑梗死-TIA 型) 以脑梗死起病,以后有 TIA 或 RIND 发作,偶可再次出现脑梗死。

5. Ⅴ型(脑梗死型) 以脑梗死起病,可反复发生梗死,但无 TIA 或 RIND 发作。

6. Ⅵ型(出血型或其他) 侧支烟雾血管破裂出血或者微小动脉瘤破裂出血,并且无法纳入上述各类分型。

(三)辅助检查

辅助检查在烟雾病的诊断、判断脑损害的程度和预后方面起重要作用。

1. 各项常规实验室检查 多属正常。

2. 头颅 CT 在Ⅰ型和Ⅱ型患者中,头颅 CT 结果是正常的。在Ⅲ型和Ⅳ型患者中,头颅 CT 上可见单一或多发性梗死灶,常位于灰白质交界处("分水岭"带),呈斑点状或蜂窝状,伴不同程度的脑萎缩和蛛网膜下腔及脑室扩大。增强 CT 显示颈内动脉远端、大脑前动脉和大脑中动脉近端缺失。病变后期 Willis 环受累,并且在脑底部出现烟雾状血管。在缺血的急性期(1~4 周),CT 上脑回可强化,脑出血多发生在脑室附近,可破入脑室系统。

3. 头颅 MRI 除可显示新、旧脑缺血改变外,还可显示脑出血或脑萎缩。头颅 MRI 和头颅 MRA 常作为首选的筛选性检查。头颅 MRI 还可显示基底节多发、点状的流空现象以及颅内动脉远端和大脑前动脉、大脑中动脉近端的正常流空现象消失。MRA 对于烟雾病患者而言是一种有效的诊断手段,可显示 Willis 环与脑血管造影一致的信号强度改变,以及分布在整个基底节区的烟雾状血管所造成的点状信号改变。

Yamada 等将常规脑血管造影与 MRA 进行比较:对烟雾病的确诊率脑血管造影为 100%,MRA 为 83%。对床突上颈内动脉狭窄的发现率,脑血管造影为 100%,MRA 为 88%。由此可见,在对烟雾病的诊断方面,MRA 还不能完全替代脑血管造影。

4. 脑电图 Kodama 等对 25 例烟雾病患儿进行了脑电图检查,他们发现脑后部的慢波主要发生在起病早期(10 个月),颞叶中央的慢波发生在起病后 28 个月,弥漫性低电压则发生在病程较长(约 56 个月)的患儿中。过度换气期间,患儿出现高电压性慢波,在换气结束后 20~60 s 可再次出现高电压性慢波,Kodama 等称这种情况为"重建现象",见于 75% 的患儿。烟雾病患儿过度换气可导致低碳酸性低氧血症,使皮质表面的正常血管收缩而局部脑血流量(rCBF)下降,引起低电压性慢波。过度换气后,开始扩张的皮质血管从深部烟雾状侧支循环血管处"盗血"而造成脑缺血,加上过度换气后呼吸抑制,使原有的缺血性低氧血症加重,患儿出现高电压性慢波。这种在脑电图上呈现的"重建现象",是烟雾病的特征性变化。

5. 脑血流和脑代谢评价 单光子发射计算机断层成像(SPECT)、PET、CTP 等脑血流评估手段为缺血性脑血管病的诊断提供了一种新方法,评价指标有脑灌注压(CPP)、脑血流量(CBF)、脑血容量(CBV)、达峰时间(TTP)、平均通过时间(MTT)及脑血管储备功能(CVR)等。其中 CPP 为平均动脉压与颅内压的差值;CBF 是脑组织内血流量;CBV 是脑血管床容积;MTT 是显影剂通过观测区的平均时间,主要是通过毛细血管的时间;TTP 指对比剂首次通过脑组织观测区至峰值的时间。此外,PET 还可获得脑氧代谢率($CMRO_2$)、氧摄取分数(OEF)以及脑葡萄糖代谢率(CMRglu)等反映脑代谢功能的指标的值。这些指标可用于评价脑血流灌注,对临床医生选择最佳治疗方案及观察疗效具有非常重要的指导意义(图 7-7)。

6. 脑血管造影 脑血管造影是诊断烟雾病的金标准。典型的表现为双侧颈内动脉床突上段狭窄或闭塞;基底部有纤细的异常血管网,呈烟雾状;有广泛的血管吻合,如大脑后动脉与胼周动脉吻合。可合并大脑前动脉(ACA)和大脑中动脉(MCA)近端狭窄或闭塞,约 25% 的患者椎基底动脉系统亦存在狭窄或闭塞。脑血管造影还可用于评价烟雾病的进展变化,用于血管重建手术后评价(图 7-8)。

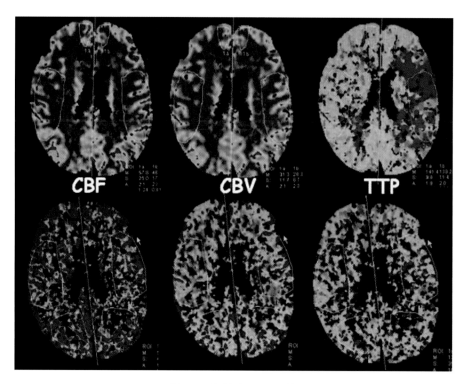

图 7-7 烟雾病 CTP 图像

手术侧为左侧(白色箭头侧)。上排为术前,见左侧血流达峰时间明显延长;下排为术后,显示术后双侧 CBF、CBV 明显增加,TTP 明显缩短,恢复正常

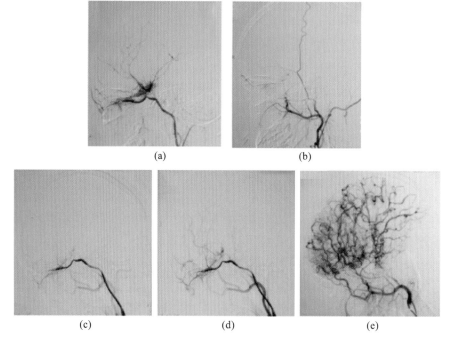

(a)   (b)

(c)   (d)   (e)

图 7-8 烟雾病 IV 期患者术前与术后一年 DSA 对比

(a)术前右侧颈内动脉造影;(b)术前右侧颈外动脉造影;(c)(d)术后右侧颈内动脉造影,示颅内段完全闭塞,异常血管网消失;(e)术后右侧颈外动脉造影,示颞浅动脉吻合口通畅,颞中深动脉、脑膜中动脉、蝶腭动脉均较术前明显增粗,与皮质动脉吻合良好,术侧半球血供完全依赖颈外动脉

    1969 年,Suzuki 和 Takaku 根据脑血管造影表现的不同,提出将烟雾病分为 6 期,该标准被普遍接受并广泛应用于临床(表 7-1)。

表 7-1　烟雾病分期标准

分　期	造 影 表 现
Ⅰ期	颈内动脉末端狭窄，通常累及双侧
Ⅱ期	脑内主要动脉扩张，脑底产生特征性异常血管网（烟雾状血管）
Ⅲ期	颈内动脉进一步狭窄或闭塞，逐步累及 MCA 及 ACA；烟雾状血管更加明显（大多数病例在此期发现）
Ⅳ期	整个 Willis 环甚至大脑后动脉（PCA）闭塞，颅外侧支循环开始出现；烟雾状血管开始减少
Ⅴ期	Ⅳ期进一步发展
Ⅵ期	颈内动脉及其分支完全闭塞，烟雾状血管消失；脑血供完全依赖于颈外动脉和椎基底动脉系统的侧支循环

典型的发展过程多见于儿童患者而少见于成年患者，而且可以停止在任何阶段，少部分患者可发生自发性改善。

早期脑底部烟雾状血管由颈内动脉供血，后期主要由大脑后动脉供血，虽然供血动脉不同，但脑底部烟雾状血管团的容积未发生明显改变。后期软脑膜侧支血管有减少的倾向，并且大脑后动脉开始狭窄。

在烟雾病早期，来自颈外的侧支血管较少见，后期可达 45%～67%。最常见的颈外侧支血管来自脑膜中动脉，也可来自上颌动脉，来自颞浅动脉和枕动脉的较为少见（占 15%）。

三、诊断

患者出现自发性脑出血，特别是脑室内出血；儿童或年轻患者出现反复发作的 TIA，应考虑该病，经辅助检查，可以明确诊断。

单侧烟雾病少见，如有典型临床表现和影像学特征，排除其他病因后可诊断为单侧烟雾病，但不排除处于疾病早期（Suzuki 分型Ⅰ～Ⅲ型）仅累及一侧血管者。

许多疾病的继发改变与烟雾病相似，如合并神经纤维瘤病Ⅰ型、结节性硬化症、甲状腺功能亢进症、镰状细胞贫血、唐氏综合征、纤维肌发育不良时，则诊断为烟雾综合征。另外，笔者认为，基于 MRI/MRA 做出烟雾病的诊断只推荐应用于儿童及其他无法配合进行脑血管造影检查的患者。

日本烟雾病诊断标准指南内容如下所示。

（1）脑血管造影是诊断烟雾病必不可少的，而且必须包括以下表现。

①颈内动脉（ICA）末端狭窄或闭塞，和（或）ACA 和（或）MCA 起始段狭窄或闭塞。

②动脉相出现颅底异常血管网。

③上述表现为双侧性。

（2）当 MRI 及 MRA 能够清晰提示下述表现时，脑血管造影不是诊断所必需的。

①ICA 末端狭窄或闭塞，和（或）ACA 和（或）MCA 起始段狭窄或闭塞。

②基底节区出现异常血管网（在 1 个扫描层面上发现基底节区有 2 个以上明显的流空血管影，即可提示存在异常血管网）。

③上述表现为双侧性。

（3）烟雾病的诊断必须排除下列情形。

①动脉粥样硬化。

②自身免疫性疾病。

③脑膜炎。

④颅内新生物。

⑤唐氏综合征。

⑥神经纤维瘤病。

⑦颅脑损伤。

⑧颅脑放射治疗后。

⑨其他：镰状细胞贫血，结节性硬化症等。

（4）对诊断有指导意义的病理表现如下。

①在 ICA 末端内及附近发现内膜增厚并引起管腔狭窄或闭塞，通常双侧均有；增生的内膜内偶见脂质沉积。

②构成 Willis 环的主要分支血管均可见由内膜增厚所致的程度不等的管腔狭窄或闭塞；内弹力层不规则变厚或变薄断裂以及中膜变薄。

③Willis 环可发现大量的小血管（开放的穿支及自发吻合血管）。

④软脑膜处可发现小血管网状聚集。

诊断标准（无脑血管造影的尸检病例可参考第（4）点）：

①确切诊断：

a．具备上述第（1）点或第（2）＋（3）点的病例可做出确切诊断。

b．儿童患者一侧脑血管出现上述第（1）点中第①②项或第（2）点中第①②项，同时对侧 ICA 末端出现明显的狭窄也可做出确切诊断。

②可能诊断：上述第（1）点中第①②项和第（3）点，或上述第（2）点中第①②项和第（3）点的单侧累及病例。

四、治疗

（一）药物治疗

用于烟雾病治疗的药物有血管扩张剂、抗血小板药物及抗凝药等，这些药物有一定的临床疗效，但有效性均无循证医学证据证实。对于有缺血症状的患者，可考虑使用阿司匹林、噻氯匹定等药物，癫痫患者可使用抗癫痫药物。目前尚无有效的药物降低烟雾病患者出血率。

（二）外科手术治疗

烟雾病外科手术治疗的效果明显优于药物治疗。目前绝大多数的烟雾病患者采用外科手术进行治疗。烟雾病有进展性，因此明确诊断后即应手术。但是，目前手术方法很不统一，各种方法尚缺乏有循证医学证据的大宗病例报道。外科手术治疗方法包括三类：直接血管重建手术、间接血管重建手术以及组合手术。

1. 直接血管重建手术　包括以下类型。①颞浅动脉-大脑中动脉分支吻合术，最常用。②枕动脉-大脑中动脉分支吻合术，在颞浅动脉细小时采用。③枕动脉-大脑后动脉吻合术。

2. 间接血管重建手术　包括以下类型。①脑-硬脑膜-动脉血管融合术（EDAS）；②脑-肌肉血管融合术（EMS）；③脑-肌肉-动脉血管融合术（EMAS）；④脑-硬脑膜-动脉-肌肉血管融合术（EDAMS）；⑤环锯钻孔，硬脑膜和蛛网膜切开术；⑥大网膜移植术。

在间接手术供体血管的选择上，复旦大学附属华山医院根据不同术式术后随访结果总结经验：颞中深动脉和脑膜中动脉作为间接手术的供体血管时，术后新生血管吻合明显好于颞浅动脉，颞浅动脉用作间接手术的供体血管时，效果很差，但是在直接手术中，颞浅动脉是最好的供体血管。因此，复旦大学附属华山医院设计了新的手术方式，采用颞浅动脉-大脑中动脉分支吻合术结合颞肌贴敷、硬脑膜翻转贴敷的组合术式，并将其命名为"颞浅动脉-大脑中动脉分支吻合术＋脑-硬脑膜-肌肉血管融合术（STA-MCA＋EDMS）"。随访 DSA 发现，间接手术形成的脑膜中（副）动脉、颞中深动脉、蝶腭动脉均与皮质动脉形成不同程度的吻合，且较术前明显增粗；术后 CT 灌注显示，吻合侧术后皮质血流量、血容量及血流达峰时间以对侧为参照，与术前相比明显改善。

（三）手术时机

采用内科治疗的患者中，仅半数患者在 4～5 年缺血性发作消失，其余的患者持续 7 年仍有缺血性发作。烟雾病的缺血性发作在自然病程中将持续很长一段时间，甚至 I 型患者也是如此，并且病程越长对智商的影响也越大。据报道,如将智商86定为正常,那么在烟雾病起病后4年内92％的患者智商是正常的,起病后5～9年40％的患者智商是正常的,起病后10～15年的患者中仅33％患者的智商是正常的。

因此,一旦烟雾病诊断明确应尽早手术。手术不但能改善脑缺血发作,还能使患者智商得到不同程度的提高。Ishii等报道了20例烟雾病患者,手术后一半患者的智商明显改善。手术时尽量采用简单、易行、安全、有效的方法,如脑-硬脑膜-肌肉血管融合术。年龄小于5岁的儿童患者(尤其是年龄小于2岁的儿童患者),脑梗死发生率高,病情发展较快,预后和康复较差,同时年龄越小,智商下降出现得越早,手术治疗对此年龄段的儿童患者同样有价值。但是对于症状较少或者仅以头痛、癫痫和不随意运动为主要症状的患者,则应选择性地采用手术治疗。

(四)双侧手术问题

若患者一般情况好,可一次麻醉下行双侧半球血管重建术。若采用分期手术,有下列情况的半球应先手术:反复发生TIA,优势半球,脑血流动力学研究显示脑血流量和灌注储备量减少较多。一般在首次间接手术后至少6个月,患者神经系统症状和体征稳定,方行另一侧手术。

(五)术后脑血管造影表现

手术成功者的典型脑血管造影表现为颈外动脉的供血动脉在脑部形成明显的再生血管,脑底部的烟雾状血管减少,术前存在于脑表面的拱形烟雾状血管减少或消失。根据经验,术后4～6个月随访脑血管造影,可见手术侧头皮动脉和硬脑膜动脉、颞中深动脉扩张、增粗。术后6个月可见新生血管发育良好,烟雾状血管减少甚至消失。根据经验(269例随访),在颞浅动脉-大脑中动脉分支吻合术结合脑-硬脑膜-肌肉血管融合术后,平均随访6个月,血管造影示颞浅动脉的直径从术前的平均1.78 mm增加到2.54 mm,桥血管(通常为后支)的血管口径从术前的平均1.19 mm增加到1.76 mm,颈外动脉的其他分支与脑动脉之间形成相当充分的间接吻合,硬脑膜中动脉的平均直径从术前的1.09 mm增至1.84 mm,颞中深动脉的平均直径从术前的0.92 mm增至1.59 mm,并且42％的患者术前造影中不显影的颞中深动脉前支在术后平均直径为1.03 mm。因此术后供体动脉口径的改变与再生血管的数量是判断手术效果的较为客观的依据。

(六)术后脑血流量改变

以TIA和RIND起病的患者,术后初期脑血流量增加是明显的,但在脑梗死或脑出血患者中改变不明显,随着颅内外血管吻合的建立和成熟,脑血流量逐渐增加。Hosaka报道一组病例,在术后最初3个月内脑血流量改变不明显,以后脑血流量逐渐增加,大多数患者在术后6～12个月脑血流量趋向稳定。这组病例脑血流量平均增加11.4％。Xu等报道的结果表明,在一侧颞浅动脉-大脑中动脉分支吻合术结合脑-硬脑膜-动脉血管融合术后(100例),18％的患者双侧的血流灌注均增加。以手术侧和对侧相同部位的CT灌注比值来看,术后一周内rCBF增加9.2％($p<0.05$)。6个月后随访时,随着间接吻合的建立,rCBF增加15.5％($p<0.05$)。在该组病例中,缺血性和出血性患者术后血流动力学变化无显著差异。

(七)颞浅动脉-大脑中动脉分支吻合术结合脑-硬脑膜-肌肉血管融合术术中及术后并发症和预防

(1)脑梗死:常发生在患儿哭叫后。因此,术前、术中(麻醉时)、术后检查及换药等时动作要轻,避免患儿哭叫,当患儿哭叫不停时可用5％ CO_2的氧气面罩。

(2)伤口感染。

(3)硬脑膜下和(或)硬脑膜外血肿:烟雾病的侧支血管较丰富,如这些交通血管受损常会造成硬脑膜下和(或)硬脑膜外血肿,因此在手术中应尽量避免。

(4)供体动脉的损伤或受压:在分离供血动脉时应避免损伤,以免影响手术效果。

应避免供血动脉与脑表面接触成锐角,骨瓣复位时防止动脉受压。

(八)随访与结果

对于烟雾病患者的随访,除患者临床症状、体征外,还需做脑血流量、智商、脑血管造影等检查。

1. 缺血性烟雾病患者的手术疗效　血管重建手术可以有效地改善患者的血流动力学障碍,降低患者缺血性卒中的发生率。对于儿童患者,直接血管重建手术能明显改善患儿脑缺血状态,术后脑血管造影显示缺血区能建立良好的侧支循环,还可使颅底烟雾状血管减少或消失。对于年龄较小的患者,由于血管条件的限制,只能施以间接血管重建手术,也可产生良好的临床疗效。30岁以下成年缺血性患者,采用直接或间接血管重建手术都有一定的效果,但间接手术效果不如儿童患者。30岁以上尤其是40岁以上患者的间接手术效果不明显,应当尽量选择直接或组合血管重建手术。

围手术期的患者管理对于临床疗效有很大的影响,主要是患者的血压及呼吸管理。高/低碳酸血症、高/低血压可引起严重的并发症。

2. 出血性烟雾病患者手术疗效　大多数患者的随访结果显示,烟雾状血管在血管重建手术后明显减少,甚至消失。脆弱的烟雾状血管破裂出血是烟雾病患者出血的重要原因之一。血管重建手术后烟雾状血管内血流动力学压力减轻,其破裂出血的风险下降,这可能是血管重建手术降低患者出血率的机制。但也有一些研究表明,血管重建手术并不能明显降低烟雾病患者出血率。笔者认为,这些差异可能与烟雾病出血原因复杂有关,笔者曾随访出血性烟雾病患者共357例,平均随访2.2年,术后发生出血者共9例,显著低于自然史中7%～8%的年出血率。

接受保守治疗的成年患者发生缺血性或出血性卒中的风险亦显著高于接受手术治疗的患者。Hallemeier等的一项临床研究显示,34例接受保守治疗的成年烟雾病患者中5年内反复发生同侧卒中的比例为65%,5年内发展为双侧血管均受累并出现临床症状的患者比例高达82%。出血仍是成年烟雾病患者最为严重的表现。既往文献显示,随访2～20年,成年患者出血的发生率为30%～65%,且出血既可以发生在与前次相同的部位,也可以发生在与前次不同的部位。烟雾病的一个临床特征是患者既可以出现缺血症状,又可以发生出血性卒中。

一项纳入1156例烟雾病患者的荟萃分析中,平均随访时间为73.6个月,50%～66%的患者病情发生进展,最终神经功能受损加重,而仅2.6%的儿童患者病情缓解。

综上所述,患者病情进展取决于患者血管闭塞进展情况、侧支循环代偿情况、发病年龄、起病症状及严重程度等综合因素。因此,对于烟雾病患者,均应进行密切的随访,尤其是对于选择保守治疗的患者,以便能及时采取手术治疗,以预防卒中发生。

参 考 文 献

[1] 徐斌,宋冬雷,毛颖,等.颞浅动脉-大脑中动脉吻合术结合脑-硬脑膜-肌肉血管融合术治疗烟雾病[J].中国脑血管病杂志,2007,4(10):445-448.

[2] Xu B,Song D L,Mao Y,et al. Superficial temporal artery-middle cerebral artery bypass combined with encephalo-duro-myo-synangiosis in treating moyamoya disease: surgical techniques, indications and midterm follow-up results[J]. Chin Med J(Engl),2012,125(24):4398-4405.

[3] Kleinloog R,Regli L,Rinkel G J,et al. Regional differences in incidence and patient characteristics of moyamoya disease: a systematic review[J]. J Neurol Neurosurg Psychiatry,2012,83(5):531-536.

[4] Hong S H,Wang K C,Kim S K,et al. Association of HLA-DR and -DQ genes with familial Moyamoya disease in Koreans[J]. J Korean Neurosurg Soc,2009,46(6):558-563.

[5] Lin R,Xie Z,Zhang J,et al. Clinical and immunopathological features of Moyamoya disease[J]. PLoS One,2012,7(4):e36386.

[6] Khan N,Achrol A S,Guzman R,et al. Sex differences in clinical presentation and treatment outcomes in Moyamoya disease[J]. Neurosurgery,2012,71(3):587-593.

[7] Guzman R,Steinberg G K. Direct bypass techniques for the treatment of pediatric moyamoya disease[J]. Neurosurg Clin N Am,2010,21(3):565-573.

[8] Parray T，Martin T W，Siddiqui S. Moyamoya disease：a review of the disease and anesthetic management[J]. J Neurosurg Anesthesiol，2011，23(2)：100-109.

[9] Liu Z W，Han C，Wang H，et al. Clinical characteristics and leptomeningeal collateral status in pediatric and adult patients with ischemic moyamoya disease[J]. CNS Neurosci Ther，2020，26(1)：14-20.

[10] Fujimura M，Inoue T，Shimizu H，et al. Efficacy of prophylactic blood pressure lowering according to a standardized postoperative management protocol to prevent symptomatic cerebral hyperperfusion after direct revascularization surgery for moyamoya disease[J]. Cerebrovasc Dis，2012，33(5)：436-445.

[11] Kuroda S，Houkin K. Bypass surgery for moyamoya disease：concept and essence of sugical techniques[J]. Neurol Med Chir(Tokyo)，2012，52(5)：287-294.

（顾宇翔）

第六节　脑静脉系统闭塞性疾病

一、概述

脑静脉系统闭塞性疾病主要包括脑静脉血栓形成(cerebral venous thrombosis，CVT)及脑静脉窦血栓形成(cerebral venous sinus thrombosis，CVST)，可造成静脉回流障碍而引起一系列症状。CVST 是一种特殊类型的脑血管病，受累者多为中青年患者，女性多见。其发病形式多样，临床表现各异，常易误诊或漏诊，具有较高的致残率及死亡率。CVST 在临床上少见，占所有卒中病因的 0.5%～1%。

有文献报道，约 80% 的 CVST 患者中可发现血栓形成的危险因素或直接病因，常见病因如下。

1. 遗传性高凝状态　抗凝血酶缺乏、补体蛋白 C 和 S 缺乏、凝血因子 V 基因突变、凝血酶原突变、亚甲基四氢叶酸还原酶突变致高半胱氨酸血症等。

2. 获得性高凝状态　妊娠、产褥期、高半胱氨酸血症、肾病综合征等。

3. 感染　脑膜炎，耳炎，乳突炎，鼻窦炎，颈部、面部感染，系统性感染，获得性免疫缺陷综合征等。

4. 炎症反应和自身免疫性疾病　系统性红斑狼疮、韦格纳肉芽肿病、结节病、炎性肠炎、血栓闭塞性血管炎等。

5. 肿瘤　神经系统肿瘤、神经系统外实体瘤等。

6. 血液病　红细胞增多症、血栓性血小板减少性紫癜、血小板增多症、严重贫血和自身免疫性溶血性贫血、阵发性睡眠性血红蛋白尿、肝素诱导性血小板减少症等。

7. 药物　口服避孕药、锂剂、雄激素、舒马曲坦，静脉输入免疫球蛋白、天冬酰胺酶、类固醇、违禁药品等。

8. 物理因素　头外伤、神经外科手术、颈静脉插管、腰穿、脑静脉窦损伤等。

9. 其他因素　脱水(尤其是儿童)、甲状腺毒症、动静脉畸形、硬脑膜动静脉瘘、先天性心脏病、放射治疗等。一般来说，机体在诱发因素作用下形成脑静脉窦血栓后，脑静脉内压力升高，毛细血管灌注压力降低，从而导致颅内血容量增加，颅内压增高，血脑屏障破坏及血管源性水肿。降低脑灌注压和脑血流量导致局部梗死和细胞毒性水肿，这种征象可以被 DWI 和 PWI 影像所证实；同时脑静脉窦血栓形成造成的压力增高可引起脑脊液吸收障碍，进而造成脑水肿。较长时间循环淤滞造成缺血缺氧及局部毒性代谢产物堆积，导致 CVST 后期脑血管壁内皮细胞受损，进而引起静脉性脑梗死以及脑内血肿形成。

二、临床表现

由于血栓形成范围、部位、进展速度、静脉侧支循环的建立及其程度不同,CVST 的临床表现各异。

(一)头痛

大多数(70％～90％)CVST 患者常出现数小时或数天内持续性、进行性头痛,多累及整个头部或者双额,伴有恶心、呕吐。疼痛性质最初较轻,患者自觉头部不适,后逐渐加重为胀痛,也可出现搏动性头痛,但与偏头痛不同,咳嗽、弯腰或者摇头时可明显加重。如出现突发雷击样头痛,则不能排除蛛网膜下腔出血。颅内压增高明显者,还可有眼底视盘水肿,偶见双侧外展神经麻痹。

(二)癫痫

27％～47％的 CVST 患者可有癫痫症状,根据癫痫症状出现的时间分为急性期癫痫和晚期癫痫。一般在 CVST 确诊后两周内出现的癫痫称为急性期癫痫,而超过两周的往往为晚期癫痫。约 1/3 患者在 CVST 确诊前就有癫痫症状。超过 1/2 的患者为急性期癫痫,主要是由静脉回流受阻、压力增高、血脑屏障受损、静脉性脑梗死及出血等脑实质性损害所致。尤其是单纯皮质静脉血栓形成患者,癫痫往往为其唯一症状。

(三)局灶性神经功能障碍

患者的症状与受累的引流静脉或静脉窦有关。Trolard 静脉回流障碍,往往造成额顶叶梗死,患者出现偏瘫、运动性失语、情绪障碍、认知功能损伤;如果 Labbe 静脉受累,一般梗死区域位于颞叶,患者出现感觉性失语及谵妄等;多发性静脉窦或深静脉(直窦及其分支)血栓形成可导致中央性丘脑病变,患者表现为意识障碍、缄默等,深静脉血栓形成少见但病情进展迅速,患者常伴昏迷,预后较差。与动脉性梗死不同,静脉性梗死引发症状的轻重与梗死范围不匹配,且在急性期后,患者症状可以明显缓解或消失。

三、诊断

(一)临床表现

患者常出现头痛、恶心、呕吐、视盘水肿等颅内压增高症状;部分患者伴有癫痫及局灶性神经功能障碍。CVST 患者的临床症状无明显特异性,往往还需要结合影像学检查来综合诊断。

(二)辅助检查

1. 实验室检查　血常规、凝血功能、D-二聚体及抗体、炎症反应指标检查;D-二聚体往往敏感性高,特异性不高。

2. 腰穿检查　利用腰穿不仅可以进行脑脊液的常规及生化检查,排除颅内炎性疾病,还可测量颅内压。CVST 患者的脑脊液压力常增高,大于 300 cmH₂O 时患者临床症状常较重。

(三)影像学检查

随着影像学检查技术的提高和理念的进步,CVST 的检出率提高。

1. CT 检查　直接征象为绳索征、三角征、静脉窦高密度影像;间接征象为静脉性梗死、出血性梗死、大脑镰致密及小脑幕增强。

2. MRI 检查　①急性期:脑静脉窦内正常血流流空信号消失,且 T1WI 上呈等信号、T2WI 上呈低信号。②亚急性期:T1WI、T2WI 上均呈高信号。③慢性期:由于血管部分再通,流空效应重新出现,典型表现为 T1WI 上呈等信号、T2WI 上呈高信号或等信号。

3. 磁共振静脉成像(MRV)　直接征象为受累脑静脉窦完全闭塞、不规则狭窄及存在边缘不光滑的低信号,或者表现为发育正常的脑静脉窦高血流信号消失,或再通后形成边缘模糊且不规则的较低信号;间接征象为梗阻发生处有静脉侧支循环形成、引流静脉异常扩张。

4. CT 静脉成像(CTV)　CTV 是检测 CVST 的快速可靠的方法。因为静脉窦血栓形成时的密度呈多样性,CTV 对亚急性期或慢性期 CVST 的诊断更有帮助。CTV 能快速和可靠地评价脑静脉系统血栓形成,主要表现为静脉系统充盈缺损、静脉窦壁强化、侧支静脉开放和引流增加等。

5. DSA 主要表现为静脉窦完全被血栓阻塞,出现"空窦现象"。其他征象为皮质静脉或深静脉显影不佳、头皮静脉和导静脉明显扩张、动静脉循环时间延长(主要是静脉期时间延长>10 s),显示出扩张迂曲的侧支循环形成和出现静脉逆流现象等。需要注意的是,对于病情迁延不愈、反复发作,进行抗凝等治疗或需排除其他出血性疾病的 CVST 患者,建议行 DSA 检查。

根据临床表现、实验室检查及影像学表现一般可以确诊。

四、治疗

目前 CVST 的临床治疗手段各异,主要包括抗凝、溶栓及机械取栓治疗,以预防血栓的发展,再通已闭塞的静脉窦,同时建立有效的侧支循环。

(一)抗凝治疗

1942 年 Lyons 首先提出利用肝素治疗 CVST。目前研究表明肝素可以预防静脉血栓形成及阻止血栓发展,降低肺栓塞的发生率;同时肝素抗凝治疗可以使静脉系统的侧支循环代偿建立,减轻静脉性淤滞造成的颅内高压,缓解 CVST 进展,改善临床症状并且可以减少脑出血等并发症。目前循证医学表明,肝素可使 CVST 的绝对风险率下降 14%,死亡率或完全致残率下降 15%,迄今为止最大规模的一项多中心前瞻性队列研究——国际脑静脉和静脉窦血栓形成研究(International Study on Cerebral Vein and Dural Sinus Thrombosis,ISCVT)登记的 624 例患者中,520 例(83.3%)接受了静脉肝素或低分子肝素抗凝治疗,其中 245 例在抗凝治疗前已发生出血性脑梗死。这些患者在接受抗凝治疗后,30 天死亡率仅为 3.4%。6 个月随访结束时,早期接受抗凝治疗患者的死亡率或生活依赖发生率为 13%,显著低于之前报道的最高发生率。该研究证实,抗凝治疗可显著改善 CVST 患者的生存转归和功能转归,即使已发生出血性脑梗死的患者也不例外;因此欧洲指南将肝素作为 CVST 的一线治疗药物,指出没有抗凝禁忌证的 CVST 患者应该积极进行抗凝治疗,包括皮下注射低分子肝素(LMWH)或静脉注射肝素,使 APTT 延长 2 倍。CVST 伴随的颅内出血不是肝素治疗的禁忌证。皮下注射 LMWH 对于 CVST 患者来说更有效、更安全。Wasay 指出,肝素抗凝治疗可以防止血栓进一步发展,但不能溶解已经形成的血栓。如果患者颅内静脉侧支循环代偿不足,对于已形成的血栓所引起的临床症状,肝素抗凝治疗是无效的,因此肝素虽然是治疗 CVST 的有效药物,但是应选择用于临床症状不严重、并发症较轻、静脉窦栓塞不完全的轻症患者。

(二)溶栓治疗

1. 系统性静脉溶栓 通过静脉泵入尿激酶(UK)和重组组织型纤溶酶原激活物(rt-PA),UK 和 rt-PA 经血液循环至颅内静脉窦内溶解血栓,使静脉窦再通。此治疗方法操作快速、简便,而且溶栓效果确切。但只有足够剂量的溶栓药物进入静脉窦内与血栓接触,才能发挥溶栓作用。如果静脉窦已经完全闭塞,窦内血液流动缓慢甚至无血液流动,药物多不能进入窦内与血栓接触,起效甚微。

2. 动脉溶栓 常通过颈内动脉或椎动脉内置管给予纤溶类药物,顺行经脑实质的毛细血管床进入脑静脉区域,不仅能溶解新鲜血栓,还可降解血液中的纤维蛋白,使流经病变区的血液保持较为稀释的状态,有利于改善局部的血液循环和促进静脉回流,从而起到溶解血栓和缓解高凝状态的作用,加快侧支循环形成。另外,局部高浓度用药还可以防止外周脏器不必要的继发性出血。但当静脉窦闭塞较完全时,血液多经静脉侧支循环回流,溶栓药物与血栓无法接触,不能起到较好的溶栓作用。Wasay 指出,只有在血栓形成的静脉窦内出现有效的循环通路时,经颈动脉灌注的溶栓药物才可能通过微循环到达静脉端血栓内实现有效溶栓;静脉窦接触性溶栓是动脉溶栓的前提,而动脉溶栓是静脉溶栓的补充。

3. 静脉窦接触性溶栓 将微导管经股静脉入路置于静脉窦血栓内,一方面显著提高了血栓内溶栓药物浓度,达到接触性溶栓效果;另一方面,经微导管持续缓慢泵入溶栓药物,使药物反复循环溶栓,提高了静脉窦再通率。在输送微导管前,可以使用导丝在颈静脉球及乙状窦、横窦内做轻柔的试探性反复抽送,目的是使血栓内形成隧道,以利于微导管顺利地沿着隧道到达预定溶栓位置,如果微导管不能通过颈静脉球或窦汇到达远端溶栓部位,可将导引导管导至另一侧颈静脉,以同样的方法将微导管送至溶栓部位。介入治疗应十分小心,切忌暴力操作,严格在透视下操作导管、导丝,须反复调整球管工作角度以确定导丝及导管位于静脉窦内,避免进入皮质静脉,以免造成静脉窦壁穿孔、撕裂或引流静脉破裂而引起颅内出血。对于伴有颅内静脉淤滞性出血的患者,虽然血管内介入使用尿激酶溶栓治疗理论上有增加出血量的风险,但是,对 CVST 的血流动力学研究显示,CVST 患者发生脑出血的原因在于静脉窦闭塞引起脑静脉血液循环受阻,脑内静脉压力升高,造成脑水肿和缺氧坏死。当窦内压力过高时,会造成脑出血,多为静脉系统渗血所致,溶栓治疗可使闭塞的静脉窦再通,缓解静脉性淤滞,对患者的总体预后是有益的。

(三)机械取栓治疗

20 世纪 90 年代,机械取栓治疗应用于临床,取得了一定的效果,尤其是对血栓形成时间较长或伴有颅内出血等重症患者。单纯化学性溶栓不仅很难使闭塞的静脉窦再通,而且理论上增加了再出血的风险。机械取栓治疗是采用物理方法对血栓进行切割,使血栓破碎,同时利用取栓装置或球囊及支架成形术快速重建静脉窦通道的治疗方法,可恢复窦内血流、降低静脉窦内压力及减轻静脉淤滞,缓解患者临床症状。

目前常用的取栓装置包括 AngioJet、Penumbra 等,近来也有利用 Solitaire FR 进行取栓的文献报道。Haghighi 认为,机械取栓治疗理论上适用于 CVST:一方面,静脉窦较粗,其内血栓的直径也较大,窦内溶栓的时间较动脉溶栓长,且溶栓药物使用量较多,机械取栓可以迅速重建静脉窦通道而缓解症状;同时由于静脉窦壁结构特殊,在取栓过程中出现血管夹层等并发症的概率较低;机械取栓可以减少或避免溶栓药物的使用,降低了溶栓后出血风险。CVST 合并静脉窦狭窄,尤其是局限性狭窄静脉窦两侧压力差超过 15 cmH_2O 时,提示静脉窦栓塞已明显导致静脉高压,可考虑使用血管成形术联合溶栓治疗,消除狭窄,降低静脉窦压力,防止血栓形成复发;同时球囊或支架可将血栓压碎,增加溶栓药物与血栓的接触面积,使较大的血栓更易溶解。

(四)开颅血栓切除术

关于开颅血栓切除术的报道多见于血管内介入治疗出现以前。开颅血栓切除术的操作范围广、损伤大、作用有限,目前临床上极少使用,但如果患者静脉梗死后出血形成巨大血肿,出现进行性或严重神经功能障碍,常考虑行开颅血栓切除术。如果大面积静脉梗死导致颅内压显著增高,去骨瓣减压术可作为挽救生命的一种手段。ISCVT 回顾性分析了 69 例 CVST 患者,经去骨瓣减压和(或)血肿清除治疗后,39 例(56.5%)患者预后良好(mRS 评分≤2 分),其中 1/3 患者术前双侧瞳孔固定,术后仍能恢复。MacDonald 指出,CVST 患者去骨瓣减压治疗的效果明显优于动脉性梗死患者。他认为静脉性梗死主要由静脉回流不畅,造成脑水肿,继发脑血流量下降所致,患者出现颅内压增高,而神经元并未完全死亡。去骨瓣减压术可缓解颅内压,减少静脉压迫,增加脑血流量,促进神经元修复,因此患者预后较好。

目前研究表明,单一治疗方法很难在短时间内完全开通闭塞的静脉窦及皮质和深静脉血栓,应视患者具体情况选择不同的治疗方法并联合应用,以提高治疗效果、缩短治疗时间、减少药物使用剂量、降低并发症发生率。越来越多的证据表明,联合治疗较安全、有效。

参 考 文 献

[1] Agnelli G,Verso M. Epidemiology of cerebral vein and sinus thrombosis[J]. Front Neurol Neurosci,2008,23:16-22.

[2] Borhani Haghighi A,Mahmoodi M,Edgell R C,et al. Mechanical thrombectomy for cerebral venous sinus thrombosis:a comprehensive literature review[J]. Clin Appl Thromb Hemost,2014,20(5):507-515.

[3] Bousser M G,Ferro J M. Cerebral venous thrombosis:an update[J]. Lancet Neurol,2007,6(2):162-170.

［4］ Chiewvit P,Piyapittayanan S,Poungvarin N. Cerebral venous thrombosis：diagnosis dilemma［J］. Neurol Int,2011,3(3)：e13.

［5］ Connor S E,Jarosz J M. Magnetic resonance imaging of cerebral venous sinus thrombosis［J］. Clin Radiol,2002,57(6)：449-461.

［6］ Coutinho J,de Bruijn S F,Deveber G,et al. Anticoagulation for cerebral venous sinus thrombosis ［J］. Cochrane Database Syst Rev,2011,2011(8)：CD002005.

［7］ Coutinho J M,Stam J. How to treat cerebral venous and sinus thrombosis［J］. J Thromb Haemost, 2010,8(5)：877-883.

［8］ Dashti S R,Hu Y C,Yao T,et al. Mechanical thrombectomy as first-line treatment for venous sinus thrombosis：technical considerations and preliminary results using the AngioJet device［J］. J Neurointerv Surg,2013,5(1)：49-53.

［9］ Dentali F,Squizzato A,Gianni M,et al. Safety of thrombolysis in cerebral venous thrombosis. A systematic review of the literature［J］. Thromb Haemost,2010,104(5)：1055-1062.

［10］ Einhäupl K,Stam J,Bousser M G,et al. EFNS guideline on the treatment of cerebral venous and sinus thrombosis in adult patients［J］. Eur J Neurol,2010,17(10)：1229-1235.

［11］ Ferro J M,Bacelar-Nicolau H,Rodrigues T,et al. Risk score to predict the outcome of patients with cerebral vein and dural sinus thrombosis［J］. Cerebrovasc Dis,2009,28(1)：39-44.

［12］ Ferro J M,Canhāo P,Stam J,et al. Delay in the diagnosis of cerebral vein and dural sinus thrombosis：influence on outcome［J］. Stroke,2009,40(9)：3133-3138.

［13］ Ferro J M,Canhāo P,Stam J,et al. Prognosis of cerebral vein and dural sinus thrombosis：results of the International Study on Cerebral Vein and Dural Sinus Thrombosis(ISCVT)［J］. Stroke, 2004,35(3)：664-670.

［14］ Ferro J M,Bousser M G,Canhāo P,et al. European Stroke Organization guideline for the diagnosis and treatment of cerebral venous thrombosis—endorsed by the European Academy of Neurology［J］. Eur Stroke J,2017,2(3)：195-221.

［15］ Fink J N,McAuley D L. Cerebral venous sinus thrombosis：a diagnostic challenge［J］. Intern Med J,2001,31(7)：384-390.

［16］ Gala N B,Agarwal N,Barrese J,et al. Current endovascular treatment options of dural venous sinus thrombosis：a review of the literature［J］. J Neurointerv Surg,2013,5(1)：28-34.

［17］ Gao H,Yang B J,Jin L P,et al. Predisposing factors,diagnosis,treatment and prognosis of cerebral venous thrombosis during pregnancy and postpartum：a case-control study［J］. Chin Med J(Engl),2011,124(24)：4198-4204.

［18］ Guenther G,Arauz A. Cerebral venous thrombosis：a diagnostic and treatment update［J］. Neurologia,2011,26(8)：488-498.

［19］ Guo X B,Guan S,Fan Y,et al. Local thrombolysis for severe cerebral venous sinus thrombosis ［J］. Am J Neuroradiol,2012,33(6)：1187-1190.

［20］ Heckmann J G,Tomandl B,Erbguth F,et al. Cerebral vein thrombosis and prothrombin gene (G20210A) mutation［J］. Clin Neurol Neurosurg,2001,103(3)：191-193.

［21］ Ihn Y K,Jung W S,Hwang S S. The value of T2*-weighted gradient-echo MRI for the diagnosis of cerebral venous sinus thrombosis［J］. Clin Imaging,2013,37(3)：446-450.

［22］ Iorio A,Barnes C,Vedovati M C,et al. Thrombophilia and cerebral vein thrombosis［J］. Front Neurol Neurosci,2008,23：55-76.

［23］ Kamal M K. Computed tomographic imaging of cerebral venous thrombosis［J］. J Pak Med

Assoc,2006,56(11):519-522.

[24] Khan M, Kamal A K, Wasay M. Controversies of treatment modalities for cerebral venous thrombosis[J]. Stroke Res Treat,2010,2010:956302.

[25] Lee S K, terBrugge K G. Cerebral venous thrombosis in adults:the role of imaging evaluation and management[J]. Neuroimaging Clin N Am,2003,13(1):139-152.

[26] Li G, Zeng X, Hussain M, et al. Safety and validity of mechanical thrombectomy and thrombolysis on severe cerebral venous sinus thrombosis[J]. Neurosurgery,2013,72(5):730-738.

[27] McBane R D 2nd, Tafur A, Wysokinski W E. Acquired and congenital risk factors associated with cerebral venous sinus thrombosis[J]. Thromb Res,2010,126(2):81-87.

[28] Medel R, Monteith S J, Crowley R W, et al. A review of therapeutic strategies for the management of cerebral venous sinus thrombosis[J]. Neurosurg Focus,2009,27(5):E6.

[29] Mehraein S, Schmidtke K, Villringer A, et al. Heparin treatment in cerebral sinus and venous thrombosis:patients at risk of fatal outcome[J]. Cerebrovasc Dis,2003,15(1-2):17-21.

[30] Nimjee S M, Powers C J, Kolls B J, et al. Endovascular treatment of venous sinus thrombosis:a case report and review of the literature[J]. J Neurointerv Surg,2011,3(1):30-33.

[31] Poon C S, Chang J K, Swarnkar A, et al. Radiologic diagnosis of cerebral venous thrombosis: pictorial review[J]. Am J Roentgenol,2007,189(6 Suppl):S64-S75.

[32] Rahman M, Velat G J, Hoh B L, et al. Direct thrombolysis for cerebral venous sinus thrombosis[J]. Neurosurg Focus,2009,27(5):E7.

[33] Rizzo L, Crasto S G, Rudà R, et al. Cerebral venous thrombosis:role of CT, MRI and MRA in the emergency setting[J]. Radiol Med,2010,115(2):313-325.

[34] Roach E S. Cerebral venous sinus thrombosis:to treat or not to treat? [J]. Arch Neurol,2008,65(7):987-988.

[35] Saadatnia M, Fatehi F, Basiri K, et al. Cerebral venous sinus thrombosis risk factors[J]. Int J Stroke,2009,4(2):111-123.

[36] Saposnik G, Barinagarrementeria F, Brown R D Jr, et al. Diagnosis and management of cerebral venous thrombosis: a statement for healthcare professionals from the American Heart Association/American Stroke Association[J]. Stroke,2011,42(4):1158-1192.

[37] Stam J. Thrombosis of the cerebral veins and sinuses[J]. N Engl J Med,2005,352(17):1791-1798.

[38] Stam J. Sinus thrombosis should be treated with anticoagulation[J]. Arch Neurol,2008,65(7):984-985.

[39] Villringer A, Mehraein S, Einhäupl K M. Pathophysiological aspects of cerebral sinus venous thrombosis(SVT)[J]. J Neuroradiol,1994,21(2):72-80.

(范一木)

第八章　自发性脑出血

第一节　自发性脑出血概述

自发性脑出血(spontaneous intracerebral hemorrhage)指非外伤引起的脑部大、小动脉,脑部静脉和毛细血管自发性破裂所致的脑实质内出血。自发性脑出血是引起卒中的第二常见原因,仅次于脑缺血,也是我国城乡居民死亡的主要病因之一。自发性脑出血发病凶险、病情变化快,死亡率、致残率高,患者往往预后不佳,给社会和家庭带来了沉重的负担。近年来,自发性脑出血的诊疗取得了较多进展,患者死亡率和重残率较以往降低,但我国脑出血的年新发病例数仍较多,脑出血的预防和治疗仍面临着严峻的挑战。

一、流行病学

大型荟萃分析研究指出,自发性脑出血年发病率为(12~31)/10万,不同人群中脑出血发病率存在差异,亚洲人群的发病率达每年(39~69)/10万,显著高于欧美人群。脑出血发病率在男、女性之间无显著性差异,但个别研究报道脑出血发病率在男、女性间存在差异,男性高于女性。脑出血的发病率随年龄增长而增加,35岁以后每10年增加一倍。自发性脑出血发病1个月内死亡率达35%~52%,1年内死亡率达46%~64%,发病1年后死亡率随时间推移无显著性增加。有文献报道,仅约20%脑出血患者6个月后能够恢复生活自理能力。

二、病因

自发性脑出血按照发病原因可分为原发性和继发性两大类。原发性脑出血在自发性脑出血中占80%~85%,主要包括高血压脑出血、脑淀粉样血管病脑出血和原因不明脑出血。继发性脑出血主要包括动静脉畸形、动脉瘤、海绵状血管瘤、动静脉瘘、烟雾病、血液病或凝血功能障碍、颅内肿瘤、血管炎、出血性脑梗死、静脉窦血栓形成及药物不良反应等导致的脑出血。高血压血管病变是自发性脑出血最常见的病因,脑淀粉样血管病是老年人非创伤性脑叶出血的常见原因,而动静脉畸形是儿童自发性脑出血的常见原因。

三、危险因素

高血压是脑出血的最重要危险因素。在一项连续病例研究中,危险因素分析提示高血压使脑出血的发生风险增加一倍多。高血压对深部脑出血的影响大于高血压对脑叶出血的影响,荟萃分析研究提示深部脑出血患者中高血压者的占比是脑叶出血患者的两倍。除高血压外,系统综述和基于人群的大型研究确定脑出血的危险因素如下:高龄,人种差别(黄色人种＞黑色人种＞白色人种),高酒精摄入量,低胆固醇和低密度脂蛋白水平,低甘油三酯水平。

四、病理机制

(1)高血压性动脉硬化:在高血压的长期慢性刺激下,颅内肌型小动脉发生硬化,尤其是穿支动脉最为显著,硬化的血管内膜可出现脂质透明样变性,继而使成纤维细胞增生、巨噬细胞聚集、血管内膜平滑肌细胞减少,导致血管狭窄、顺应性降低,甚至引起血管壁坏死、扩张而形成微小动脉瘤。在各种诱因和病理条件造成血压突然升高的情况下,受累血管破裂出血,出血部位常见于基底节区(壳核部位最为常见),因为此区域的供血动脉——豆纹动脉成直角从大脑中动脉发出,且该动脉管径细,受到血流的直接冲击,承受很大的压力,易破裂出血。

(2)脑血管淀粉样变:脑血管淀粉样变的病因如下。①遗传基因变异:包括淀粉样前体蛋白基因、早老素基因、荷兰型脑血管淀粉样变基因和冰岛型脑血管淀粉样变基因发生变异。②自身清除 β 淀粉样蛋白能力下降:β 淀粉样蛋白沉积于血管壁后对血管壁结构产生破坏,同时诱导巨噬细胞凋亡,使得机体清除 β 淀粉样蛋白的能力下降,从而加剧 β 淀粉样蛋白在血管壁内的沉积。③载脂蛋白转运 β 淀粉样蛋白功能受损:载脂蛋白 E(ApoE)主要负责脑内胆固醇和脂质蛋白的转运,实现细胞间的物质交换。ApoE 对大脑中枢神经系统中的 β 淀粉样蛋白具有很高的亲和力,ApoE ε4 可能通过改变可溶性 β 淀粉样蛋白的溶解度,加速淀粉样蛋白沉积的形成。④血管平滑肌的破坏:β 淀粉样蛋白沉积于血管壁,导致未受累的平滑肌破坏,使血管收缩功能受损,进一步加重了 β 淀粉样蛋白的沉积,形成一种恶性循环。⑤其他因素:β 淀粉样蛋白可诱发中枢神经系统免疫-炎症级联反应,增加免疫细胞的浸润,激活补体系统,加重了脑血管完整性的破坏程度,进而增加了血管破裂出血的风险。脑血管淀粉样变主要累及皮质和软脑膜血管,β 淀粉样蛋白首先沉积于血管壁基底膜外层,诱发炎症反应,增加炎症细胞浸润,破坏血管壁的完整性,致使血管壁增厚硬化、血管功能紊乱、血管顺应性降低,随着疾病进展,β 淀粉样蛋白继续向血管平滑肌层浸润,使得整个平滑肌层被破坏,甚至出现纤维素样坏死,受累血管脆性增加甚至形成动脉瘤,使其易于破裂而诱发脑出血,且其所引起出血多位于脑叶皮质或皮质下。

(3)微血管出血:上述两种病理情况,亦可影响颅内微血管。微血管病变致使血管完整性破坏甚至形成假性动脉瘤,在此基础上出现亚临床性血液渗漏。随着影像学技术的发展和进步,微出血的检出率增高,长期随访发现,微出血的出现往往提示患者的脑出血发生率较高。

(4)机械性损伤:脑出血后血肿对脑组织的压迫导致明显的占位效应,机械性损伤周围正常脑组织,同时占位效应使颅内压升高,影响脑血流灌注,引发缺血缺氧反应,血肿量与患者病情严重程度、死亡率以及预后密切相关。急性期血肿未达到稳态,可出现血肿扩大、再发出血等情形,加剧神经功能损伤并增高死亡率,血肿量的增加使得密闭的颅腔内压力骤增,超过临界点后,颅内压急剧升高,诱发脑疝,导致颅内重要结构受压,影响基本生命中枢,危及生命。

(5)血肿周围脑水肿:理论上脑出血后脑水肿可分为三个阶段。早期脑水肿发生于脑出血后数小时内,主要由脑出血后血肿的形成对周围正常脑组织的机械性压迫和血凝块收缩血浆析出对周围正常脑组织的刺激所致;第二阶段脑水肿在脑出血后 24～48 h 达到高峰并持续 12 天左右,凝血级联反应和凝血酶的释放,引起炎症细胞浸润、血脑屏障破坏而进一步加重脑水肿;第三阶段属于水肿消退期,脑水肿伴随着血肿的吸收而减退,此阶段持续数周。脑水肿程度的加重,致使颅内压升高,甚至导致颅内灌注压降低,引发缺血性脑损伤。

(6)出血破入脑室及脑积水:血肿扩大并突破脑实质进入脑室内,引起脑室内出血,阻塞脑脊液循环通路导致梗阻性脑积水,而颅内脑脊液继续产生,导致颅内压进一步升高;交通性脑积水是脑室内出血导致颅内压持续增加的另一种机制,主要是由脑室内出血引起脑脊液回流的蛛网膜颗粒微血管阻塞所致。

(7)血肿代谢产物毒性损伤:在脑出血后期,血肿溶解吸收过程中释放凝血酶等,同时红细胞裂解释放血红蛋白和铁离子等代谢产物,上述物质具有一定的神经毒性作用,影响周围脑组织,通过一系列复杂的机制最终导致过激的氧化反应、神经炎症反应并加剧血脑屏障破坏和血肿周围水肿严重程度,介导神经元死亡,进而加重脑出血后神经功能损伤。

五、临床表现

脑出血多发病急骤,血肿占位效应明显时常以突发的剧烈头痛伴恶心、呕吐等急性颅内高压症状起病,同时伴随局灶性神经功能障碍,后随病情进展可出现意识水平改变和神经功能障碍加重。患者出现进展性意识水平下降往往提示预后不良。但存在两种例外情况,丘脑出血患者往往出现昏睡或者昏迷,这与网状激活系统功能损伤相关,在出血被吸收后功能存在恢复的可能;由丘脑和小脑出血导致的急性脑积水患者,在进行脑室外引流治疗以及血肿吸收后,意识水平存在好转的可能。

根据出血的位置不同,患者常常表现出不同的临床症状和体征。

(一)基底节、壳核出血

患者表现出典型的"三偏"症状,即病变对侧偏瘫、偏身感觉障碍和同向性偏盲;当出血发生在优势半球时可伴有失语。对侧偏瘫表现为典型的上运动神经元性瘫痪,早期表现为肌张力下降、腱反射消失,后期肌张力增高、腱反射亢进。

(二)丘脑出血

丘脑出血所致症状因血肿大小的不同而异,血肿仅局限于丘脑时,患者表现为嗜睡、神志淡漠、对侧偏身感觉障碍;血肿累及周围多种重要结构甚至破入脑室时,患者出现轻偏瘫、偏身感觉障碍,偶见同向性偏盲;同时可伴有双眼向上凝视、瞳孔变小、眼球偏斜、凝视鼻尖;优势半球丘脑出血者常伴有失语;出血累及下丘脑时患者常伴有高热、脉搏加快、血压升高、内环境紊乱甚至昏迷。

(三)脑干出血

脑干出血最常累及桥脑,出血一般先起自一侧桥脑,后累及双侧,通常起病急,伴剧烈头痛、呕吐,出血累及中脑可导致网状激活系统功能受损,患者发病后数分钟进入深昏迷状态,表现为全身瘫痪,多呈弛缓性,同时伴有特征性瞳孔改变:针尖样瞳孔,对强光有反应;清醒患者常伴有眼球浮动、核性面瘫、耳聋以及构音障碍等;双侧锥体束征阳性,部分患者伴有中枢性高热、呼吸节律紊乱(不规则呼吸、呼吸困难),病情危重。

(四)小脑出血

出血常位于齿状核,血肿可向半球和第四脑室扩展,出血量较少时,患者一般神志清楚,伴有一侧后枕部剧烈头痛和眩晕、明显呕吐、构音障碍、眼球震颤、颈项强直、凝视麻痹、面肌无力等症状;同时患者发病侧出现明显的共济失调症状,失去平衡无法行走,当小脑出血导致脑干受压或者梗阻性脑积水时,患者将出现昏迷甚至脑疝,危及生命。

(五)脑叶出血

脑叶出血的症状与出血位置和血肿大小密切相关,一般表现为头痛、呕吐、畏光以及烦躁不安等;自发性脑叶出血在各个脑叶均可发生,伴有高癫痫发生率。在不同的位置表现出特定的症状。①额叶出血:高级神经功能障碍、精神异常、抽搐发作、对侧偏瘫,优势半球出血者常伴失语。②颞叶出血:患者出现部分性偏盲、癫痫发作、感觉性失语。③顶叶出血:患者出现偏身感觉障碍、失语、失用。④枕叶出血:患者的视觉中枢受到破坏,出现视野缺损或偏盲症状。

(六)脑室内出血

脑实质内出血突破脑实质进入脑室时,患者在原发出血性神经功能障碍症状的基础上,进一步出现明显的颈项强直等,同时伴有因脑积水或者脑脊液循环通路阻塞所致的颅内高压症状。

(七)多发性出血

颅内多部位同时发生出血时,患者临床症状更重,病情进展更快,出血所致的神经功能障碍依据出血部位的不同呈现出不同形式和严重程度的损伤表现。

六、影像学检查

自发性脑出血属于神经外科的急危重症,对其进行准确快速的诊断是提高诊疗效果的保障;同时及时鉴别出血性和缺血性卒中在诊疗过程中至关重要,影像学检查在诊断与鉴别诊断中发挥重要作用。CT因快速、简便、易获得以及对脑出血诊断的高敏感性等特点,目前被推荐作为脑出血首选的影像学检查手段,MRI虽可以清楚地反映脑出血后细微结构的变化情况,但费时费力,目前暂不作为脑出血后急性期首选的影像学检查手段。

（一）头颅 CT 和 CTA

急性期脑出血在 CT 平扫上呈现为高密度、圆形或者椭圆形的边界清楚的病灶。随着时间的推移，血肿密度逐渐减低，慢性期表现为低密度病灶。CT 平扫除可明确诊断脑出血并与脑缺血进行鉴别诊断外，同时还可反映脑出血的基本特征：血肿的大小、位置，是否破入脑室系统，颅内压，以及血肿对周围正常脑组织的挤压情况，亦可为下一步治疗提供指导意见。CT 平扫上呈现出的特殊征象可作为评估患者病情进展和预后的参考依据。有文献报道，如 CT 平扫出现"漩涡征"，患者再发出血的概率高达 33%，且预后差、死亡率高。经 CT 明确诊断为脑出血后，同期可行 CTA 检查对颅内血管进行初步评估，明确脑出血病因以及是否存在其他脑血管病，如动静脉畸形、烟雾病等。在脑出血后数小时内 CTA 提供的信息，对患者再发出血的预测极具参考价值，如 CTA 图像在血肿内出现的不与血管相连续的点状强化，即"斑点征"。斑点征常常提示活动性出血，是再发出血和血肿扩大的独立预测因素。对于这类患者，往往需要及时复查头颅 CT 监测血肿的变化情况，甚至进行急诊手术治疗，CTA 上出现斑点征的患者往往住院时间长、死亡率高、预后差。

（二）头颅 MRI 和 MRA

目前 MRI 暂不推荐作为自发性脑出血急性期的首选影像学检查。MRI 主要用于脑出血病因的探究、再发出血危险因素的探寻以及脑出血二级预防的指导。MRI 可发现脑出血对脑超微结构（包括白质结构、血管周围间隙等）的影响。MRI 上影像学的变化对于脑血管淀粉样变的诊断至关重要，因为脑血管淀粉样变的年再发脑出血率达 7%～9%。MRI 呈现出的脑叶微出血、皮质浅部铁沉积以及皮质萎缩等征象往往提示出血病因为脑血管淀粉样变，应给予足够的关注。目前以 MRI 为基础的改良 Boston 标准对于脑血管淀粉样变所致脑出血的诊断具有高敏感性和高特异性。脑出血后血肿在 MRI 上的信号变化呈时间依赖性：在 T1 序列上，脑出血超急性期和急性期血肿呈等信号，亚急性期表现为高信号，慢性期表现为低信号；在 T2 序列上，脑出血超急性期血肿为高信号病灶，急性期和亚急性早期表现为低信号，亚急性晚期表现为高信号，慢性期表现为低信号。

目前观点认为，MRA 可作为 CTA 的替代方式评估脑出血后颅内血管情况，发现可能存在的血管性疾病；MRA 的优势在于成像不需要使用对比剂，尤其适用于对对比剂过敏和存在严重肾功能不全的脑出血患者；MRA 检查对血管评估的效力并不优于 CTA，但可发现其他导致脑出血的病变，如海绵状血管瘤（在 CT 平扫上与血肿无法鉴别），在 MRI 检查中可呈现出典型的影像学表现。

（三）DSA

DSA 是评估颅内血管病变的金标准，可以发现 CTA 上遗漏的血管病变，并且可在检查的同时对相应的疾病进行一期治疗。DSA 的缺点在于该检查为有创性检查，并不作为首选检查，但对于年轻且既往无高血压病史的脑出血患者建议早期行 DSA 检查；对于脑出血合并钙化征象、蛛网膜下腔出血、异常可疑血管影以及出血位置不典型等患者，建议完善 DSA 检查。

七、干预与治疗

对自发性脑出血的干预与治疗方式主要有两种：非手术治疗与手术治疗。这两者并不独立，它们有时交互、有时串联，最终都是为了实现患者利益的最大化。换言之，治疗手段是可选择的，而治疗目的是唯一的。自发性脑出血的干预与治疗目无非是消除血肿与减少血肿引发的损害，这也是当前关于自发性脑出血基础研究的两个重要方向。但可惜的是，两者内在的矛盾在基础研究中并没有得到很好的梳理。但在临床实践中，这一矛盾似乎并不成立，基于临床实践中血肿的消除并不完全依赖于内在吞噬作用的增强，而可以通过物理消除的办法（即手术治疗）来消除血肿，继而减少血肿引发的损害。但手术本身带来的损害又是另外一个困局，有时甚至会超过手术所带来的益处。这也是自发性脑出血手术始终存在争议的一个重要原因。文献可寻的临床随机对照研究均未指出手术能给自发性脑出血患者带来足够证据的益处。值得注意的是,两个大型的设计良好的效力较强的多中心、多国的随机临床试验(STICH和 STICH Ⅱ)结果均表明,手术相对于保守治疗(必要时手术治疗)在幕上脑实质的自发性脑出血患者中并未见明显益处。然而,STICH 试验中从保守治疗转为手术治疗的患者较多。可以预见的是,如果患者中途没有转为手术治疗,保守治疗患者的死亡率和不良结局发生率将会更高。鉴于此,我们不应急于给某种治疗方式下定论,而应该结合临床实际与国内各医院的治疗技术现状进行选择。本节将从非手术治疗与手术治疗两方面进行概述。

(一)非手术治疗

脑出血的非手术治疗主要包括两个方面:①针对疾病本身的治疗:颅内高压治疗、癫痫防治、神经保护、凝血功能障碍的处理。②针对疾病引发的或共存疾病的全身治疗:体温管理、血压管理、血糖管理、并发症防治等。

(1)颅内高压治疗是出血急性期的重要环节,而颅内压监测是动态了解患者颅内压变化并及时跟进治疗的手段之一。美国心脏协会/美国卒中协会 2015 年自发性脑出血指南推荐:对 GCS 评分小于或等于 8 分的患者可进行颅内压监测并控制颅内压浮动在 20 mmHg 以内,脑灌注压在 50~70 mmHg。降颅内压药物以甘露醇应用最为广泛。目前,对于自发性脑出血后的癫痫防治,并没有明确的证据支持预防性用药,但在临床实践中,对癫痫的高危患者围手术期预防性使用抗癫痫药物被认为有助于降低癫痫的发生率。抗癫痫药物以苯妥英钠和左乙拉西坦应用较为广泛。在神经保护方面,神经保护剂在自发性脑出血治疗中并未见有确切证据的获益。而在基础研究领域,具有神经保护作用的各种药物及相关通路被人们逐步认识,但临床转化依旧艰难。凝血功能障碍被认为是自发性脑出血的病因之一,同时也可加重自发性脑出血损伤。止血治疗的临床确切效果尚未得到完全确定,但氨甲环酸有助于限制血肿体积扩大和降低早期死亡率,可选择性使用。对于使用抗凝药的自发性脑出血者,应立即停药,并迅速纠正,如补充维生素 K、新鲜冰冻血浆(FFP)和凝血酶原复合物等。对于凝血因子缺乏、血小板减少的自发性脑出血者,可给予替代治疗。

(2)自发性脑出血患者可因血肿刺激、感染、中枢性破坏等原因出现发热症状。发热症状在危重病患者中很常见,并与不良预后相关。然而,到目前为止,针对体温升高的治疗对死亡率和功能结果的有益影响还没有在随机对照研究中得到明确的证实。降温措施主要有抗感染、物理降温及亚低温治疗等。大量的研究表明,高血压与自发性脑出血患者预后差密切相关。早期血压干预的安全性与有效性已经获得了较为有效的证据。ADAPT、ATACH 和 INTERACT 研究均表明早期的收缩压控制并不使脑缺血事件增多。而 INTERACT 等研究表明,平稳持续地控制血压确实有助于预后的改善。入院时高血糖可提示脑出血患者的更高死亡率和不良转归风险。因而目前认为在自发性脑出血管理中应积极应对脑出血后高血糖。自发性脑出血后可出现多种并发症,包括肺部感染、消化道出血、下肢深静脉血栓形成和水、电解质紊乱等,部分患者还合并高血压、糖尿病等慢性病史,使得多脏器功能障碍成为不可忽视的并发症之一。因而在自发性脑出血的管理中应注意相关并发症的防护,呼吸道清洁、胃黏膜保护、电解质水平监测、鼓励尽早活动等手段必不可少,一旦出现相关并发症,需积极应对。

(二)手术治疗

对于多数自发性脑出血患者,是否进行外科手术存在争议。理论上,通过手术进行血肿清除,可以预防脑疝,降低颅内压,减少血肿占位效应及血液本身分解所产生的各种毒性产物。然而在临床实践中,关于是否进行手术治疗的相关随机对照试验显示,接受手术治疗的患者并未得到如理论一般满意的疗效。当然这也可能是各种偏倚导致的结果,因而限制了手术的推广。下面我们将对不同手术方式展开论述,以加深对自发性脑出血手术治疗的理解。

去骨瓣减压术被认为是防止颅内压增高的有效手段,但其确切的疗效需要进一步探索。对于开颅血肿清除术,STICH Ⅱ试验结果表明,相对于单纯内科保守治疗而言,早期行手术清除脑血肿者可有轻微的生存优势,但更好的临床转归依旧不显著。随着对疾病认识的深入以及技术的发展,针对自发性脑出血的治疗出现了很多新的理念与办法。较为突出的是神经内镜下血肿清除术和立体定向血肿穿刺引流术。采用神经内镜进行脑出血治疗,虽然可以在短时间内清除大量血肿,并能直视下止血,但存在通道大、可能伤及重要白质纤维束等缺点。研究表明,相比于保守治疗,神经内镜下血肿清除术确实能降低皮质下脑出血患者死亡率,改善功能预后,但对于基底节区等深部脑出血者,只能观察到获益趋势,而没有统计学差异。立体定向血肿穿刺引流术依靠立体定位仪器,借助小通道穿刺引流血肿,术后配合血肿腔内纤溶药物治疗,可快速彻底清除血肿,有助于患者的早期康复。该术式适合各部位脑出血,尤其是深部和重要功能区血肿者。另外,该手术的适应证范围相对较宽,对于全身综合情况差及高龄患者也较为适用。有研究表明,立体定向血肿穿刺引流术相比于传统手术具备优势,但大型多中心的研究报道较为有限。值得一提的是,2019 年的一项全球多中心 RCT 试验(MISTIE Ⅲ),共纳入 78 家医院 506 例患者,结果显示,45% 的接受手术治疗的患者获得良好预后,但与保守治疗组相比,无明显统计学差异。

总之,对于原发性脑出血患者而言,手术治疗的有效性并不明确,所以应该有选择地开展,而微创治疗的安全性相对较高。近年来提出的精准治疗,同样也适用于自发性脑出血患者,我们必须充分考虑个体的差异后再做治疗选择。再次回顾自发性脑出血的治疗选择,非手术治疗与手术治疗从来都不是二选一,两者可联合使用,为自发性脑出血的治疗服务。一线临床医生务必要有独立判断,及时选择合适的治疗方式积极应对。

参 考 文 献

[1] 中华医学会神经病学分会,中华医学会神经病学分会脑血管病学组. 中国脑出血诊治指南(2014)[J]. 中华神经科杂志,2015,48(6):435-444.

[2] 中华医学会神经病学分会,中华医学会神经病学分会脑血管病学组. 中国脑出血诊治指南(2019)[J]. 中华神经科杂志,2019,52(12):994-1005.

[3] 中华医学会神经外科学分会,中国医师协会急诊医师分会,国家卫生和计划生育委员会脑卒中筛查与防治工程委员会. 自发性脑出血诊断治疗中国多学科专家共识[J]. 中华神经外科杂志,2015,31(12):1189-1194.

[4] Anderson C S,Heeley E,Huang Y,et al. Rapid blood-pressure lowering in patients with acute intracerebral hemorrhage[J]. N Engl J Med,2013,368(25):2355-2365.

[5] Anderson C S,Huang Y,Wang J G,et al. Intensive blood pressure reduction in acute cerebral haemorrhage trial(INTERACT):a randomised pilot trial[J]. Lancet Neurol,2008,7(5):391-399.

[6] Angriman F,Tirupakuzhi Vijayaraghavan B K,Dragoi L,et al. Antiepileptic drugs to prevent seizures after spontaneous intracerebral hemorrhage[J]. Stroke,2019,50(5):1095-1099.

[7] van Asch C J,Luitse M J,Rinkel G J,et al. Incidence,case fatality,and functional outcome of intracerebral haemorrhage over time,according to age,sex,and ethnic origin:a systematic review and meta-analysis[J]. Lancet Neurol,2010,9(2):167-176.

[8] Cordonnier C,Demchuk A,Ziai W,et al. Intracerebral haemorrhage:current approaches to acute management[J]. Lancet,2018,392(10154):1257-1268.

[9] Demchuk A M,Dowlatshahi D,Rodriguez-Luna D,et al. Prediction of haematoma growth and outcome in patients with intracerebral haemorrhage using the CT-angiography spot sign (PREDICT):a prospective observational study[J]. Lancet Neurol,2012,11(4):307-314.

[10] Fischer M,Schiefecker A,Lackner P,et al. Targeted temperature management in spontaneous intracerebral hemorrhage:a systematic review[J]. Curr Drug Targets,2017,18(12):1430-1440.

[11] Gioia L,Klahr A,Kate M,et al. The intracerebral hemorrhage acutely decreasing arterial pressure trial Ⅱ(ICH ADAPT Ⅱ)protocol[J]. BMC Neurol,2017,17(1):100.

[12] Goyal N,Tsivgoulis G,Malhotra K,et al. Minimally invasive endoscopic hematoma evacuation vs best medical management for spontaneous basal-ganglia intracerebral hemorrhage [J]. J

Neurointerv Surg，2019，11（6）：579-583.

［13］　Hanley D F，Thompson R E，Rosenblum M，et al. Efficacy and safety of minimally invasive surgery with thrombolysis in intracerebral haemorrhage evacuation（MISTIE Ⅲ）：a randomised，controlled，open-label，blinded endpoint phase 3 trial［J］. Lancet，2019，393（10175）：1021-1032.

［14］　Hemphill J C 3rd，Greenberg S M，Anderson C S，et al. Guidelines for the management of spontaneous intracerebral hemorrhage：a guideline for healthcare professionals from the American Heart Association/American Stroke Association［J］. Stroke，2015，46（7）：2032-2060.

［15］　Mendelow A D，Gregson B A，Fernandes H M，et al. Early surgery versus initial conservative treatment in patients with spontaneous supratentorial intracerebral haematomas in the international Surgical Trial in Intracerebral Haemorrhage（STICH）：a randomised trial［J］. Lancet，2005，365（9457）：387-397.

［16］　Mendelow A D，Gregson B A，Rowan E N，et al. Early surgery versus initial conservative treatment in patients with spontaneous supratentorial lobar intracerebral haematomas（STICH Ⅱ）：a randomised trial［J］. Lancet，2013，382（9890）：397-408.

［17］　Qureshi A，Palesch Y，ATACH Ⅱ Investigators. Expansion of recruitment time window in antihypertensive treatment of acute cerebral hemorrhage（ATACH）Ⅱ trial［J］. J Vasc Interv Neurol，2012，5：6-9.

［18］　Rennert R C，Tringale K，Steinberg J A，et al. Surgical management of spontaneous intracerebral hemorrhage：insights from randomized controlled trials［J］. Neurosurg Rev，2020，43（3）：999-1006.

［19］　Rindler R S，Allen J W，Barrow J W，et al. Neuroimaging of intracerebral hemorrhage［J］. Neurosurgery，2020，86（5）：E414-E423.

［20］　Wu S，Wu B，Liu M，et al. Stroke in China：advances and challenges in epidemiology，prevention，and management［J］. Lancet Neurol，2019，18（4）：394-405.

［21］　Steiner T，Al-Shahi Salman R，Beer R，et al. European Stroke Organisation（ESO）guidelines for the management of spontaneous intracerebral hemorrhage［J］. Int J Stroke，2014，9（7）：840-855.

（陈　高）

第二节　高血压脑出血

一、概述

高血压脑出血（hypertensive cerebral hemorrhage）指具有明确高血压病史的患者发生的脑实质出血，并排除外伤、血管结构异常、凝血功能障碍、肿瘤性疾病、血液性疾病等引起的继发性脑出血。

二、病理生理和发病机制

长期高血压引起颅内细、小动脉发生玻璃样变及纤维素样坏死，管壁弹性减弱。随着血压增高，直径 $100\sim400\ \mu m$ 的脑穿支动脉出现粟粒状微动脉瘤；在血压骤升时，微动脉瘤破裂出血，形成脑内血肿。高血压脑出血的常见部位为基底节区，主要是因为供应此部位的豆纹动脉从大脑中动脉成直角发出，在原有病变的基础上，受到压力较高的血流冲击后血管破裂出血。

三、病理

血肿形成时血肿周围脑组织在血肿的占位效应影响下出现原发性损伤，继而血肿周围脑组织水肿，颅内压升高,使脑组织受压移位,严重时出现脑疝,导致患者死亡。

新鲜的血肿呈红色,红细胞降解后形成含铁血黄素而带棕色。血凝块溶解后,吞噬细胞清除含铁血黄素和坏死的脑组织,胶质细胞增生,小的出血灶形成胶质瘢痕,大的出血灶形成中风囊,囊腔内含有含铁血黄素等红细胞的降解产物及黄色透明黏液。

四、临床表现

高血压脑出血通常在情绪激动、精神紧张、剧烈体力活动或用力排便时发病。发病前多无前驱症状,发病后症状在数分钟至数小时内达到高峰。发病时血压常明显升高,并出现头痛、呕吐、肢体运动和感觉障碍、意识障碍及痫性发作等临床表现。临床表现的轻重取决于出血量和出血部位。

(一)基底节区出血

高血压脑出血中,最常见的为基底节区出血,主要为豆纹动脉破裂所致。临床表现与出血部位及出血量有关。若出血累及内囊区,可出现典型的"三偏"症状(病变对侧偏瘫、偏身感觉障碍和同向性偏盲)。若出血累及丘脑,患者表现为偏身感觉障碍,出血量大者可有偏瘫、意识障碍、瞳孔改变等表现(图 8-1)。

(二)脑叶出血

脑叶出血时,患者可出现头痛、恶心、呕吐等颅内压增高症状,血肿侵犯不同的脑叶可引起相应的局灶性定位症状和体征(图 8-2)。

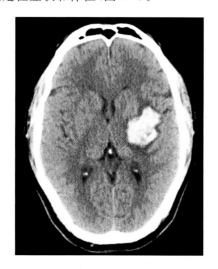

图 8-1　基底节区脑出血

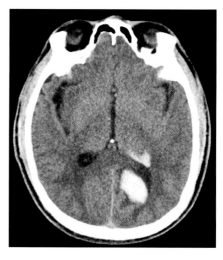

图 8-2　枕叶出血

(三)脑干出血

脑干出血是脑出血较严重的类型,绝大多数为桥脑出血。患者表现为头痛、呕吐、眩晕、复视、眼球不同轴、侧视麻痹、交叉性瘫痪或偏瘫等。大量出血时,患者很快进入深昏迷,出现四肢瘫痪、眼球固定、针尖样瞳孔、呼吸节律不规则、去大脑强直、应激性溃疡、中枢性高热等(图 8-3)。

(四)小脑出血

多数患者起病时神志清楚,常诉枕部疼痛、频繁呕吐,可有眼球震颤、站立或步态不稳、言语含糊(图 8-4)。

(五)脑室内出血

单纯的脑室内出血较少见,多继发于脑叶、基底节区或蛛网膜下腔出血破入脑室者。出血量少时,患者仅表现为头痛、呕吐及脑膜刺激征阳性,无明显定位体征。出血量较大时,患者很快进入昏迷,表现为脑干受压及急性颅内压增高的表现(图 8-5)。

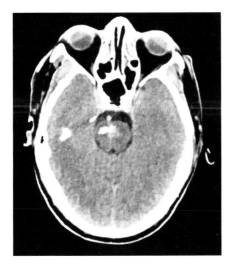

图 8-3　脑干出血

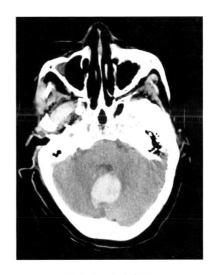

图 8-4　小脑出血

五、辅助检查

1. 头颅 CT　对于疑似卒中的患者,头颅 CT 是最重要、最基础的检查。在血肿早期 CT 上可见颅内边界清楚、密度较均匀的高密度影。CT 可明确显示出血的部位、血肿体积、是否破入脑室及血肿周围脑水肿情况,有助于指导治疗和判断预后。

2. 头颅 MRI　MRI 的主要表现取决于血肿中血红蛋白含量的变化。发病 1 天内,血肿在 T1 上呈等或低信号,T2 上呈高或混杂信号;第 2 天至 1 周内,T1 上呈等或稍低信号,T2 上呈低信号;第 2～4 周,T1 和 T2 上均呈高信号;4 周后,T1 上呈低信号,T2 上呈高信号。MRI 有助于发现肿瘤、血管畸形等病变。

3. 血管造影　血管造影包括计算机体层血管成像(CTA)、磁共振血管成像(MRA)、磁共振静脉成像(MRV)及数字减影血管造影(DSA)等,可显示血管管腔和血管壁的情况,有助于发现颅内动脉瘤、动静脉畸形及烟雾病等血管结构异常等病变。MRV 可显示颅内静脉及静脉窦情况,早期发现颅内静脉血栓形成所引起的脑出血。

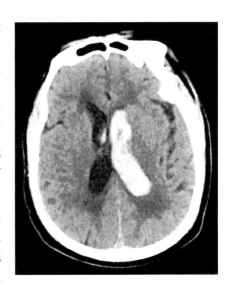

图 8-5　脑室内出血

六、诊断

患者既往有高血压病史,突然出现头痛、呕吐、偏瘫、失语甚至意识障碍等症状,头颅 CT 或 MRI 提示颅内典型部位的血肿,诊断考虑高血压脑出血。

七、鉴别诊断

脑出血的发病原因有很多,应根据患者的年龄、既往史、出血部位及影像学检查排除脑外伤、凝血功能障碍、血液系统疾病、颅内肿瘤(图 8-6)、颅内动脉瘤(图 8-7)、颅内动静脉畸形(图 8-8)、烟雾病(图 8-9)及静脉窦血栓形成(图 8-10)等病变。

八、治疗选择

高血压脑出血的治疗仍有争议,内科治疗和外科治疗的效果均不令人满意。选择合理的个体化治疗方案有助于改善患者的预后。

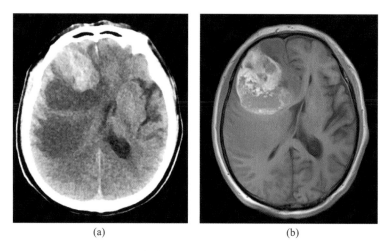

图 8-6　颅内肿瘤继发脑出血的影像学表现

(a)CT；(b)增强 MRI

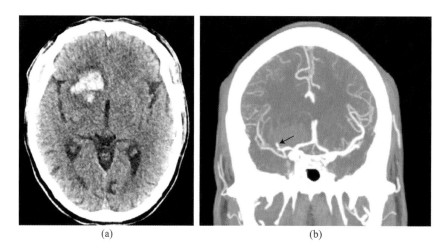

图 8-7　大脑中动脉瘤继发脑出血的影像学表现

(a)CT；(b)CTA

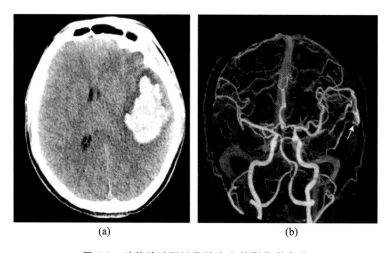

图 8-8　动静脉畸形继发脑出血的影像学表现

(a)CT；(b)CTA

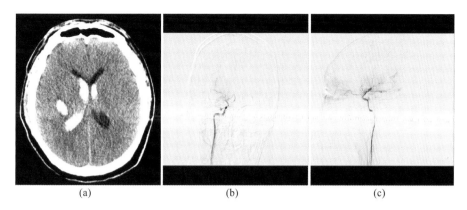

图 8-9 烟雾病继发脑出血的影像学表现
(a)CT;(b)DSA 正位片;(c)DSA 侧位片

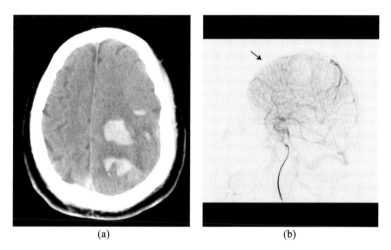

图 8-10 静脉窦血栓形成继发脑出血的影像学表现
(a)CT;(b)DSA

内科治疗的基本原则:脱水降颅内压,进行血压管理,防治继发出血,减轻继发性损伤,防治并发症,促进神经功能恢复。

外科治疗的主要目的是清除血肿,降低颅内压,预防或解除脑疝的发生和发展,挽救生命。手术的方式有以下几种:去骨瓣减压术、开颅血肿清除术、钻孔或锥孔穿刺血肿抽吸术、脑室穿刺引流术等。若患者全身情况许可,符合手术指征,可考虑行手术治疗。手术的指征如下:①经积极的内科治疗病情不见好转或加重,基底节区、脑叶出血量≥30 mL,丘脑出血量≥15 mL。②小脑出血量≥10 mL,或直径≥3 cm,或合并脑积水。③脑室内出血、存在脑室铸型者。

九、后续治疗和注意事项

1. 康复治疗 若脑出血患者病情允许,应尽早开始康复治疗。

2. 复发的预防 高血压脑出血患者出现复发性事件和其他血管性疾病的风险很高。为防止复发,应尽早控制危险因素,如控制血压、改变生活方式等。

十、预后

高血压脑出血患者大多数在入院早期死亡,存活的患者中大多遗留有不同程度的神经功能障碍。影响预后的因素较多,较重要的是与神经功能障碍密切相关的出血部位、血肿体积等,其他还包括患者的年龄、住院期间的并发症等。

十一、讨论

高血压脑出血是最常见的非创伤性脑出血,具有发病率高、死亡率高、致残率高等特点。目前多项临床研究已经开展,但未能改变脑出血的预后。对于大多数患者而言,手术治疗的作用仍有争议。手术治疗的理论基础为通过清除血肿来解除占位效应和血液产物引起的细胞毒性来降低颅内压,预防脑疝形成。早期手术与保守治疗幕上脑出血(STICH 试验),微创手术加阿替普酶溶栓与保守治疗幕上脑出血(MISTIE Ⅲ试验)的结果均为阴性。多项微创手术的荟萃分析结果显示,微创手术能够改善脑出血患者的预后。微创手术能否在较小的手术创伤下清除颅内血肿,较好地改善患者预后,仍需进一步的研究。

参 考 文 献

[1] 王忠诚.王忠诚神经外科学[M].武汉:湖北科学技术出版社,2005.

[2] 吴江.神经病学[M].北京:人民卫生出版社,2005.

[3] 中华医学会神经外科学分会,中国医师协会急诊医师分会,中华医学会神经病学分会脑血管病学组,等.高血压性脑出血中国多学科诊治指南[J].中国急救医学,2020,40(8):689-702.

[4] 中华医学会神经病学分会,中华医学会神经病学分会脑血管病学组.中国脑出血诊治指南(2019)[J].中华神经科杂志,2019,52(12):994-1005.

[5] Hemphill J R 3rd, Greenberg S M, Anderson C S, et al. Guidelines for the management of spontaneous intracerebral hemorrhage: a guideline for healthcare professionals from the American Heart Association/American Stroke Association[J]. Stroke,2015,46(7):2032-2060.

(冯　华)

第九章　脊髓血管疾病

第一节　脊髓血管疾病概述

脊髓血管疾病主要包括血管畸形、椎管内出血和脊髓缺血性血管病三类。绝大多数脊髓血管疾病与相应的脑血管病同源(如脊髓动静脉畸形与脑动静脉畸形),但脊髓血管疾病发病率远低于脑血管病。Blackwood回顾伦敦的国立神经疾病医院1903—1958年期间3737例尸解病案,仅发现9例脊髓梗死。脊髓梗死发病率如此之低,主要原因可能包括:脊髓动脉不易发生动脉粥样硬化;脊髓动脉管径较细,异位栓子不易到达;脊髓软膜表面有相对发达的血管网,可提供丰富的侧支循环。临床多数脊髓梗死病例继发于主动脉手术(如发生在主动脉胸段血管间断性夹闭以后),系节段动脉闭塞所致。结节性多动脉炎、系统性红斑狼疮性动脉炎等血管炎也很少引起脊髓梗死。脊髓血管畸形也相对罕见,其中最常见的硬脊膜动静脉瘘的发病率为每年(5～10)/100万。在脊髓疾病中,所有脊髓血管疾病病例加起来也比脱髓鞘性脊髓炎或脊髓肿瘤少见。

近年来医学影像学、神经介入以及显微外科的快速发展,使我们对脊髓血管疾病的认识逐渐深入,诊治策略也得以逐渐完善,但脊髓血管疾病目前仍是临床医生尤其是神经外科医生面临的挑战之一。

一、脊髓缺血性血管病

脊髓缺血性血管病包括脊髓短暂性缺血发作(spinal cord transient ischemic attack)和脊髓梗死(spinal infarct)。

脊髓梗死呈卒中样起病,症状常在数分钟或数小时达高峰,因闭塞供血动脉不同而出现不同的临床综合征,如脊髓前动脉综合征、脊髓后动脉综合征和脊髓中央动脉综合征等。脊髓对缺血耐受力较强,轻度间歇性供血不足通常不会导致脊髓显著损伤,完全缺血15 min以上方可造成脊髓不可逆损伤。脊髓前动脉血栓形成常见于颈胸髓,脊髓后动脉左、右各一,侧支循环较丰富,血栓形成非常少见。

(一)病因及发病机制

脊髓梗死的常见病因是主动脉粥样硬化或继发于主动脉瘤手术(如主动脉瘤修补术中动脉夹闭超过25 min常引起下肢截瘫)。少见原因包括:胶原血管病、梅毒性动脉炎、主动脉夹层动脉瘤、心肌梗死、心脏停搏、栓塞、妊娠、镰状细胞贫血、对比剂神经毒性作用、减压病、脊髓肿瘤或椎间盘突出压迫脊髓动脉、可卡因滥用等。脊髓动脉粥样硬化和栓塞不多见,也有许多病例病因不明。

脊髓血管畸形可引起脊髓短暂性缺血发作,与运动后脊髓血液分流至肌肉有关。动静脉畸形或硬脊膜动静脉瘘可引起邻近部位脊髓进行性缺血坏死。

(二)病理

肉眼可见脊髓动脉颜色变浅,呈节段性或区域性闭塞。脊髓梗死病灶早期神经元变性、坏死,灰白质软化,组织疏松及水肿,充满脂粒细胞,血管周围淋巴细胞浸润。晚期病灶皱缩变小,血栓机化,被纤维组织取代,并有血管再通。镜下可见软化灶中心坏死,神经元变性、髓鞘崩解及周围胶质细胞增生等。

(三)临床表现

1. 脊髓短暂性缺血发作　脊髓短暂性缺血发作与短暂性脑缺血发作类似,典型临床表现是脊髓性间歇性跛行或下肢远端发作性无力。2009年美国卒中协会(ASA)发布了短暂性脑缺血发作的新定义,除脑、视网膜外,将脊髓缺血导致的急性短暂性神经功能缺损也归入短暂性脑缺血发作的范畴。

脊髓性间歇性跛行的典型表现是行走一定距离后迅速出现一侧或双下肢无力和沉重感,休息后缓解,用血管扩张剂也可缓解,部分病例伴轻度锥体束征和括约肌功能障碍,间歇期症状消失。特点是发作突然,持续时间短暂,不超过 24 h,恢复完全,不遗留任何后遗症。患者也可表现为非典型间歇性跛行,仅下肢远端发作性无力,非运动诱发,可反复发作,并自行缓解。

2. 脊髓前动脉综合征　脊髓前动脉综合征也称 Beck 综合征,由 Spiller(1909)首次描述。本综合征系供应脊髓前 2/3 区域的脊髓前动脉闭塞,导致脊髓腹侧 2/3 区域梗死,出现病灶水平以下的上运动神经元性瘫痪(也称痉挛性瘫痪)、分离性感觉障碍及括约肌功能障碍等,临床不多见,约占所有卒中病例的 1.2%。

多呈卒中样急骤起病,少数病例可在数小时或数日内逐渐进展加重,个别病例在脊髓梗死前出现短暂性缺血发作症状。首发症状多为突发病变节段背痛、麻木等,几乎所有病例均有颈痛或背痛,中段胸髓或下段胸髓多见,呈根性和弥漫性分布。短时间内出现病灶水平以下弛缓性瘫痪(也称下运动神经元性瘫痪),进行性加重,早期表现为脊髓休克,休克期过后转变为病变水平以下痉挛性瘫痪、肌强直、腱反射活跃和 Babinski 征阳性等,常为轻截瘫,偶为单侧性,个别患者表现为上、下神经元受损,颇似肌萎缩侧索硬化,但两者起病方式截然不同。可出现病变水平以下分离性感觉障碍,痛温觉缺失,触觉及深感觉保留,如脊髓冠状动脉丛侧支循环形成,感觉障碍通常较轻,持续时间较短。可出现明显尿便障碍,早期尿潴留,后期尿失禁,表现为自主性膀胱,也可出现出汗异常及冷热感等自主神经症状,易发生压疮。

3. 脊髓后动脉综合征　脊髓后动脉综合征系供应脊髓后 1/3 区域的脊髓后动脉闭塞,引起病变水平以下深感觉障碍,不同程度上运动神经元性瘫痪,轻度尿便障碍等。脊髓后动脉侧支循环丰富,极少发生闭塞,较脊髓前动脉综合征少见,即使出现症状,也会因侧支循环良好而表现较轻,恢复较快,通常不出现固定形式的症状。本病可继发于脊髓手术或外伤,罕见于椎动脉夹层。

起病急骤,发病初期出现与病变节段一致的根痛,因后索受损而出现病变水平以下音叉振动觉及关节位置觉缺失,感觉性共济失调,痛温觉正常,病变部位相应区域全部感觉障碍及深反射消失。锥体束是脊髓前、后动脉供血的分水岭,易受累而引起病变水平以下上运动神经元性轻瘫及其他锥体束征,尿便功能不受影响或部分患者出现轻度障碍。

4. 脊髓中央动脉综合征　脊髓中央动脉(沟连合动脉)综合征通常出现病变水平相应节段的下运动神经元性瘫痪、肌张力减低和肌萎缩等,一般无感觉障碍及锥体束损伤。

5. 脊髓血管栓塞　脊髓血管栓塞常与脑血管栓塞同时发生,临床症状常被脑部症状掩盖。主要临床表现如下。

(1)来自细菌性心内膜炎或盆腔静脉炎的炎症栓子,除引起动脉闭塞而造成脊髓局限性缺血坏死外,还会因炎症栓子侵蚀而造成弥漫性点状脊髓炎或多发性脊髓脓肿,患者出现严重括约肌功能障碍。

(2)潜水减压病和高空飞行可造成脊髓血管气栓,主要累及上段胸髓,脑部很少或不受影响。游离气泡刺激脊髓神经根可引起奇痒、剧痛等不愉快感觉,患者出现感觉障碍及下肢单瘫或截瘫等。

(3)转移性肿瘤的瘤性栓子导致的脊髓血管栓塞常伴脊柱或椎管内广泛转移,特点是明显根痛及迅速发生瘫痪。

(4)外伤后纤维软骨栓子是引起脊髓血管栓塞的另一原因。Naiman 于 1961 年报道 1 例少年患者死于运动损伤后急性瘫痪,因髓核破裂引起诸多脊髓血管栓塞,导致脊髓广泛软化,现已有多例类似的报道。因此,儿童或健康成人外伤后突发颈部或背部疼痛,迅速出现脊髓完全性横贯性损伤的症状和体征,脑脊液检查无异常,要考虑外伤后脊髓血管栓塞的可能性。

(四)辅助检查

多数脊髓梗死患者起病后数日,MRI 检查 T2 序列可发现明显病灶,轴位可见"H"征或"猫头鹰眼"

征。注射钆对比剂可见病灶轻度强化。值得注意的是，发病后数小时或 1 天内 MRI 检查往往正常，影像学改变延迟出现的原因尚不清楚。数周后脊髓软化，逐渐出现病灶处塌陷，MRI 显示脊髓变细。

（五）诊断及鉴别诊断

1. 诊断　脊髓梗死的诊断主要依据患者的病史、临床症状、体征及 MRI 检查，脊髓血管疾病的临床表现复杂，缺乏特异性检查手段，脊髓影像学和脑脊液检查可提供线索。

2. 鉴别诊断

（1）脊髓性间歇性跛行应与血管性间歇性跛行鉴别，后者表现为皮温低、足背动脉搏动减弱或消失，超声多普勒检查发现下肢动脉变细，血流量减少。

（2）急性脊髓炎以急性横贯性脊髓损伤起病，病前有前驱感染或疫苗接种史，起病较脑血管病慢，无急性疼痛或根痛，脑脊液细胞数可见增多，预后较好。

（六）治疗

脊髓缺血性血管病的治疗与缺血性脑血管病相似。可应用血管扩张剂及促神经功能恢复药。大剂量皮质类固醇或抗凝治疗是否可改善症状还不确定。对不同原因引起的脊髓梗死可对症治疗，如低血压者应适当提高血压，疼痛明显者可给予镇静止痛剂，急性期注意尿便和皮肤护理，截瘫患者应注意防止发生压疮和尿路感染。病情一旦稳定，尽早开始康复训练。大部分患者在发病 1 个月后运动功能可能有明显的恢复。

二、脊髓静脉高压综合征

脊髓静脉高压综合征又称静脉高压性脊髓病（venous hypertensive myelopathy，VHM），是由脊髓、脊柱及其周围结构的血管性病变，导致脊髓引流静脉回流受阻或椎管外静脉血逆流入椎管静脉系统，使脊髓静脉系统压力增高，循环减慢而产生的缺血性脊髓功能受损的一组综合征。有实验显示，VHM 患者脊髓表面静脉压力可达 54～78 mmHg（正常 9～45 mmHg），为全身动脉压的 60%～87.5%。

（一）病因及发病机制

脊髓静脉高压由 Aboulker 在 1973 年首次提出，1977 年 Kendall 和 Logue 首先报道硬脊膜动静脉瘘是 VHM 最常见的原因。国内学者凌锋于 1985 年总结了 VHM 的各类病因，认为脊髓静脉高压是多种脊髓或血管疾病的共同病理生理过程，除硬脊膜动静脉瘘以外，其他类型的脊髓动静脉畸形也可引起VHM，特别是髓周动静脉瘘、向脊髓表面引流的硬脑膜动静脉瘘、硬脊膜外或椎旁动静脉畸形以及椎旁静脉系统狭窄和闭塞（如左肾静脉、腰横静脉或下腔静脉）也可以引起 VHM，此类病变导致其他器官或组织的静脉血经椎管静脉系统回流，使脊髓静脉压力增高。脊髓静脉高压导致脊髓本身静脉血液回流受阻，循环速度减慢，继而引起脊髓功能受损，如病因不能及时去除，可造成脊髓缺血坏死，引起不可逆性神经损伤。

（二）病理

病理见脊髓淤血，毛细血管淤滞，小动脉缺血及间质水肿，病变脊髓静脉管壁增厚，脊髓白质神经胶质增生，伴髓鞘和轴突缺失。

（三）临床表现

多数患者于中年以后发病，男性多于女性。国内马廉亭等（2010）报道了 69 例 VHM，年龄最大者 68岁，最小者 12 岁，其中 45 岁以上 47 例，男、女性之比为 6.7：1。VHM 多数慢性起病，病情进行性加重，临床表现为程度不等的脊髓功能障碍症状，如进行性双下肢无力，自下而上的感觉障碍、麻木，大小便障碍，性功能减退等。查体可见腱反射增高、双侧 Babinski 征阳性和病变平面以下感觉减退。

（四）辅助检查

脊髓 MRI 检查可见脊髓实质水肿，T2 上显示长节段的脊髓高信号，由脊髓血管畸形或椎旁静脉系

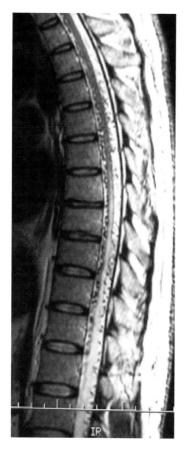

图 9-1 VHM 患者 MRI 图像，T2 上可见长节段脊髓高信号（脊髓水肿）。髓周可见大量迂曲的虫噬样血管流空信号，提示病因为血管畸形

统病变引起的 VHM 患者 T2 上可见椎管内血管流空信号，表现为点状、蚯蚓状以及虫蚀样低信号（图 9-1）。选择性脊髓血管造影是诊断本综合征的金标准，通过造影可确定病因，为进一步治疗提供依据。若脊髓血管造影阴性，必要时还需选择肾动脉，甚至股静脉进行穿刺插管静脉造影以明确是否存在椎旁静脉系统病变。

（五）诊断及鉴别诊断

本病少见，临床如出现进行性双下肢无力、感觉障碍、大小便障碍，不能用脊髓肿瘤、炎症反应、外伤等解释时，应考虑本病可能。确诊需经进一步 MRI、脊髓血管造影检查等。

（六）治疗

VHM 的早期诊断和早期治疗非常重要，它直接关系到患者的预后，延误治疗可能造成患者某些神经功能的永久缺失。需针对 VHM 的病因采用血管内治疗、手术治疗或两者联合的方式进行干预。需要特别强调的是，虽然机制尚不明确，但 VHM 患者在病因未解除前严禁使用糖皮质激素，绝大多数 VHM 患者在接受糖皮质激素治疗后可出现脊髓功能障碍迅速加重甚至截瘫。

三、椎管内出血

椎管内出血根据出血部位分为硬脊膜外出血、脊髓蛛网膜下腔出血和脊髓出血等。外伤是椎管内出血最常见的原因，在脊髓外伤后可即刻出现，也可出现于外伤后数小时或数日。自发性出血及其他非外伤性出血多见于脊髓血管畸形、血液病、抗凝治疗、肿瘤和脊髓静脉梗死等，凝血机制障碍患者腰穿后可出现硬脊膜外出血。椎管内出血有时是其他疾病的并发症，易被原发病所掩盖。

（一）病理

脊髓内出血可累及数个节段。病初脊髓因髓内存在血凝块而出现急性水肿，可波及出血灶上下数个节段灰质及邻近白质。血凝块周围通常由正常神经组织包绕，随时间推移血肿逐渐液化并被吞噬细胞清除。由于胶质不完全替代，数个脊髓节段内常遗留类似脊髓空洞的腔。脊髓外出血形成血肿或血液进入蛛网膜下腔，出血灶周围组织可出现水肿、淤血及继发神经变性。脊髓蛛网膜下腔出血时血液弥漫于蛛网膜下腔，脑脊液被血染，脊髓表面呈紫红色。

（二）分类

1. 脊髓出血

脊髓出血（hematomyelia）特指脊髓实质出血。常见病因包括外伤、脊髓动静脉畸形和脊髓海绵状血管畸形，其他原因有血液病、一氧化碳中毒及肿瘤等。

（1）临床表现：起病急骤，发病时有剧烈局限性背痛、颈痛或胸痛，呈根性分布，持续数分钟至数小时。发病后迅速出现肢体瘫痪、分离性感觉障碍及括约肌功能障碍等神经功能缺失症状。出血量少者可仅表现为局部疼痛症状，不伴有其他神经功能障碍，出血量较大者可在急性期表现为脊髓休克，出现弛缓性瘫痪、病灶以下完全性感觉丧失、反射消失、Babinski 征阳性及尿便失控等脊髓横贯性损伤表现，后期出现痉挛性截瘫。上段颈髓严重受累者可有呼吸肌麻痹，可于数小时至数周死亡。自主神经功能失调、血管舒缩功能不稳定可引起休克。患者度过急性期后，随着血肿逐渐吸收，大多数患者的症状可逐渐改善。

（2）诊断：脊髓出血以 MRI 为主要诊断手段。急性期髓内血肿在 T2 上多呈低信号，T1 上表现为高信号。随着时间的延长，髓内液化灶逐渐形成，出血灶在 T2 上将逐渐过渡为高信号。CT 检查或可见出血部位高密度影。若血肿突破软脊膜，或血肿为髓周病变破裂所致，则腰穿可见血性脑脊液。脊髓出血患者需进行选择性脊髓血管造影检查，不仅有助于鉴别诊断病因，在必要时可对部分原发病（如脊髓动静脉畸形）进行恰当的血管内干预，降低再出血风险。

（3）治疗：大多数脊髓出血患者的脊髓功能障碍会自行缓解，此外出血灶周围的髓质在急性期时可发生严重水肿，增加手术难度与风险。因此这类患者不需在急性期针对血肿本身进行外科治疗。但临床研究发现中段胸髓出血，脊髓功能障碍较重以及年龄较大患者往往不易缓解，可考虑在急性期行血肿清除术。

脊髓出血后的主要治疗策略是针对原发病进行恰当的干预，防止再出血的发生。例如脊髓动静脉畸形可根据病变结构特点进行介入或显微手术治疗；海绵状血管畸形应在水肿缓解后进行手术切除。

2. 硬脊膜外出血　硬脊膜外出血（spinal epidural hemorrhage）较为少见，除了外伤性和医源性出血外，其他病例由于病因相对隐匿，临床上统称为自发性硬脊膜外出血（spontaneous spinal epidural hemorrhage，SSEH），文献报道 SSEH 的发病率约为每年 1/100 万。2017 年首都医科大学宣武医院张鸿祺等报道超过 25% 的 SSEH 病例是因硬脊膜外动静脉畸形破裂出血导致的。

（1）临床表现：硬脊膜外出血因迅速形成的血肿压迫脊髓与神经根，临床上多表现为骤然出现的剧烈背痛，之后在很短的时间内（数分钟至数小时）出现不同程度的脊髓功能障碍，严重者可出现截瘫、病变水平以下感觉缺失及括约肌功能障碍等急性横贯性脊髓损害表现，极少数病例因出血量较少等原因可仅表现为一过性局部疼痛。硬脊膜外血肿的吸收较快，多数病例在急性期后可有不同程度的自行缓解。但由于潜在病因的持续存在，再出血病例在临床上并不少见，张鸿祺等观察到 35% 左右的病例发生反复出血。

（2）诊断：医源性与外伤性硬脊膜外出血相关病史明确，容易诊断。SSEH 的临床表现与脊髓出血相似，需借助影像学手段进行准确诊断。SSEH 在 MRI T2 上表现为高信号，T1 上表现为等信号或混杂信号（图 9-2）。在血肿的偏脊髓侧可见硬脊膜压迹，是区别硬脊膜外与硬脊膜下血肿的重要征象。硬脊膜外血肿吸收较快，文献报道硬脊膜外血肿最快可在 4 天内完全吸收，给疾病的诊断带来困难，需详细询问病史做出综合判断。有条件时需行脊髓血管造影术，以明确是否存在硬脊膜外动静脉畸形，但由于此类血管畸形体积较小，有学者认为即使血管造影结果为阴性也不能完全排除硬脊膜外动静脉畸形。

（3）治疗：多数病例因脊髓与神经根受压而表现为严重的神经功能障碍，是急诊血肿清除与脊髓减压手术的适应证。术中需切除相应节段椎板，清除血肿。由于可能存在硬脊膜外动静脉畸形，需同时对病灶及其周围的硬脊膜外静脉丛进行广泛的切除，以彻底去除病因，降低再出血风险。

对于血肿体积小、吸收较快、症状较轻或自行缓解程度理想的病例可保守观察，但需警惕再出血的发生。

3. 脊髓蛛网膜下腔出血　脊髓蛛网膜下腔出血（spinal subarachnoid hemorrhage）是软脊膜或脊髓表面血管破裂出血直接流入脊髓蛛网膜下腔造成的。常见的脊髓蛛网膜下腔出血原因为脊髓动静脉畸形破裂，极少数病例是脊髓动脉瘤破裂所致。脊髓动静脉畸形相关的脊髓蛛网膜下腔出血可合并脊髓出血。

（1）临床表现：脊髓蛛网膜下腔出血起病急骤，病灶平面或颈背部突发剧烈疼痛是特征性症状，系血液进入蛛网膜下腔，刺激脊髓或神经根所致。疼痛可向一侧或双侧下肢放射，偶可放射至腹部而误诊为急腹症。

患者临床症状轻重不一，轻者无任何神经功能缺损的症状、体征，如脊髓表面血管破裂可能只有颈背部根痛，无脊髓受压表现。重者发病后迅速发展为截瘫、四肢瘫、下肢麻木、尿潴留，出现克尼格（Kernig）征阳性。血液进入颅腔可引起意识障碍，患者常伴明显颅内高压症状而导致误诊。病变平面越高，血液越易流入颅内，颅内高压症状也愈严重，患者出现头痛、颈项强直及意识障碍。头痛等症状可为脊髓蛛网膜下腔

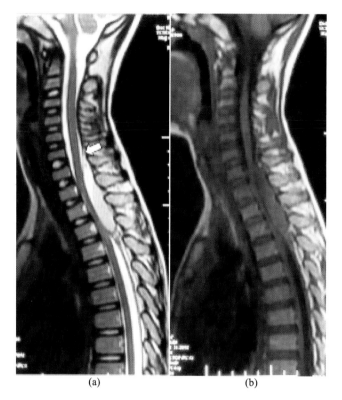

(a)　　　　　　　　(b)

图 9-2　硬脊膜外血肿的 MRI 平扫图像,血肿位于颈 7 至胸 4 节段椎管后方

可见脊髓受压水肿。图中箭头指示硬脊膜压迹。(a)典型的硬脊膜外血肿在 T2WI 上为高信号;(b)硬脊膜外血肿在 T1WI 上为等信号

出血的首发症状。脊髓蛛网膜下腔出血引起的头痛可与脑蛛网膜下腔出血引起的头痛同样剧烈,但常迅速好转。

　　脊髓蛛网膜下腔出血由于脑脊液稀释作用,加上脊髓搏动降解纤维蛋白,很少形成血肿。但少数病例由于出血量大、出血速度快、脑脊液不能充分稀释血液,可形成脊髓蛛网膜下腔血肿(图 9-3)。

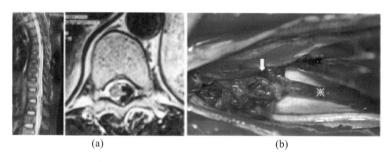

(a)　　　　　　　　(b)

图 9-3　由脊髓前根髓动脉瘤破裂导致的脊髓蛛网膜下腔出血

(a)出血量较大,在蛛网膜下腔形成血肿,血肿急性期在 T2WI 上显示为低信号;(b)显示破裂动脉瘤(箭头示)位于前根髓动脉(※)

　　(2)诊断:由于绝大多数脊髓蛛网膜下腔出血的病因是脊髓动静脉畸形,因此结合病史与脊髓动静脉畸形的特征性影像学特点(详见下文)可进行诊断。急性期的脊髓蛛网膜下腔血肿在 T2 上表现为低信号,T1 上表现为高信号。脊髓蛛网膜下腔出血病例需行脑与脊髓造影明确病因。对各项影像学检查结果阴性的可疑病例可腰穿行脑脊液检验。

　　(3)治疗:由于绝大多数单纯脊髓蛛网膜下腔出血病例的临床症状并不严重,因此治疗的主要目的是对原发病进行干预,如明确为脊髓动静脉畸形出血的病例可根据病变特点选择介入治疗或手术治疗。对于血肿较大具有占位效应的病例可急诊行血肿清除术解除脊髓压迫。

（三）椎管内出血的鉴别诊断

椎管内出血三种主要类型的临床表现相似，其鉴别诊断主要依赖影像学检查。MRI可分辨大多数血肿的位置。明确原发病同样有助于血肿的鉴别诊断，例如硬脊膜外动静脉畸形只能导致硬脊膜外出血，而绝大多数脊髓动静脉畸形导致的出血位于硬脊膜下。

椎管内出血与急性脊髓炎的临床表现相似，但治疗策略完全不同，临床上需要鉴别诊断。相对而言，椎管内出血患者的进展史为迅速，急性脊髓炎患者脊髓功能障碍自出现到发展至最严重的状态需数小时至数日，而椎管内出血患者的症状可在数分钟内达到顶峰。另外，急性脊髓炎患者的疼痛程度较椎管内出血患者轻微并且部分患者在发病前1～4周可有上呼吸道感染、腹泻等，可帮助鉴别。MRI是鉴别两者的主要手段，急性脊髓炎在T2上表现为脊髓水肿，水肿信号可累及多个节段。

四、脊髓血管畸形

脊髓血管畸形（spinal vascular malformation）是脊髓血管发育异常性疾病，整体上可分为脊髓动静脉畸形和脊髓海绵状血管畸形两类。

（一）分类

各国学者根据脊髓血管畸形病理学、病变部位及供血特点等提出多种分类法。国内张鸿祺与凌锋等学者根据病变血管构筑与解剖部位提出了脊髓血管畸形的解剖分类，具体如下所示。

（1）硬脊膜内病变。

①脊髓海绵状血管畸形。

②脊髓动静脉畸形。

③神经根动静脉畸形。

④终丝动静脉畸形。

（2）硬脊膜动静脉瘘。

（3）椎管内硬脊膜外病变。

①椎管内硬脊膜外海绵状血管畸形。

②椎管内硬脊膜外动静脉畸形。

（4）椎旁动静脉畸形。

（5）体节性脊柱脊髓血管畸形。

①完全型：累及同一体节内所有组织，包括脊髓、椎骨、椎旁软组织及皮肤，如科布（Cobb's）综合征、Klipple-Trenaunay-Weber（KTW）综合征等。

②部分型：累及同一体节内多种但非所有组织。

（二）病因及发病机制

脊髓血管畸形的病因尚未完全明确，最新研究发现脊髓动静脉畸形与脑动静脉畸形相同，RAS/MAPK通路基因突变是其发生发展的重要原因。

脊髓动静脉畸形与脊髓海绵状血管畸形的发病机制有所不同。脊髓动静脉畸形引起临床症状的主要机制包括出血、脊髓静脉高压、占位压迫以及畸形血管团盗血。脊髓海绵状血管畸形的发病机制主要是病变反复出血，少数病例可因病变体积较大而压迫脊髓。同一个病变可造成上述多种病理生理过程同时发生。

（三）病理

1. 脊髓动静脉畸形　由供血动脉、畸形血管以及引流静脉组成，畸形血管可表现为畸形血管团，由数量众多、直径较细的动静脉短路（arteriovenous shunt）组成；也可表现为动静脉瘘（arteriovenous fistula），其本质上是发生在直径较大动、静脉之间的动静脉短路。镜下畸形血管为迂曲蔓状或蚓状动静脉袢，病变区血管口径大小差别较大，管壁肌肉或弹力纤维消失仅残存一层薄膜，易破裂出血。

2. 脊髓海绵状血管畸形　属静脉畸形,镜下结构为高度扩张薄壁血管样组织,界限清楚,呈海绵状或蜂窝状,腔内充满血液;病变组织由紧密血管构成,无包膜。脊髓海绵状血管畸形窦壁菲薄,由于病变反复出血,镜下可见机化血肿、纤维组织增生以及含铁血黄素沉积等病理表现。

（四）临床表现

1. 硬脊膜下脊髓动静脉畸形　硬脊膜下脊髓动静脉畸形多在青少年期发病,平均发病年龄不到25岁,男、女性比例约为1.5∶1。这类病变可以突然起病或逐渐起病,两种发病方式的比例约为3∶2。其中绝大多数突然起病病例是由病变出血导致的,极少部分可能是由主要引流静脉闭塞造成的。逐渐起病病例则是由脊髓静脉高压、压迫以及盗血等病理生理过程造成的。

病变出血时,患者可在该脊髓神经支配区突发剧烈根痛、根性分布感觉障碍或感觉异常,受累水平以下神经功能缺失,如上和(或)下运动神经元性瘫痪(表现为不同程度的截瘫),根性或传导束性分布感觉障碍,以及脊髓半切综合征,括约肌功能障碍(表现为二便不同程度的失禁或潴留)。少数表现为单纯脊髓蛛网膜下腔出血,可见颈项强直及 Kernig 征阳性等。突发起病后超过70％的患者可在发病后2个月内逐渐缓解,但位于中段胸髓、初始症状较重以及发病年龄较大者不易缓解。逐渐起病者往往表现为逐渐进展的脊髓功能障碍,病变节段以下逐渐出现脊髓功能障碍,包括肌力下降、深浅感觉减退、括约肌功能障碍。若上述症状是由脊髓静脉高压所致,随着脊髓水肿累及节段的增多,脊髓功能障碍累及的范围也将逐渐扩大。国内张鸿祺、凌锋等于2019年报道了硬脊膜下脊髓动静脉畸形的自然史,发现此类疾病在发病后自然史恶劣,整体上脊髓功能障碍年加重率约30％,每年出血率约10％。

2. 硬脊膜动静脉瘘　脊髓血管畸形中最常见的亚型,发病率为每年(5～10)/100 万,多见于男性,男、女性比例约为5∶1,平均发病年龄为50～60岁。约80％的病灶位于胸腰段。血液向髓周静脉引流,导致脊髓静脉高压而起病,由硬脊膜动静脉瘘导致的出血罕见。主要临床表现为双下肢无力、感觉异常和括约肌功能障碍,一般无疼痛。症状常在活动或改变姿势后加重。典型病例呈慢性进行性非对称性双下肢瘫。硬脊膜动静脉瘘病情进展相对较快,Aminoff 等学者的研究表明,在出现运动症状后的3年内,将有超过90％的患者需借助轮椅出行。

3. 脊髓海绵状血管畸形　男、女性比例约为1.3∶1,平均发病年龄约35岁,好发于胸段脊髓。脊髓海绵状血管畸形的年出血率为2％～4％,临床上因病灶反复出血或压迫脊髓,患者表现为急性或进行性加重的脊髓功能障碍。

（五）辅助检查

1. 脑脊液检查　如椎管梗阻可见脑脊液蛋白含量增高,压力低。血管畸形破裂发生脊髓蛛网膜下腔出血者可见血性脑脊液。

2. 脊柱 X 线平片　可显示 Cobb's 综合征患者椎体、椎板及附件破坏。脊髓碘水造影可确定血肿部位,显示脊髓表面血管畸形位置和范围,不能区别病变类型。可显示碘柱内粗细不均扭曲状透亮条影附着于脊髓表面,透视下可发现畸形血管搏动,注入对比剂后患者仰卧,如显示"虫囊样"影像可提示本病。脊髓造影可显示髓周异常血管影,病变血管水平出现梗阻或充盈缺损,脊髓直径正常,也可显示硬脊膜外占位征象。

3. CT　对脊髓血管畸形有一定的诊断价值,可显示脊髓局部增粗、出血或梗死等,增强后可发现血管畸形。CTA 可重建异常血管形态,初步明确病变类型,是脊髓血管畸形初诊的良好工具。

4. MRI　对脊髓血管畸形具有重要诊断价值。T2 上可显示典型的血管流空信号,髓内动静脉畸形可见髓内蜂巢样流空信号(图 9-4)。脊髓海绵状血管畸形 MRI 图像可表现为局部脊髓膨大,内有高低混杂信号的桑葚样病灶(图 9-5)。此外,MRI 可明确显示脊髓水肿、血肿等病理征象,有辅助诊断价值(图 9-6)。

5. 选择性脊髓血管造影　目前确诊和明确病变分类的唯一方法,为治疗提供决定性的指导作用。脊髓血管造影检查可对病变精确定位,明确区分血管畸形类型,显示病灶体积大小、累及范围以及与脊髓的关系,还可以清楚显示血管畸形的血管构筑,明确供血动脉和引流静脉的形态与直径,有助于治疗方案的制订,在进行血管造影的同时可对病变进行介入治疗(图 9-7、图 9-8)。脊髓海绵状血管畸形的血管造影是阴性的。

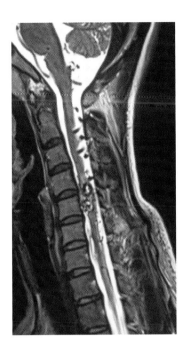

图 9-4　脊髓动静脉畸形的 MRI 图像
T2WI 上可见脊髓表面及髓内蚓状流空影,髓内可见异常高信号

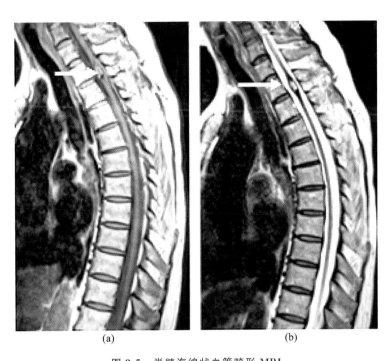

(a)　　　　　　　(b)

图 9-5　脊髓海绵状血管畸形 MRI
T1WI(a),T2WI(b)可见胸 2 至胸 3 椎体平面脊髓内局灶性高低混杂信号,病灶处胸髓增粗

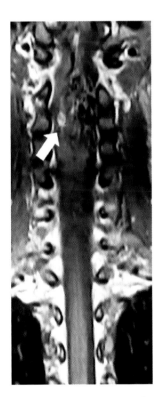

图 9-6　MRI T1 上可见髓内血肿信号
箭头提示脊髓血管畸形出血处

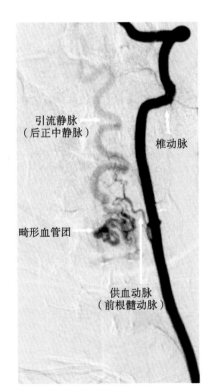

引流静脉（后正中静脉）
椎动脉
畸形血管团
供血动脉（前根髓动脉）

图 9-7　脊髓动静脉畸形血管造影图像
病变由椎动脉发出的前根髓动脉供血,向头端引流

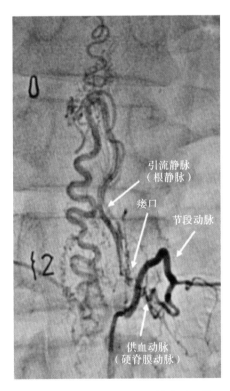

引流静脉（根静脉）
瘘口
节段动脉
供血动脉（硬脊膜动脉）

图 9-8　硬脊膜动静脉瘘血管造影图像
病变瘘口位于硬脊膜内,由节段动脉的分支——硬脊膜动脉供血,由根静脉向脊髓表面引流

（六）诊断及鉴别诊断

1. 诊断 患者的病史及症状体征，MRI检查以及脊髓血管造影可为诊断提供确切证据。突发起病或逐渐起病的脊髓功能障碍患者需首先接受MRI检查，若发现血管流空信号或可疑的脊髓水肿、血肿等征象需尽早进行脊髓血管造影检查以明确病变类型。

2. 鉴别诊断 由于此病罕见并且临床症状不具有特异性，早期常被误诊为其他类型脊髓病，需注意与急性脊髓炎、脊髓肿瘤、腰椎退行性变等鉴别。

急性脊髓炎在发病前可有上呼吸道感染、腹泻等病毒感染征象，MRI见脊髓水肿，可累及多个节段，无脊髓血管流空信号，DSA阴性。

部分脊髓肿瘤特别是血管母细胞瘤血运丰富，MRI可见典型的血管流空信号；DSA可见供血动脉和病变的引流静脉，肿瘤可见对比剂浓染，与脊髓动静脉畸形易混淆。血管母细胞瘤瘤体边界清晰、瘤体内不具有流空信号，在增强磁共振影像上均匀强化可帮助辨别（图9-9）。

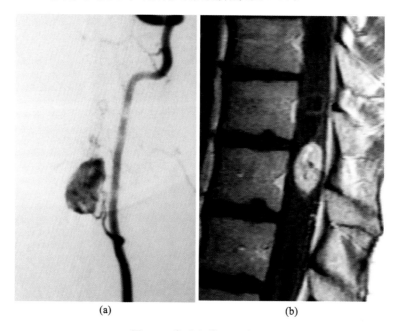

(a)   (b)

图9-9 脊髓血管母细胞瘤

（a）脊髓血管母细胞瘤行血管造影时瘤体对比剂浓染，可见明确的供血动脉以及引流静脉，易与脊髓动静脉畸形混淆；（b）血管母细胞瘤，在增强MRI图像上可见边界清晰的肿瘤信号

腰椎退行性变与硬脊膜动静脉瘘的临床表现相似，但应注意分辨MRI上的血管流空信号，这是两者鉴别的关键。

未成年人群的椎管容积大，脑脊液流动通畅，在MRI T2上可形成类似血管流空的斑片状低信号伪影，若患者合并其他造成神经功能障碍的疾病，在临床上易造成误诊，需注意鉴别（图9-10）。

（七）治疗

对于脊髓血管畸形，根据病变解剖部位与血管构筑情况可采取介入治疗、显微外科手术，部分病例需采用两种治疗方式联合干预。

1. 硬脊膜下脊髓动静脉畸形的治疗 由于病变结构复杂并且与脊髓解剖关系密切，硬脊膜下脊髓动静脉畸形的治疗是神经外科医生面临的挑战之一，目前该类病变整体的治愈率不足40%，而治疗相关的脊髓功能障碍加重发生率可达15%。病变偏向脊髓背侧或侧方、结构相对致密的患者可首选显微外科手术切除以争取最高的治愈率。对于无法手术切除的患者可进行介入治疗，介入治疗的首要目的是闭塞动脉瘤样结构和流量较高的动静脉瘘，以降低脊髓功能障碍加重风险。

2. 硬脊膜动静脉瘘的治疗 根据血管构筑情况选择手术治疗或介入治疗，均可获得良好效果，若采

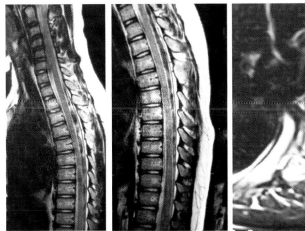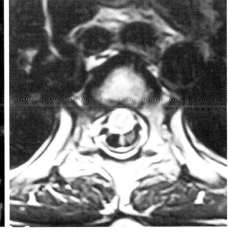

图 9-10 10 岁男性脊髓 MRI T2 影像

可见髓周存在大量斑片状低信号,系儿童椎管容积相对较大,脑脊液流动形成的伪影,易与血管流空信号混淆而造成误诊

取正确的治疗方式,此类疾病的治愈率可达 99%。对于血管走行平直、微导管可到达病变近端的病例,可首选介入治疗,术中栓塞剂需到达引流静脉近端。对于无法行介入治疗的病例,可手术闭塞引流静脉近端从而治愈病变。

3. 脊髓海绵状血管畸形的治疗 手术切除是该病唯一有效的手段,对于病灶位于脊髓中后部、有症状的脊髓海绵状血管畸形,采取显微外科手术完全切除病灶已成共识。

4. 硬脊膜外和椎旁动静脉畸形的治疗 绝大多数硬脊膜外和椎旁动静脉畸形是由静脉湖导致的占位效应或根静脉反流导致的,因此对于病变体积较小的病例,可通过介入治疗或显微外科手术治疗方式完全闭塞引流静脉近端获得治愈。对于体积较大、累及范围较广的病变,只能通过介入治疗手段闭塞流量较高的动静脉瘘或畸形血管团以降低病变流量,缓解症状进展。

5. 脊髓血管畸形合并症的治疗 发病急性期,在明确病因、针对原发病进行治疗的同时还需视具体病情使用脱水剂、止血剂及其他对症治疗。截瘫患者应加强护理,防止合并症如压疮和尿路感染。急性期过后或病情稳定后应尽早开始肢体功能训练及康复治疗。

参 考 文 献

[1] 梁建涛,鲍遇海,菅凤增,等.脊髓髓内海绵状血管瘤的显微外科治疗及预后[J].中华神经外科杂志,2009,25(9):771-774.

[2] 马廉亭,龚杰,樊辉,等.脊髓静脉高压综合征的诊断治疗策略与方法[J].中华神经外科杂志,2010,26(11):1007-1009.

[3] Braun P,Kazmi K,Nogués-Meléndez P,et al. MRI findings in spinal subdural and epidural hematomas[J]. Eur J Radiol,2007,64(1):119-125.

[4] Brocadello F,Levedianos G,Piccione F,et al. Irreversible subacute sclerotic combined degeneration of the spinal cord in a vegan subject[J]. Nutrition,2007,23(7-8):622-624.

[5] Cheng M Y,Lyu R K,Chang Y J,et al. Spinal cord infarction in Chinese patients. Clinical features,risk factors,imaging and prognosis[J]. Cerebrovasc Dis,2008,26(5):502-508.

[6] Eaton S E,Harris N D,Rajbhandari S M,et al. Spinal-cord involvement in diabetic peripheral neuropathy[J]. Lancet,2001,358(9275):35-36.

[7] George R,Jeba J,Ramkumar G,et al. Interventions for the treatment of metastatic extradural spinal cord compression in adults[J]. Cochrane Database Syst Rev,2008,(4):CD006716.

[8] Hobai I A,Bittner E A,Grecu L. Perioperative spinal cord infarction in nonaortic surgery:report

of three cases and review of the literature[J]. J Clin Anesth,2008,20(4):307-312.

[9] Hong T,Yan Y,Li J,et al. High prevalence of KRAS/BRAF somatic mutations in brain and spinal cord arteriovenous malformations[J]. Brain,2019,142(1):23-34.

[10] Lammertse D,Dungan D,Dreisbach J,et al. Neuroimaging in traumatic spinal cord injury:an evidence-based review for clinical practice and research[J]. J Spinal Cord Med,2007,30(3):205-214.

[11] Li J,Zeng G,Zhi X,et al. Pediatric perimedullary arteriovenous fistula:clinical features and endovascular treatments[J]. J Neurointerv Surg,2019,11(4):411-415.

[12] Miscusi M,Testaverde L,Rago A,et al. Subacute combined degeneration without nutritional anemia[J]. J Clin Neurosci,2012,19(12):1744-1745.

[13] Maamar M,Mezalek Z T,Harmouche H,et al. Contribution of spinal MRI for unsuspected cobalamin deficiency in isolated sub-acute combined degeneration[J]. Eur J Intern Med,2008,19(2):143-145.

[14] Ma Y,Chen S,Peng C,et al. Clinical outcomes and prognostic factors in patients with spinal dural arteriovenous fistulas:a prospective cohort study in two Chinese centres[J]. BMJ Open,2018,8(1):e019800.

[15] Prick J J,Prevo R L,Hoogenraad T U. Transient myelopathy of the cervical posterior columns in a young man with recently diagnosed diabetes mellitus[J]. Clin Neurol Neurosurg,2001,103(4):234-237.

[16] Rades D,Abrahm J L. The role of radiotherapy for metastatic epidural spinal cord compression[J]. Nat Rev Clin Oncol,2010,7(10):590-598.

[17] Ren J,He C,Hong T,et al. Anterior to Dorsal Root Entry Zone Myelotomy(ADREZotomy):a new surgical approach for the treatment of ventrolateral deep intramedullary spinal cord cavernous malformations[J]. Spine,2018,43(17):E1024-E1032.

[18] Ren J,Hong T,He C,et al. Surgical approaches and long-term outcomes of intramedullary spinal cord cavernous malformations:a single-center consecutive series of 219 patients[J]. J Neurosurg Spine,2019,31(1):123-132.

[19] Rocque B G,George T M,Kestle J,et al. Treatment practices for Chiari malformation type I with syringomyelia:results of a survey of the American Society of Pediatric Neurosurgeons[J]. J Neurosurg Pediatr,2011,8(5):430-437.

[20] Sarrafzadeh S A,Hoseinpoor Rafati A,Ardalan M,et al. The accuracy of serum galactomannan assay in diagnosing invasive pulmonary aspergillosis[J]. Iran J Allergy Asthma Immunol,2010,9(3):149-155.

[21] Shiue K,Sahgal A,Chow E,et al. Management of metastatic spinal cord compression[J]. Expert Rev Anticancer Ther,2010,10(5):697-708.

[22] Thornton C R. Detection of invasive aspergillosis[J]. Adv Appl Microbiol,2010,70:187-216.

[23] Tian Y,Yuan W,Chen H,et al. Spinal cord compression secondary to a thoracic vertebral osteochondroma[J]. J Neurosurg Spine,2011,15(3):252-257.

[24] Taylor J W,Schiff D. Metastatic epidural spinal cord compression[J]. Semin Neurol,2010,30(3):245-253.

[25] Wheat L J,Conces D,Allen S D,et al. Pulmonary histoplasmosis syndromes:recognition,diagnosis,and management[J]. Semin Respir Crit Care Med,2004,25(2):129-144.

[26] Wong C S,Chu Y C,Ma K F,et al. An appraisal of timely magnetic resonance imaging in

diagnosing spinal cord compression[J]. Singapore Med J,2009,50(9):894-896.

[27] Yu J X,Liu J,He C,et al. Spontaneous spinal epidural hematoma:a study of 55 cases focused on the etiology and treatment strategy[J]. World Neurosurg,2017,98:546-554.

[28] Yu J X,Hong T,Ma Y J,et al. A new type of spinal epidural arteriovenous fistulas causes spinal epidural hemorrhage:an analysis of five cases and natural history consideration[J]. World Neurosurg,2017,103:371-379.

[29] Yu J X, Hong T,Krings T, et al. Natural history of spinal cord arteriovenous shunts:an observational study[J]. Brain,2019,142(8):2265-2275.

（张鸿祺）

第二节　硬脊膜动静脉瘘

一、概述

硬脊膜动静脉瘘(spinal dural arteriovenous fistula,SDAVF)是根动脉的硬脊膜支供血、瘘口位于硬脊膜上,血液经单个引流的髓静脉向硬脊膜内逆流入前沟或后沟中央静脉,导致冠状静脉丛充血的一种血管畸形,是脊髓血管畸形中最常见的类型,约占所有脊髓血管畸形病变的70%。Kendall 和 Logue 在1977 年首次发现并报道了 10 例硬脊膜动静脉瘘病例。20 世纪 80 年代以来,随着脊髓血管造影的出现,人们对于这种疾病的认识逐渐深入,之前被误诊为脊髓变性或炎症的一些疾病,通过脊髓血管造影检查,被确诊为脊髓血管畸形。硬脊膜动静脉瘘通常在患者 40 岁以后发病,平均发病年龄为 60 岁,多见于男性,男、女性比例为(4～5):1,病变部位主要集中于下段胸椎及腰椎,其他部位较为少见。

硬脊膜动静脉瘘的发病机制目前不清楚,目前学者们认为硬脊膜动静脉瘘是后天获得性的。

目前,硬脊膜动静脉瘘可根据其静脉回流情况分成三类。

Ⅰ类:引流静脉血回流到硬脊膜静脉或硬脊膜外静脉丛,静脉血回流的方向是正常的。这一类患者通常无症状,病程经过良好,有自愈可能。

Ⅱ类:动脉化的静脉血通过硬脊膜外静脉丛的引流静脉反流到蛛网膜下腔静脉。血流是逆行的。这一类患者通常因静脉压升高等原因而出现神经功能障碍。

Ⅲ类:动脉化的静脉血直接进入蛛网膜下静脉,没有通过硬脊膜外静脉丛。血流是逆行的。这类患者常因静脉压升高或者局部出血等原因而出现神经功能紊乱。

此外,上述三类又各分为两个亚类。a 类:硬脊膜动脉与引流静脉之间只有一个瘘口。b 类:硬脊膜动脉与引流静脉之间存在多个瘘口,但是回流静脉只有一根。

二、临床表现

硬脊膜动静脉瘘的临床表现不是其特有的。所有的脊髓血管畸形患者都可存在同样的临床表现。然而,脊髓血管畸形存在特殊的发病模式,即发病往往呈缓慢进展或者逐步恶化。硬脊膜动静脉瘘起病缓慢,病程较长,主要病变范围为胸腰段,一般在起病 6 个月至 2 年内出现胸腰段水平的进行性神经功能障碍。

早期表现为单一的感觉、运动或者括约肌功能障碍。常见的早期主诉包括麻痹、感觉及步态障碍。如双下肢不对称性烧灼感,蚁爬感或间歇性跛行等,并可见排尿、排便及性功能障碍。在疾病的早期阶段,感觉异常往往与运动障碍同时发展,从刺痛性麻痹或感觉减退开始,最终出现远端肢体的感觉障碍,常常呈丝袜状分布。在大多数患者身上,感觉障碍持续发展并恶化到发病部位的横断面水平。少数患者首发症状为排尿障碍。随着病程的进展,遗尿或尿失禁与肛门失禁可同时出现。在临床观察过程中,10

例患者中至少有 6 例患者出现不同类型的膀胱和肠道功能障碍。大约 1/3 的男性患者可出现勃起功能障碍。25% 以上的患者出现疼痛症状,可表现为腰背部疼痛和下肢放射痛。由于硬脊膜动静脉瘘的发病年龄大多为 40 岁以上,考虑到这一年龄段的非特异性症状和常见的临床表现,这些疼痛大多数会被误诊为退行性椎体疾病。

为了方便对患者生活能力进行评估和分类,可使用改良 Rankin 量表(表 9-1)对患者进行评分。这一分类方法有利于对患者进行治疗前的评估,同时可以很好地与治疗后的随访情况进行对比,评估疗效。

急性硬脊膜动静脉瘘的表现主要为出血引起的突发脊髓功能障碍。这一类患者较为少见。

表 9-1 改良 Rankin 量表

患 者 状 况	评 分 标 准
完全无症状	0
尽管有症状,但无明显功能障碍,能完成所有日常职责和活动	1
轻度残疾,不能完成病前所有活动,但不需要帮助,能照料自己的日常事务	2
中度残疾,需部分帮助,但能独立行走	3
中重度残疾,不能独立行走,日常生活需要别人帮助	4
重度残疾,卧床,二便失禁,日常生活完全依赖他人	5

三、诊断

(一)辅助检查

1. 磁共振成像 磁共振成像(MRI)对脊髓血管畸形病变具有较高的敏感性,现已成为筛查或者初步诊断的首选方法。硬脊膜动静脉瘘在 T1 和 T2 加权成像矢状位上主要表现为脊髓表面的串珠状或管状的无信号流空影,而未见畸形血管团影。在冠状位中,常可见一段较长且粗大的引流静脉,该引流静脉涉及较长的脊髓节段范围,甚至可见于整个脊髓范围。而在某一节段中相对集中、粗大,这一现象往往提示该部位为瘘口所在的节段。病灶位于脊髓表面而非髓内,这是与脊髓动静脉畸形相鉴别的重要特征。MRI 可显示与硬脊膜动静脉瘘相关的病理变化,包括脊髓充血、肿胀以及髓周血管的扩张。

随着磁共振血管成像(MRA)技术的出现,人们可以通过注射顺磁性对比剂钆喷酸葡胺(Gd-DTPA),在 45 min 内完成对脊髓血管的扫描,重建后即可见脊髓血管显影,同时可以观察到供血动脉、瘘口及引流静脉。

2. 选择性脊髓血管造影 数字减影血管造影(DSA)能够明确诊断硬脊膜动静脉瘘,并有助于对硬脊膜动静脉瘘进行分类和确定下一步的治疗方案,已成为诊断硬脊膜动静脉瘘的"金标准"。脊髓血管造影可精确显示瘘口的部位、供血动脉和引流静脉的走行和数目。为避免脊髓血管造影不完全而导致的漏诊,临床上应当做全脊髓的血管造影。脊髓血管造影过程较复杂且烦琐,需要具有丰富经验的从业者操作才能完成。在进行胸腰段脊髓血管造影时,需要对 Adamkiewicz 动脉进行定位。因为在硬脊膜动静脉瘘中,Adamkiewicz 动脉一般不参与供血,供血的情况常见于髓周动静脉瘘或者脊髓动静脉畸形。

脊髓血管造影发现病灶后,需行三维旋转造影,明确硬脊膜动静脉瘘的血管构筑,即供血来源、瘘口位置、静脉引流方式及方向。基于三维旋转造影的数据,可进行双容积再现,观察动静脉瘘与骨性结构的解剖关系,有助于术前模拟。

3. 其他辅助检查方式 部分可使用椎管造影进行诊断,经椎管内注射对比剂后,患者取平卧位或俯卧位,可见脊髓后方有扩张和迂曲的静脉血管影。相对于 MRI 和 DSA,此法费用较低,但对硬脊膜动静脉瘘的显影较差,目前已较少使用。

(二)诊断标准

目前被广泛接受的确诊标准:①年龄>40 岁,男性多见;②双下肢感觉、运动和括约肌功能异常,且症状进行性加重,体征不断发展;③选择性脊髓血管造影发现硬脊膜动静脉瘘。

（三）鉴别诊断

硬脊膜动静脉瘘的临床表现没有特异性，许多脊髓相关疾病可出现同样的临床症状，因此硬脊膜动静脉瘘应与以下几种疾病进行鉴别。

1. 脊髓空洞症 硬脊膜动静脉瘘患者表现为慢性进行性脊髓功能障碍，MRI 上出现脊髓中央空腔且未见明显血管流空影时，有可能会被误诊为脊髓空洞症。脊髓空洞症大多合并 Charis 畸形，脊髓中央管腔大而明显，而硬脊膜动静脉瘘患者的脊髓中央管腔则较小，可通过脊髓 DSA 明确诊断。

2. 椎间盘疾病 硬脊膜动静脉瘘患者可出现疼痛症状，表现为腰背部疼痛和下肢的放射痛，且此类患者年龄大多在 40 岁以上，在 X 线和 MRI 检查上可存在椎间隙变窄、椎体骨质增生等退行性变，易被误诊为椎间盘突出。椎间盘突出常有明显诱因，通常为急性扭伤所致，且疼痛较为剧烈，定位准确，无明显运动障碍，而硬脊膜动静脉瘘常无明显诱因，仔细阅读 MRI 影像可见血管流空影。

3. 脱髓鞘病变 硬脊膜动静脉瘘可在脊髓水肿较重的情况下误诊为脊髓的脱髓鞘病变，可使用脊髓血管 DSA 进行明确诊断。

四、治疗

（一）治疗原则

由于硬脊膜动静脉瘘为进展性疾病，具有逐渐加重和不可逆的特点，因此本病一旦发现，应尽早进行治疗。治疗以阻断动静脉瘘的分流为目的，可采用外科手术治疗和介入栓塞治疗两种方式。根据过往的报道，如果动静脉瘘的分流被完全阻断，80% 的患者至少一种症状可以得到改善，其中 61% 的患者的运动障碍和疼痛得到改善，其次为感觉障碍（45%），膀胱及肠道功能障碍的改善（37%）。根据随访结果，70% 的患者表示日常生活得到改善，使用改良 Rankin 量表对这些患者进行评分，可以发现阻断血流后患者的日常生活评分下降 1~2 分，生活能力得到提高。

需要注意的是，部分误诊病例在确诊前接受了脊髓冲击治疗，导致脊髓功能障碍快速加重，对于此类情况，应当立即停止激素治疗，尽早进行外科干预。

（二）手术方式

1. 外科手术治疗 硬脊膜动静脉瘘的外科手术治疗方式包括单纯瘘口切除和引流静脉切除两种。

（1）单纯瘘口切除：以切断硬脊膜动静脉瘘瘘口为目的，阻断由瘘口处流向引流静脉的血流。根据 DSA 结果定位瘘口所在节段，手术时在该节段打开椎板，可以采用吲哚菁绿进行术中造影确定瘘口所在部位，应用双极电凝对瘘口进行电灼，随后将瘘口切除，以达到阻断血流的目的，确保无术后再通的可能性。此手术方式操作较为简单，并且对周围血管和神经无损伤，已成为本病的首选治疗方法。

（2）引流静脉切除：对于部分动脉形成的瘘（如起源于 Adamkiewicz 动脉的瘘），切除后可能会引起相应节段的脊髓缺血坏死。因此，在这种情况下，可以保留瘘口，直接切除部分引流静脉。

2. 介入栓塞治疗 通过股动脉穿刺，将微导管带至硬脊膜动静脉瘘瘘口处，选择可以永久性栓塞的材料，将瘘口闭塞，以起到阻断分流的作用。目前所采用的栓塞材料包括 NBCA 和 Onyx。利用栓塞材料对瘘口进行栓塞时，需要操作人员具有丰富的临床经验，控制好栓塞的范围。若栓塞过少，导致瘘口栓塞不全，则容易复发；若栓塞过多，栓塞材料进入引流静脉，导致引流静脉阻塞，则可能会加重静脉负担，最终形成引流静脉高压。栓塞时应特别注意瘘口所在供血动脉是否与脊髓前动脉共干，若两者共干，则为介入栓塞治疗的禁忌证，应改行外科手术治疗。

（三）疗效评价

外科手术治疗具有简单、安全且可靠的特点，目前很多从业者将手术切除作为硬脊膜动静脉瘘的首选治疗方法。然而外科手术治疗创伤较大，对于部分无法耐受外科手术治疗的患者可行介入栓塞治疗。介入栓塞治疗创伤较小，然而可能出现栓塞不完全和复发的情况，这就需要经验丰富的临床医生对栓塞材料的使用和栓塞范围进行准确的判断，以确保瘘口完全栓塞。

对于硬脊膜动静脉瘘患者,应早期诊断,早期治疗。手术时机的选择对患者临床症状的改善十分重要,早期治疗可以阻止病情加重,并有望恢复到正常生活水平。

五、典型病例

(一)典型病例1

患者,男,51岁,右下肢乏力伴麻痹2年余。MRI检查提示胸段脊髓表面异常流空影。DSA脊髓血管造影提示左侧T7的硬脊膜上存在动静脉瘘,逆行充盈脊髓表面引流静脉。双容积再现可见供血动脉经椎间孔进入椎管内。半椎板打开椎管,可见硬脊膜上瘘口,脊髓表面静脉粗大,颜色暗红并呈怒张状。电凝切除瘘口后,原扩张的静脉张力明显减低,颜色变暗。术后复查CT提示术区干净。术后复查脊髓血管造影,证实瘘口切除满意(图9-11)。

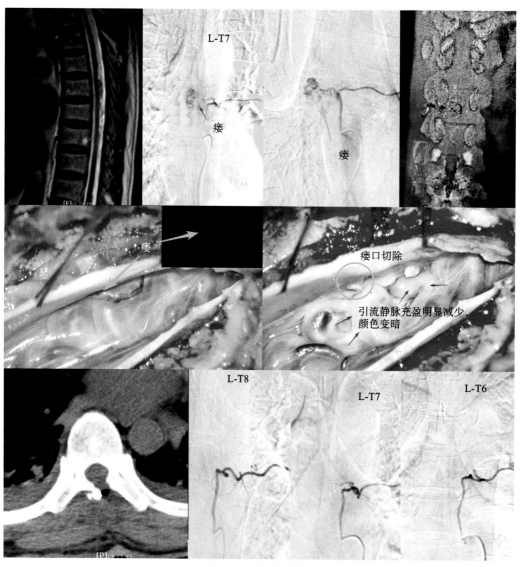

图 9-11 典型病例 1

(二)典型病例2

患者,男,67岁,双下肢无力伴麻木8个月。MRI提示胸段脊髓表面异常流空影。DSA脊髓血管造影提示右侧T8的硬脊膜上存在动静脉瘘,逆行充盈脊髓表面引流静脉。双容积再现可见供血动脉经椎间孔进入椎管内。半椎板打开椎管,可见硬脊膜上瘘口,脊髓表面静脉粗大,颜色暗红并呈怒张状,术中吲哚菁绿(ICG)荧光造影可见硬脊膜供血动脉经瘘口逆行充盈脊髓表面引流静脉。电凝切除瘘口后,原扩张的静脉张力明显减低,颜色变暗。术中ICG荧光造影证实瘘口切除满意。术后复查CT提示术区干净。术后复查脊髓血管造影,证实动静脉瘘无残留及复发(图9-12)。

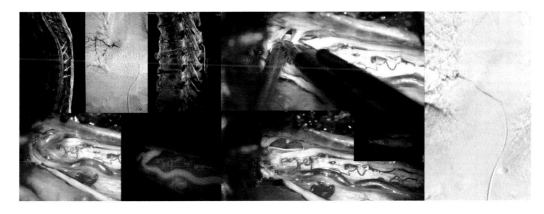

图9-12 典型病例2

（三）典型病例3

患者,男,72岁,进行性双下肢麻木、无力伴尿便功能障碍10个月。全脊髓血管造影提示右侧T6肋间动脉硬脊膜分支供血的硬脊膜动静脉瘘,单一瘘口逆行充盈脊髓表面引流静脉。行介入栓塞治疗,微导管超选进入供血动脉,尽量靠近瘘口。经造影证实为动静脉瘘,缓慢注射15%外科胶栓塞动静脉瘘瘘口及部分引流静脉,蒙片可见胶的铸型。术中造影证实动静脉瘘栓塞满意。患者临床症状改善(图9-13)。

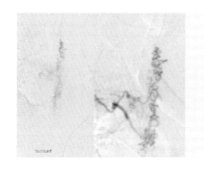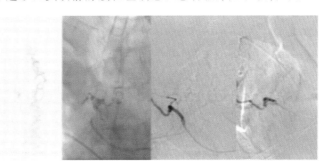

图9-13 典型病例3

参 考 文 献

[1] 凌峰,李铁林.介入神经放射影像学[M].北京:人民卫生出版社,1991.
[2] 赵继宗.血管神经外科学[M].北京:人民卫生出版社,2013.
[3] 马廉亭,杨铭.脑脊髓血管病血管内治疗学[M].2版.北京:科学出版社,2010.
[4] Koch C. Spinal dural arteriovenous fistula[J]. Curr Opin Neurol,2006,19(1):69-75.
[5] Kendall B E,Logue V. Spinal epidural angiomatous malformations draining into intrathecal veins[J]. Neuroradiology,1977,13(4):181-189.
[6] Ronald A A,Yao B,Winkelman R D,et al. Spinal dural arteriovenous fistula:diagnosis,outcomes,and prognostic factors[J]. World Neurosurg,2020,144:e306-e315.
[7] Narvid J,Hetts S W,Larsen D,et al. Spinal dural arteriovenous fistulae:clinical features and long-term results[J]. Neurosurgery,2008,62(1):159-167.
[8] Marcus J,Schwarz J,Singh I P,et al. Spinal dural arteriovenous fistulas:a review[J]. Curr Atheroscler Rep,2013,15(7):335.

（冯文峰）